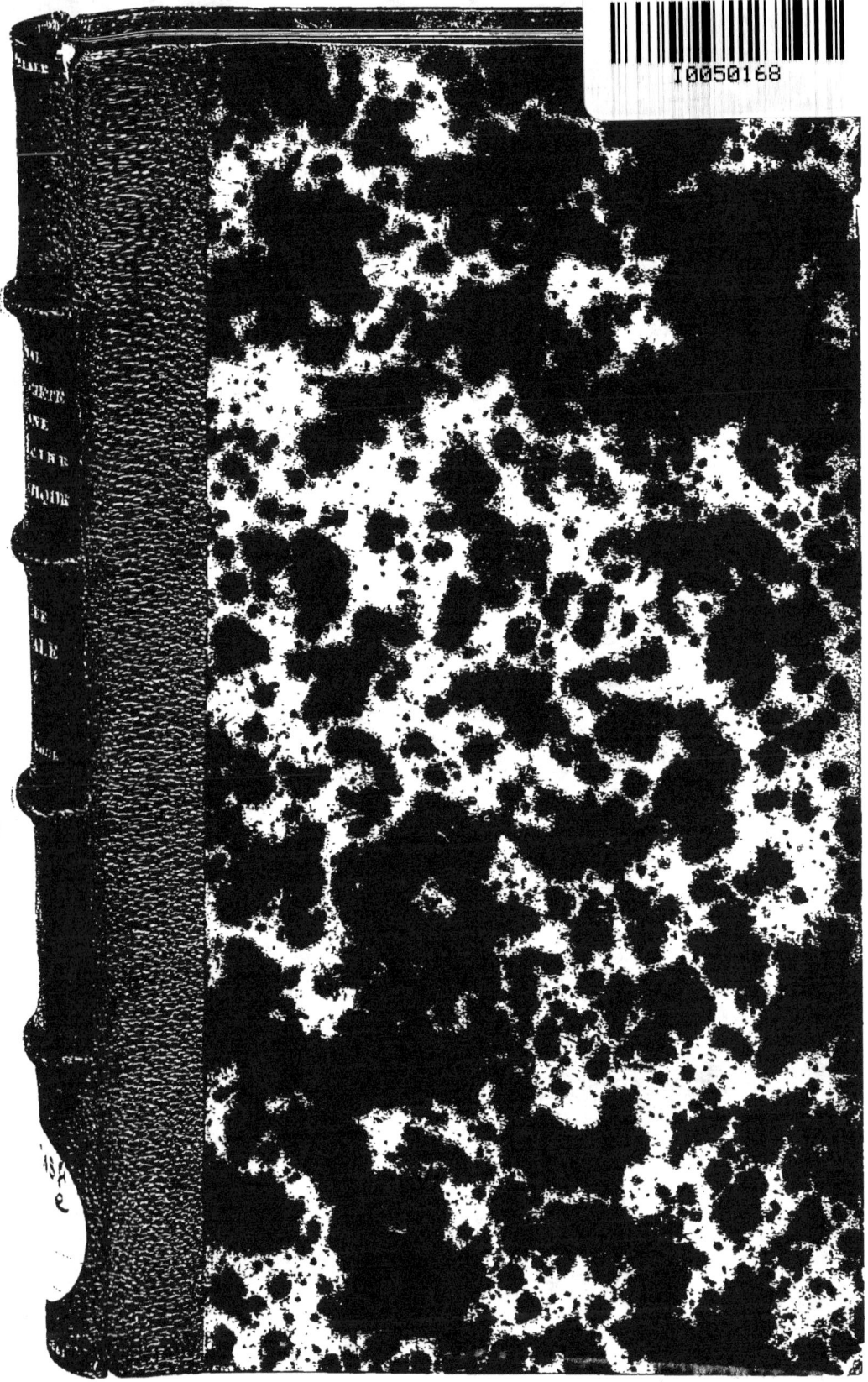

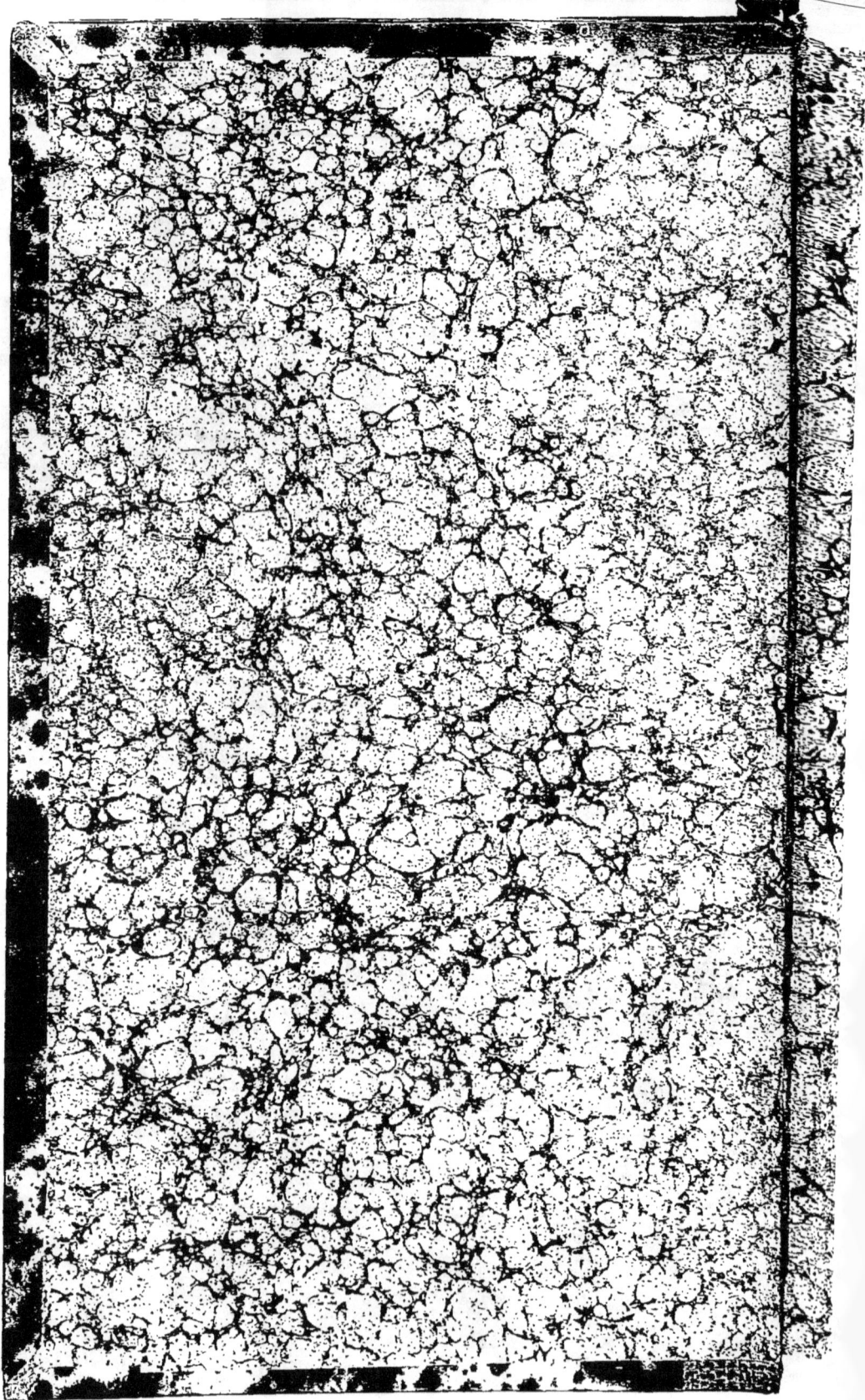

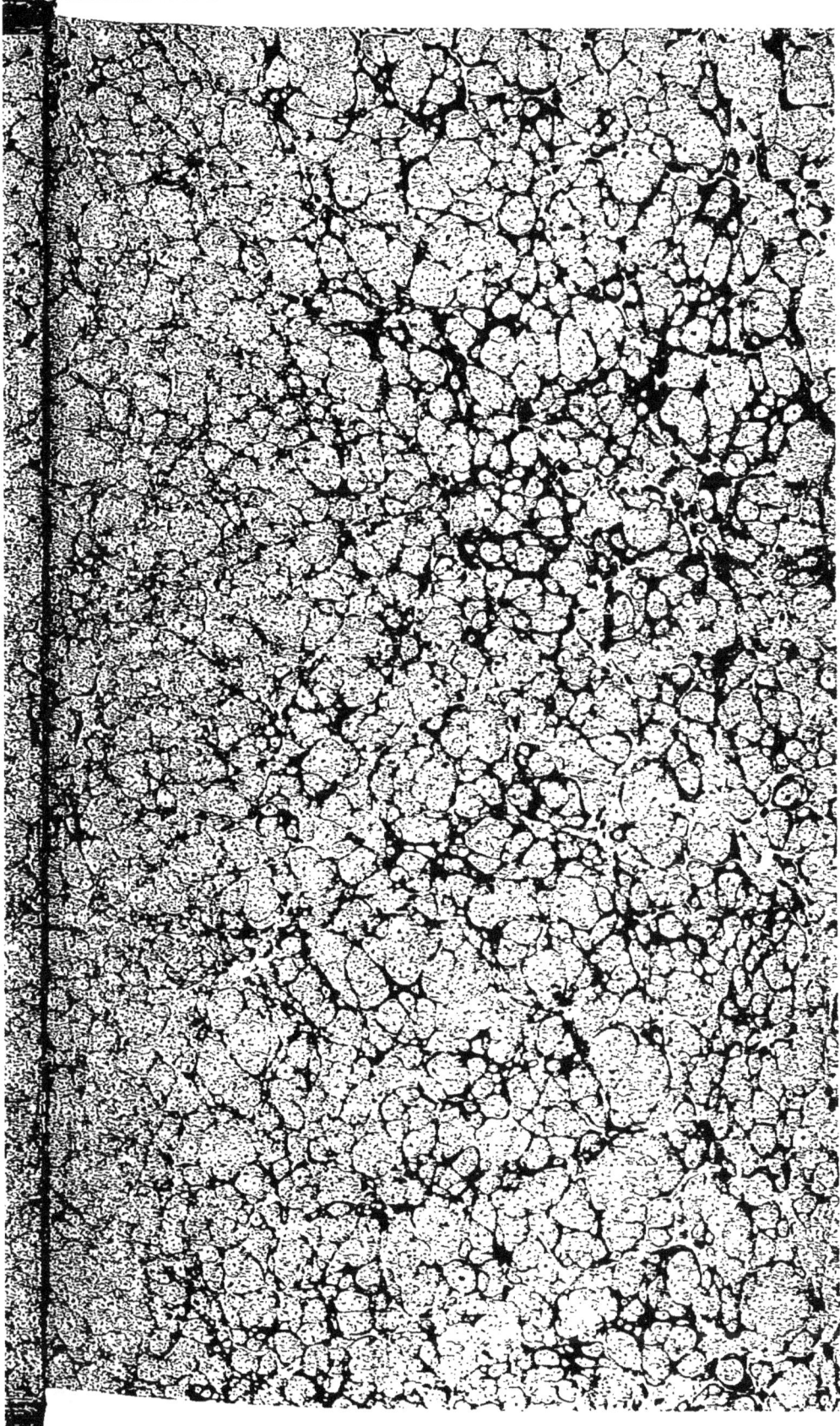

Te $\frac{134}{30}$

MATIÈRE MÉDICALE PURE

PARIS. — IMP. SIMON RAÇON ET COMP., RUE D'ERFURTH, 1.

JOURNAL DE LA SOCIÉTÉ GALLICANE

DE

MÉDECINE HOMŒOPATHIQUE

MATIÈRE MÉDICALE

PURE

RECUEILLIE ET MISE EN ORDRE

PAR

LE DOCTEUR CH. J. DE MOOR

(D'ALOST)

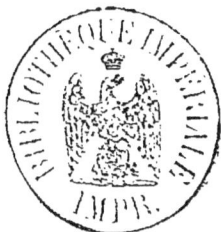

PARIS

CHEZ J.-B. BAILLIÈRE et FILS

LIBRAIRES DE L'ACADÉMIE IMPÉRIALE DE MÉDECINE

RUE HAUTEFEUILLE, 19.

A LONDRES, CHEZ H. BAILLIÈRE, 219, REGENT-STREET.

A NEW-YORK, CHEZ H. BAILLIÈRE, 290, BROADWAY.

A MADRID, CHEZ BAILLY-BAILLIÈRE, 11, CALLE DEL PRINCIPE.

1857

MATIÈRE MÉDICALE

PURE

NICOTIANA TABACUM.

Tabac, petun, herbe à la reine, herbe à tous maux, nicotiane, taback.

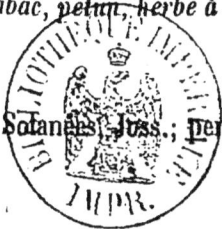

Solanées Juss.; pentandrie monogynie, Linn.

SOURCES.

D. Schreter. *Reine Arzneimittellehre von D. C. G. C. Hartlaub und D. C. F. Trinks*, Leipzig, 1850, Bd. III, p. 100. Il se servit pour ses expérimentations de cigares fins de la Havane.

D. Ng. Par le tabac à grandes feuilles, croissant en Hongrie. (*Ibid.*)

Hausbrand. *Hufel. Journ. d. prakt. Heilk.*, Bd. XLV, h. IV. p. 109. Chez une femme en couches, par un lavement de deux gros de tabac indigène.

Truchsess. *Medicinisches Correspondenzblatt des würtembergischen ärztlichen Vereins*, Bd. VI, n° 51, p. 359, 1856 Par l'application extérieure du tabac.

CAILLARD. *Lancette française*, 1858, n° 128, 3 novembre.

Chez un homme d'une constitution athlétique, après avoir avalé une demi-once de tabac à fumer.

JANSON. *Annales de la Société de médecine de Gand*, vol. I, p. 40. Symptômes qui se manifestaient chez une demoiselle de vingt-quatre ans, le trentième jour d'une constipation opiniâtre, à la suite d'un lavement de tabac.

RAVOTH. *Allgemein medicinische central Zeitung*, 1855. 72. Sur l'action du tabac.

CHANTOURELLE. *Archives générales de médecine*, Paris, 1832, t. XXVIII, p. 576. Chez un ancien marin, âgé de trente-huit ans, d'une forte constitution, par une décoction d'une once et demie de tabac en lavement.

BARKHAUSEN. *Medicinische Zeitung vom Verein für Heilkunde in Preussen*, 1836, n° 7, p. 33.

Empoisonnement par une infusion de café dont les fèves mélangées avec des débris de feuilles de tabac, exposées à une pluie chaude, s'étaient chargées du principe de cette plante. Séchées et torréfiées, une veuve de quarante ans, allaitant un enfant de vingt semaines, en fit une infusion qu'elle servit à ses deux filles de douze et de dix-huit ans et à une couturière de dix-huit ans, qui en prirent de trois à quatre tasses.

Couturière X..., bien portante, petite stature, visage rose, tempérament sanguin.

Fille de douze ans.

Fille de dix-huit ans, phlegmatique. Z.

a. Preussische Vereins-Zeitung, 1851. Chez un homme fort, atteint depuis longtemps de toux, qui prit environ une once de l'extrait liquide de tabac qui s'accumule dans la pompe des pipes.

b. Ibid. Une dame, dans l'espoir de faire cesser un mal de dents, se mit à fumer un cigare et en avala, par mégarde, le bout.

BERTINI. *Giornale delle scienze mediche della Società medico-chirurgica di Torino.—Gazette médicale de Paris*, 1846, n° 1. Fâcheux effets de la décoction de feuilles de tabac, employée en lavement comme anthelminthique. Un morceau de cigare bouilli dans six onces jusqu'à réduction de moitié. Chez un enfant de quatre ans et demi.

MASION. *Journal de la Société des sciences naturelles et médicales de Bruxelles*, 1849, t. IX, p. 532.

De l'utilité des lavements de tabac pour solliciter les vomissements dans les cas de corps étrangers arrêtés fort avant dans l'œsophage. — Par un lavement de quinze grammes de feuilles.

DESTELBERG. *Encyclographie des sciences médicales*, cinquième série, t. XIII (t. CXXXVII, janvier 1844, p. 14).

Chez un enfant de quatre ans, par une cuillerée à bouche de l'huile empyreumatique de tabac retirée de la pompe d'une pipe.

DE MEYERN. *Medicinische Zeit. vom Verein f. Heilk. in Preussen*, 1844, n° 8, p. 33.

Effets nuisibles de l'application externe de feuilles de tabac, chez une femme de cinquante ans.

DUSTERBERG. *Ibid.*, 1843, n° 34, p. 156. Chez un boulanger de cinquante-quatre ans, par un lavement de deux gros de tabac sur huit onces d'eau.

RICHARD. *Dictionnaire de médecine.* (a.) *Journal de chimie médicale et de toxicologie.* Janvier 1839. Par un lavement de deux poignées de feuilles de tabac, infusées dans de l'eau pendant deux heures. Chez une femme de quarante-cinq ans.

GIACOMINI. *Traité philosophique et expérimental de matière médicale et de thérapeutique.* Traduit par Majon et Roquetta, Paris, 1841, p. 549.

Par l'inspiration d'un air chargé de fumée de tabac et par l'usage interne de petites doses de feuilles ou de suc.

ANSIAUX. *Précis élémentaire de médecine légale*, par F.-J. Matthyssens, t. II, p. 334. Chez une dame de vingt-huit ans, par un lavement de deux onces de tabac en huit onces d'eau en décoction, contre les vers.

RED. *Redi Experim. nat.*, p. 50. Chez un animal, en instillant de l'huile de tabac dans une plaie.

BERNSTEIN. *Prakt. Handb.*, Bd. I, p. 567.

HELLEVIG. *Observ. physic. med.*, p. 45. Chez deux frères après dix-sept et dix-huit pipes.

MORGAGNI. Par l'usage excessif du tabac.

FAUTREL. *Dictionnaire de matière médicale*, par Merat et Delens, édition belge. Chez un grenadier qui avait avalé, par gageure, la valeur d'une cuillerée à café de suc noirâtre qui découle du tabac quand on le fume.

BENJ. WATERHOUSE. *Cautions to young persons concerning heath,* etc. *Journal de médecine, chirurgie et pharmacie,* de Corvisart, Leroux, Paris, t. XV, p. 289.

TRILLER. W. *De tabaci ptarmici abusu in opusc.*, t. I, p. 221. Chez un grand priseur.

HALLE. *Gifthistorie des thiev-pflanjen und mineralriechs, nebst den gegengiften*, etc., Leipzig, 1787, p. 189.

STEVENSON. *Alston. mat. med.*, t. II, p. 190.

DIEMESBROCOK. *Tractatus de peste*, lib. X, p. 294.

Jos. LANZONI. Buchoz, *Dissertations sur le tabac*, etc., deuxième édition, Paris, 1788, p. 17.

Gazette salutaire, 1762, n° 32.

a. Chez un enfant qui couchait dans une chambre où était du tabac en corde et en poudre.

b. Chez un enfant qui avala par mégarde une partie du tabac qui était tombé sur sa bouche.

BRUNN. *Caspers medicinische Wochenschrift*, 1836, n° 40, p. 632. Chez une paysanne de quarante-cinq ans, après trois cuillerées d'une infusion de deux onces de tabac sur six onces d'eau.

EZHARTER. *Æsterreichische medicinische Wochenschrift von Rosas*, 1841, Bd. XXXIII, h. II, p. 316.

Chez une veuve de cinquante-huit ans, faible, par la moitié d'un lavement de une once de tabac sur six onces d'eau.

KRAUSS. *Medicinisches Correspondenzblatt des wurtember-gischen arzllichen Vereins*, 1840, Bd. X, n° 11, p. 82. Chez un garçon de sept ans, après deux lavements d'une demi-once de tabac, administrés contre les vers, le soir.

MARSHALL-HALL. *Observations and suggestions in medicine*, Lond., 1846, p. 67.

Chez un garçon de dix-neuf ans, après avoir fumé une pipe.

aa. *The Edinburghi. medical and surgical Journal exhbiting a concise view of the latest and most important discoveries in medicine*, 1815, vol. III, cah. II, p. 159. Chez un jeune homme après un lavement d'une décoction de deux onces de feuilles de tabac en huit onces d'eau.

MOMBERT. *Journal der praktischen Arzneikunde und Wundarzneikunst von C. W. Hufeland*, 1855, Bd. LXXVII, cah. III, p. 74. Chez un paysan de soixante-dix ans, fort, atteint d'une hernie scrotale étranglée, à la suite d'un lavement d'une décoction d'un demi-gros de tabac sur dix onces d'eau.

SCHMIDTMANN. *Ibid.*, 1840, Bd. XCI, cah. VI, p. 112. Chez un jeune prêtre qui, tous les jours, fumait trois quarts de livre de tabac. Tous ces symptômes disparurent insensiblement à mesure qu'il diminuait la quantité de tabac.

VON HILDENBRAND. *Ibid.*, 1801, Bd. XIII, cah. I, p. 151. Chez tout un escadron de hussards, qui, dans l'intention de frauder, s'étaient enveloppés de feuilles de tabac; tous étaient cependant de grands fumeurs.

bb. Revue critique et rétrospective de la matière médicale spécifique, Paris 1840, t. 1, p. 504. Chez un tourneur entré à l'hôpital de Beyrouth, à cause d'une blessure faite à la main avec une vrille et qui avait résisté à tous les hémostatiques connus.

CHAPMANN. *The British and foreign Review*, 1845.

SEIDEL. *Allgem. homœopat. Zeitung*, Bd. XII, p. 155.

GMELIN. *Allgem. Geschicht der Pflanzengifte*, 1777, p. 509.

REIMSCHNEIDER. *Dissertatio de nicotiana*, Lips., 1840.

FOWLER. *Med. reports on the effects of tabacco*, Lond., 1785.

MULLER. *Karlsruher Annalen für die Gesamen*, Heilk., 1851, cah. I, p. 92.

G. W. SCHWARTZE. *Pharmakologische Tabellen oder Systematische Arzneimittellehre*, Bd. II, Abth. XII, p. 158, n° 10.

G. A. Richter. *Ausführliche Arzneimittellehre*, Berlin, 1829,
t. II, p. 785.

Murray. *Apparatus Medicaminum*, Gœtting, 1778, t. I,
p. 466.

Alibert (S.). *Nouveaux éléments de thérapeutique*, Paris,
1819, t. II, p. 200.

Cullen. *Traité de matière médicale*, trad. par Bosquillon, Paris, 1790, t. II, p. 290.

Id. *Acta physica Helvetiæ*, t. V, p. 330. Une famille hystéri-
que, qui était fort constipée, voulut provoquer les gardes-
robes en prenant un lavement préparé avec un gros de
feuilles de tabac en décoction.

Desbois de Rochefort. *Cours élémentaire de matière médicale*, Paris, 1789, t. II, p. 19.

Id. *Zeitschrift für homœopatische Klinik*, von Dr Hirschel,
Bd. I, n° 10, p. 98.
Symptômes qui se sont observés chez les personnes
qui font les cigares.

Landerer. *Buchner's neues Repertor.*, Bd. II, h. xiii.
Syptômes d'empoisonnement produits par l'usage externe du jus de tabac, chez une jeune dame atteinte d'un
exanthème chronique au cou.

Smith. *Hamburger Zeitschrift*, von Oppenheim. Par un usage
abusif de tabac à fumer, qu'on est parvenu à guérir par
la strychnine et l'électricité.

Fourcroy. Chez une jeune personne qui couchait dans une
chambre où il y avait beaucoup de tabac râpé.

Fouquier. *Bulletin de la Faculté de médecine*, 1819, n° 8,
p. 441. Chez un galeux à la suite de frictions sur la peau
avec une décoction d'une demi-once de feuilles de tabac.

Westrumb. *Rust's Magazin für die gesammelte Heilkund*,
1834, Bd. LXII, h. iii, p. 464. Par des frictions avec le
résidu du tabac à fumer sur des endroits dénudés de la
peau, chez un homme de cinquante ans.

Laycock et Wright. Sur les maladies résultant de l'abus du
tabac et sur l'action physiologique de cette substance.
Annales d'hygiène publique, octobre 1847 (Wright). Chez

un homme qui, voulant obtenir quelque soulagement de
ses hémorrhoïdes, s'était avisé de s'asseoir sur un pot de
chambre contenant quinze à seize grammes de tabac avec
quelques charbons ardents.

GUERARD. *Ibid.*, notes.

RAMAZZINI. *De morbis artif. deant.*, Ven., 1745.

ROQUÉS. *Phytographie médicale*, histoire des substances hé-
roïques et des poisons, Paris, 1845, t. I, p. 452.

a. Belleville, horloger de Paris, se trouvant à un repas de
noces, but dans un verre où un de ses voisins avait fait
tomber, par mégarde, une certaine quantité de tabac, en
renversant sa tabatière.

b. Un ouvrier de la campagne, d'une forte constitution, prit
une demi-once de tabac dans une pinte de cidre, afin de
dissiper une fièvre quarte dont il était atteint depuis six
mois.

c. Chez un vigneron qui fit la gageure de fumer, en une après-
dînée, vingt-cinq pipes de tabac; quoiqu'il n'en fumât
ordinairement que trois ou quatre par jour.

CHOMEL. *Plantes usuelles*, t. I, p. 184. Par le tabac d'Espagne,
pris en poudre à trop forte dose, *ibid.*.

FOUQUET. *Mémoires de la Société royale de médecine*, t. II,
p. 199. Par une forte décoction de deux onces de feuilles
de tabac, en fomentations, dans l'intention de se débarrasser de quelques insectes pubiens.

MÉLIER. *Bulletin de l'Académie de médecine*, 1845, t. X,
p. 560. Chez les ouvriers des manufactures de tabac.

WALTERHAL. *Journal de chimie médicale*, ann. 1838, p. 317.
Chez un petit garçon, par du suc de tabac répandu sur
un ulcère teigneux, au bout de trois jours.

a. *Ibid.*, t. III, p. 25. Par un lavement, d'une infusion de
soixante-quatre grammes de tabac, chez une dame de
vingt-huit ans.

b. *Ibid.*, 1838, p. 316. Chez une femme de vingt-quatre ans,
tourmentée d'une constipation continuelle, au bout de
trois quarts d'heure, par un lavement de quarante-huit
grammes.

c. Ibid. Par un lavement de huit grammes de tabac, chez une jeune personne de quatorze ans.

d. Ibid. Par un lavement de trente-deux grammes de tabac, en infusion après quinze minutes, chez Élisabeth Peyne.

JOHN COAN. *Journal de pharmacie d'Anvers*, 1849, t. V, p. 563. Par l'usage immodéré de la pipe et du tabac mâché.

H... *Scalpel*, 2e année, Liége, n° 6. Chez un jeune homme de dix-sept ans, par la fumée de tabac.

ASTLEY COOPER. *Journal de médecine de Bruxelles*, t. IX, p. 552. Par des lavements de huit et de quatre grammes de feuilles de tabac.

KESKRING. *Ephemerid. Natur.*, Cuv., Dict., t. II, ann. 2, obs. 108, p. 262. Par du tabac en poudre appliqué sur une plaie à la cuisse.

a. Ibid., Dict., t. II, ann. 10, obs. 151. Par une grande quantité de tabac en poudre pris par le nez.

b. Ibid., Dict., t. II, ann. 4, p. 46. Chez trois enfants, par un liniment de beurre et de tabac appliqué sur la tête contre la teigne.

SURET. *Abeille médicale*, du docteur Comet. Paris, 1846, t. III, p. 356. Observ. sur un jeune officier, tempérament nervoso-lymphatique, qui fumait considérablement.

WINDEBLICH. *Ibid.*, 1845, t. II, p. 155. Sur un enfant de dix-huit mois, par la fumée.

a. Ibid., 1845, t. I, p. 24; par un lavement de quinze grammes de feuilles de tabac, chez un individu de cinquante-six ans, atteint de hernie étranglée.

MARRIGUES. *Recueil périodique, d'observations de médecine*, etc., par Van der Monde, t. VII, p. 67. Une fille de vingt-trois ans, d'un tempérament sec et bilieux, voulant se guérir de la gale, s'enveloppa les bras, les mains, les cuisses et les jarrets avec des linges trempés dans une forte décoction de tabac très-chaude, et puis se coucha.

BARBIER. *Traité élémentaire de matière médicale*, édit. belge, Bruxelles, 1858, p. 468.

Chez un jeune homme de vingt-deux ans qui avait avalé par mégarde une boulette de tabac (*a*).

VOIGTEL. *Arzneimittellehre*, Leipzig, 1817.

HAHNEMANN. *Apotheker Lexicon*, Leipzig, 1793, t. III.

GESSNER. *Epist. ad Adolph œcon.*, 1565, 1. II, fol. 79, p. 2.

GRANT. *Duncan med. Comment.*, Dic. II, vol. I, p. 327.

WIDMER. *Die Wirkung der Arzneim, und Gifte auf de ges. Thiere*, K.

SZERLECKY. *Monographie über den Tabak, dessen Einwirkung auf den menschlichen Organismus und Heilkraefte in verschiedenen krankhaften Zustanden.* Stuttgard, 1840. *Pharmacol. Lexicon.* II.

V. BIORNE. *The Dublin hosp. Rep. and Commun in med. and surg.*, 1822.

RICHTER. *Therapie*, Bd. III, p. 81. — *Verhan de ling Von d. Breutlen vertaald nit het deutsch door J. Daomo.* Haarlem, 1780, t. I, p. 136.

TAVIGNOT. *Gazette médicale de Paris*, 1840, nov. Chez un homme de cinquante ans, à la suite d'un lavement de tabac.

GRAHL. *Hufelands Journal*, 1830, X, p. 100. Chez une fille de vingt-quatre ans, par une infusion de trois gros.

SIGMOND. *Ibid.*, 1838, n° 11, p. 105.

EMERSON. *American Journal of science*, vol. XXXI, n° 1, octobre 1836.

POLK. *Preuss. Vereins Zeitung*, 1854, 52. Chez un paysan de trente-sept ans, fort, sujet au rhumatisme chronique, par des feuilles de tabac sèches enduites de miel, appliquées sur les membres.

SHIPMAN. *Boston med. and surg. Journ. hom.*, *Times*, 1852, n° 134, p. 437. — *Zeitschrift für hom. Klinik von Hischel*, vol. II, p. 2.

Chez des personnes (*g*), par un abus excessif de tabac. Tous ces symptômes disparurent à mesure qu'elles diminuaient l'usage de cette substance.

a. Chez une femme de trente-neuf ans, mère de deux enfants.

LORRY. *De Melancholia*, t. I, p. 125.

PHÉNOMÉNOLOGIE.

Inquiétude et angoisse, revenant plusieurs jours de suite, l'après-dînée; pleurer soulage. Schreter.

Plusieurs jours de suite, vers la soirée, inquiétude. Id.

Inquiétude, avec idées très-sombres, mélancoliques, pendant la promenade (le troisième jour). Id.

Inquiétude, angoisse et humeur sombre, comme si elle s'attendait à un accident mortel, l'après-dînée à quatre heures (deux jours de suite). Id.

5. Grande inquiétude, avec oppression sur la poitrine, et humeur pleureuse, mélancolique, comme si un malheur la menaçait, précédées d'envies de vomir; pouvoir pleurer la soulage (le premier jour). Id.

Elle est inquiète, abattue et découragée, avec nausées; elle croit devoir mourir; après un vomissement, tout disparaît; après le dîner. Ng.

Humeur hypocondriaque très-prononcée. Seidel.

Caractère triste, découragé. Ng.

Très-mauvaise humeur (le premier jour). Schreter.

10. Agitation; elle va d'un endroit dans un autre en soupirant sans cesse (le dixième jour). Id.

L'après-midi, agitation et angoisse, comme si un malheur allait lui arriver (le dixième jour). Id.

Agitation extrême, cris par intervalles et paroles sans suite. Bertoni.

Accablement et anxiété. Barbier, *a.*

État d'anxiété. Id.

15. Agitation et angoisse. Schwartze.

Il éprouva de fortes angoisses. Canderer.

Il est taciturne (le premier jour). Schreter.

Mécontentement et aversion pour le travail. Reimschneider.

Il est peu disposé à travailler (le deuxième jour). Schreter.

20. Stupidité et perte complète des sens qui se dissipent après de violents vomissements. Marrigues.

Il perd complétement le jugement et la connaissance de ce qui l'entourait, au point de ne plus reconnaître ses parents ou ses amis intimes. Il entendait quand les interpellations lui étaient adressées, mais il ne répondait pas ou cherchait vainement à articuler des mots insignifiants. Chantourelle.

Délire tranquille, il balbutie des phrases qui ont trait à ses médicaments qu'il veut prendre; il veut boire de la tisane et du sel de nitre, etc. Id.

Elle est comme stupide, ne pouvant rassembler ses idées le quatrième jour. Schreter.

Elle ne peut se tenir à une seule idée, parce que d'autres qui se succèdent viennent remplacer les premières, avec lourdeur et embarras de la tête; un vomissement fait tout disparaître, après le diner. Ng.

25. Anxiété ou insensibilité après un état de démence. Gmelin.

Timidité comme celle des jeunes filles; il a peur de rester seul la nuit et tressaille au moindre bruit. Chapmann.

Angoisse avec malaise général. Westrumb.

Anxiété, angoisse. Halle, Marion, Destelberg-Fouquet.

Trouble dans les idées avec langueur générale et engourdissement. Giacomini.

30. Les fonctions intellectuelles s'affaiblissent, la mémoire s'efface, l'esprit perd sa vivacité et devient lourd et pesant. Desbois de Rochefort.

La rapidité de l'action cérébrale et le libre cours des idées semblent en être ralentis. Laycock.

Une répression de passions, quiétude dans la contenance. Guérard.

Sérénité et enjouement (les deuxième et troisième jours). Schreter.

Grande gaieté et loquacité, comme pendant l'ivresse (le premier jour). Ng.

35. Elle est très-gaie et agréable; elle danse sur une jambe et rit, sans aucun motif, presque toute la journée (le premier jour). Schreter.

Elle chantait toute la journée (le douzième jour). Id.

Il perdit toute conscience, et s'écriait que les fumeurs devaient se retirer de sa chambre, que l'odeur du tabac lui coupait la respiration. Bientôt après il devint calme, délirait nonobstant cela; ayant les yeux ouverts et hagards, se redressait à moitié, reprit connaissance et resta, avec un sang-froid imperturbable, spectateur de l'opération, sans proférer un seul cri (cet état dura une demi-heure). Mombert.

Engourdissement de l'organe encéphalique. Alibert.

Trouble de l'esprit et délire sous forme de manie. Chapmann.

40. *Humeur hypocondriaque* jusqu'au suicide, avec dépression intellectuelle et indécision. Shipman.

Inconhérence dans les idées et dans les réponses; vociférations, délire furieux; l'on a été obligé de lui mettre le gilet de force. Caillard.

Le malade se débattait dans son lit et avait des hallucinations. Janson.

Délire continuel. Barbier, *a*.

Désordres dans les facultés intellectuelles. Id., *b*.

45. Surexcitation de l'encéphale. Id., *b*.

La raison est troublée. Fouquet.

Grande irritabilité, assoupissement et symptômes nerveux de toute sorte; quelquefois défaillance. Shipman.

Une sorte de délire. Ramazzini.

Violente réaction dans le système cérébral et nerveux au bout d'une demi-heure. Chantourelle.

50. Caractère irritable, indécis, sans énergie. Wright.

Trouble de l'esprit et confusion des sens externes. Krauss.

Reste de connaissance; elle tombe de sa chaise. Barkhausen, *x*.

Elle est tranquillement couchée, privée de toute connaissance; ce repos est de temps en temps interrompu par des crampes cloniques des extrémités que la compression du ventre semble aggraver. Id., *z*.

55. Perte du sentiment. Waterhouse.

Perte de connaissance; insensibilité. Halle.

Étal presque sans connaissance et approchant de la lypothymie. Westrumb.

Elle perdit connaissance. Landerer.

TÊTE. Vertiges. Ng., Schreter, Murray, Riemschneider, Hildenbrand, Schmidtmann, Wibmer, Truchsess, Fowler, Muller, Voigtel, Barkhausen. *a.*, *y.*; Halle, Barbier, Ephem, *b.* Roques, *a.*, Fouquet, Giacomini, Schwartze, *o.*

60. Vertiges avec impossibilité de se tenir droit. Seidel.

Vertiges et étourdissement. Waterhouse.

Vertiges qui furent bientôt suivis d'une apoplexie violente et mortelle. Lanzoni.

Vertiges avec pesanteur de tête. Westrumb.

Il souffre depuis dix-sept ans d'attaques de vertiges. Ces vertiges sont précédés de pesanteur de tête, de cauchemar et d'un grand abattement. Alors se déclarent, plus ou moins subitement, les sensations de mouvements apparents, qui obligent le malade à chercher un appui, ou, ce qu'il préfère encore, à se coucher sur le dos; tantôt les objets semblent tourner de droite à gauche, tantôt en sens inverse, tantôt de haut en bas; diminution momentanée de l'énergie. Après l'accès, qui ne dure d'ordinaire que quelques minutes, mais qui revient plusieurs fois dans la journée, il reste un sentiment de lassitude, surtout aux jambes, et une marche peu sûre. Cette faiblesse et le défaut de sûreté dans la marche se manifestent surtout le soir; les accès se montrèrent même le soir lorsque le malade était au lit et dans le décubitus dorsal; il y avait en outre le pouls petit, faible, mais régulier, la pâleur de la face; la température abaissée de la tête, des mains, l'œil terne, la peau froide, couverte d'une sueur légère. Tous ces symptômes se déclarent chaque fois que le malade fume un cigare ou la pipe. Ravoth.

65. Violent vertige (après une demi-heure, le deuxième et le quatrième jour). Schreter.

Vertige avec affadissement dans l'estomac (le cinquième jour). Schreter.

Vertige; elle croit que toute la chambre tourne autour d'elle, et appréhende de se lever de sa chaise de peur de chanceler (après une demi-heure). Schreter.

Vertige jusqu'à perdre connaissance (Hausbrand).

Vertige comme par ivresse (le premier et le deuxième jour). Schreter.

70. Vertige et tournoiement (après cinq mois). Schreter.

En entrant dans la chambre, après une promenade à l'air, vertiges avec malaise et envie à avoir des rapports ; le malaise augmentait par la chaleur de l'appartement, au point qu'elle devait sortir et rester au grand air ; elle rendit tous les aliments pris à son dîner. Ng.

Vertiges, tout tourne en rond, avec céphalalgie pressive au front et dans les tempes. Ng.

Tournoiement, le matin en sortant du lit (le onzième jour). Schreter.

Ivresse, obscurcissement de la vue, vertige. Hahnemann.

75. Vertige et ivresse. Gessner.

Ivresse. Matthyssens, Schwartze, Halle.

Une sorte d'ivresse. Giacomini.

L'individu tombe dans un état d'ivresse analogue à celui que cause l'abus des liqueurs fermentées. Richard, a.

État d'ivresse comme s'il avait trop bu. Tissot.

80. Ivresse complète avec violents maux de tête. Grant.

Étourdissements. Schmidtmann, Giacomini, Schwartze.

Il est saisi d'un étourdissement, avec perte de connaissance et des vomissements continuels (au bout de peu d'heures). C. Roques.

Obnubilation. Schwartze.

Bourdonnement dans la tête avec douleurs pressives dans la région frontale ou temporale. Schwartze.

85. Embarras et pesanteur de la tête, avec vertiges. Shipman.

Embarras de la tête. Schwartze.

Tête entreprise, et vide. Richter.

Pesanteur de la tête avec pression sourde vers la racine du nez et sensation comme si les oreilles étaient bouchées. Seidel.

Pesanteur de la tête, céphalalgie, étourdissements, état d'ivresse. Wibmer.

90. Pesanteur de tête. Barbier, Giacomini.

Pesanteur dans la tête, au point qu'elle peut à peine la tenir levée (le premier jour). Schreter.

Grande pesanteur dans la tête; elle tend constamment à tomber en avant (le premier jour). Ng.

Grande pesanteur dans la nuque et douleurs qui l'obligent à ôter sa cravate (le premier jour). Schreter.

Après le dîner, sensation de pesanteur dans la tête. Ng., Schreter.

95. En se baissant, lourdeur dans la tête (après une demi-heure). Ng.

Douleur dans le temporal droit, en pressant dessus (le premier jour). Schreter.

Mal de tête avec vertige. Ng.

Maux de tête. Fowler, Hildenbrand, Voigtel, Schmidtmann, Giacomini, Schwartze.

Violents maux de tête. Marshall-Hall.

100. Céphalée. Desbois de Rochefort.

Céphalalgie sus-orbitaire insupportable. Richard, *a*.

Mal de tête horrible; le crâne était brûlant. Barbier.

Il fut tourmenté, pendant l'espace de dix-huit mois, par de grands maux de tête et de vertiges. Roques, *c*.

Mal de tête très-violent avec chaleur brûlante dans la bouche et la gorge (par quelques pipes, dans la vue de combattre un mal de dents). Tissot.

105. Violent mal de tête. Grant.

Violents maux de tête, surtout tiraillement dans la moitié gauche du front et à travers l'œil de ce côté. Seidel.

Après le dîner, céphalalgie sourde, principalement dans le front, augmentée par le mouvement. Id.

Douleurs pressives sourdes dans la profondeur de la région frontale, avec pression dans les yeux. Reimschneider.

Céphalalgie, pression dans la région frontale, comme si le cerveau était comprimé en cet endroit; la douleur augmente dès qu'on penche la tête sur le côté souffrant. Id.

110. Douleur sourde et gravative dans la région des sinus frontaux. Laycock.

Douleur sourde pressive dans le front et la racine du nez. Ng.

Toute l'après-dîner, céphalalgie pressive, surtout au-dessus de l'œil droit (le deuxième jour). Schreter.

Mal de tête pressif au-dessus des yeux (après cinq mois), avec étincelles devant les yeux, aggravé en marchant (après une heure). Id.

Céphalalgie pressive au-dessus des yeux, avec chaleur dans la tête (après une heure). Id.

115. Mal de tête, fortement pressif au vertex (après trois minutes et plus tard). Id.

Sur le sommet, pression comme si on le comprimait violemment (le premier jour). Id.

Douleur pressive sur le sommet, à laquelle se joint parfois un élancement. Id.

Immédiatement après avoir mangé, forte pression interne dans le sommet de la tête (le premier jour). Id.

Il s'éveille avec céphalalgie et une pression dans le sommet et les tempes, qui continuaient pendant presque toute la journée (le quatrième jour). Id.

120. Mal de tête, vers le soir, comme si les deux tempes étaient comprimées (du septième au dixième jour). Id.

Dans les tempes, alternativement, pression et élancement (le premier jour). Id.

Pression dans les tempes, pendant dix jours (après quatre jours). Id.

Pendant le dîner, pression dans le côté droit de la tête. Ng.

Le matin, en s'éveillant, douleur pressive dans les temporaux, qui disparaît en se levant (le sixième jour). Schreter.

125. Pression dans l'occiput (les quatrième et cinquième jours). Id.

Douleur compressive dans toute la tête, surtout dans l'occiput (le troisième jour). Id.

Sentiment pressif dans les tempes (après un quart d'heure). Id.

Douleur dans les deux côtés de la tête, comme si elle était rouée (après une demi-heure). Id.

Sensation comme si les lobes antérieurs du cerveau étaient régulièrement refoulés. Reimschneider.

150. Élancement se dirigeant du front jusque dans l'occiput; ils disparaissaient au grand air; mais, du moment qu'elle s'arrêtait, ils revenaient; en restant couché, ils cessent complétement (le deuxième jour). Schreter.

Un élancement au-dessus de l'œil droit, à partir du bord externe du sourcil vers l'interne jusque dans l'orbite (le premier jour). Id. •

Quelques profonds élancements dans la tête vers le sommet (le troisième jour). Id.

Élancements dans le vertex, pendant dix jours, qui reviennent fréquemment (après quatre jour). Id.

Élancement dans la tempe gauche (après deux minutes, le premier et le troisième jours). Id.

135. Une douleur lancinante, tiraillante, se dirigeant de la tempe gauche à travers le front vers le sommet de la tête (le premier jour). Id.

Élancements dans les tempes comme dans une plaie (le premier jour). Id.

Élancements dans le côté gauche de la tête (le cinquième jour). Id.

En marchant vite, douleur lancinante partant des temporaux vers l'occiput (le premier jour). Id.

Le matin, fort mal de tête, pendant le mouvement, comme si quelque chose balançait à l'intérieur; moindre dans le repos (le deuxième jour). Id.

140. Faiblesse et mouvement de tremblement avec la tête, en lisant. Scidel.

Mal de tête avec la sensation d'un léger battement dans les deux tempes. Ng.

Forte chaleur dans la tête. Ezharter.

Chaleur dans la tête (le premier et le deuxième jour). Schreter.

Violent afflux de sang vers la tête jusqu'à faire craindre une attaque d'apoplexie. Shipman.

145. Fréquentes congestions vers la tête.

Fréquentes congestions de sang et bouffées de chaleur vers la tête.

Bouffées de chaleur continuelles. Schmidtmann.

Il lui remonte instantanément une chaleur passagère dans la tête (de suite après la prise). Ng.

Serrement dans les muscles du front (le premier jour). Schreter.

150. Violent prurit sur la tête (par la fumée). Scidel.

Brûlement sur la tête, et après fourmillement, inappétence, violents élancements dans les oreilles, puis froid avec frissons (le huitième jour). Schreter.

Fourmillement sur la tempe gauche (le deuxième jour). Id.

Les cheveux tombent en masse en se peignant (les cinquième et sixième jours). Id.

Les maux de tête s'améliorent au grand air. Ng.

YEUX. 155. Douleurs dans les yeux et étincelles en fixant un objet (le deuxième jour). Schreter.

Douleurs dans les yeux comme s'il avait pleuré pendant longtemps (le premier jour). Id.

Douleurs dans les yeux; les yeux et les paupières sont rouges et injectés de sang. Marshall-Hall.

Sensation dans l'œil droit comme s'il y avait un cheveu dedans, vers la soirée (le quatorzième jour). Id.

Pression dans l'œil droit, qui s'étend jusque dans l'occiput (le huitième jour). Id.

160. Sensation de pression dans les yeux, surtout en les remuant. Ng.

Pression dans les globes des yeux. Scidel.

Violentes douleurs fouillantes, tiraillantes, dans les globes des yeux et dans la région des tempes, aggravées par le mouvement, avec veines fortement détendues et violents battements. Id.

Une forte tension et un tiraillement depuis l'œil gauche, le long de la mâchoire supérieure (le premier jour). Schreter.

Sensation de pression dans la profondeur des orbites, avec faiblesse des yeux et vertige. Ng.

165. Quelques élancements fins dans la partie supérieure des orbites (le premier jour). Schreter.

Violent prurit dans l'angle interne de l'œil, qui devient de l'ardeur après s'être frotté (après une demi-heure). Ng.

Ardeur dans les yeux, le soir, en lisant. Scidel.

Ardeur des yeux. Id.

Un peu de chaleur et de rougeur des yeux, larmoiement, le matin, au moment du réveil, un spasme tout particulier du muscle orbiculaire des paupières, accompagné de photophobie. Laycock.

170. Une sorte d'ardeur, et, en même temps, sensation de froid dans l'œil gauche (le premier jour). Schreter.

Chaleur dans les globes des yeux (après cinq minutes). Id.

Chaleur des yeux avec larmoiement (le cinquième jour). Id.

Les orbites sont échauffés (le premier jour). Id.

Yeux enflammés et injectés; les paupières en participent également. Shipman.

175. Conjonctives injectées. Barkhausen, *x*, Marshall-Hall.

Trouble de la cornée. Shipman.

La cornée est rouge avec légère photophobie; elle est obligée de fermer les yeux dès qu'elle fixe la lumière (le deuxième jour). Schreter.

Les yeux s'enfoncèrent. Janson.

Yeux profondément retirés dans leurs orbites, ternes, entourés d'un cercle bleu. *a.*

180. Contraction des paupières avec une douleur cuisante dans les globes des yeux (après sept minutes). Schreter.

Vulsions dans la paupière supérieure gauche. Scidel.

Contraction des paupières et larmoiement (le premier jour). Schreter.

Les yeux sont fermés et photophobes. Hausbrand.

Yeux fermés. Barkhausen, *z.*

185. Les paupières sont largement ouvertes, et les globes des yeux convulsés en haut. Id., *x.* — Insensibilité de la paupière. Destelberg.

Les yeux pleurent en fixant un objet (le deuxième jour). Schreter.

Trouble devant les yeux, comme s'il y avait du mucus dedans (le premier jour). Id.

Vue confuse, pendant quelques minutes (le douzième jour). Id.

Obscurcissement de la vue en regardant des objets blancs. Ng.

190. Elle ne voit point les objets aussi distinctement qu'auparavant (le deuxième jour). Schreter.

Vers le soir, elle devient presque aveugle; pendant quelques minutes, il lui semble qu'elle a un voile devant les yeux, et, en se les frottant, cet état ne fait que s'aggraver (le troisième jour). Id.

Obscurcissement de la vue, avec pupilles dilatées. Muller.

Il survient de l'obscurcissement de la vue. Giacomini.

Perte de la vue. Walterhouse, Lanzoni.

195. Cécité passagère. Ramazzini.

Étincelles devant les yeux (le premier jour). Schreter.

Taches noires devant les yeux, b.

Plusieurs taches noires devant les yeux, en regardant (le premier jour). Schreter.

Fort resserrement des pupilles. Szerlecky.

200. Resserrement des pupilles. Richter.

Pupilles resserrées. Westrumb.

Pupilles dilatées. Muller, Fowler.

La pupille se dilate. Giacomini.

Pupilles très-dilatées. Richard.

205. Pupilles fortement dilatées, même à la lumière. Strauss.

Pupilles légèrement dilatées et insensibles. Berkhausen, x.

Pupilles fortement dilatées. Caillard.

La pupille droite est très-resserrée, la gauche dilatée et angulaire; toutes deux sont insensibles à la lumière. Marshall.

Pupilles normales. a.

210. Yeux fixes. Chantourelle.

Regard fixe. Bertini, Caillard.

Les yeux sont égarés. Fouquet.

Yeux hagards. Krauss.

Air hébété. Caillard.

215. Aspect stupéfié. Bertini.

Yeux ternes. Marshall-Hall.

Regard farouche. Truchsess.

OREILLES. En touchant à l'oreille externe, douleur dans l'intérieur (le sixième jour). Schreter.

Déchirement vulsif dans l'oreille droite et au devant d'elle, à l'extérieur (le deuxième jour). Ng.

220. Quelques déchirements, douleurs dans l'oreille droite (le premier jour). Ng.

Élancements dans les oreilles (les premier, troisième, quatrième, cinquième, sixième et neuvième jours). Schreter.

Quelques élancements dans l'oreille gauche. Scidel.

Élancements dans les oreilles, surtout à l'air (le deuxième jour). Schreter.

En entendant de la musique, élancements dans les oreilles (le cinquième jour). Id.

225. Rongement douloureux dans l'oreille droite (après cinq minutes). Ng.

Démangeaison dans les oreilles (le troisième jour). Schreter.

Déchirement aigu et élancement dans le lobule de l'oreille droite. Ng.

Élancement derrière l'oreille gauche, où existe une légère tuméfaction rouge et dure (le sixième jour). Schreter.

Les oreilles sont brûlantes et rouges (le premier jour). Id.

230. Bourdonnement dans l'oreille gauche (le troisième jour). Id.

Retentissement dans les oreilles, qui augmente par un grand bruit, ou en changeant d'appartement, en allant au grand air pendant plusieurs jours. Scidel.

Bruissement devant les oreilles, surtout le matin. Id.

Bourdonnement dans les oreilles. Richter.

Bourdonnement dans les oreilles. Barkhausen, z, Richard.

235. Bruissement dans les oreilles. a.

Bourdonnement et bruissement dans les oreilles. Schmidt-mann.

L'ouïe devient dure et obtuse. Desbois de Rochefort.

Sensation comme s'il y avait quelque chose devant les oreilles (le deuxième jour). Schreter.

Sensation comme si les oreilles étaient bouchées, surtout dans la droite. Scidel.

NEZ. 240. Chatouillement dans la narine (le quatrième jour). Schreter.

Une ardeur subite dans la narine gauche (le premier jour). Ng.

Ardeur sous le nez, comme par suite d'un violent coryza (le dixième jour). Schreter.

L'odorat est très-faible ; le vin seul, elle le flaire de loin, de telle sorte qu'un verre en ayant contenu l'obnubile (le quatrième jour). Schreter.

L'odorat est fort affaibli (le premier et le troisième jour). Id.

245. Le matin, odorat très-exquis (le deuxième jour). Id.

Sécheresse du nez. Id.

Sueur froide au nez. Richard.

VISAGE. La face se grippa. Janson.

Face violente et contractée. Chantourelle.

250. Sensation passagère à travers le milieu de la face, comme si les parties étaient mortes. Scidel.

Les muscles du côté gauche de la face étaient dans une contraction permanente, et simulaient l'apoplexie. Chantourelle.

Tressaillements et mouvements convulsifs dans les muscles de la face et aux membres. Ezharter.

Paralysie faciale. Smith.

Visage d'un livide foncé. Marshall-Hall.

255. La face devint pâle et se couvrit d'une sueur froide. Walterhouse.

La face devint pâle. Landerer.

Pâleur excessive du visage tirant sur le gris. Aspect chlorotique. Id.

Altération particulière du teint ; ce n'est point une décoloration simple, une pâleur ordinaire : c'est un aspect gris, avec quelque chose de terne, une nuance qui tient de la chrolose et de certaines cachexies. Mélier.

Face pâle et contractée. Bertini.

260. Face pâle, décomposée. a.

Le malade était d'une pâleur effrayante. Marrigues.

Visage pâle, jaunâtre, grisâtre. Barkhausen, *y*.

Visage pâle, jaune sale. Id., *z*.

Visage pâle. Westrumb.

265. Pâleur de la face. Giacomini, Schwartze, Richter.

Joues rouge foncé, mains froides. Barkhausen, *x*.

Visage alternativement rouge et terreux pendant longtemps (après vingt, vingt-quatre heures). Truchsess.

Pâleur cadavérique pendant les nausées. Ng.

Il se développe un exanthème papuleux à la face. Reimsschneider.

270. Taches rouges au visage (le premier jour). Schreter.

Vers le soir, chaleur et rougeur de la joue gauche, sans soif (le premier jour). Id.

La joue droite est d'une chaleur brûlante, tandis que l'autre était pâle (le premier et le sixième jour). Id.

Bouffées de chaleur à la face (le premier jour). Id.

Il lui montait sans cesse des feux à la figure. Barbier, *a*.

275. Une douleur tiraillante dans les deux angles de la mâchoire inférieure (le troisième jour). Schreter.

Tiraillement douloureux dans le côté droit de la mâchoire inférieure (le deuxième jour). Ng.

Violent déchirement dans les os de la face et des dents, le soir (le cinquième jour). Id.

Déchirement devant et derrière l'oreille droite (le deuxième jour). Id.

En riant, un élancement dans l'articulation de la mâchoire (le troisième jour). Schreter.

280. La mâchoire inférieure est pendante, et il s'écoule de la bouche une quantité de salive aqueuse. *a*.

Teinte bleue de perle des lèvres. Guérard.

La lèvre supérieure est âpre et sèche, avec sensation de brûlure dedans (le dixième jour). Schreter.

Lèvres gercées et douloureuses (le huitième jour). Id.

Douleur de tension dans les ganglions sous-maxillaires, avec sensation comme s'ils étaient gonflés et comme si la mâchoire inférieure était privée de ses mouvements. Scidel.

DENTS. 285. Violents maux de dents, survenant instantanément, avec chaleur de la face et tournoiement dans la
tête. Id.

Violentes douleurs pulsatives, continues, dans plusieurs
dents creuses. Id.

Coloration particulière des dents. Guérard.

Tiraillement dans la gencive (le quatrième jour). Schreter.

Douleur tiraillante dans les dents supérieures, qui cesse en
pressant sur la joue (le troisième jour). Id.

290. Violent mal de dents, tiraillant, déchirant, dans les
dents supérieures, s'étendant vers le front (le huitième jour). Id.

Déchirement tiraillant çà et là dans les dents de la rangée
inférieure droite (après une demi-heure). Ng.

Quand elle mord sur une dent creuse, élancement dedans
(le troisième jour). Schreter.

Déviation de la bouche. Barbier, *a*.

Picotements dans la langue. Scidel.

BOUCHE. 295. La langue est livide et tremblotante. *a*.

Tremblement de la langue et des extrémités. *b*.

Langue couverte d'un enduit brunâtre. Marshall.

Au-dessous de la langue, une glande enflée, douloureuse
quand on la touche à l'extérieur (le huitième jour). Schreter.

La membrane muqueuse de la bouche devient vasculaire, tuméfiée, irritable, et sujette aux hémorragies. Wright.

300. État inflammatoire de la membrane muqueuse des lèvres et de la langue, lequel se termine quelquefois par la sépa-
ration de l'épithélium. Laycock.

La malade s'exprimait à voix basse et entrecoupée et se plaignait de prostration, de vide dans la tête et de goût pourri de
tabac. Hausbrand.

Le malade était poursuivi par un goût de tabac tel que s'il
l'eût mâché et avalé. Fouquier.

En lisant il ne sait rien accentuer, lit d'un ton monotone,
ce qui n'est pas son habitude (le premier jour). Schreter.

Grande sécheresse de la bouche. Schmidtmann.

305. Sécheresse de toute la bouche, avec soif vive. Ng.

Sécheresse de la langue et des lèvres. Ng.

Afflux de salive dans la bouche. Apoth. Lex.

Afflux de salive. Shipman.

Augmentation de la sécrétion salivaire. Schwartze.

310. Flux copieux de salive à la bouche. Murray.

La bouche est remplie d'un mucus blanc, visqueux, qu'il est obligé de cracher fréquemment. Ng.

Bouche collante le matin. Scidel.

Mauvais goût dans la bouche, comme si on avait bu du lait brûlé. Ng.

Le matin, mauvais goût, visqueux, comme si l'estomac était malade (le deuxième jour). Schreter.

315. Le matin, goût fade, muqueux (le troisième jour). Id.

Le matin, en s'éveillant, amertume dans la bouche (le cinquième jour). Ng.

Goût amer dans la bouche (le dixième jour). Schreter.

Goût acide dans la bouche (le troisième et le sixième jour). Id.

Tout a un goût aigre (le troisième jour). Id.

520. L'eau a un goût comme si elle était mélangée de vin (le troisième jour). Id.

GORGE. Sécheresse et grattement dans la gorge. Barkhausen, z.

Sécheresse de la gorge (les premier, deuxième, quatrième et cinquième jours). Schreter.

La gorge est tellement sèche et âpre, qu'elle peut à peine avaler (le deuxième jour). Id.

Brûlement dans la gorge et la bouche. Scidel.

525. Chaleur dans le pharynx après avoir avalé. Fowler.

Sensation très-passagère de chaleur picotante dans la gorge. Id.

Douleur de constriction et ardeur dans le larynx. Reimschneider.

Grattement et brûlement dans la gorge. Id.

Légère affection catarrhale des amygdales. Id.

530. Léger gonflement des amygdales et du pharynx avec injection vineuse; çà et là se trouvent des traînées de mucus. Laycock.

Grattement dans la gorge toute l'après-dînée (le deuxième jour). Schreter.

Titillation et sensation de rudesse dans la gorge. Ng.

Une sensation de chatouillement dans la gorge qui devient douloureuse en avalant. Ng.

Dans le côté droit du pharynx, sensation comme s'il était à vif, hors le temps de la déglutition. Ng.

335. En renaclant, expectoration de mucosités (le premier jour). Schreter.

Le matin, en renaclant, expectoration de mucosités grises (le deuxième jour). Id.

Beaucoup de mucosités visqueuses dans la gorge (le neuvième jour). Id.

Dans la gorge, mucosités gluantes qu'on ne peut expectorer. Ng.

Pression dans la gorge, comme s'il y avait un corps étranger dedans (le deuxième jour). Schreter.

340. Spasme du pharynx. Apoth. Lex.

En avalant les aliments, douleur pressive dans la partie inférieure de l'œsophage. Scidel.

La déglutition est impossible. A.

Sensation périodique comme s'il y avait une cheville dans l'œsophage, avec pression sourde continuelle dedans. Scidel.

Sensibilité obtuse, diminuée, du canal alimentaire. Apoth. Lex.

APPETIT. 345. Elle n'avait ni faim ni appétit, et à midi le manger lui répugnait. Ng.

Immédiatement après avoir vomi, elle mangea avec appétit. Ng.

L'appétit est augmenté (le premier jour). Schreter.

Appétit allant jusqu'à la faim canine. Reimschneider.

Faim continuelle; elle devient malade quand elle ne mange pas (les seizième, dix-septième et dix-huitième jours). Schreter.

350. Inappétence. Schmidtmann, o.

Elle perdait l'appétit quand elle prenait beaucoup de tabac avant son dîner. Cullen.

Presque pas de soif, tandis qu'elle buvait beaucoup avant (le premier et le deuxième jour). Id.

Adipsie : l'eau ne veut pas descendre (le douzième jour). Id.

Aversion et horreur de boire de l'eau (le deuxième et le quatrième jour). Id.

355. Soif extraordinaire. Truchsess.

Soif extrême. Waterhouse.

Soif vive. Schmidtmann.

Soif augmentée. Ng.

Le soir, grande soif (le quatrième jour). Schreter.

ESTOMAC. 360. Tendance à avoir des rapports et fréquents rapports légers. Scidel.

Fréquents rapports à vide (les premiers jours). Schreter.

Rapports bruyants toute la journée, surtout après avoir mangé (le troisième jour). Id.

Fréquents rapports avec le goût des aliments (le premier jour). Id.

Le matin, rapports chauds, acides (le troisième jour). Id.

365. Fréquents renvois, malaise et envie de vomir (le premier jour). Id.

Hoquet. Marrigues.

Hoquet (le premier et le deuxième jour). Schreter.

Hoquet spasmodique (le dixième jour). Id.

Soda qui revient de l'estomac jusque dans la gorge (le quatrième jour). Id.

370. Affadissement dans l'estomac (le premier jour). Id.

Une sensation de mollesse de l'estomac avec malaise léger (le deuxième jour). Id.

Malaise (le dixième et le onzième jour). Id.

Malaise et afflux d'eau. Scidel.

Malaise avec délire pendant une heure. Fowler.

375. *Envie de vomir.* Muller, Voigtel, Murray.

Nausées. Barbier, *b*, Fouquier, Barkhausen, *x*, Schwartze, Richard, Marrigues, Bertini, *o*, Destelberg, de Meyern.

Le matin, en se levant, il se sent indisposé (le deuxième jour). Schreter.

Grand malaise, allant presque jusqu'à la défaillance, qui se dissipe au grand air (après deux heures). Id.

Violents rapports, envie de vomir, nausées, vomituritions. Grant.

380. Tant qu'elle se tient tranquillement assise, elle se sent assez bien; mais du moment qu'elle se donne le moindre mouvement, il survient des nausées énormes. Ng.

Envie de vomir avec tranchées dans le ventre (le premier jour). Schreter.

Envie de vomir avec élancements dans la tempe gauche (le deuxième jour). Id.

Envie de vomir (le deuxième jour). Schreter, Ng.

Le matin, en renaclant des mucosités, envie de vomir avec mauvais goût dans la bouche (le huitième jour). Schreter.

385. Nausées et vomituritions. Triller.

Nausées accompagnées d'angoisses à l'estomac. Giacomini.

Vomituritions. Winderlich.

Vomituritions sans vomissements, *a*.

Envie de vomir avec la sensation d'un corps dur dans l'estomac,' *o*.

590. Envie de vomir avec pression dans l'estomac. Ng.

Vomissements. Murray, Hildenbrand, Wibmer, Fowler, Chantourelle, Westrumb, Halle, Truchsess, Marion, Fouquier, Barbier, *b*.

Nausées, vomissements spasmodiques, hoquet. De Meyern.

Dégoût, nausées, vomissements considérables. Waterhouse, Richter.

Nausées, vomissements sans aucun soulagement des autres symptômes. Giacomini.

395. Vomissement avec sueur, ou diarrhée avec tranchées dans le ventre. (*Pharmakol. lexic.*)

Violents vomissements. Keskring.

Nausées, vomissements, mal de tête, tremblement des membres et vertiges, pouls un peu accéléré, petit, visage injecté. Polk.

Nausées, vomissements et fort flux de ventre. Tissot.

Vomissements, au bout de quelques heures. (*Gazette salutaire, a. Krauss.*)

400. Vomissements et déjections. Brunn.

Vomissements abondants. Marschall-Hall.

Vomissements de sang et crampes. Marrigues.

Violents vomissements. Alston, Caillard, Murray, Schwartze, Ephemer.

Vomissements et douleurs atroces au milieu desquels il expire. Santeuil.

405. Elle vomit tout ce qu'elle avait mangé. Barkhausen, *y*.

Vomissements énormes et selles abondantes, avec anxiété et débilité excessive, suivis de torpeur et sueur copieuse. Diemesbrock.

Nausées et vomissements pénibles. Chantourelle.

Fréquentes nausées et vomissements violents, avec vive douleur à l'épigastre. Id.

Des contractions violentes de l'estomac lui firent vomir et rejeter, très-loin dans la chambre, une grande quantité de liquide qu'on lui avait fait boire, et qui avait contracté une odeur infecte de tabac. Id.

410. Nausées, vomissements et diarrhée avec de légères coliques. Westrumb.

Violent choléra-morbus, pendant deux jours. Roques, *b*.

Vomissements, une sorte de choléra-morbus. Fouquet.

Vomissements et déjections accompagnés, de plus, de douleurs dans le ventre, mais avec angoisse générale, qui semble partir de la poitrine et de l'épigastre. Richter.

Une matière verdâtre, porracée, fut rejetée par le vomissement (elle offrait tous les signes analogues à ceux du choléra). Janson.

415. Vomissements d'eau pure; tout lui apparaît vert et jaune. Ng.

Tant qu'il reste tranquille, il ne sent rien, mais au moindre mouvement surviennent les vomissements. Ng.

Vomissement facile d'un liquide acide (après une heure). Schreter.

Vomissement d'un liquide acide avec mucosités, auquel succède un grand soulagement (le dernier jour). Schreter.

Le matin, avec d'assez violents efforts, vomissement de matières muqueuses et acides (le huitième jour). Id.

420. Violent vomissement, après lequel cessent les efforts. Hausbrand.

Après le vomissement, faiblesse de l'estomac, qui persiste longtemps. Ng.

Faiblesse de l'estomac et absence totale de l'appétit, pendant quinze jours. Marrigues.

Dyspepsie. Cullen.

Trouble de la digestion, incommodité après avoir mangé, surtout *acidité* et soda, douleurs dans l'estomac et *dyspepsie* datant de longtemps, avec une *sensation* toute particulière de *défaillance dans la région de l'estomac*. Shipman.

425. Douleur dans l'estomac, sensibilité à la pression, anorexie, nausées succédant à l'ingestion des aliments, sensation permanente de malaise, accompagnées du besoin d'expectorer. Laycock.

Douleurs dans la région de l'estomac, avec envies de vomir, accompagnées d'efforts violents, vomissements et anxiété. Vitet.

Douleurs à l'estomac. Giacomini.

Douleurs dans l'estomac, qui revenaient tous les jours. Cullen.

Maux d'estomac considérables avec vomissements. Id.

450. *Accès*, isolés et rares d'abord, très-fréquents ensuite, *de coups violents semblables à des décharges électriques dans l'épigastre, qui, chaque fois qu'il s'endort,* provoquent immédiatement un réveil terrible avec grande agitation et *excitation*, et font, à la fin, du sommeil un état intermédiaire entre le sommeil et la veille; plus tard, ces secousses se déclarent aussi dans la journée, et se propagent encore jusque dans la tête, la poitrine et la région du cœur; sueurs abondantes. Shipman.

Douleurs à la région épigastrique. Bertini.

Anxiété douloureuse à l'épigastre, suivie de vomissements affreux. Roques, *a*.

Tuméfaction de l'épigastre. Destelberg.

Sensation de pression dans l'estomac. Ng.

435. Pression légère dans le creux de l'estomac, pendant et après le dîner. Seidel.

Pression crampoïde dans la région du cardia. Id.

Mouvements répétés de tortillement dans le creux de l'estomac, avec envie de vomir, larmoiement des yeux et afflux d'eau à la bouche. Id.

Douleur de constriction dans l'estomac, après avoir mangé (le huitième jour). Schreter.

Crampes d'estomac. Id.

440. Violentes convulsions de l'estomac et des intestins. Walterhouse.

Forte gastralgie, qui se montre vers la fin de la nuit, coïncidant constamment à l'usage du tabac pendant la journée précédente. Guérard.

D'abord mal de ventre, puis violentes crampes d'estomac, grand malaise et flux de salive (le dixième jour). Schreter.

Après avoir mangé, violent déchirement dans l'estomac (le huitième jour). Id.

Sensation comme si l'estomac allait se retourner (le premier jour). Id.

445. Élancements dans le creux de l'estomac (les quatrième et douzième jours). Id.

Élancements dans le creux de l'estomac, de part en part, jusque dans le dos (le septième jour). Id.

Violents élancements au-dessus du creux de l'estomac, moindres pendant le repos (le deuxième jour). Id.

Sensation picotante de chaleur dans l'estomac, suivie de chaleur réelle, et, immédiatement après, dégoût, nausées, vertiges, mal de tête. (*Pharmakol. lex.*)

Douleur et inflammation de l'estomac, et, par places aussi, du canal intestinal. Wibmer.

450. Brûlement léger dans la région de l'estomac et renvois répétés. Seidel.

Sensation de chaleur dans l'estomac. Fowler.

Ardeur dans l'estomac (après un quart d'heure). Schreter.

Chaleur excessive dans l'estomac. Triller.

Sensation de froid dans l'estomac, avec malaise et envie de vomir. Ng.

455. Sensation de froid dans l'estomac et le long de la colonne vertébrale. Ng.

VENTRE. Les muscles de l'abdomen se contractèrent fortement ; le ventre était enfoncé. Chantourelle.

Rétraction du ventre avec borborygmes dans les intestins. Richard.

Elle s'éveille après minuit avec sensibilité du ventre, au point qu'elle ne souffre pas qu'on y touche, sans douleurs internes. Après, selle molle, avec cessation de douleurs. Les mêmes scènes se renouvellent le matin, à quatre heures (le premier jour). Ng.

En comprimant la région du foie, douleur qui s'étend jusqu'à travers le creux de l'estomac (le dixième jour). Schreter.

460. Élancement sous les fausses côtes droites (le quatrième jour). Id.

Élancement dans la région hépatique (le quatrième jour). Id.

Vers le soir, plusieurs élancements dans la région hépatique, sous les dernières côtes (le premier jour). Id.

Picotement, comme avec une aiguille, dans le foie, qui augmente en inspirant (le premier jour). Id.

En marchant, élancements dans le foie, qui se dirigent vers le creux de l'estomac (le dixième jour). Schreter.

465. Élancements dans la région hépatique, soulagés en se baissant, qui l'empêchent de s'étendre (le dixième jour). Id.

Quelques élancements sous les fausses côtes, du côté gauche (le troisième jour). Id.

Élancement aigu dans le flanc droit (le deuxième jour). Ng.

Instantanément, une série de picotements dans tout le ventre (après une demi-heure). Ng.

Élancement brûlant, à l'extérieur, dans la région des dernières côtes gauches (après cinq minutes). Ng.

470. Élancements dans les hypocondres (les septième et dixième jours). Schreter.

Sensation de pression sous les fausses côtes droites, comme

s'il y avait là un corps rond et lourd; la place est douloureuse aussi quand on y touche. Ng.

Pression dans les hypocondres (le premier jour). Schreter.

Douleurs pressives dans la région ombilicale, avec rétraction spasmodique du nombril. Ng.

Violentes douleurs pressives dans l'hypogastre, avec malaise et envie de vomir. Ng.

475. Violentes douleurs pressives dans l'hypogastre avec frissonnement par tout le corps. Ng.

Douleurs pressives dans l'hypogastre avec émission de vents qui soulage. Ng.

Une sensation de pression douloureuse dans la région rénale. Ng.

Sensation de creusement et de pression dans la région ombilicale. Ng.

A l'instant, des douleurs atroces se répandirent dans tout le ventre, une sensation de brûlement intérieur horrible lui fit pousser des cris, et bientôt il put rejeter une partie du lavement; la douleur augmenta dans tout l'abdomen et surtout à l'épigastre. Chantourelle.

480. Chaleur dans le canal intestinal. O'Bierne.

Violentes coliques avec vertige, céphalalgie, malaise, ventre contracté, pouls petit, peau froide et moite, et pupilles dilatées. Richter.

Douleurs dans le bas-ventre. Truchsess.

Douleurs affreuses dans le ventre et vomituritions. a.

Coliques affreuses, bientôt après. Act. phys. Helv.

485. Coliques. Richard.

Tranchées dans le ventre avec gonflement Barbier, b.

Mal de ventre, le matin (le cinquième jour). Schreter.

Le ventre, douloureux à la pression, se météorisa. Janson.

Le bas-ventre est fortement tuméfié, tendu, dur, très-douloureux à la moindre pression. a.

490. Douleurs dans le bas-ventre avec ballonnement. Ng.

Vers le soir, mal de ventre comme si la diarrhée allait survenir (le huitième jour). Schreter.

Douleur de serrement dans la région du nombril. Ng.

Pincements dans le ventre (le premier et le quatrième jour).
Schreter.

Pincements dans le ventre et ensuite douleur de griffement
dans l'estomac (le quatrième jour). Id.

495. Pincement et borborygmes dans le ventre, pendant
douze jours (après quatre jours). Id.

Tranchées autour de l'ombilic (le cinquième jour). Schreter.

Rétraction douloureuse du nombril, surtout en se baissant. Ng.

Mouvement dans le ventre, comme si la diarrhée allait survenir (le premier jour). Id.

Borborygmes dans le ventre. Id., Ng.

500. En inspirant profondément, de suite gloussement et
borborygmes dans le bas-ventre, pendant huit jours. Id.

Toute l'après-dînée, en se promenant, très-violents borborygmes, presque continuels, dans le ventre (le dixième
jour). Id.

Borborygmes dans le bas-ventre, avec sensation de froid par
tout le corps. Ng.

Crampe des intestins, avec diarrhée. *Apot. Lex.*

SELLES ET ANUS. Envies d'aller à la selle, sans rien
évacuer. Walterhouse.

505. *Fréquentes envies d'aller à la selle* et chaque fois
seulement légère évacuation avec douleur de plaie dans le
ventre avant et après (le deuxième jour). Ng.

Envie d'aller à la selle avec fréquents efforts dans le rectum
(après quatre minutes). Schreter.

Le matin, fréquentes envies d'aller à la selle (le huitième
jour). Id.

Forts ténesmes avec besoins comme si les excréments étaient
retenus; la selle est néanmoins molle (le troisième jour). Id.

Fréquentes évacuations en bouillie, avec prurit à l'anus.
Reimschneider.

510. *Diarrhée.* Wibmer, Murray, Voigtel, Schwartze, Marrigues, Walterhouse.

Diarrhée avec tremblement dans les muscles. Giacomini.

Fréquentes évacuations alvines involontaires, aqueuses, sanguinolentes. *a*.

Quelques évacuations diarrhéiques. Truchsess.

Les selles sont plus fréquentes, il survient souvent une diarrhée abondante. *v*.

515. Évacuations involontaires de matières stercorales. Walterhouse.

Déjections séreuses, même sanguinolentes. Barbier, *b*.

Une évacuation très-prompte, presque involontaire, en bouillie, d'un jaune verdâtre, suivie de ténesme. Ng.

Fréquents roulements de vents avec douleur dans le ventre, puis diarrhée avec ténesme, le soir (le septième jour). Ng.

Selles diarrhéiques muqueuses verdâtres avec ténesme. Ng.

520. Évacuations alvines liquides, très-fétides avec ténesme. Ng.

Diarrhée avec coliques. Grant.

Cinq selles diarrhéiques la nuit, avec ardeur et ténesmes dans l'anus (le septième jour). Ng.

Fréquentes selles diarrhéiques (le deuxième et le troisième jour). Schreter.

Après les repas, de suite selle et évacuations de vents (le quatrième jour). Id.

525. Diarrhée avec mal de ventre (le quatrième jour). Id.

Trois selles diarrhéiques, avec douleur d'excoriation à l'anus (le quatrième jour). Id.

Sur les deux heures, deux selles molles, suivies de sensibilité douloureuse dans l'intérieur du ventre (le deuxième jour). Ng.

Le soir, deux petites selles molles, auxquelles succèdent de longs et forts ténesmes (le deuxième jour). Ng.

La nuit, deux selles molles (le deuxième jour). Ng.

530. Selle à une heure inaccoutumée, et un peu plus liquide que d'ordinaire (le premier jour). Schreter.

La selle n'arrive pas comme d'ordinaire (le premier jour). Id.

La selle manque (le quatrième et le septième jour). Id.

Constipation. Schmidtmann, Shipman.

Quelquefois tendance à la constipation. Fowler.

535. Après de fréquentes envies inutiles d'aller à la selle, il survient une évacuation de matières dures, plusieurs heures après le temps ordinaire. Seidel.

La selle qui a lieu d'ordinaire le matin ne vient que le soir et est plus dure. Id.

La selle ne vient que trente-six heures plus tard, et est plus dure et de couleur foncée. Id.

La selle retarde de deux jours. Id.

Pendant la selle, ténesmes avec fortes douleurs au sacrum, quoique la selle fût molle (le quatrième jour). Schreter.

540. Ténesmes et violent brûlement dans l'anus, en allant à la selle (le onzième jour). Id.

Violents ténesmes. Janson.

Après la selle, douleur brûlante à l'anus. Ng.

SYSTÈME URINAIRE. L'orifice de l'urètre est légèrement enflammé et collé (le huitième jour). Schreter.

Émission abondante d'urine. *Pharmac. Lexic.*, Fowler.

545. Urines copieuses. Barbier, *b.*

Augmentation de l'excrétion des urines. Giacomini, Truchsess.

Émission augmentée d'une urine rouge jaunâtre. Ng.

Flux d'urines. *Apoth. Lexic.*

Fréquentes envies d'uriner. Seidel.

550. Envies d'uriner avec ou sans vertige. Fowler.

Besoins très-fréquents d'uriner, la quantité des urines excédait de beaucoup celle des boissons. Fouquier.

Fréquentes envies d'uriner. Giacomini.

Émission d'une urine aqueuse, limpide. *a.*

L'urine est claire, d'un jaune citron et très-abondante. Seidel.

555. Émission abondante d'une urine rougeâtre, fétide, ayant une odeur ammoniacale. Reimschneider.

L'urine est d'un rouge foncé et répand une odeur de tabac. O'Bierne.

La sécrétion des urines est complétement supprimée. Richter.

Suppression des urines. Richard.

L'urine n'est pas augmentée, mais s'excrète fréquemment, et une fois goutte à goutte avec démangeaison dans l'urètre. Reimschneider.

560. La nuit, une sorte d'incontinence d'urine. Id.

En urinant, brûlement dans le canal de l'urètre. Schmidt-mann.

Avant d'uriner, fréquemment, douleur pressive dans la région des reins et prurit dans l'urètre. Reimschneider.

Après avoir uriné, douleur brûlante, pruriteuse dans l'urètre (le huitième jour). Schreter.

PARTIES GÉNITALES. Écoulement de suc prostatique (le huitième jour). Id.

565. Léger chatouillement sur le gland. Id.

Vers le matin, érections (le premier jour). Id.

Érections fréquentes sans sensation de volupté. Id.

Pollutions nocturnes. Reimschneider.

Dans la nuit, une pollution, sans s'éveiller (le deuxième jour). Schreter.

570. Les règles, qui étaient en retard d'un jour, apparaissent plus abondantes que d'ordinaire (le premier jour). Ng.

Écoulement de quelques gouttes d'un liquide, comme de la lavure de chair, par le vagin, quatorze jours après les règles (le deuxième jour). Schreter.

Troubles de la menstruation, leucorrhée et prolapsus utérin. Shipman, *a.*

MUQUEUSE NASALE. Fréquents éternuments, après quoi la tête devient beaucoup plus libre (le quatrième jour). Schreter.

Éternuments presque mortels, que rien ne parvient à apaiser. Kerkring.

575. Sécheresse du nez, *o.*

Sécheresse du nez. Ng.

Nez obstrué (les troisième et huitième jours). Schreter.

Enchifrènement (les troisième jour). Id.

Coryza (le premier, deuxième, quatrième et cinquième jours). Id.

580. Coryza fluent avec odorat fin (le quatrième jour). Id.

LARYNX. Excitation à tousser et grattement dans la gorge (le deuxième jour). Id.

Titillation dans la gorge et excitation qui fait fréquemment tousser, après une demi-heure. Ng.

Légère irritation dans la partie supérieure du larynx, ardeur dans le pharynx et expectoration chaque fois qu'il en prend. Reimschneider.

Le malade éprouve un léger chatouillement vers la partie inférieure du pharynx ou de la trachée, et il crache plutôt qu'il n'expectore des grumeaux de sang noir. Laycock.

585. L'inflammation et l'ulcération du larynx affectent presque exclusivement ceux qui font abus du tabac fumé. Id.

Toux nerveuse d'irritation avec ou sans augmentation de la sécrétion de la membrane muqueuse trachéo-bronchique. Wright.

Toux opiniâtre. Romazzini.

Toux légère. Laycock.

Toux sèche (les deuxième, troisième, septième et treizième jours). Schreter.

590. Toute la matinée, toux sèche, avec points dans le creux de l'estomac (le douzième jour). Id.

Vers le soir, toux sèche (le quatrième jour). Id.

Toux et hoquet en même temps, comme si elle allait suffoquer, pendant un quart d'heure (le dixième jour). Id.

Raucité de la voix. Reimschneider.

Voix rauque, parole difficile, bégayante, presque inintelligible. b.

595. La voix devient plus rauque, elle baisse de ton. Laycock.

Difficulté à parler à cause des contractions désordonnées de la langue. Barbier, a.

Perte de la voix. Th. Edinb.

Perte complète de la parole, a.

POITRINE. Douleurs fugaces dans la poitrine, avec toux titillante revenant par accès, o.

600. Un sentiment pénible, ayant son siége dans les muscles

pectoraux ou au-dessous d'eux, se manifeste encore au côté droit, plus fréquemment qu'au côté gauche. Laycock.

Pression sur le sternum, comme s'il y avait là un fardeau (le troisième jour). Schreter.

Douleur dans le sternum, comme si on y enfonçait un couteau, après cinq mois. Ng.

En inspirant profondément, sensation comme si les muscles intercostaux étaient découpés d'avant en arrière jusque dans le dos; ces douleurs augmentent quand on y touche et font couler les larmes (le premier jour). Schreter.

Une violente douleur de plaie dans le sein droit, avec la sensation comme si on en rongeait le mamelon (le douzième jour). Id.

605. (Il respire plus facilement quand il se penche sur le côté gauche et qu'il appuie.) Id.

La poitrine semble trop étroite quand il inspire profondément (le deuxième jour). Id.

La poitrine est oppressée, resserrée, ce qui l'empêche de faire de profondes inspirations, avec sentiment d'angoisse et d'anxiété, comme si un malheur allait lui arriver (le troisième jour). Id.

Sentiment d'anxiété à la poitrine et à la région précordiale. Westrumb.

Oppression et accès de suffocation. D. Meyern.

610. Dyspnée. Winderlich.

Oppression de la poitrine. Schwartze.

Oppression de la poitrine, angoisse, respiration rapide, difficile. Grant.

Respiration accélérée, irrégulière, embarrassée. Wibmer.

La poitrine est entreprise. Shipman.

615. Respiration accélérée. Truchsess.

Respiration accélérée, anxieuse, avec gémissements. Barkhausen, z.

Respiration difficile. Richter, Westrumb.

Respiration anxieuse, gémissante, profonde et difficile, b.

Respiration laborieuse. Richard.

620. Respiration très-oppressée et stertoreuse. Marschall-Hall.

Difficulté considérable dans la respiration, asthme bien caractérisé. Les efforts respiratoires nécessitent l'élévation des bras combinée à leur abduction. Ces symptômes disparaissent au bout de quinze jours, à mesure qu'il abandonne l'usage de la pipe. Suret.

Asthme. Triller.

Respiration lente. Barkhausen, *x*.

Respiration tantôt très-accélérée et tantôt rare, profonde, presque interrompue, *a*.

625. Asphyxie. Giacomini.

La respiration était lente, et les parois du thorax s'élevaient à peine. Chantourelle.

Oppression de la poitrine et angoisse, comme avant une syncope. Reimschneider.

Oppression de poitrine, qui est soulagée en inspirant profondément. Ng.

Très-violente constriction de la poitrine (le dixième jour). Schreter.

650. Pression sous l'omoplate (le cinquième jour). Id.

Pression et élancements dans la poitrine (le deuxième jour). Id.

Pendant le dîner, quelques élancements sous les fausses côtes droites avec constriction dans la poitrine. Seidel.

En faisant de profondes inspirations, élancements sous le sternum (le quatrième jour). Schreter.

Élancements sous le sternum, avec impossibilité d'inspirer profondément (le premier jour). Id.

635. Élancement dans le côté droit de la poitrine (le quatrième jour). Id.

En parlant, élancements dans le côté droit de la poitrine (le quatrième jour). Id.

Élancements dans la poitrine, en inspirant profondément (le quatrième et le huitième jour). Id.

En respirant, élancements dans les côtés de la poitrine, et en même temps grande faiblesse de la tête, comme s'il avait trop bu, et scintillement devant les yeux, au point qu'il ne pouvait reconnaître de loin les personnes (le premier jour). Id.

Beaucoup d'élancements fugitifs, d'avant en arrière, dans la poitrine, augmentés en inspirant profondément. Ng.

640. Élancement comme par un instrument pointu, dans le côté droit de la poitrine, près du creux de l'aisselle, diminué en inspirant (après une demi-heure). Ng.

Élancements aigus dans le milieu de la poitrine, jusque dans le sternum. Ng.

Un élancement brûlant sous le sein gauche (le premier jour). Ng.

Élancement, comme dans une plaie, dans le côté droit de la poitrine, aggravé dans le repos (le troisième jour). Schreter.

Dans le repos, douleur de plaie dans la poitrine (le douzième jour). Id.

CŒUR. 645. Battements de cœur. Shipman, o.

Fort battement de cœur (le troisième et le quatrième jour). Schreter.

Dès que, dans son lit, elle se couche sur le côté gauche, battements de cœur, qui cessent aussitôt qu'elle se tourne sur le droit (le douzième jour). Id.

Les battements du cœur sont irréguliers, le plus souvent lents. Wibmer.

Violents battements du cœur et des carotides. Truchsess.

650. Battements du cœur avec pulsations synchroniques dans la tête. Barkhausen, z

Fort battement des carotides. Id.

Les carotides battent violemment et les veines sous-cutanées sont fortement distendues et d'un bleu foncé. Id., x.

Battements du cœur faibles, lents et même intermittents. u.

Les battements du cœur sont faibles et un peu irréguliers. Laycock.

DOS. 655. Cou roide, qui empêche de tourner la tête vers le côté droit (le huitième jour). Schreter.

La tête est pendante. Barkhausen, z.

La tête est tétaniquement renversée en arrière. Id., x.

Élancement dans l'omoplate droite (le quatrième jour).
Schreter.

Ardeur sous l'omoplate (le deuxième jour). Id.

660. Irritation spinale, paralysie des membres. Shipman.
Douleurs aux reins, de nature constrictive, violentes surtout
après avoir été à la selle (le quatrième jour). Schreter.

Le matin, douleur sourde dans le milieu de la colonne épinière, avec brisement du corps, surtout des extrémités supérieures. Seidel.

Maux de reins, surtout en étant assis. Id.

Douleur insupportable dans le sacrum, qui rend la position
assise et couchée très-difficile. Id.

665. Douleur pulsative dans la région de l'os sacrum, le
soir. Id.

Douleur dans les muscles fessiers droits, en les comprimant. Id.

Douleur lancinante au-dessus et dans les fessiers gauches.
Id.

Douleurs et tension dans les muscles fessiers et ceux des
cuisses, comme après une longue marche à pied. Id.

EXTRÉMITÉS. Froid et tremblement des membres. Müller.

670. *Crampes dans les membres*. Grant.

Mouvements convulsifs des bras et des jambes. Barbier, *a*.

Elle éprouvait des mouvements convulsifs des membres et
des syncopes. Janson.

Tressaillement des membres. Szerlecky, Müller.

Tremblement des membres. Barkhausen, *z*, Schwartze, Barbier, *b*, Ramazzini, Truchsess.

675. Violent tremblement des membres. Truchsess.
Douleurs dans les membres. Schmidtmann.
Résolution complète des membres. Barkhausen, *z*.

Les membres sont comme paralysés. Giacominj.

Extrémités flasques, étendues, tremblantes, agitées de mouvements convulsifs. *a*.

MEMBRES SUPÉRIEURS. 680. Pulsations sous l'épaule
droite (le premier jour). Schreter.

Élancement et tiraillement dans l'aisselle gauche (le deuxième jour). Id.

Contracture subite dans le bras droit, avec perte de connaissance; de courte durée. Martin Lanzoni.

Douleur tiraillante sur une place grande comme un thaler, au bras gauche, comme s'il s'y formait un abcès (le quatrième jour). Schreter.

Tension dans le bras gauche, surtout dans le coude (le premier jour. Id.

685. Douleur dans le bras, en l'élevant (le premier jour). Id.

Le bras droit est comme paralysé, avec une crampe dedans (le douzième jour). Id.

Tout le bras gauche est épuisé et douloureux (le troisième jour). Id.

En tournant l'avant-bras, douleur tiraillante dans l'articulation du coude (le premier jour). Id.

Déchirement dans les tendons de l'avant-bras gauche, vers la main, et puis dans le coude (le deuxième jour). Ng.

690. Douleurs lancinantes dans le coude droit, qui empêchent d'étendre immédiatement le bras (le deuxième jour). Schreter.

L'avant-bras droit est comme disloqué, notamment dans l'articulation du coude, où il ressent, chaque fois qu'il essaye de l'étendre, des élancements douloureux (le troisième jour). Id.

Douleur crampoïde, tiraillante, paralytique dans la main droite, remontant jusqu'au coude (le cinquième jour). Id.

Élancements et déchirement dans la main droite, après dix minutes. Id.

Les mains sont entrelacées et spasmodiquement contracturées. Marschall-Hall.

695. Léger tremblement des mains. Guérard.

Fréquent tremblement des mains, o.

Les mains sont comme paralysées et froides; puis ardeur dedans avec gonflement des extrémités des doigts; et difficulté à les mouvoir ; en même temps froid et frisson dans le corps (le huitième jour). Schreter.

Enflure et engourdissement de la main ; l'effet se continue et grandit ; l'engourdissement envahit le bras; l'épaule, et, vingt-quatre heures après, la femme mourait, par l'application d'une forte pincée de tabac sur une plaie assez profonde à la main. (*Écho du Nord*, de Lille, novembre 1856.)

Faiblesse dans les mains (le premier jour). Id.

700. A différentes reprises, un déchirement douloureux dans tout le petit doigt (le deuxième jour). Ng.

Crampes dans les mains et les bras. Grant.

Crampe dans quelques doigts, surtout en lavant (le matin). Seidel.

Contractions crampoïdes dans les mains et les bras. Grant.

Crampe et une sorte de fourmillement dans les trois premiers doigts de la main gauche (le troisième jour). Schreter.

705. Tressaillement dans un doigt. Ng.

Doigts légèrement tuméfiés (les seizième, dix-septième et dix-huitième jours). Schreter.

MEMBRES INFÉRIEURS. En se levant de son siége et commençant à marcher, douleur pressive dans la région des aines, qui disparaît en prolongeant la marche. Ng.

Douleurs sourdes, pressives dans les articulations des hanches et des genoux. Ng.

Vers le soir, élancements dans la hanche droite (le troisième jour). Schreter.

710. Dans l'aine droite, sensation comme si les parties avaient perdu toutes leurs forces (le cinquième jour). Id.

Tiraillement dans les cuisses (le neuvième jour). Id.

Convulsions des extrémités inférieures. Destelberg.

Les membres abdominaux étaient comme paralysés, et il fut près de deux mois sans pouvoir marcher librement. Roques, *a*.

Élancements dans la cuisse gauche, entre les épaules et sous le sternum (le huitième jour). Schreter.

715. Élancement dans le jarret (le quatrième jour). Id.

En pliant le genou, élancement, mais dans le repos, pression dedans (le premier jour). Id.

Elle se plaint de douleurs dans les genoux. Barkhausen.

Ardeur horrible dans le genou, et, en y touchant, sensasion comme s'il y avait là une masse d'aiguilles (le onzième jour). Schreter.

Crampe dans le genou (le huitième jour). Id.

720. Craquement dans les genoux en marchant (le premier jour). Id.

Tension du genou jusque dans le pied, en marchant (le troisième jour). Id.

Fourmillement dans la jambe gauche, depuis le genou jusque dans les orteils (le troisième jour). Id.

Sensation de paralysie sous le genou, comme si la partie était engourdie (le troisième jour). Id.

Déchirement à la jambe (tibia) gauche, à l'extérieur. Ng.

725. Déchirement le long du mollet gauche (le premier jour). Ng.

Déchirement vulsif dans le dos du pied gauche (le premier jour). Ng.

Douleur pressive dans l'articulation du pied gauche. Ng.

Sentiment de paralysie dans le pied droit (le premier jour). Schreter.

Ardeur au côté de la plante du pied, comme par un fer incandescent, plus forte vers le soir (le deuxième jour). Id.

730. Douleur aiguë dans l'éminence thénar du pied gauche, au point qu'il n'ose pas y appuyer en marchant (le sixième jour). Id.

Crampe qui remonte des orteils vers le genou (le premier jour). Id.

SYMPTOMES GÉNÉRAUX. (Le côté gauche du corps souffre plus que le droit.) Id.

Il se trouve mieux au grand air. Ng.

Aversion pour le travail (le premier jour). Schreter.

735. Fatigue dans les cuisses et les pieds (le troisième et le quatrième jour). Id.

4

Grande fatigue et tremblement des mains et des pieds (le premier jour). Id.

Fatigue et abattement des membres. Ng.

Grande fatigue, comme si les pieds étaient paralysés; il peut à peine monter les escaliers (le premier jour). Schreter.

Il est plus fatigué dans la matinée que dans l'après-dînée (le premier jour). Id.

740. Vers le soir, faiblesse; et, dès qu'il remue une partie, de suite frisson et froid entre les épaules. En même temps, vertiges et élancements dans les tempes, le front et au vertex (le premier jour). Id.

Relâchement de tout le corps, avec sensation de gerçure et chaleur dans la paume des mains. Seidel.

Sentiment de traction musculaire, avec aversion pour le moindre mouvement. Id.

Tremblement de tout le corps. Krauss.

Tremblement de tout le corps, par boutades. Barkhausen, z.

745. Elle éprouve un frémissement dans toutes les parties du corps. Marrigues.

Tremblement de la tête et des mains, avec grand excès de joie, comme dans l'ivresse, en sortant de table (le premier jour). Ng.

Tremblement de tout le corps, pendant le malaise. Ng.

Tremblement, ou plutôt secousses dans les pieds, pendant longtemps (le premier jour). Ng.

Tremblement des mains (le premier jour). Schreter.

750. Tremblement des membres, pendant six à sept minutes; ensuite il s'est couché comme frappé de paralysie, avec stupeur, mal de tête, pâleur générale, coliques, respiration très-difficile, plus tard coma, pouls à soixante-huit, et mort. Rovignot.

Diminution de l'irritabilité des muscles soumis à la volonté. *Apoth. Lexic.*

Les muscles des mouvements volontaires perdent leur vigueur. Wright.

Grande faiblesse musculaire persistant encore longtemps après que tous les autres symptômes furent déjà combattus. u.

Résolution de tous les muscles avec tressaillement. Richter.

755. Faiblesse générale et froid, forte angoisse et défaillance. *Apoth. Lexic.*

Grande faiblesse. Brunn, Schwartze, *a.*

Faiblesse et langueur générale. Giacomini.

Malaise général, affaissement. Richter.

Sensation d'une fatigue excessive. *o.*

760. Prostration excessive. D. Meyern.

Sentiment de grande prostration. Schmidtman.

État de faiblesse et de langueur qui dure pendant une année. Roques, *b.*

Lassitude. Barkhausen, *y.*

Prostration soudaine des forces, par des évacuations massives. Diemerbrouk.

765. Les membres chancellent ; dépression des forces musculaires, les forces l'abandonnèrent, les membres restèrent sans mouvement, excepté les cuisses qui se fléchirent sur le ventre. Walterhouse.

Lassitude, tremblement et faiblesse dans les muscles. Westrum.

Impossibilité de se tenir droit, sans perdre connaissance. Barkhausen, *z.*

Il garde une position demi-couchée, dans un fauteuil. Truchsess.

Ils marchent comme s'ils eussent été ivres, pendant vingt-quatre heures. *Ephem.*, *b.*

770. Démarche chancelante, comme d'une personne ivre. Truchsess.

Chancellement, tressaillement, fatigue générale des muscles, contraction crampoïde de ceux-ci, crampes, insensibilité universelle, affaissement. Wibmer.

Syncopes, tressaillement, perte de connaissance. Muller.

Syncope. Schwartze.

Syncopes, défaillances. Giacomini.

775. Syncope, le lendemain en voulant sortir de son lit. Marshall-Hall.

Défaillances. Richter, *Ephem.*, b, *Act. phys. helv.*, Destelberg, Erharter.

Accès fréquents de défaillances. b.

Légères défaillances. Truchsess.

État qui ressemble beaucoup à une défaillance. Brunn.

780. Faiblesses. Walterhouse, Fouquet.

Il tombe en défaillance, de suite. Chomel.

Violente défaillance, de suite. Marshall-Hall.

Lypothymies. Masion.

Faiblesses qui se renouvelaient à chaque instant, avec un tremblement général de tout le corps. *a.*

785. Une sorte de syncope avec sueur abondante. Dusterberg.

Syncope depuis sept heures du matin jusqu'à deux heures de l'après-dinée. Richard.

Envie continuelle de s'étendre les bras et le corps (le deuxième jour). Schreter.

Convulsions avec fort râlement, et mort au bout de trois quarts d'heure. Ghrahl.

Agitation avec mouvements convulsifs, visage pâle et contracté, regard fixe, air stupéfait, pouls lent et petit; l'enfant jette par intervalles un cri, prononce des paroles sans suite, tandis que, couvert de sueur froide abondante, il est horriblement torturé de nausées et de douleurs dans l'épigastre que le moindre attouchement aggravait. Bertini.

790. Convulsions et mort au bout de quinze minutes.

Contractions violentes et involontaires de tous les muscles; il se roulait sur son lit en témoignant les plus grandes douleurs; il jetait au loin sa chemise et les couvertures, dont quelques voisines, accourues à son secours, voulaient le couvrir par pudeur. Il portait sans cesse les mains sur l'abdomen et se tirait fortement le pénis. Chantourelle.

Crampes et convulsions. Vorgtel, Winderlich, Schwartze.

Mouvements convulsifs dans les bras, dans les jambes et dans les muscles de l'épine dorsale, depuis une heure après minuit jusqu'à quatre heures du matin.

Convulsions légères d'abord, devenant, au bout de peu de temps, excessivement violentes. *Gaz. salut.*, *a.*

795. Convulsions qui durent fort longtemps. Id., *b*.

Il reste sujet à de fréquentes convulsions et des battements de cœur terribles. Id., *b*.

Convulsions, de suite. *The Edinb.*, *aa*, Ramazzini, Barkhausen, *x*.

Convulsions mortelles. Fourcroy.

Des crampes se manifestèrent. Landerer.

Tout le corps est spasmodiquement contracturé. Marrigues.

800. Elle maigrit ; tous les habillements sont trop amples (après douze jours). Schreter.

Elle perd ses chairs, surtout au dos ; ses joues se creusent aussi (après dix jours). Id.

Amaigrissement considérable du corps qui arrive toujours et très-promptement.

Amaigrissement et pâleur. Shipman.

Amaigrissement et diminution des forces. Mélier.

805. Insensibilité complète avec perte de la mémoire et du sentiment. Sigmond.

Sensation comme si le principe s'était éteint en lui. Id.

Pâleur de cadavre. Muller.

Apoplexie. Van Helmont, Tulp. dans Tissot.

Apoplexie mortelle. Morgagni, Chomel, Hellwig, *Ephem.*, *a*.

810. Jaunisse. Borrelius.

Goutte. Wischoff.

Hépatites très-graves. Van Zwieten.

Phthisie. Van Haller.

Épilepsie. Murray.

815. Le marasme, l'hectisie et la fièvre lente en font autant de squelettes ambulants qui deviennent bientôt la proie d'une mort prématurée.

Ils sont sujets aux congestions passives. Mélier.

Cachexie nicotique. Id.

Desséchement complet. De Moor.

Paralysie. Lanzoni.

820. Hystérie. Shipman, Lorry.

Mort, au bout d'une heure. *aa*.

Mort, chez un médecin savant, par l'abus de la pipe. De Heyde, dans Tissot.

Mort. Bernsten.

Mort. John Evan de Coleford.

825. Mort, par apoplexie. *Ephem.*, *a*.

Mort, par apoplexie. Morgagni.

Mort. Id., Chomel.

Mort, au bout de trois jours. Walterhal.

Mort. Astley Cooper.

830. Mort, en deux heures. *Journ. de Méd*.

Mort, après vingt-cinq minutes. Wumderlich.

Mort, au bout de quinze minutes. *Journ. de chir. méd.*, *d*.

Mort. *Journ. de ch.*, *a*.

Mort, au bout de trois quarts d'heure. Ibid., *b*.

835. Mort instantanée. Gustave Fougnier.

Mort, au bout de trois quarts d'heure. Walterhouse.

Mort, au bout de quelques minutes. Santeuil.

Mort instantanée. Ausiaux.

Mort, sous forme d'apoplexie. Hellwig.

840. Mort par convulsions. Fourcroy.

Elle mourut au bout de quelques heures. *Act. phys. Helv*.

Mort avec tous les signes de l'apoplexie. Mérat et Delens.

Mort. Fautrel.

Mort, au milieu de convulsions, au bout de trois quarts d'heure. Grahl.

PEAU. 845. Prurit au corps, tantôt ici, tantôt là, qui oblige à gratter; il cesse ensuite (le troisième jour). Schreter.

Le soir, fréquent prurit comme par des puces, au visage (le deuxième jour). Id.

Prurit à la région des côtes inférieures droites. Ng.

Prurit comme des piqûres de puces, au bras et au cou (le troisième jour). Schreter.

Ardeur et tension dans la peau du côté droit du cou (le deuxième jour). Ng.

850. Plusieurs petits boutons au front, avec prurit, qui disparaît en peu de temps par l'action de frotter (le troisième jour). Schreter.

Boutons pruriants sur la poitrine (le troisième jour). Id.

Éruptions de boutons rouges, pruriants sur tout le dos (après cinq jours). Id.

Boutons pruriants au sacrum, au dos et aux doigts (après onze jours). Id.

Sur les deux joues, au-dessous des yeux, rugosités graveleuses qu'on ne sent qu'en passant la main dessus (le premier jour). Id.

855. Un exanthème pustuleux à la nuque et aux membres supérieurs. Reimschneider.

Éruption d'un exanthème pustuleux avec augmentation de la vulnérabilité de la peau, à tel point que les moindres lésions et excoriations, qui guérissaient auparavant, sans l'intervention d'aucun secours médical et très-promptement, déterminaient un certain degré d'inflammation. Id.

Les feuilles tenues longtemps sur une partie agissent comme un vésicatoire, et font devenir érysipélateuses les parties sur lesquelles on les a appliquées. Dubois de Rochefort.

Éruptions aux commissures de la bouche (après le deuxième et le quatrième jour). Schreter.

Taches rouges à l'aisselle droite qui causent de l'ardeur quand on y touche (le dixième jour). Id.

860. Sur le corps, petites vésicules pruriteuses entourées d'une auréole rouge, et remplies d'un liquide jaunâtre, qui causent, quand on y touche, une douleur de plaie (après cinq jours). Id.

Réaction vers la peau avec prurit et sueur légère. Reimschneider.

Sécheresse de la peau. Voigtel, Schwartze.

Sécheresse extraordinaire et ardeur de la peau. Grant.

SOMMEIL. Bâillements fréquents (les deuxième, troisième, quatrième, cinquième jours). Schreter.

865. En sortant de table, fréquents bâillements (le premier jour). Id.

Envie de dormir. Murray, Voigtel, Fowler, Schwartze.

Envie continuelle de dormir. Marshall-Hall.

La nuit, sommeil étourdissant, mais non réparateur. Seidel.

Sommeil profond suivi d'une sueur abondante. Voigtel.

870. Assoupissement. *Gaz. salut.*, *a*, Ramazzini.

Assoupissement très-inquiétant. Fouquet.

Assoupissement, engourdissement. Giacomini.

État de somnolence. *Ephem.*, *a*, Barbier.

Le malade paraissait comme plongé dans la torpeur, dans un véritable carus pendant quelques instants; puis, comme s'il était éveillé par la douleur, quoiqu'il ne proférât plus aucune plainte, il exécutait des mouvements violents automatiques et lents, différents en cela des convulsions spasmodiques et instantanées; il se levait debout, pouvait marcher quelques pas comme un homme ivre, et se replacer sur son lit où il se roulait nu, sans paraître s'apercevoir de son état ni de la présence des personnes qui l'entouraient. Chantourelle.

875. Sommeil, étourdissement et sueur copieuse. Diemesbrocok.

État de stupeur avec respiration laborieuse et stertoreuse. Marshall-Hall.

Coma. Tavignot, Wemderlich.

Torpeur. Truchsess.

Tous les symptômes du narcotisme le plus intense. *Ab. méd.*, *a*.

880. Léthargie, pendant quatre heures, à laquelle succède une congestion mortelle. Scalpel.

Envie de dormir (après une heure et demie). Schreter.

Grande propension à dormir. Ng.

Envie de dormir dans la chambre, qui disparaît au grand air (le deuxième jour). Schreter.

Dans la matinée, envie de dormir; il s'endort en peu de temps (le premier jour). Id.

885. En sortant de table, bâillements et envie de dormir (le premier jour). Id., Ng.

De suite, après le dîner, envie de dormir et sommeil pendant une heure. Elle ne pouvait s'éveiller que quand elle ressentait un violent battement de cœur (le quatrième jour). Id.

Vers le soir, grande propension à dormir (le troisième et le quatrième jour). Id.

La nuit, sommeil profond (le deuxième et cinquième jour). Id.

Insomnie. Schmidtman.

890. Insomnie continuelle. o.

Insomnie complète, plusieurs jours de suite. Triller.

Le soir elle ne pouvait s'endormir, et le matin elle se trouvait dans l'impossibilité de se réveiller (le troisième jour). Schreter.

La nuit, sommeil agité, fréquemment interrompu par des douleurs dans les articulations de la main et du pied gauches. Seidel.

Nuit très-agitée. Truchsess.

895. Sommeil agité, interrompu par des rêves affreux et insomnie complète. Shipman.

La nuit, sommeil agité, avec froid et jactation dans le lit (le neuvième jour). Schreter.

Elle s'éveille en sursaut (le premier jour). Schreter.

Elle s'éveille fréquemment la nuit (le premier et le deuxième jour.) Id.

Elle s'éveille avant minuit, mais se rendort bientôt (le premier jour).

900. *Le sommeil de la nuit est troublé par des rêves continuels.* Reimschneider.

Rêves qui ne laissent aucune impression dans la mémoire. Laycock.

Elle rêvait qu'elle voulait parler et qu'elle ne le pouvait, à cause de la langue qui était démesurément grosse, et pendait hors de la bouche et remontait jusqu'au nez; elle voulait crier et ne le pouvait, pleurait à cause de cela et était inconsolable, jusqu'à ce qu'enfin elle s'éveilla au milieu d'une grande angoisse (une sorte de cauchemar) (le premier jour). Ng.

Rêves terribles de feu (le premier jour). Schreter.

Elle rêvait qu'elle avait perdu une dent. Id.

905. Rêves affreux; il s'éveillait avec sa pleine connaissance, mais dans l'impossibilité de parler et de se mouvoir. Sigmond.

FIÈVRE. La main gauche est froide, la droite chaude (le douzième jour).

Froid aux pieds. Marshall-Hall, Barkhausen, *a*.

Froid aux extrémités des doigts. Barkhausen, *a*.

Froid à la peau. Giacomini.

910. Froid glacial des pieds; elle ne pouvait, de toute la nuit, les réchauffer dans le lit (le premier jour). Ng.

Froid glacial des pieds depuis les genoux jusqu'aux orteils, en même temps ardeur aux cuisses et forte chaleur (le troisième jour). Schreter.

Peau ansérine, toute la journée (le premier jour). Id.

Froid des extrémités. Muller.

Extrémités froides. Giacomini.

915. Les extrémités se refroidirent. Landerer.

Les extrémités devinrent froides. Janson.

Froid aux extrémités. D. Meyern.

Froid glacial du corps qui se couvre de sueur froide. *b*.

Tout le corps, à l'exception du front, est froid et couvert de sueur. *a*.

920. La peau était froide ainsi que les extrémités, malgré la chaleur extrême de l'atmosphère. Chantourelle.

Peau et extrémités froides. Richter.

Violent frisson avec envie d'étendre le corps et les bras, le soir. Seidel.

Dans le lit, violent frisson, le soir. Seidel.

Le soir, froid avec claquement des dents (le cinquième jour). Schreter.

925. Le soir, froid et frisson (le quatrième jour). Id.

Froid avec chaleur qui parcourt tout le corps, sans soif (après deux heures). Id.

Le matin, au grand air, grand froid et frisson (le deuxième jour). Id.

A l'air, froid et frisson (le premier jour). Id.

Frisson, presque toute la journée (le septième jour). Id.

930. Frisson avec bâillements, et pandiculations (après quatre minutes). Id.

Toute la journée, frisson et douleur pressive entre les épaules (le troisième jour). Id.

Frisson, le soir, de cinq à sept heures; vers les six heures elle éprouvait de la soif (le premier jour). Ng.

Toute la journée, frisson secouant, et, vers le soir, sueur froide dans l'intérieur des mains (le deuxième jour). Schreter.

Frisson partout le corps (après un quart d'heure). Schreter.

935. Tous les soirs, frisson secouant de tout le corps. Id.

Frisson fébrile et froid (le onzième jour). Id.

Froid intérieur avec chaleur au visage, et, en même temps, tantôt froid, tantôt chaleur, tantôt sueur aux mains, sans soif (le quatrième jour). Id.

De suite après le dîner, frisson, qui continuait presque toute l'après-dînée et alternait fréquemment avec la chaleur, sans soif; pendant le froid, elle transpirait sans cesse sous les bras (le premier jour). Id.

Frisson dans tout le corps avec chaleur fugace (le premier jour). Id.

940. Chaleur du corps avec froid glacial aux mains (le cinquième jour). Id.

Avec chaleur du corps, froid glacial aux cuisses (le premier jour). Id.

Chaleur extraordinaire. Schmidtman.

Chaleur. Schwartze.

A l'extérieur, augmentation de la chaleur; à l'intérieur, au contraire, sensation de froid et de brisement, et aversion pour la moindre occupation. Seidel.

945. Chaleur augmentée, dont on s'aperçoit surtout dans la paume des mains. Id.

Chaleur à la peau avec soif vive. Grant.

Chaleur et agitation. Fowler.

Chaleur et sueur. Murray.

Sensation comme si le sang circulait avec plus de force et plus de rapidité dans le corps. Seidel.

950. Chaleur fugace, après les vomissements. Schreter.

Chaleur et sensation de sécheresse qui augmentent de minute en minute (le premier jour). Id.

Chaleur sèche de la peau, avec soif et pouls rapide. Grant.

Sueur copieuse à la tête et à la poitrine. O'Bierne.

Avant minuit, sueur copieuse, comme s'il sortait de l'eau, ayant l'odeur du tabac. Seidel.

955. Une sueur froide couvrait le corps nu du malade, quoique ce fût au milieu de l'été. Chantourelle.

Sueur froide. Voigtel, Caillard, Schwartze.

Son corps se couvre d'une sueur froide. Chomel.

Il était entièrement glacé, pâle, et couvert d'une sueur froide et visqueuse; les pulsations des artères temporales et radiales étaient imperceptibles; on n'entendait plus les bruits du cœur, même au stéthoscope. Wright.

Sueur abondante. Barbier, b.

960. Transpiration abondante, tout le corps se couvrit d'une sueur froide. Walterhouse.

Une sueur visqueuse inonda bientôt toute la peau. Janson.

Sueur froide sur tout le corps. Bertini.

Sueurs copieuses. Ephem., b.

Fortes sueurs. Truchsess.

965. Sueur abondante et froide aux extrémités. Id.

Sueur froide sur tout le corps. Giacomini.

Sueur froide vers le front. Id.

Sueur froide profuse au front. Richter.

Sueur froide au nez. Richard.

970. Forte transpiration à la tête, peau du reste froide, surtout aux extrémités. Westrumb.

Sueur froide dans les mains (après trois heures). Schreter.

Sueur nocturne (le premier jour). Id.

Sueur froide, visqueuse, membres froids et grande fatigue, avec pouls lent, intermittent. D. Meyern.

Pouls petit et lent. Giacomini, Richter, Bertini, Westrumb.

975. Le pouls devient petit et mou, la peau froide est couverte de sueur visqueuse. Hausbrand.

Pouls très-lent, mais assez large. Caillard.

Pouls à peine sensible, excessivement lent et intermittent. a.

Pouls petit et intermittent. b.

Pouls très-lent. Richard.

980. Ralentissement du pouls. Walterhouse.

Pouls dur, lent, plein (soixante pulsations). Barkhausen, x.

Pouls concentré, presque insensible, très-petit, enfoncé, intermittent, et d'une lenteur remarquable, ne donnant que quarante-cinq pulsations par minute. Chantourelle.

Pouls fréquent. Barbier, *b*.

Pouls accéléré, cent pulsations, plein, mou et irrégulier sous le rapport de la force. Barkhausen, *z*.

985. Pouls très-fréquent, petit. Marrigues.

Pouls accéléré. Seidel.

Pouls rapide, plein, gros. Reimschneider.

Le pouls plus fréquent de dix pulsations et plein. Seidel.

Pouls dur, accéléré. Grant.

Arrêta instantanément l'hémorrhagie. *bb*.

Le tabac agit comme antidote de l'arsenic. Emerson.

LÉSIONS PATHOLOGIQUES. — AUTOPSIE CADAVÉRIQUE.

En examinant la tête, le docteur Wiston trouva que le péricrâne se séparait plus facilement de la boîte osseuse que dans l'état ordinaire, et qu'il y avait un peu de fluide aqueux interposé. Il ne trouva dans l'intérieur qu'un léger épanchement de lymphe entre la pie-mère et l'arachnoïde, et une hydatide dans la glande pinéale. Ces ventricules ne contenaient pas plus de fluide que la quantité qui leur est propre. Tous les viscères des autres cavités étaient dans l'état naturel. Le sang du cœur était fluide : il n'y avait qu'un caillot dans le ventricule droit, d'où l'on conclut que la mort de cet enfant était due bien évidemment à l'effet très-actif du poison végétal sur le système nerveux. Walterhouse.

OLEUM ANIMALE ÆTHEREUM.

Oleum Dippelii, oleum animale Dippelii; oleum pyro-animale depuratum; oleum cornu cervi rectificatum, oleum cornu rectificatum. — *Huile animale éthérée; huile de Dippel, huile animale de Dippel; huile pyro-zoonique rectifiée; huile de corne de cerf, huile de corne de cerf rectifiée.* — *Ætherisches Thieröl, Thieröl-æther, Hirsch hoorn, Geist.*

Cette huile animale éthérée, déjà connue de J. B. Van Helmont, dans la première moitié du dix-septième siècle, et dont on attribue à tort la découverte à J. K. Dippel, est limpide, très-liquide, d'une pesanteur spécifique de soixante-quinze centigrammes, inflammable, d'une odeur désagréable, pénétrante, un peu aromatique, d'une saveur d'abord âcre, puis amère et fraîche. Elle est très-volatile, et ordinairement blanche; exposée à la lumière, elle devient jaune, puis brunâtre, enfin d'un brun noirâtre, et en même temps plus épaisse; cependant, en la traitant alors avec le double de son volume d'eau, on peut lui donner sa limpidité et sa fluidité originaires. Jahr.

SOURCES.

Cajitan-Menning, dans Hartlaubs et Trinks, *Reine Arzneimittellehre.* Leipzig, 1829, Bd. II, p. 56-79. Tous les symptômes qui ne portent pas de chiffre lui appartiennent. — Dr C. F. Trinks, ibid. — Dr Schreter, ibid. — Hoffmann, dans Kluystlens, *Matière médicale pratique.* Gand, 1824, vol. I, p. 135. — Richter, *Ausfuhrliche Arzneimittellehre.*

Berlin, 1828, Bd, III, p. 281. — Payen, dans le *Bulletin de la Faculté* et le *Dictionnaire des Sciences médicales*. Paris, 1817, t. XXI, p. 605. — Chaussier, ibid., p. 605. Chez un homme âgé de soixante années, par une cuillerée à bouche d'huile. A l'ouverture du cadavre, on n'aperçut aucune sorte de lésion. — Duprat, *Journal universel des sciences médic.* Novembre 1829. Par une once six gros d'huile. — Alibert, *Dict. des Sciences méd.* Par quarante-deux gouttes dans une once d'eau, quinze à vingt gouttes par prise.

PHÉNOMÉNOLOGIE.

MORAL. Inquiétude et chaleur vers la poitrine, pendant longtemps (après un quart d'heure).

Elle était absorbée, triste, et parlait peu, comme si une douleur l'accablait fortement. Schreter.

Des idées tristent l'assiégeaient, qui la rendaient de très-mauvaise humeur.

Mauvaise humeur; rien ne lui fait plaisir (après deux heures).

5. Elle est triste, soucieuse, et ne parle qu'à voix basse (après le dîner).

Rien ne lui fait plaisir; elle n'est disposée pour rien (après trois heures).

Absorbée par des idées, sans savoir à quoi elle pense; distraction (après deux heures et demie).

Perte subite de connaissance, qui ne dure qu'un instant, à une heure de relevée.

Elle perd en un instant l'ouïe et la vue, de sorte qu'elle n'a aucune connaissance d'elle-même; une espèce d'étourdissement.

10. Elle est comme au milieu d'un rêve, les idées s'évanouissent.

Elle tombe fréquemment dans une sorte d'absence (stupidité), et, quand on lui adresse la parole, elle s'éveille comme d'un sommeil.

Les idées s'évanouissent, elle est complétement absorbée.

Stupidité ; il ne sait ce qui se passe autour de lui, et nonobstant cela il continue son travail.

Distraction et nulle envie de s'occuper de travaux d'esprit, quoiqu'il soit gai (le premier jour). Trinks.

15. Distraction (quelques heures après la prise). Trinks.

Il est morose, mécontent (après trois quarts d'heure).

Les premiers jours humeur sereine, qui devient rebutante aux derniers. Trinks.

Elle est très-gaie, et tous les mouvements se font avec facilité ; il y a longtemps qu'elle ne se portait si bien (l'après-midi à cinq heures).

TÊTE. Vers midi, embarras de la tête. Trinks.

20. Toute la tête est entreprise comme après un refroidissement, les oreilles sont prises de même et elle ressent des tiraillements dans les deux joues, comme dans un rhumatisme. Schreter.

Le matin, la tête est entreprise, étourdie, avec déchirement et tiraillement dans toute la tête ; amélioré l'après-dînée. Id.

Douleur d'embarras au côté droit du front, l'après-dînée à cinq heures et demie.

Le matin, au réveil, céphalalgie stupéfiante (le deuxième jour).

Mal de tête, une sorte de tournoiement.

25. La tête est lourde, il y ressent une douleur pressive. Schreter.

Le côté gauche de la tête est comme engourdi et paralysé. Id.

Vertige et chancellement, en se baissant au grand air (après trois heures et demie).

Pression sur tout le front.

Pression dans la région frontale droite, qui, par l'action de frotter, passe dans la gauche, et disparait ensuite en frottant (après un quart d'heure).

30. Une pression subite, comme par le bout du doigt, sur la région frontale droite (après dix minutes).

Pression dans la région frontale gauche, qui disparaît en frottant.

Pression déchirante dans le côté gauche de la partie antérieure de la tête, qui vient et disparaît fréquemment, le soir, à sept heures.

Pression sur le sommet de la tête, tiraillement et déchirement dans les tempes. Schreter.

Pression du sommet, vers l'occiput. Id.

35. Pression dans la tempe droite, qui disparaît par l'action de frotter, avec bâillements, une heure après le dîner.

Pression légère fugitive à la tempe gauche, l'après-dînée, à deux heures.

Une douleur pressive dans le côté gauche de l'occiput. Schreter.

Pression dans le côté gauche de l'occiput, qui existe même en remuant la tête, et l'oblige à pencher constamment la tête en avant; depuis une heure de relevée jusqu'à six heures du soir.

Pression de l'occiput, en avant, une heure après le dîner.

40. Pression douloureuse de dehors en dedans dans la région frontale droite (après une heure trois quarts).

Pression de dehors en dedans dans la tempe droite.

Compression douloureuse des deux côtés postérieurs de la tête, avec stupidité, pendant le mouvement (après quatre heures).

Violente céphalalgie de serrement, surtout dans le front, pendant laquelle il est triste et concentré en lui-même (le cinquième jour). Trinks.

Au moindre effort intellectuel, mal de tête serrant, surtout dans le front (le deuxième jour). Trinks.

45. Le matin, au réveil, serrement dans le front (le deuxième jour). Trinks.

Serrement sourd à une petite place de l'occiput (après une heure). Trinks.

5

Tension et pression dans les régions temporales, le soir dans le lit (le huitième jour). Trinks.

Tiraillement sensible à partir du sommet jusqu'à la profondeur de la tête, le soir (le deuxième jour). Trinks.

Tiraillement léger avec sensation de froid dans la région temporale gauche (après deux heures et demie). Trinks.

50. Déchirement dans la partie gauche du front (après quatre heures et demie).

Déchirement pressif au côté droit du front et de l'œil, le matin (le troisième jour).

Déchirement du côté gauche du sommet, vers le front (le troisième jour).

Déchirement dans la région droite du vertex (après deux heures trois quarts).

Déchirement passager et élancement dans la tempe gauche. Schreter.

55. Déchirement dans les deux tempes, au grand air, qui disparaît dans la chambre (après deux heures trois quarts).

Déchirement et élancement dans le côté droit de la tête (après deux heures).

Déchirement dans le côté droit de la tête, et immédiatement après un élancement dans l'oreille droite, une heure après le dîner.

Déchirement et élancement en haut au côté droit de la tête, et, dès qu'il disparaît ici, il se manifeste au côté droit de l'occiput, une demi-heure après le dîner.

Déchirement dans tout le côté gauche de la tête (après deux heures).

60. Déchirement brûlant dans le côté gauche de la tête et à la protubérance occipitale, l'après-dinée (le deuxième jour).

Violent élancement aigu dans le front, au-dessus de l'œil (après une heure).

Un élancement pointu, comme une étincelle électrique, dans la bosse frontale gauche, le soir à sept heures.

A deux reprises, élancement sourd dans la région frontale gauche (après une heure trois quarts).

Violent élancement en haut sur la tête, l'après-dînée à deux heures.

65. Mal de tête; violent élancement au côté gauche du vertex, avec lassitude dans les mains et les pieds; les maux de tête commencent le soir à sept heures et persistent jusqu'à cinq heures du matin; elle passe la nuit sans dormir; pendant le jour, pas de maux de tête; pendant les règles.

Élancements térébrants douloureux dans les deux côtés de la tête, qui apparaissent par intervalles et s'étendent plus tard vers le front (après quatre heures et demie).

Un élancement aigu dans l'occiput (après quatre heures et demie).

Térébration douloureuse dans la bosse frontale gauche, qui disparaît par l'action de frotter (après quatre heures et demie).

Douleur térébrante à une petite place du côté gauche de l'occiput. Trinks.

70. Céphalalgie fouillante au côté gauche du front, à courts intervalles (après deux heures).

Douleur rongeante dans la région occipitale, moindre dans la gauche, le soir (le deuxième jour). Trinks.

Battements dans le côté droit de la tête, comme un pouls lent (après quatre heures).

Martellement dans le côté gauche de la tête avec prurit à l'extérieur, en étant assis, après le dîner.

Quatre fois, martellement ou coups dans le côté gauche de la tête, en entrant dans la chambre, qui cesse en s'asseyant, après le dîner.

75. Un coup et ensuite un déchirement sur une petite place du côté gauche de la tête (après une heure).

En entrant dans la chambre, de suite, sensation comme si le sang convergeait dans l'occiput (après une heure trois quarts).

Forte chaleur dans la tête et aux mains, avec sueur.

Sensation de chaleur avec légère moiteur au front, l'après-dînée à quatre heures et demie (le troisième jour).

Chaleur dans la tête avec la sensation comme s'il y montait

un souffle chaud sans chaleur extérieure, dure une heure et demie (après trois quarts d'heure).

80. Chaleur intérieure dans la tête avec sueur ainsi qu'aux mains (après cinq minutes).

Chaleur subite dans la tête avec sueur au vertex, au front et aux mains, le soir, à six heures et demie.

Sensation de chaleur dans le front, appréciable même à l'extérieur ; la chaleur extérieure dure plus longtemps.

Tension dans les muscles occipitaux (de suite après la prise). Trinks.

Déchirement en trois endroits du cuir chevelu en même temps, puis tension avec sensation de plaie comme si la peau avait été coupée et réunie ensuite (après une heure et demie).

85. Ardeur à de petites places, en haut, au pariétal droit, que l'action de frotter fait cesser (après une demi-heure).

Ardeur pruriteuse très-violente au côté gauche de l'occiput, qui disparaît par l'action de gratter.

Ardeur picotante aux parois du front, en divers endroits (après deux heures). Trinks.

YEUX. Pression dans le globe des yeux (les premiers jours). Trinks.

Pression et tranchées dans les yeux avec écoulement de larmes. Schreter.

90. La sensation comme s'il y avait un grain de sable dans l'œil droit, qui avait déjà duré quatre jours, surtout en étant au vent, la pression et la photophobie disparaissent pour toujours (le troisième jour).

Tiraillement à travers le globe de l'œil. Trinks.

Élancement dans l'œil gauche que l'action de frotter diminue, l'après-dînée à deux heures et demie.

Élancement déchirant à travers l'œil gauche, après le dîner (le troisième jour).

Élancement dans l'angle externe de l'œil gauche (après une heure et demie).

95. Violent prurit dans l'œil gauche, qui ne disparaît qu'après avoir longtemps frotté, le soir, à neuf heures (le troisième jour).

Prurit dans l'angle interne de l'œil droit, qui disparaît par le frottement, l'après-dînée à une heure et demie (le troisième jour).

Prurit à la paupière inférieure gauche, qui disparaît en se frottant, le soir, à sept heures et demie.

Prurit brûlant dans l'œil droit, qui disparaît par le frottement, l'après-dînée, à deux heures.

Prurit cuisant dans l'œil droit, qui disparaît par le frottement.

100. Cuisson pruriteuse dans l'œil gauche qui disparaît par l'action de frotter, mais revient fréquemment, une heure après le dîner (le troisième jour).

Cuisson aiguë avec picotement dans les yeux, comme des étincelles électriques.

Cuisson aiguë dans l'œil gauche, comme s'il y avait du sel dedans, l'après-dînée, à quatre heures (le troisième jour).

Cuisson corrosive dans l'angle interne de l'œil gauche, l'après-dînée, à quatre heures (le troisième jour).

Ardeur fugitive dans le globe de l'œil droit, qui produit pour le moment du larmoiement ou du trouble de la vue. Trinks.

105. Ardeur dans les yeux, à l'air. Trinks.

Les yeux brûlent le matin au réveil, mais s'améliorent après le lever et en marchant (le deuxième jour).

Brûlement dans les yeux, surtout le soir à la lumière. Trinks.

Brûlement dans l'angle externe de l'œil droit, qui disparaît toujours par l'action de frotter, mais revient fréquemment, le soir, à cinq heures.

Pendant une demi-heure, tressaillement dans le sourcil gauche, et, au moment qu'il vient à cesser, il lui semblait que la peau en était pendante et l'empêchait de voir, le soir, à six heures.

110. *Fréquent tressaillement dans la paupière supérieure gauche* (après une demi-heure).

Vulsions dans les paupières (le premier jour). Trinks.

Vulsion crampoïde dans la paupière supérieure gauche. Trinks.

Inflammation légère de la face intérieure des paupières (le premier jour). Id.

Sécrétion des larmes peu abondante, d'où sécheresse entre le globe et les paupières (les premiers jours). Trinks.

115. Léger larmoiement des yeux, d'où cuisson des paupières. Trinks.

Augmentation de la sécrétion muqueuse des glandes de Meibomius, qui colle les paupières, le jour et la nuit. Trinks.

Les paupières sont mollement collées, la nuit (les premiers jours). Trinks.

La vue est affaiblie (pendant toute la durée de l'expérimentation).

Trouble de la vue avec envie de dormir (après une heure et demie).

120. Trouble et larmoiement des yeux en écrivant, avec brûlement aux angles externes (après deux heures et demie).

Il ne voit plus aussi distinctement dans le lointain (pendant toute l'expérimentation).

Brouillard devant les yeux, et il lui semble que plusieurs petits corps brillants se promènent çà et là devant les yeux, l'après-midi, à deux heures, en écrivant.

Brouillard devant l'œil droit avec larmoiement; il voit à peine le papier, une heure et demie après son dîner.

En fixant un objet, des nuages sombres apparaissent dans cette direction (après une heure un quart).

125. Un élancement aigu au-dessus du bord de l'orbite gauche (après une heure et demie).

Térébration tellement violente et élancement au-dessus du bord de l'orbite droite, qu'elle croyait qu'on lui forait le crâne, pendant le mouvement; l'action de frotter la fait cesser, mais la place reste encore sensible longtemps après (après trois quarts d'heure).

OREILLES. Élancement comme par une pointe de dehors en dedans dans l'oreille gauche, qui disparaît en frottant.

Élancements dans les oreilles. Schreter.

Picotement dans l'oreille externe droite (après deux heures).

130. Térébration dans l'oreille avec la sensation comme

s'il y avait quelque chose dedans, mais sans lésion de l'ouïe, avec grande sécheresse de la gorge. Schreter.

Déchirement dans les oreilles. Schreter.

Deux coups douloureux dans l'oreille droite avec la sensation comme s'il en sortait un courant chaud; plus tard, la sensation d'une chaleur un peu augmentée y persistait encore pendant assez longtemps.

Prurit dans l'oreille gauche, qui disparaît en y introduisant le doigt, le soir, à huit heures.

- Prurit dans l'oreille. Schreter.

135. Prurit dans l'oreille droite.

Sensation d'âpreté dans l'oreille gauche, comme s'il y avait une plume dedans, sans prurit, l'après-dînée, à deux heures et demie (le troisième jour).

Ardeur dans l'oreille gauche, vers le dehors, pendant un quart d'heure, le soir, à cinq heures et demie.

Sensation dans l'oreille droite, comme si elle était obturée. Trinks.

Les sons arrivent à l'oreille comme à travers un fort bruit (le onzième jour). Trinks.

140. Chant dans l'oreille gauche, l'après-dînée, à cinq heures (le sixième jour).

Tintement aigu dans l'oreille gauche, le soir, à cinq heures trois quarts.

Bourdonnement instantané devant les oreilles (le onzième jour). Trinks.

Le bruit augmente le bourdonnement dans les oreilles (le onzième jour). Id.

Craquement dans l'oreille gauche (le neuvième jour). Id.

NEZ. 145. Démangeaison dans le nez (après une demi-heure).

Démangeaison dans la narine gauche, qui disparaît en se grattant (après un quart d'heure).

Prurit dans la narine droite, que l'action de gratter fait cesser.

Prurit dans la narine gauche, qui disparaît en se frottant, l'après-dînée, à deux heures.

Chatouillement dans la narine gauche, le soir, à sept heures.

150. Sensation comme si une vapeur âcre picotait en haut dans le nez, l'après-dînée, à deux heures et demie.

Ardeur pruriteuse à la pointe du nez, que l'action de frotter fait cesser.

Déchirement en haut dans la narine gauche (après deux heures).

A la cloison du nez, en bas, petits boutons qui percent, laissant suinter un liquide et provoquant une douleur brûlante. Schreter.

Excoriation dans la narine gauche. Trinks.

155. L'intérieur du nez est comme excorié. Schreter.

VISAGE. Une sensation dans la moitié droite de la face, comme si elle était paralysée. Trinks.

Sensation crampoïde, paralytique dans la moitié gauche de la face (le premier jour). Trinks.

Douleur de crampe dans la joue gauche (le deuxième jour). Trinks.

Tiraillement crampoïde de l'arcade sourcilière droite vers l'os de la joue de ce côté (de suite après la prise). Trinks.

160. Tiraillement tensif de crampe dans la moitié gauche du visage, le soir, au lit (le huitième jour). Trinks.

Tiraillement tensif, crampoïde, à quelques parties du visage (le premier jour). Trinks.

Dans les deux os malaires, sensation comme si on les soulevait avec violence, qui disparaît par l'action de frotter (après trois quarts d'heure).

Fort tiraillement dans la région de l'apophyse mastoïde, le soir (le deuxième jour). Trinks.

Sous la mâchoire inférieure droite, qui est gonflée, au point que la peau est tendue, un tiraillement dont la douleur se propage jusque dans l'oreille. Schreter.

165. Déchirement à l'arcade zygomatique gauche, qui disparaît en frottant (après trois heures).

Déchirement dans l'os de la joue droite, vers l'oreille (après douze heures). Trinks.

Très-violent déchirement derrière l'oreille droite, que l'action de frotter enlève (après trois heures et demie).

Violent déchirement immédiatement au devant de l'oreille gauche (après quatre heures et demie).

Un déchirement aigu au-dessous du lobule de l'oreille droite (après une demi-heure).

170. Un élancement comme par une pointe entre l'œil gauche et la tempe, en mangeant.

Élancement brûlant au devant de l'oreille droite, l'après-dînée, à trois heures (le cinquième jour).

Chatouillement en quelques endroits de la face (le premier jour). Trinks.

Chatouillement et vulsion dans la mâchoire inférieure. Id.

Une cuisson brûlante au-dessous de l'œil gauche, ainsi qu'à la paupière, l'après-dînée, à une heure (le troisième jour).

175. Brûlement sur l'os malaire droit, qui disparaît par l'action de frotter (après deux heures).

Brûlement dans la joue gauche comme à l'approche d'un fer incandescent, le soir, à huit heures et demie, qui disparaît bientôt (le deuxième jour).

Brûlement dans la joue gauche et à la commissure de la bouche, qui disparaît par le frottement, mais revient bientôt.

Brûlement dans la fossette de la lèvre supérieure, qui disparaît par l'action de frotter (après une heure et un quart).

Brûlement du visage tous les matins, surtout autour du menton, après quoi la peau s'écaille. Schreter.

180. Rougeur des joues sans sensation de chaleur ni interne ni externe, même quand la peau est froide.

Teint pâle, terreux, toute l'après-dînée.

Crampe dans la mâchoire inférieure (les premier et deuxième jours). Trinks.

Il lui semble qu'il ne sait ouvrir la bouche, à cause d'un obstacle dans l'articulation de la mâchoire, le matin, à six heures et demie (le deuxième jour).

Violent craquement dans l'articulation de la mâchoire inférieure chaque fois qu'il ouvre la bouche.

DENTS. 185. Tiraillements dans quelques dents de la mâchoire supérieure (le premier jour). Trinks.

Vulsion et déchirement dans une racine creuse de la mâchoire inférieure droite, fréquemment avec pulsation comme dans un ulcère, toute l'après-dînée jusqu'au soir, mais revenant par intervalles avec la sensation comme si un froid glacial s'échappait par les pointes de la dent (après deux heures et un quart).

Déchirement dans les dents qui part de l'oreille. Schreter.

Élancement dans une molaire supérieure du côté droit, qui cesse en pressant dessus, après le dîner.

BOUCHE. Une vulsion dans les lèvres, qui l'éveille le matin pendant le sommeil (le onzième jour).

190. Lèvres gercées. Schreter.

Il lui semble que son haleine sent mauvais (après une heure).

Brûlement pruriteux à la pointe de la langue (après un quart d'heure).

Cuisson sur la langue, en arrière, comme s'il y avait du tabac dessus (après une heure et demie).

Sécheresse subite sur la langue, en arrière, pendant un quart d'heure (après deux heures).

195. Picotement, en arrière, au palais, qui persiste longtemps, l'après-midi, à deux heures.

Sécheresse dans la bouche et la gorge, le matin au réveil (le deuxième jour).

Afflux d'une salive blanc de neige dans la bouche, pendant longtemps (après une demi-heure).

Afflux d'une salive abondante dans la bouche, qui s'arrête et revient souvent.

Salivations assez rebelles. Payen.

200. Sensation comme si la bouche et le palais étaient enduits de graisse (de suite après la prise).

Goût gras et mucosités visqueuses dans la bouche. Trinks.

Goût de graisse dans la bouche, toute la matinée.

Aigreurs dans la bouche. Schreter.

GORGE. Brûlement au côté droit dans l'intérieur de la gorge. Trinks.

205. Brûlement le long du pharynx, le soir (le premier jour). Trinks.

Brûlement dans la gorge qui descend jusque dans l'estomac, comme par des liqueurs spiritueuses ou la menthe (après une demi-heure).

Étranglement et constriction dans la gorge, surtout le matin et le soir, se répétant aussi fréquemment dans la journée.

Sécheresse presque permanente dans la gorge, dont on s'aperçoit surtout en avalant à vide, et qui disparaît pour quelque temps en mangeant.

Sécheresse dans le pharynx, sans soif (le premier jour). Trinks.

210. Sensation de sécheresse dans la gorge en avalant à vide, le soir, à sept heures.

La gorge est fortement desséchée pendant quatre jours. Schreter.

Sécheresse de la gorge avec goût aigre dans la bouche. Id.

Le matin, la gorge est très-sèche avec la sensation comme si de l'air froid s'introduisait sans cesse et qu'il fût obligé d'avaler; la déglutition est pénible, et cependant les aliments et les boissons traversent très-facilement la gorge et l'œsophage. Schreter.

Sécheresse de la gorge, qui rend la déglutition très-difficile. Schreter.

215. Inflammation de la gorge. Schreter.

Apreté dans la gorge, qui disparaît souvent et revient (après un quart d'heure).

Apreté dans la gorge; il lui semble qu'un corps est arrêté là, qu'il veut faire descendre en avalant (après trois quarts d'heure).

Grattement dans la gorge, qui détermine un petit toussotement (après une heure).

Grattement dans la gorge, qui est âpre, comme desséchée. Schreter.

220. Sensation d'une vapeur âcre dans la gorge.

Fréquent renâclement comme produit par une vapeur âcre, sans expectoration, l'après-dînée (le troisième jour).

, . Mucosités dans la gorge qu'elle ne parvient point à expectorer en renâclant (après une demi-heure).

Après avoir longtemps renâclé, il expectore une petite masse de mucosités de consistance, après le déjeuner (le troisième jour).

Mucosités visqueuses abondantes dans la gorge. Trinks.

225. Expectoration de mucosités en renâclant, trois quarts d'heure après le dîner.

En avalant à vide, sensation comme si un corps étranger s'était arrêté dans la gorge, qu'il croit faire remonter en renâclant; il fait de longs et vains efforts, jusqu'à ce qu'enfin surviennent des vomituritions, pendant lesquelles il rejette avec violence deux morceaux de la grosseur d'une noisette, et de consistance d'une colle brune épaisse. Alors disparaît pour quelque temps la sécheresse dans la gorge pendant la déglutition, le matin, à huit heures.

APPÉTIT. Appétit diminué (le premier jour). Trinks.

Le soir, elle n'a appétit pour rien, elle mange seulement un peu de pain.

Elle n'a de l'appétence que pour le pain; aversion pour la viande, et tout autre aliment que le pain a, d'après son imagination, l'odeur et le goût détestable du médicament, l'après-dînée, à deux heures et demie.

230. Elle prend avec plaisir de la soupe et des pommes de terre, n'a aucune appétence pour la viande, sans ressentir néanmoins du dégoût.

A midi, elle ressent de l'aversion pour la viande, et cependant, quand elle en mange, elle la trouve sans goût (le deuxième jour).

Le pain même la dégoûte, et cependant elle sait le manger; elle refuse la soupe (le deuxième jour).

Appétence pour des œufs mollets, qu'elle prend avec grand plaisir (le deuxième jour).

Soif le soir. Trinks.

235. Soif toute la journée, quoique peu vive.

ESTOMAC. Tendance à avoir des rapports, le matin, le deuxième jour).

Fréquents rapports d'air (après une heure trois quarts).

Renvois à vide, pendant le dîner.

Violents renvois nauséeux, le soir.

240. De temps en temps, rapports ayant le goût du médicament ou même celui de l'urine (après trois quarts d'heure).

Renvois ayant le goût de la viande de bœuf qu'elle avait mangée, deux heures après le dîner.

Renvois ayant le goût du médicament, avec brûlement dans l'œsophage (après trois quarts d'heure).

A différentes reprises, renvois brûlants. Trinks.

Avant chaque renvoi, gargouillement et tournoiement dans l'estomac (après un quart d'heure).

245. Violent hoquet, le soir, à neuf heures (le troisième jour).

Régurgitation d'une masse d'eau insipide (après une demi-heure).

Nausées et envie de vomir avec afflux de salive dans la bouche (après trois quarts d'heure).

Nausées dans l'estomac avec renvois de goût d'urine (après une demi-heure).

Nausées et envies de vomir, après le dîner (après un quart d'heure).

250. Les nausées et le malaise disparaissent l'après-dînée, à quatre heures, après avoir pris du café, mais les renvois dégoûtants et la saveur de la bouche continuaient encore jusqu'à cinq heures, et cependant la gaieté et le teint du visage revinrent.

Pendant le dîner, léger malaise. Trinks.

Malaise et envie de vomir dans l'estomac.

Malaise terrible et nausées pendant le dîner.

Grand malaise et envie de vomir; tout lui remonte de l'estomac vers la gorge, une heure après le dîner.

255. Malaise continuel et envie de vomir, avec pâleur du visage, après avoir mangé, et toute l'après-dînée, même au grand air.

Efforts subits pour vomir; l'estomac semble se retourner,

ce qui disparaît après deux violents renvois (après une heure trois quarts).

Malaise et sensibilité de l'estomac, à huit heures du matin.

Malaise avec douleur constrictive des intestins qui s'étendait jusque dans l'estomac, avec toux sèche et élancement sous le sternum. Schreter.

Malaise et pression sur la poitrine ; sensation comme si on avait avalé une trop grande bouchée, et quelque chose remonte comme une vapeur, une espèce de soda.

260. Vomissements et diarrhée. Payen.

L'estomac fait mal à l'intérieur, non à l'extérieur (après trois quarts d'heure).

L'estomac est sensible à l'extérieur à la moindre pression.

Douleur dans l'estomac sur une très-petite place, pendant une demi-heure (après cinq minutes).

Pression dans l'estomac et dans l'œsophage, qui disparaît après avoir eu quelques rapports (après trois quarts d'heure).

265. Pression dans l'estomac avec la sensation comme si elle allait avoir des rapports, l'après-dînée, à trois heures.

Sensation comme une pression dans l'estomac, qui dure peu (après deux heures).

Pression et brûlement qui remonte de l'estomac, au grand air (après une heure).

Fréquente pression dans l'estomac, à laquelle succède une vapeur fétide qui remonte dans la bouche, tantôt avec renvois, tantôt sans renvois (après une heure et demie).

270. Sensation comme si l'estomac était rempli d'eau jusqu'à la gorge (après une demi-heure).

Distension de l'estomac et du ventre avec fréquents renvois et émission de vents.

Constriction et resserrement de l'estomac. Schreter.

Sensation comme si quelque chose se retournait dans l'estomac, avec envie de vomir (après trois quarts d'heure).

Sensation comme si quelque chose remontait de l'estomac en tournoyant, une demi-heure après le dîner.

275. Trois à quatre fois, élancement douloureux dans la

région de l'estomac, qui lui fait monter la chaleur à la face et cesser le froid dans l'estomac (après trois heures).

Quelques élancements sourds successifs dans le côté gauche de la région de l'estomac, et immédiatement après sous le sein gauche (après trois quarts d'heure).

Sensation de meurtrissure autour de la région de l'estomac (après deux heures).

Sensation de meurtrissure dans le côté gauche de l'estomac, qui est douloureux aussi à la pression, que l'action de frotter fait cesser, un quart d'heure après avoir mangé.

Sensation de froid dans l'estomac, comme s'il y avait de la glace (après trois heures).

280. Sensation de froid dans l'estomac (de suite après la prise).

Sensation de forte chaleur dans la région de l'estomac, avec la sensation comme si la sueur allait s'y établir, l'après-dinée, à une heure (le troisième jour).

Sensation de brûlure dans l'estomac avec malaise général (après deux heures).

Chaleur, comme s'il y avait du feu dans l'estomac, jusque dans la région de la poitrine (après un quart d'heure).

Sensation douloureuse dans l'estomac, comme s'il était à in (après une heure trois quarts).

285. L'estomac et le ventre lui semblent distendus, le matin (le deuxième jour).

Gargouillement dans l'estomac suivi de renvois (après cinq minutes).

Du milieu de la poitrine jusque dans l'estomac, gloussement comme par un liquide ou comme dans une crampe (après un quart d'heure).

Pression dans le creux de l'estomac. Schreter.

Pression dans le creux de l'estomac, qui disparait en appuyant dessus (après une heure et demie).

290. Après avoir bu de l'eau fraîche, pression dans le creux de l'estomac (le premier jour). Trinks.

Une sensation de brûlure dans le creux de l'estomac (après une demi-heure).

VENTRE. Pression aiguë sur les fausses côtes du côté gauche (après onze heures). Trinks.

Une douleur pressive lancinante dans la région hépatique et splénique. Schreter.

Une sensation d'étranglement dans la première fausse côte droite, le soir, à sept heures un quart.

295. Déchirement intermittent à la région des côtes gauches, à la hauteur du creux de l'estomac, le matin, à neuf heures (le troisième jour).

Élancements sourds dans la région hépatique, en marchant au grand air (après une heure). Trinks.

Sous les côtes gauches, une douleur lancinante, qui augmente quand il étend le corps. Schreter.

Élancement continuel dans la région des fausses côtes droites, à la colonne épinière; cette place est sensible aussi à la pression (après une heure et demie).

Élancement sourd sous les fausses côtes (les deuxième et troisième jours). Schreter.

300. Douleur d'exulcération dans l'hypocondre droit : du moment qu'elle cesse ici, elle apparaît dans le côté gauche. Schreter.

Pression çà et là dans le ventre et la région lombaire et sacrée, comme par des vents, le matin (le troisième jour).

À chaque mouvement du corps, douleurs dans les intestins comme après une constipation de longue durée, avec forte distension du ventre, pendant longtemps.

Grande plénitude du bas-ventre; il semble distendu par des vents, le soir, à huit heures.

Le ventre lui paraît comme soufflé par des vents (après une heure et demie).

305. Ballonnement du ventre, que soulage très-peu l'émission de quelques vents, le matin (le troisième jour).

Le bas-ventre est distendu comme par des vents, le matin après le déjeuner (après une heure et demie).

Douleur d'étreinte dans plusieurs petites places du bas-ventre. Trinks.

Pincement au-dessus du nombril, le soir (le deuxième jour).

Pincement léger et gargouillement dans le ventre (les premiers jours). Trinks.

310. Légères tranchées après avoir mangé et bu chaud. Trinks.

Après le souper, les vents s'accumulent en quelques endroits du bas-ventre et déterminent des tranchées. Trinks.

Après le souper, légers borborygmes, tranchées assez vives et ballonnement dans le ventre, après quoi émission de vents qui apaisent les douleurs, plusieurs jours (après dix jours). Trinks.

Une tranchée subite, étroite, autour du ventre, au-dessus du nombril, vive en cet endroit comme par un sabre porté du côté gauche vers le droit (après une heure).

Violentes tranchées du nombril, vers le creux de l'estomac, et quelques renvois âcres, après le dîner (le quatrième jour). Trinks.

315. Mouvements incisifs partout dans le bas-ventre jusque dans la poitrine (le quatrième jour). Trinks.

Tranchées dans le ventre, le soir avant de se coucher (le sixième et le septième jour). Trinks.

Tranchées dans le ventre, qui diminuent ou cessent après une émission de flatuosités. Trinks.

Tranchées quelques minutes avant la selle (le premier jour). Trinks.

Douleurs sécantes dans le ventre avec diarrhée aqueuse et ténesme (la camomille apaise ce symptôme) (le treizième jour).

320. Le matin, à quatre heures, il est réveillé par des douleurs successives dans tout le ventre, après quoi selles liquides sans soulagement : il survient encore des selles dans l'espace de dix minutes, qui font cesser les douleurs (le deuxième jour).

Un élancement douloureux tellement pénétrant profondément dans le côté droit du ventre, qui s'y irradiait comme un éclair, qu'elle se lève en sursaut, l'après-dînée à deux heures.

Un élancement pointu dans la région de la lombe gauche (après une heure un quart).

Douleur fouillante et incisive dans l'épigastre, ordinairement une heure après avoir mangé ou bu. Trinks.

Fouillement et pincement dans l'épigastre, surtout en étant assis, et en même temps quelques renvois (le quatorzième jour). Trinks.

525. Douleur fouillante et incisive dans l'hypogastre, qui augmente après avoir mangé ou bu, ainsi qu'en marchant et en étant debout, diminuée en se pliant en deux. Trinks.

Tiraillement douloureux de la région inguinale dans le testicule du même côté, alternativement dans le gauche ou le droit, pendant plusieurs jours. Trinks.

Tiraillement partant de la région inguinale jusque dans le testicule. Trinks.

Douleur, une sorte de tiraillement dans la région inguinale droite, que l'action de frotter soulage, mais qui disparaît complétement en se levant (après une heure).

Brûlure dans l'aine gauche (après deux heures).

330. Brûlure sur les côtes inférieures droites.

Brûlure de courte durée sur une petite place, à gauche, au-dessous du nombril, le matin (le troisième jour).

Brouillement et circulation dans tout le ventre (après quatre heures et demie).

Mouvements dans le bas-ventre jusque sous le sein gauche, une espèce de gloussement, comme si de la diarrhée allait survenir, une heure et demie après le dîner (le troisième jour).

Abondante émission de vents, et ensuite selle ordinaire avec tiraillement dans le ventre; après la selle, efforts sans effet et quelques renvois (après trois quarts d'heure). Avant de prendre le médicament, elle avait déjà eu une selle.

335. Sortie de vents fétides, surtout le soir. Trinks.

Il se produit sans cesse des flatuosités qui distendent fortement le bas-ventre.

Fréquente émission de vents avec soulagement, le soir à sept heures et demie.

Légères tranchées dans le ventre, suivies de la sortie d'une grande quantité de vents fétides, le soir (le troisième jour). Trinks.

SELLES.. Selle ordinaire, très-brune.

340. Pas de selle, seulement fréquentes envies inutiles d'aller à la selle (le deuxième jour).

Pas de selle (les deuxième et troisième jours).

Après de fréquentes envies d'aller à la selle, il survient, au milieu de longs efforts, une évacuation dure (le deuxième jour). Trinks.

Envies et besoin d'aller à la selle; seulement au bout de quelques heures elle arrive dure et sèche, et avec de grands efforts. Trinks.

Selle retardée le soir, d'ailleurs comme d'ordinaire.

345. Les évacuations alvines sont naturelles (en bouillie), mais ne se font qu'avec efforts et précédées de longues envies (après trois jours). Trinks.

En faisant de grands efforts, une selle dure qui soulage le mal de ventre (après trente-six heures). Trinks.

La selle est plus rare, elle est dure et ne vient qu'avec les plus grands efforts (les troisième et quatrième jours). Trinks.

Selle solide, peu copieuse, sans efforts (le troisième jour).

Le soir, selle solide avec efforts (le deuxième jour).

350. Selle très-solide (le deuxième jour).

Envie d'aller à la selle, mais inutile; une heure après survient très-promptement une évacuation en bouillie.

Trois selles en un jour, très-molles, précédées de mouvement et de tranchées dans le ventre.

Selle molle, une ou deux fois par jour. Schreter.

Selle molle, le soir, à sept heures.

355. Besoin anxieux d'aller à la selle, mais il ne sort que quelques vents, et, plus tard, quelques fèces en bouillie (les douzième et treizième jours). Trinks.

Purgation, deux ou trois fois par jour.

Purgation, le soir.

Évacuation de matières fécales très-molles, le soir, à neuf heures; avant, pendant et après la selle, tranchées dans le ventre, et après la selle brûlure comme du feu dans l'anus (le deuxième jour).

Mouvement dans le ventre, avant, pendant et après la selle ordinaire.

360. Après la selle, douleurs de meurtrissure dans les intestins, le matin, à sept heures.

ANUS. Un peu de brûlure dans l'anus, après la selle ordinaire.

Brûlure et élancements dans le rectum. Schreter.

Douleur constrictive dans l'anus après la selle. Trinks.

Quelques élancements dans l'anus. Trinks.

365. Chatouillement dans l'anus. Trinks.

Prurit à l'anus, que l'action de gratter fait cesser, l'après-dînée (le troisième jour).

URINES. Pression dans la vessie. Trinks.

Il urine fréquemment, mais peu à la fois, l'après-dînée.

Fréquent besoin et pression pour uriner, mais il ne sort que quelques gouttes d'urine. Schreter.

370. L'urine coule à plein jet, tandis qu'il était auparavant très-mince. Effet curatif. Schreter.

Dans les douze premières heures, l'urine est peu abondante et d'une couleur claire, et ensuite elle devient naturelle et d'un jaune orange. Trinks.

La nuit, émission d'une urine peu copieuse, légèrement foncée. Trinks.

Diminution de la sécrétion urinaire, surtout la nuit (après quatre jours). Trinks.

L'urine est visiblement diminuée (le premier jour).

375. Fréquentes émissions d'urine sans brûlure. Schreter.

Émission répétée des urines avec prurit dans l'urètre. Id.

Émission augmentée d'une urine claire et pâle (le premier jour). Trinks.

L'après-dînée, excrétion augmentée d'une urine claire. Trinks.

L'urine est visiblement augmentée, un peu pâle, mais dépose un léger nuage (le septième jour).

380. Il émet beaucoup d'urines (le deuxième jour).

L'urine est comme de l'eau (après une heure).

Urine pâle, le soir.

L'urine lui apparaît comme verdâtre.

L'urine est d'un jaune foncé avec un petit nuage au fond.

385. L'urine dépose bientôt un léger nuage et reste très-claire.

L'urine pâle, mais légèrement teinte en jaune, dépose bientôt sur les parois du vase un nuage floconneux (après deux heures).

L'urine est moins pâle et dépose un sédiment nuageux compact, une heure après le dîner.

Pendant la nuit, l'urine devient trouble comme une eau argileuse et dépose un sédiment gras comme de l'argile.

Brûlure dans l'urètre en urinant. Schreter.

En urinant, une légère brûlure dans l'urètre.

Prurit dans l'urètre. Schreter.

ORGANES GÉNITAUX. Traction douloureuse dans la partie supérieure de la verge, le soir (le premier jour). Trinks.

Douleur incisive, lancinante dans le membre viril.

395. Élancement brûlant à la racine de la verge, l'après-dinée à trois heures (le cinquième jour).

Prurit à la verge, près le scrotum, l'après-dînée à deux heures (le troisième jour).

Serrement dans la région de la glande prostate. Trinks.

Douleur tiraillante dans le testicule gauche. Schreter.

Le testicule droit est légèrement tuméfié et douloureux quand on y touche (le premier jour). Trinks.

400. Les testicules sont alternativement gonflés et douloureux à l'attouchement, pendant plusieurs jours. Trinks.

Les testicules sont tirés en haut et douloureux. Trinks.

Flaccidité du scrotum. Schreter.

Forte pollution la nuit (le deuxième jour). Trinks.

Dès qu'il sommeille, le matin, après s'être éveillé, érections et pollutions (le premier jour). Trinks.

405. La nuit, érections et pollutions (le premier jour). Trinks.

Érection sans idées lascives, dans la matinée.

RÈGLES. Les règles avancent de neuf jours; avant et à leur apparition, douleurs incisives dans le ventre et dans le sacrum, puis maux de tête comme des élancements sur le côté gauche de la tête et le vertex, cinq soirées de suite, de sept heures jusqu'au matin, disparaissant toujours au moment du lever; l'écoulement est peu abondant et noir, avec lassitude dans les mains et les pieds.

Les règles avancent de quatre jours; le soir, quand elles commencent à couler, tiraillement dans le ventre, puisque antérieurement elle avait la diarrhée; l'écoulement est faible au début, mais augmente jusqu'au quatrième.

Avant l'apparition des règles, douleurs sécantes dans le ventre et le sacrum.

410. Leucorrhée avec mucosités séreuses et blanches. Schreter.

MUQUEUSE NASALE. Forte excitation à éternuer dans la narine droite, et plus tard éternuments.

Éternument et coryza, le matin (le troisième jour).

L'éternument provoque une violente douleur didactive dans la poitrine. Trinks.

Éternument avec douleur d'excoriation dans la poitrine. Schreter.

415. Sécheresse dans le nez. Trinks.

Coryza; il peut à peine aspirer assez d'air par le nez.

Violent enchifrènement. Schreter.

Augmentation de la sécrétion muqueuse du nez. Ng., Trinks.

Le mucus nasal s'épaissit très-promptement et souvent, et détermine de la tension et de la douleur dans le nez. Trinks.

LARYNX. 420. Enrouement; il ne sait parler à haute voix, ce qui se dissipe de suite (après une heure).

Apreté dans la gorge, dans une grande étendue, qui excite à tousser (après trois quarts d'heure).

Le matin, âpreté dans la gorge, qui excite à tousser (le troisième jour).

Titillation dans le larynx, qui excite à tousser (Schreter).

Le matin, excitation à tousser (le deuxième jour).

425. Chatouillement dans le côté gauche du cou, en toussant (après un quart d'heure).

Quelques secousses de toux, l'après-dînée, à deux heures, qui se répètent (le cinquième jour).

Fréquemment, toussottement, le matin.

Toussottement sec (après trois quarts d'heure).

Fréquent toussottement, pendant lequel l'âpreté dans le larynx ne fait qu'augmenter (après une heure).

430. Quelques secousses de toux, le soir, à six heures et demie.

Contraction crampoïde de la trachée-artère, qui interrompt à diverses reprises le sommeil de la nuit (le sixième jour). Trinks.

Quand couché sur le dos, le matin dans le lit, il penche la tête vers la poitrine, il éprouve une sensation dans la gorge, comme si on comprimait complétement le larynx, ce qui coupe d'un trait la respiration ; cet état ne cesse qu'en prenant promptement une autre position (le cinquième jour).

POITRINE. Oppression de la poitrine en montant une colline, à cause d'un fort ballonnement du bas-ventre, que soulage beaucoup une fréquente émission de vents, l'après-dînée, à trois heures.

Sensation douloureuse de resserrement dans le milieu de la poitrine, qui dure peu (après une demi-heure).

435. Violente pression en haut sur la poitrine, qui pénètre entre les omoplates, l'après-dînée, à deux heures.

Pression dans la partie inférieure du sternum (après une demi-heure), et plus tard encore une fois.

Un violent élancement dans la partie supérieure de la poitrine droite, près du sternum, comme avec une aiguille incandescente : la partie continue encore longtemps à brûler, l'après-dînée, à deux heures (le troisième jour).

Un fort élancement aigu dans la poitrine, près de l'aisselle droite (après une heure et demie).

Un élancement compressif dans la région gauche de la poitrine, sans rapport avec la respiration, l'après-dînée, à deux heures et demie (le troisième jour).

440. Un très-long élancement sous le sein gauche (après deux heures et demie).

Une douleur presque comme un point sous et derrière le sein gauche, qui disparaît par l'action de frotter, mais après quoi survient de la chaleur dans tout le corps (après deux heures).

Un élancement aigu derrière le sein gauche, au dos, à trois reprises différentes (après cinq minutes).

Douleur incisive fugitive à travers la poitrine, le soir. Trincks.

Toute la poitrine est douloureuse, comme si elle était meurtrie (après une heure un quart).

445. Chaleur qui est plus forte et de longue durée, sur la poitrine (après deux heures).

Chaleur qui remonte du bas-ventre dans la poitrine, avec perte des sens, vers le soir (le premier jour). Trinks.

Brûlement sur l'appendice xiphoïde.

Brûlement dans le milieu de la poitrine (après une heure).

Anxiétés dans la poitrine, avec frisson fréquent, toute la matinée. Trinks.

450. Bouillonnement vers la poitrine avec chaleur sèche de la face (après une demi-heure). Trinks.

Pression au cœur. Schreter.

Douleur de meurtrissure au cœur. Schreter.

Pression extérieurement dans la partie inférieure du sternum, sans rapport avec la respiration (après deux heures).

Déchirement lancinant, à l'extérieur, dans la région de la poitrine, avant midi (dix heures) (le troisième jour).

455. Déchirement dans le sein droit, pendant une demi-heure (après deux heures).

Quelques élancements sourds en bas, autour du sein gauche, qui se dissipent par l'action de frotter, mais reviennent ensuite; en même temps un déchirement dans le doigt annulaire et le médius de la main droite (après une heure et demie).

Un élancement comme par une pointe dans le sein, en avant, en étant debout (après deux heures et demie).

Élancement près du mamelon droit.

TRONC. Déchirement dans les muscles du côté droit du cou, qui se dirige vers l'os malaire droit, et en même temps déchirement dans deux molaires supérieures droites.

460. Brûlure pruriteuse dans le côté droit du cou, qui se dissipe par l'action de frotter (après cinq minutes).

Une pression fortement tensive à la nuque; elle est obligée

de porter la tête en avant et ne peut la tourner, l'après-dinée (le cinquième jour).

Tiraillement et roideur dans les muscles de la nuque, du côté droit, qui augmente par l'attouchement, et non par le mouvement. Trinks.

Douleurs rhumatismales dans les épaules, les aisselles et les muscles de la nuque, le matin, dans le lit, qui se dissipent par le mouvement. Trinks.

Craquement dans l'articulation de la nuque, en redressant la tête (après deux heures).

465. Dans la nuque, sensation agréable comme si un souffle chaud y montait (après deux heures).

Déchirement brûlant dans l'extrémité inférieure de l'omoplate gauche, par intervalles rapprochés, le matin, à sept heures (le septième jour).

Élancement à l'extrémité inférieure de l'omoplate gauche, qui continue longtemps.

Quelques élancements aigus et douloureux dans l'omoplate gauche, vers le creux de l'aisselle (après trois quarts d'heure).

Élancement pruriant dans l'omoplate gauche, au creux de l'aisselle (après quatre heures).

470. Un élancement pointu entre les épaules, plus à gauche, se répétant quand elle porte le bras en arrière, pour indiquer la place, trois quarts d'heure après le dîner.

Douleurs rhumatismales, alternativement dans les omoplates, les épaules, les muscles de la nuque et de la poitrine, plus violentes cependant dans les muscles de la nuque et dans l'omoplate droite, plusieurs jours. Trinks.

Brûlure sur le bord supérieur de l'omoplate gauche, qui se dissipe par l'action de frotter.

Un élancement à la clavicule droite, le matin (le cinquième jour).

Un élancement fin dans le milieu de la clavicule gauche, et après une sensation de tiraillement (après une heure un quart).

475. Pression des deux côtés du dos, en avant.

Douleur au sacrum, violente surtout en étant assis. Trinks.

Pression douloureuse au sacrum, qui se dissipe de soi-

même, et, en portant la main en arrière, élancement douloureux dans l'épaule gauche (après une heure trois quarts).

Douleur d'entorse au sacrum, surtout en se baissant.
Trinks.

Battement et pression qui deviennent quelquefois très-violents, dans le sacrum (le cinquième jour). Trinks.

BRAS. 480. Le matin, douleur sourde dans l'articulation
du coude, surtout en remuant le bras (le deuxième jour).
Trinks.

Une étreinte en travers du dos de la main gauche, en laissant pendre le bras, le soir, en marchant.

Douleur rhumatismale dans l'épaule gauche, le matin (le
premier jour). Trinks.

Tiraillement douloureux dans les mains. Trinks.

Tiraillement déchirant dans l'épaule gauche. Schreter.

485. Faiblesse dans les deux bras, jusque dans les doigts,
avec douleur déchirante, tiraillante. Schreter.

Dans le pouce droit, traction et fouillement comme s'il
allait s'abcéder. Schreter.

Violente vulsion et déchirement profondément dans le médius droit (après quatre heures et demie).

Violent déchirement vulsif dans les os du médius droit
(après quatre heures et demie).

Vulsion déchirante dans le petit doigt gauche, comme si
c'était dans la moelle (après cinq heures).

490. Déchirement fin à partir de la face antérieure du milieu
du bras, jusqu'au corps, dans la chambre (après une heure).

Déchirement depuis l'épaule droite jusque dans le milieu
du bras (après une heure et demie).

Déchirement dans la face antérieure du bras droit, avec
bâillement (après deux heures et demie).

Déchirement dans le condyle externe du coude droit (après
deux heures).

Fréquent déchirement dans le condyle inférieur du coude
gauche (après une heure et demie).

495. Violent déchirement douloureux depuis le pli du
coude droit jusque dans l'articulation de la main jusqu'au

côté externe vers le petit doigt, où la douleur est la plus vive; l'action de frotter ne dissipe pas la douleur dans l'articulation, mais la déplace; cette partie est sensible aussi à la pression (après une heure et demie).

Déchirement dans la face antérieure de l'avant-bras droit, avant midi (le septième jour).

Déchirement à la face externe de l'avant-bras droit, vers l'articulation de la main, comme dans l'os (après une demi-heure).

Déchirement léger de la face externe du milieu de l'avant-bras jusque dans le milieu de l'articulation de la main, que l'action de frotter fait disparaître (après une heure trois quarts).

Déchirement dans l'articulation de la main droite.

500. Déchirement au-dessus de l'articulation de la main droite, vers le gras du pouce, qui se dissipe en frottant (après deux heures trois quarts).

Une couple de déchirements fins se dirigent du condyle externe de l'articulation de la main droite en avant, au grand air (après une heure).

Déchirement au bord externe de la main droite vers le petit doigt, comme si on arrachait les chairs des os; en frottant, brûlure; quoiqu'il disparaît par l'action de frotter, il revient, jusqu'à ce qu'à la fin il se dissipe spontanément.

Déchirement en arrière dans le gras du pouce gauche, le matin, à neuf heures et demie (le troisième jour).

Déchirement fin à l'indicateur droit, depuis sa base jusqu'à la phalange moyenne (après trois heures et demie).

505. Déchirement et vulsion dans le petit doigt gauche, comme si c'était dans la moelle (après cinq heures).

Déchirement dans tous les doigts vers le dos de la main, en lavant les mains à l'eau froide, qui disparaît quand on les sèche.

Un déchirement brûlant presque incisif dans le creux de l'aisselle gauche, dans le repos et pendant le mouvement du bras, le soir, à six heures et demie.

Déchirement brûlant au bord interne de la main droite,

vers le petit doigt, l'après-dînée, à deux heures et demie (le cinquième jour).

Élancement dans l'avant-bras droit, dans le radius. Schreter.

510. Élancement dans le bras gauche au-dessous du coude. Schreter.

Élancement dans la main droite entre le métacarpien du pouce et celui de l'indicateur. Schreter.

Deux élancements fins dans l'articulation de la main droite, à l'épine du radius, trois quarts d'heure après le dîner.

Un élancement aigu entre et derrière le pouce droit et l'indicateur, comme dans l'os, revenant fréquemment (après une heure).

Un élancement pointu dans le gras du pouce droit, en arrière (après une heure).

515. Douleur de meurtrissure à la face externe du milieu de l'avant-bras gauche, le soir, à six heures (le deuxième jour).

Le matin, au réveil, douleur d'exulcération au petit doigt droit, de chaque côté sous l'ongle, surtout en appuyant dessus, qui continue toute la journée, avec mal de tête pressif, et se dissipe en se levant et par la marche (le huitième jour).

Brûlure dans la face externe de l'avant-bras droit, qui se dissipe par l'action de frotter, l'après-dînée à une heure.

Brûlure à la face interne de l'avant-bras gauche, près de l'articulation de la main (après deux heures trois quarts).

Brûlure pruriteuse au côté droit de la phalange moyenne de l'indicateur gauche, et ensuite au gras du pouce, en arrière, l'après-dînée, à trois heures et demie (le cinquième jour).

520. Chatouillement picotant dans la paume de la main droite (après cinq heures).

Chatouillement picotant en devant au gras du pouce gauche, l'après-dînée, à cinq heures (le huitième jour).

Chatouillement dans la phalange antérieure du médius et de l'indicateur droits, au réveil (le huitième jour).

Chatouillement picotant à la phalange antérieure de l'indicateur gauche, l'après-dînée (le troisième jour).

Torpeur dans quelques doigts. Trinks.

JAMBES. 525. Une sensation d'étreinte ou de tension à une petite place dans le milieu de la face interne de la cuisse gauche, l'après-dînée, à une heure (le troisième jour).

Douleur tensive au côté interne de la cuisse, près du genou, surtout en marchant (les huitième et neuvième jours). Trinks.

Une tension dans le jarret gauche, comme si les tendons étaient trop courts. Schreter.

Au-dessous des deux genoux, une douleur comme de croissance, qui se répète fréquemment dans la journée, surtout le matin. Schreter.

Douleur de tension ou comme après une marche prolongée, au-dessous du mollet gauche, en marchant, qu'on ne ressent point dans le repos, plusieurs jours de suite.

530. Douleur de roideur dans le genou, en marchant (après cinq heures). Trinks.

Traction douloureuse dans le trochanter gauche (le troisième jour). Trinks.

Une douleur tractive dans la cuisse droite, qui augmente en parlant ou par le mouvement du corps. Schreter.

Traction crampoïde du creux de la plante sur le dos du pied. Trinks.

Crampe dans les orteils. Trinks.

535. Déchirement dans la hanche droite (après une demi-heure).

En marchant, déchirement dans la hanche droite en arrière, l'après-dînée, à deux heures et demie.

Déchirement dans la hanche gauche, que l'action de frotter dissipe (après trois quarts d'heure).

Déchirement dans les cuisses. Schreter.

Déchirement à la cuisse droite, au-dessus du genou (le dixième jour).

540. Déchirement léger à la face interne de l'extrémité inférieure de la cuisse droite, l'après-dînée, à une heure (le troisième jour).

Déchirement dans le genou droit avec douleur d'excoriation; par l'action de frotter disparaît d'abord le déchirement, et ensuite la douleur (après trois quarts d'heure).

Un déchirement au côté interne du genou droit (après une heure et demie).

Déchirement dans toute la jambe gauche à partir du genou, où la douleur est plus forte, avec tremblement dans tout le membre (après une heure).

Déchirement douloureux à la face interne du tibia gauche, jusque dans le milieu (après une heure et demie).

543. Déchirement au côté externe de la jambe droite, au-dessous du genou, jusqu'aux orteils (après trois heures).

Violent déchirement à la malléole externe gauche, le soir, à neuf heures (le troisième jour).

Un déchirement douloureux subit dans le bord externe et le creux du pied gauche (après trois quarts d'heure).

Déchirement au bord antérieur du pied droit, l'après-dînée, à deux heures (le onzième jour).

Déchirement au bord interne du pied gauche, le matin (le deuxième jour).

550. Un déchirement dans le gros orteil gauche où il éprouve déjà une douleur d'ulcération, l'après-dînée, à deux heures (le troisième jour).

Un déchirement pressif léger, intermittent et lent, dans l'articulation du pied gauche, qui continue longtemps, dans le repos et pendant le mouvement, une heure après le dîner (le troisième jour).

Une traction déchirante à la face antérieure de la jambe, surtout à la crête du tibia; en outre, lourdeur telle dans les pieds, qu'elle sait à peine marcher, pendant trois jours. Schreter.

Douleur déchirante tractive dans les genoux, dans l'épaule gauche, dans le bras et le côté gauche de la poitrine. Schreter.

Un déchirement vulsif à l'extrémité inférieure du tibia droit, à la face interne, l'après-dînée, à une heure (le troisième jour).

555. Déchirement brûlant au-dessus du bord externe du pied gauche, l'après-dînée, à trois heures et demie (le deuxième jour).

Élancement sourd dans la fesse gauche, l'après-midi, à trois heures et demie (le cinquième jour).

Élancement dans le genou gauche. Trinks.

Élancement dans le pied droit, près du talon. Schreter.

Élancement dans la plante du pied gauche. Schreter.

560. Un élancement, comme un coup de pointe, excessive-ment violent dans le milieu du bord externe du pied droit (après deux heures et demie).

Sensation de brisement dans les cuisses, les bras et dans le dos, comme après un grand effort (le premier jour). Trinks.

Douleur de fatigue dans les mollets, comme après un long effort en marchant, l'après-dînée, à quatre heures et demie.

Aux malléoles des pieds, une douleur, comme s'il se l'était heurtée, et en ressentait ensuite la douleur consécutive. Schreter.

Il ressent une douleur d'ulcération, en appuyant dessus, dans le gros orteil gauche, près de l'ongle, pendant plusieurs jours.

565. Douleur pulsative au côté interne de la cuisse droite, avant midi (le deuxième jour). Trinks.

Sensation comme si le sang entrait avec impétuosité dans la plante du pied gauche, surtout dans le gros orteil, le soir, à six heures et demie.

Brûlure dans la cheville interne du pied gauche, le soir, à huit heures.

Fort fourmillement dans la cuisse gauche, quand elle s'as-seoit après avoir été longtemps debout, avec sensation de grande faiblesse. Schreter.

Un chatouillement profond comme un fourmillement de-puis le genou, dans toute la jambe, même dans les orteils, comme si elle allait s'engourdir, que l'action de frotter fait cesser (après une heure et demie).

570. Chatouillement sur une petite place dans le milieu de la plante du pied gauche, le soir, à sept heures et demie.

Tressaillement à la face postérieure de la cuisse gauche, après le dîner.

Fort tressaillement dans une vaste partie musculaire, dans le jarret gauche, le matin, au réveil (le deuxième jour).

SYMPTOMES GÉNÉRAUX. Traction crampoïde dans diverses parties du corps. Trinks.

Les deux jambes sont très-faibles. Schreter.

575. Faiblesse des membres inférieurs et tremblement des genoux en restant debout (le deuxième jour).

Sentiment de fatigue dans les membres inférieurs et brûlure des plantes des pieds, en étant assis, moindre en marchant, l'après-midi, à quatre heures et demie (le troisième jour).

Les pieds tremblent de fatigue en étant debout, que la position assise améliore, une heure après le dîner.

Faiblesse des genoux et élancement dedans, ce qui l'empêche de rester droit. Schreter.

Sensation paralytique dans le bras et la jambe gauches (les troisième et quatrième jours). Trinks.

580. Sensation de roideur dans les extrémités inférieures, en marchant (le premier jour). Trinks.

Marche mal assurée ; nul maintien dans le corps (le premier jour). Trinks.

Grand abattement, paresse et somnolence, avec bouillements (après une demi-heure).

Détente de tout le corps, avec tremblement dans le bras (de suite après la prise). Trinks.

En revenant d'une petite promenade, lassitude et pulsations dans les membres, l'après-midi. Trinks.

585. Sentiment de lassitude et paresse dans le corps; elle veut rester constamment assise, trois quarts d'heure après le dîner.

Fatigue et lourdeur dans tout le corps (après trois quarts d'heure).

Malaise général et affaissement, trois quarts d'heure après le dîner.

Grand malaise dans tout le corps, avec tristesse et somnolence (le cinquième jour).

Tremblement avec faiblesse générale et larmoiement des yeux, avant midi (le cinquième jour).

590. Un état qui ressemble beaucoup à une défaillance (après trois heures). Trinks.

Mort, à l'instant. Chaussier.

Mort, accompagnée de violentes douleurs, de vomissements et d'inflammation. Duprat.

PEAU. Prurit sur le cuir chevelu, le matin surtout. Trinks.

Prurit sur le cuir chevelu, tantôt ici, tantôt là, qui disparaît par l'action de gratter.

595. *Prurit au côté droit de l'occiput, que le grattement fait cesser* (après deux heures).

Prurit au côté droit de la tête, qui disparaît par l'action de gratter, mais revient fréquemment (après trois heures).

Prurit continuel au côté gauche de la tête, où il ressentait auparavant des battements, comme des coups de marteau, presque toute l'après-dînée.

Prurit sur le sommet de la tête, qui ne disparaît qu'après s'être longtemps gratté (après une heure et demie).

Prurit en haut au côté gauche du front, qui disparaît par l'action de frotter, le soir, à six heures et demie.

600. Prurit à la bosse frontale droite, que l'action de gratter dissipe, mais qui revient ensuite, l'après-dînée, à trois heures un quart (le troisième jour).

Prurit au-dessus du côté droit du front, que l'action de frotter fait cesser (après une heure et demie).

Prurit au-dessus de la bosse frontale gauche, qui cesse après s'être gratté, l'après-dînée, à deux heures (le troisième jour).

Prurit comme par des insectes, à tout le front, qui disparaît en se frottant (après une heure et demie).

Prurit à la tempe droite, que le grattement apaise.

605. Prurit à la tempe droite, où il ressent de la brûlure après s'être gratté.

Prurit à la tempe gauche et au côté droit du menton, qui cesse après s'être gratté, l'après-dînée, à deux heures (le troisième jour).

Prurit au-dessus de l'œil droit, qui se dissipe en se grattant.

Prurit au bord supérieur de l'orbite gauche, qui cesse après

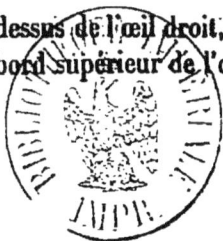

s'être gratté, mais revient bientôt, l'après-dînée, à deux heures (le troisième jour).

Prurit au-dessous de l'œil gauche, à l'arcade zygomatique, que l'action de frotter enlève.

610. Prurit à l'extérieur au côté droit du nez, que l'action de frotter fait cesser.

Prurit au côté gauche du nez, que l'action de gratter dissipe.

Prurit au bord du pavillon de l'oreille, où il ressent de la brûlure et de la chaleur après s'être gratté.

Prurit au bord du pavillon de l'oreille, et, immédiatement après, prurit dans l'oreille gauche, que l'action de frotter enlève, l'après-midi, à quatre heures (le quatrième jour).

Prurit dans le pavillon de l'oreille droite, que l'action de frotter fait cesser, l'après-midi, à une heure et demie (le troisième jour).

615. Prurit dans le pavillon de l'oreille gauche, que l'action de gratter fait cesser (le troisième jour).

Prurit au devant de l'oreille droite, qui disparaît après s'être gratté, après une heure et demie.

Prurit au devant de l'oreille droite, que le grattement apaise.

Prurit au-dessous du lobule de l'oreille droite, que l'action de gratter dissipe.

Prurit fin à la joue gauche, qui, disparaissant par l'action de frotter, revient ensuite, jusqu'à ce qu'il se dissipe spontanément (après une heure et demie).

620. Prurit dans la joue gauche, qui disparaît en se frottant.

Prurit à l'angle de la mâchoire inférieure droite et immédiatement après à la bosse frontale gauche, qui se dissipe en se frottant, le soir, à sept heures et demie.

Prurit au côté droit du menton et ensuite au devant de l'oreille gauche.

Prurit entre le menton et la lèvre inférieure, que l'action de gratter dissipe.

Prurit autour de la commissure gauche de la bouche, que le grattement dissipe.

625. Prurit au milieu de la lèvre supérieure, que l'action de frotter ne dissipe pas.

Prurit à la région pectorale gauche sous l'aisselle, que l'action de gratter fait cesser, le matin, à neuf heures (le troisième jour).

Prurit au ventre au-dessus du nombril, qui disparaît en grattant, l'après-midi, à cinq heures.

Prurit au côté droit du ventre qui revient après s'être gratté.

Prurit au côté de la verge, que l'action de frotter dissipe, le soir, à six heures et demie.

630. Prurit dans la nuque, qui disparaît en grattant, l'après-midi, à une heure.

Prurit à une petite place de la nuque et cuisson dans l'œil gauche, l'après-midi, à une heure et demie (le troisième jour).

Prurit dans le dos, à l'avant-bras gauche, dans la région lombaire gauche et au côté interne de la cuisse gauche au-dessus du genou (après une heure).

Prurit dans le milieu du dos, qui disparaît par l'action de frotter, mais revient ensuite, le matin (le deuxième jour).

Prurit sur l'épaule droite, qui se dissipe en se grattant, l'après-dînée, à deux heures.

635. Prurit depuis le milieu du bras gauche jusque dans le milieu de l'avant-bras (après quatre heures et demie).

Prurit dans le coude gauche, qui se dissipe par l'action de frotter.

Prurit à la face supérieure de l'avant-bras gauche, qui ne disparaît qu'en se frottant fort (après deux heures trois quarts).

Prurit sur le dos des mains. Schreter.

Prurit sur le dos de la main droite, qui disparaît par l'action de gratter (après quatre heures et demie).

640. Prurit sur tout le dos de la main gauche, qui se dissipe en grattant, l'après-dînée, à deux heures (le troisième jour).

Prurit dans la paume de la main droite, qui cesse en se grattant, l'après-dînée, à cinq heures et demie (le deuxième jour).

Prurit dans le creux de la main gauche, que l'action de frotter enlève, la matin (le cinquième jour).

Prurit entre la première et la seconde phalange du pouce gauche, se dissipant par l'action de frotter.

Prurit entre et derrière l'indicateur droit, qui cesse en se grattant.

645. Prurit à la phalange postérieure de l'indicateur droit, que l'action de frotter ne fait pas cesser (après une heure et demie).

Prurit entre la dernière phalange de l'indicateur droit et le médius, que l'action de gratter dissipe, l'après-dînée, à deux heures et demie (le deuxième jour).

Prurit au petit doigt droit, que l'action de gratter dissipe.

Prurit aux mollets, aux cuisses et aux fesses. Trinks.

À la cuisse gauche, un prurit comme si elle avait la gale. Schreter.

650. Prurit au-dessous de la fesse gauche, que l'action de gratter enlève (après trois quarts d'heure).

Prurit à la face externe de la jambe gauche au-dessous du mollet, l'après-dînée, à trois heures (le troisième jour).

Prurit sous le talon droit, qui disparaît en se grattant, l'après-dînée, à deux heures (le troisième jour).

Prurit à la plante des deux pieds, l'après-dînée, à deux heures (le cinquième jour).

Prurit à quelques parties des pieds (le douzième jour). Trinks.

655. Prurit à l'angle du gros orteil gauche, comme s'il y avait des engelures, pendant que la douleur d'exulcération, à la pression, continuait encore, le matin (le cinquième jour).

Prurit chatouillant dans le petit orteil gauche, l'après-dînée, à quatre heures (le troisième jour).

Prurit çà et là comme par des puces.

Prurit à tout le corps, surtout sur le dos de la main droite. Schreter.

Démangeaison dans la face interne du pavillon de l'oreille droite, qui disparaît en se grattant (après dix minutes).

660. Démangeaison à l'oreille externe gauche, que le frottement fait cesser.

Démangeaison dans la nuque que l'action de frotter fait disparaître (après une heure un quart).

Violente démangeaison sous le talon gauche, que l'action de frotter ne change pas, le soir, à cinq heures.

Prurit cuisant dans la joue gauche, qui disparaît en se grattant.

Prurit cuisant à la face interne du genou droit, l'après-dinée, à quatre heures (le cinquième jour).

665. Prurit cuisant dans le coude gauche, qui cesse en se grattant, l'après-dinée, à trois heures et demie (le troisième jour).

Prurit cuisant dans le milieu de la plante du pied droit sur une petite place, continuant longtemps, l'après-dinée, à cinq heures (le cinquième jour).

Violente cuisson pruriteuse sur le gros orteil droit (après deux heures).

Cuisson derrière l'oreille droite, qui disparaît en se grattant.

Cuisson à la face externe du genou gauche, que l'action de frotter dissipe, le soir, à cinq heures et demie.

670. Une piqûre de puce dans la joue droite, devant l'oreille, le matin (le troisième jour).

Une sorte de piqûre de puce sous la mâchoire inférieure gauche, le soir, à six heures et demie.

Un piqûre, comme par une puce, au côté externe de la poitrine, l'après-dinée, à trois heures.

Cuisson brûlante à la partie antérieure du scrotum, l'après-dinée (le troisième jour).

Prurit brûlant au côté droit de la nuque, le soir, à six heures et demie.

675. Brûlure pruriteuse à la face antérieure du bras droit, après le diner (le sixième jour).

Brûlure au-dessus de l'œil gauche, que l'action de frotter fait cesser.

Prurit à la face antérieure de l'avant-bras gauche; il ne disparait que difficilement par l'action de gratter, et il y survient

un bouton rouge qui contient de la sérosité et reste longtemps rouge, le soir, à sept heures (le deuxième jour).

Prurit sur le dos de la main droite, et, après s'être gratté,
quelques petites ampoules comme une éruption galeuse.
Schreter.

Un petit bouton dans la main droite, qui brûle quand on
presse dessus, l'après-dînée; il disparaît le quatrième jour.

680. Un petit bouton à la joue gauche.

Un bouton pruriteux au pli du coude droit (le septième
jour).

Une ampoule à la joue droite avec sensation de prurit.

Sous la peau de l'occiput, deux vésicules avec douleur de
plaie qui s'aggrave quand on y touche. Schreter.

Dans le pli de la cuisse, excoriation, comme chez les petits
enfants. Schreter.

685. Engorgements lymphatiques au cou et à l'aine. Payen.

SOMMEIL. *Fréquents bâillements.*

Bâillements sans envie de dormir (après trois quarts
d'heure).

Bâillements et pandiculations avec envie de dormir, disparaissant au grand air (après deux heures et demie).

Cette huile calme et procure un long et profond sommeil,
sans causer ni langueur ni débilité. Hoffmann.

690. Grand besoin de dormir; il s'endormait au milieu de
ses occupations.

Grande envie de dormir; elle bâille toute la journée et est
de mauvaise humeur. Schreter.

Elle est surprise instantanément d'envie de dormir, trois
quarts d'heure après le dîner.

Envie de dormir, de suite, en sortant de dîner, qui disparaît au grand air.

Après le dîner, grande envie de se coucher et somnolence.
Trinks.

695. Grande somnolence, l'après-dînée, à quatre heures
(le deuxième jour).

Long sommeil, le matin.

On s'endort tard, le soir (le deuxième jour).

Sommeil tardif, agité et réveil de bonne heure (le deuxième jour).

Il s'endort tard et se réveille de bonne heure, le matin. Trinks.

700. Il ne s'endort que tard, le soir.

Il se réveille le matin de très-bonne heure et ne peut plus se rendormir (le premier et le deuxième jour).

Réveil de bonne heure, le matin, sans pouvoir se rendormir à sa manière ordinaire (le deuxième jour). Trinks.

Le moindre bruit trouble le sommeil. Trinks.

La nuit, il se réveille à différentes reprises, contre son habitude (le premier jour). Trinks.

705. Sommeil agité avec réveil fréquent, la nuit (le deuxième jour).

Sommeil agité avec érections (le premier jour). Trinks.

Sursauts, comme par la peur, en dormant, étant assis, le soir, à huit heures et demie (le sixième jour).

Rêves dont il ne se ressouvient pas.

Rêve très-agréable d'une belle contrée. Trinks.

710. Rêves affreux de meurtres.

Rêves de morts (le deuxième jour).

FIÈVRE. Froid à toute la jambe gauche (le premier jour). Trinks.

Après un petit mouvement dans la chambre, froid, surtout à la partie inférieure du corps (après deux heures). Trinks.

Froid dans une chambre chaude, trois quarts d'heure après le dîner.

715. Sensation de froid, le matin, après le lever (le troisième jour).

Frissonnement sur tout le corps. Trinks.

Frissonnement avec froid aux mains (de suite après la prise). Trinks.

Quelquefois, frisson (après une demi-heure).

Frisson à tout le corps avec peau ansérine, le soir, de sept heures et demie à neuf heures, avant de se coucher, non dans le lit; avec le froid, soif. Pendant le froid du corps, à différentes reprises, une sensation de chaleur à quelques parties (oreille, bras, cuisse) (le premier jour). Trinks.

720. Frissonnement avec froid aux mains, chaleur et rougeur de la face. Trinks.

Frisson, avec claquement des dents, alternant avec chaleur, le soir, sans soif ni sueur. Schreter.

Frisson sur le cuir chevelu (après huit heures). Trinks.

Frisson qui du vertex se dirige vers la poitrine, et y continue (après deux heures). Trinks.

Fréquent frisson (le premier jour). Trinks.

725. Horripilation dans la chambre chaude, même près du feu, quand il y entre.

Horripilation en entrant dans la chambre, près du poêle, qui disparaît peu à peu (après une heure trois quarts).

Frisson dans la chambre, le soir, de sept heures à sept heures trois quarts, non suivi de chaleur.

Frisson de sept heures et demie à huit heures et demie, le soir, non suivi de chaleur ni de soif.

Froid aux mains, mais plus tard chaleur et chatouillement dans les paumes des mains. Trinks.

730. Froid de toute la jambe gauche. Trinks.

Froid aux pieds, surtout au droit. Trinks.

Une sensation de froid glacial à quelques orteils. Trinks.

Froid des pieds avec chaleur de la face et des mains. Trinks.

Un froid glacial lui parcourt tout le dos (après une demi-heure).

755. Sans ressentir un véritable froid, il éprouve plutôt du froid que de la chaleur, toute la matinée.

Froid après s'être promené une demi-heure au grand air; il ne pouvait de longtemps se réchauffer et était en même temps sombre et triste, le matin (le quatrième jour).

Le soir, avant de se coucher, froid, après avoir longtemps marché, qui disparaît au lit (le quatrième jour).

Fréquent développement de chaleur dans la tête, comme si elle provenait des deux tempes, suivie de sueur à la tête et aux mains, avec peau fraîche, l'après-midi.

Chaleur passagère avec sueur à la tête, au cou et aux mains;

fréquemment dans la journée (après quarante-huit heures).

740. Bouffées de chaleur avec sueur à la tête, à la poitrine et aux mains, immédiatement suivie d'une sensation à la tête comme si un air frais soufflait dessus, l'après-dînée, à une heure et demie.

Chaleur sèche à la face (de suite après la prise). Trinks.

Chaleur picotante, surtout à la face (après une demi-heure). Trinks.

Après avoir mangé de la soupe, chaleur dans tout le corps, qui commence dans le ventre, avec angoisse et sueur dans la région de l'estomac et de la poitrine; dure dix minutes.

Forte chaleur dans tout le corps, surtout au dos, avec sueur au visage, disparaissant bientôt.

745. Augmentation de la chaleur dans tout le corps, à l'exception de la tête.

Forte chaleur dans tout le corps avec moiteur au front, une heure après le dîner.

Chaleur dans tout le corps, quand du grand air il entre dans la chambre.

Chaleur dans tout le corps, vers six heures du soir, pendant quatre heures.

Sensation de chaleur dans tout le corps, sans chaleur extérieure, le soir, à six heures.

750. Provoque des ébullitions, des congestions, et augmente la sécrétion de la peau et des urines. Richter.

Elle excite les voies circulatoires et notamment les vaisseaux sanguins de la périphérie, et par suite échauffe, accélère le pouls. Richter.

Quelquefois une sorte de mouvement fébrile. Payen.

Sueur passagère à la tête et aux mains, le soir, à six heures.

De temps en temps, sueur aux mains sans chaleur, l'après-dînée, à quatre heures (le troisième jour).

755. En mangeant, il survient une transpiration légère. Trinks.

Le matin, dans le lit, sueur avec bonne disposition de l'esprit et du corps (le troisième jour).

Elle excite la transpiration sans échauffer. Hoffmann.

Sueurs. Payen.

Sueurs très-abondantes. Alibert.

760. La transpiration, la salive, les urines et les matières fécales répandent l'odeur du médicament.

Pouls à cinquante-cinq pulsations dans la minute (après deux heures et demie).

Le pouls bat soixante pulsations à la minute (après une heure et demie).

Le pouls bat soixante-cinq pulsations à la minute, trois quarts d'heure après le dîner.

Pouls à soixante-cinq pulsations à la minute et petit (après une heure et demie).

765. Pouls à soixante-cinq pulsations à la minute et un peu plein (après deux heures).

Le café paraît apaiser seulement les incommodités de l'estomac.

Le vin rouge n'enlève point l'action de ce médicament.

PHELLANDRIUM AQUATICUM.

Œnanthe phellandrium, Lam.*— Fœniculum aquaticum s. caballinum. — Phillandre aquatique, ciguë aquatique, fenouil d'eau. — Wasserfenchel, rossfenchel, fenchel, artige Rebendolde.*

Ord. natur. : Jussieu, ombellifères. — Syst. sex., class. V. Ord. r. : pentandrie digynie., Linn.

SOURCES.

Nenning, *Reine Arzneimittellehre von Hartlaub und Trinks,* Bd. II, p. 142-161. — Richter, *Arzneimittellehre,* Bd. II. p. 211.

PHÉNOMÉNOLOGIE.

Angoisse avec serrement autour de la poitrine, pendant une heure et demie, après le dîner.

Elle est inquiète et tout ce à quoi elle pense la contrarie; elle continue néanmoins son travail avec beaucoup d'assiduité (après quatre heures).

Concentrée en elle-même, elle est profondément absorbée (après quatre heures).

Elle est sombre et triste toute la matinée.

5. Grande mauvaise humeur et tristesse (après deux heures et demie).

Toute la journée, tristesse et crainte comme si un malheur devait lui arriver; elle pleure et aime à penser à des objets tristes (le troisième jour).

Mauvaise humeur toute la journée.

Tout la contrarie, elle a une figure qui dénote son mécontentement (après une heure).

Il est insolent et colère.

10. Il est très-pétulant et gai, le soir (le deuxième jour).

Humeur sereine; tous les mouvements du corps se font avec facilité; la température était agréable.

TÊTE. Il est comme ivre au grand air, ce qui se dissipe dans la chambre.

Ivresse. Richter. —

Obnubilation de la tête; il est comme ivre.

15. Hébétude et mal de tête, toute la matinée (après un quart d'heure).

La tête est vide et obnubilée comme après une débauche, l'après-dînée, à une heure.

Embarras de la tête. Richter.

Embarras avec pression dans l'occiput, qui dure longtemps (après une demi-heure).

Lourdeur de la tête. Richter.

20. Sensation de plénitude et de pesanteur dans la tête, de telle sorte qu'elle ne sait où se placer (après une heure et demie).

Violente pesanteur dans la tête, qui continue longtemps, de sorte qu'elle croit devoir se coucher (après dix minutes).

La tête lui semble lourde, comme s'il y avait du plomb dedans (après une demi-heure).

Pesanteur douloureuse sur le sommet de la tête, comme s'il y avait là un corps dur (après vingt-deux heures).

Sentiment de lourdeur dans la tête, et il lui semble que la tête est renversée en arrière (après un quart d'heure).

25. La tête lui paraît grande, pleine.

Vertige et lourdeur de la tête; il tend toujours à tomber sur le côté vers lequel elle se tourne (après huit minutes).

Vertige. Richter.

Vertige et stupeur dans la tête (après un quart d'heure).

Le vertige est plus fort au grand air, mais se dissipe néanmoins petit à petit (après une demi-heure).

30. Vertige en étant assis et pendant le mouvement.

Vertige; à peine peut-elle ouvrir les yeux; la tête tombe de côté en marchant.

Vertige jusqu'à tomber en arrière.

Vertige; elle tombe facilement en arrière, en avant et de côté, dans la chambre; aggravé au grand air, mais amélioré en étant couché (après cinq minutes).

Vertige, qui augmente en marchant; il lui semble que quelque chose se trouve placé devant le front, qui l'empêche de voir (après cinq minutes).

35. Mal de tête vertigineux dans la région frontale gauche avec augmentation de la chaleur à la tête et aux mains, mais sans sueur (après un quart d'heure).

Le mal de tête stupéfiant et en général la plupart des symptômes de la tête se dissipent en dînant.

Les affections de la tête paraissent diminuer au grand air.

Mal de tête sourd, surtout dans la partie antérieure.

Mal de tête avec sueur au sommet de la tête jusqu'au front, un quart d'heure après le dîner; bientôt après, fraîcheur à la tête.

40. Sensation de pression à la région frontale gauche avec sensation de chaleur en cet endroit (après deux heures et demie).

Pression dans la tempe droite.

Douleur compressive dans les deux côtés de la tête avec céphalalgie sourde (après une heure).

Pression très-fatigante, par intervalles, dans l'occiput (après deux heures et demie).

Pression fouillante sur le vertex, plus au côté gauche (après trois heures).

45. Une sensation de resserrement à partir du vertex vers la partie antérieure du front (après une heure et demie).

Déchirement en devant dans le front (après une heure et demie).

En étant debout, déchirement pressif vers la région frontale droite, trois quarts d'heure après le dîner.

Un élancement douloureux subit dans le vertex, qui fait qu'elle jette la tête en arrière (après une heure et demie).

Une couple de déchirements et un élancement au côté droit du vertex, après avoir mangé (après deux heures).

50. En secouant la tête, déchirement en haut dans le côté droit de la tête (après trois heures).

Déchirement douloureux au côté droit de la tête, de haut en bas (après une heure).

Déchirement douloureux dans l'occiput (après deux heures et demie).

Élancement dans la région frontale droite, qui persiste longtemps.

Picotement au devant de la tempe gauche, qui se dissipe de suite (après un quart d'heure).

55. A différentes reprises, élancements aigus dans l'occiput droit (après une heure).

Fouillement intermittent dans la région frontale gauche (après deux heures et demie).

Un fouillement léger dans la bosse occipitale gauche (après huit heures).

Mouvement de va-et-vient dans le front à peu près comme quand   (après un quart d'heure).

Bruit dans le cerveau, comme si on frappait sur une plaque de fer-blanc suspendue qui l'éveille; il entend ce bruit se dissiper petit à petit, le matin, à cinq heures (le huitième jour).

60. Battements douloureux et élancements sur le vertex, qui continue longtemps, l'après-midi, à trois heures.

Bouillonnement chaud de l'occiput vers le vertex, et un léger élancement sourd à gauche au sommet, trois quarts d'heure après le dîner.

Augmentation de la chaleur dans la tête avec hébétude (après deux heures).

Sensation de chaleur dans la tête, le front étant froid; ce qui se dissipe au grand air (après trois quarts d'heure).

Chaleur dans la tête, avec soif de lait, après le dîner.

65. Développement de chaleur dans la tête, plus sur le côté gauche, avec rougeur du visage et chaleur plus forte aux mains.

Chaleur très-sensible, d'abord dans les tempes, surtout dans la gauche, puis dans tout le reste, avec sueur à la tête et aux mains, la peau n'ayant qu'une température modérée ; elle disparaît bientôt.

Sensation presque brûlante de resserrement sur le sommet de la tête, plus au devant et à gauche.

Une sensation presque brûlante de resserrement dans l'occiput, qui dure trois quarts d'heure).

Brûlure picotante dans la tempe gauche, le soir, à neuf heures.

YEUX. 70. Pression intermittente autour des yeux (après trois heures).

Fréquent déchirement dans le bord sourcilier droit, dans l'os (après quatre heures).

Déchirement dans la paupière inférieure droite, près de l'angle externe, après le dîner.

Tension et brûlure sur une très-petite place de la paupière inférieure gauche (après trois quarts d'heure).

Les paupières brûlent, le matin, au lever (le deuxième jour).

75. Brûlure cuisante dans la paupière supérieure gauche, presque comme par la scille ou le dapné, le soir, à neuf heures et demie).

Prurit dans l'angle interne de l'œil droit, que l'action de frotter dissipe.

Prurit dans l'œil droit, qui disparaît en frottant, le soir, à huit heures.

Prurit dans l'œil gauche, que le frottement fait cesser, après le dîner.

Prurit dans la paupière inférieure gauche, qui cesse en se frottant.

80. Prurit picotant dans les deux yeux, que l'action de frotter fait disparaître (après une demi-heure).

Cuisson prurileuse, picotante dans l'angle interne des yeux (après une heure).

Cuisson fréquente dans l'œil gauche, comme par quelque chose de caustique.

Cuisson à la paupière gauche, qui dure longtemps (après deux heures et demie).

Prurit cuisant dans la paupière gauche, l'après-dinée, à trois heures (le troisième jour).

85. Les paupières se ferment à cause de la pesanteur et de l'envie de dormir qu'il éprouve (après cinq minutes).

Fréquent tressaillement dans les paupières gauches (après deux heures et demie).

Sensation de sécheresse et brûlure dans les yeux, qui dure une demi-heure (après trois quarts d'heure).

Yeux secs avec élancements dedans, dans la chambre et au grand air (après un quart d'heure).

Les yeux larmoient dans la chambre et à l'air (après deux heures et demie).

90. Augmentation de la sécrétion des larmes dans les deux yeux, avec cuisson (après une heure).

Le matin, les yeux sont très-humides, mais non collés (le deuxième jour).

Trouble de la vue pendant et après le vertige, en causant (après un quart d'heure).

Trouble, comme un nuage devant les yeux, qui dure trois heures, en cousant (après une demi-heure).

OREILLES. Fréquents déchirements douloureux dans l'oreille droite, une demi-heure après le diner.

95. Un déchirement léger dans le conduit auditif externe droit (après une heure).

Térébration douloureuse dans l'oreille interne gauche, qui se dissipe bientôt (après trois heures et demie).

Douleur térébrante profondément dans l'oreille gauche, qui s'étend jusqu'à la mâchoire inférieure (après trois heures et demie).

Prurit chatouilleux dans l'oreille interne et externe, qui

cesse en y introduisant le doigt et par l'action de frotter, une demi-heure après le diner.

Cuisson pruriteuse dans l'oreille interne droite, qui pénètre plus profondément quand on y introduit le doigt (après trois heures et demie).

100. Chants et bruits dans l'oreille droite, le matin, à huit heures (le deuxième jour).

Déchirement douloureux derrière l'oreille gauche, l'après-dinée à trois heures.

Déchirement pruriteux derrière l'oreille gauche, qui revient fréquemment (après une heure et demie).

NEZ. Prurit très-avant dans la narine droite, qui cesse en grattant, l'après-dinée à trois heures.

Les orifices du nez sont rouges, brûlants et gonflés, ainsi que la lèvre supérieure, avec coryza et enrouement (les troisième, quatrième et cinquième jours).

105. Dans la narine droite, une série de vésicules, pruriantes au début, confluentes ensuite, et causant une douleur de gerçure quand on la gratte.

Elle reste sans odorat pendant trois heures (après une heure).

VISAGE. Tension dans la peau du côté gauche du visage, la chaleur étant augmentée.

Tension à la joue gauche sur une petite place, qui disparait en se frottant (après deux heures un quart).

Déchirement dans une petite place de la mâchoire inférieure (après quatre heures).

110. Fort griffement de la joue gauche et élancements çà et là pendant quelque temps, au grand air, une sorte de violent tressaillement (après deux heures et demie).

Un élancement aigu, comme une piqûre de puce, entre le menton et la lèvre inférieure, un peu à droite, après avoir mangé (après une heure et demie).

Ardeur sur la joue, avec rougeur du visage, sans augmentation sensible de la chaleur.

Teint pâle, sans sensation de froid, une heure et demie après le diner.

8

DENTS. Déchirement dans la gencive d'une molaire de la rangée supérieure droite, qui disparaît de suite (après une demi-heure).

115. Une sensation de cuisson, pressant comme une brûlure, à la gencive interne des dents incisives inférieures.

La gencive des deux incisives inférieures gauche est rouge et gonflée, avec douleur d'ulcération en pressant dessus, l'après-dinée à cinq heures et demie (le deuxième jour).

A l'air froid, quelques déchirements dans la dernière molaire inférieure du côté droit, qui disparaît en entrant dans l'appartement, le soir.

Déchirements fins dans une molaire inférieure gauche, le soir à huit heures et demie.

Déchirement passager dans l'alvéole supérieure droite.

120. Déchirement pruriant dans la racine d'une molaire supérieure et sa congénère inférieure du côté droit, pendant le dîner.

Picotement, comme de coups d'épingle, et déchirement dans la dernière molaire supérieure du côté gauche, que le contact de la langue augmente, l'après-dinée à une heure et demie.

BOUCHE. Picotement brûlant à la pointe de la langue.

Cuisson brûlante à la pointe de la langue, comme s'il y avait des vésicules, se dissipant vite.

Vésicules rouges, brûlantes comme du feu, au bord droit de la langue, vers la pointe (les sixième et septième jours.)

125. La nuit, sécheresse telle dans la bouche et la gorge, qu'elle sait à peine avaler (après quarante-huit heures).

Flux continuel de salive et expectoration pendant une demi-heure (après une demi-heure).

Salive écumeuse dans la bouche qui oblige à cracher souvent, une demi-heure après le dîner.

Mal de gorge avec pression et élancement, pendant et hors le temps de la déglutition; après avoir pris quelques aliments elle ne ressent plus rien, de quatre heures de l'après-dinée jusqu'à sept heures du soir.

L'après-dinée à quatre heures, reviennent la pression et les élancements dans la gorge et persistent jusqu'à six heures, et se dissipent ensuite insensiblement; la douleur ne se fait sentir qu'en avalant à vide et la salive, mais non en mangeant et oblige à renacler, après quoi la déglutition également douloureuse; le cou n'est point sensible à l'extérieur et les parties ne sont point rouges (les deuxième jours).

130. Élancement dans la gorge, plus en avalant qu'hors le temps de la déglutition (les cinquième et sixième jours).

Mal de gorge; élancement pendant et hors la déglutition, qui disparaît en mangeant du pain, mais revient bientôt après, l'après-dinée à quatre heures.

Sensation brûlante dans l'œsophage de haut en bas (après la prise).

Apreté dans la gorge qui oblige à renacler (après une heure).

Apreté dans la gorge qui disparaît fréquemment et revient (après un quart d'heure).

135. Le matin, sécheresse dans la gorge avec soif, qui disparaît après le déjeuner, mais se répète la nuit suivante (le neuvième jour).

La nuit, sécheresse dans la gorge, et vers le matin, soif de bière et surtout de lait frais (le quatrième jour).

ESTOMAC. Goût muqueux dans la bouche (de suite après la prise).

Après avoir bu de l'eau, goût douceâtre dans la bouche, une demi-heure après le diner.

Goût de fromage sur la langue (après un quart d'heure).

140. Le goût de la bière lui paraît très-amer.

Elle n'a pas faim, mais de l'aversion pour les aliments, et nonobstant cela elle mange sa portion habituelle, à midi.

Elle n'a pas faim, elle se sent constamment comme si elle avait l'estomac plein, et elle ne mange que de la soupe, sans appétit, à midi.

La faim est augmentée; contre son habitude elle ne ferait que manger (après une heure et demie).

Appétence pour les acides, avec soif, le matin (le quatrième jour).

145. Répugnance et horreur de l'eau, quoiqu'elle ait soif.

et mange facilement des aliments liquides, toute la matinée et après le repas.

Soif de lait et de bière, et aversion de l'eau (le quatrième jour).

Soif de lait et répugnance de l'eau, qui disparaît pour quelque temps après avoir mangé de la soupe, le matin (le deuxième jour).

Le matin, grande soif (le sixième jour).

Soif l'après-dînée, à cinq heures (le troisième jour).

150. Il avale facilement de travers en buvant, le soir.

Répugnance de la viande de veau qu'il avait mangée la veille (le sixième jour).

Malaise dans l'estomac, comme d'envie de vomir; elle désire avoir des renvois (après une heure et demie).

Nausées qui l'obligent à expuer fréquemment (après huit minutes).

Dégoût, nausées et envie de vomir dans l'estomac qui continuent longtemps.

155. Dégoût et envie de vomir, puis pression dans l'estomac, qui se dissipent après des renvois d'air.

Une légère envie de vomir dans l'estomac (après une heure).

Besoin de chasser les renvois, et renvois insuffisants avec pression dans l'estomac (après une demi-heure).

Renvois à vide, le soir à huit heures.

Renvois après le dîner, une heure après.

160. Renvois fétides, presque comme des punaises (après une demi-heure).

Sensation comme si une vapeur âcre sortait de l'estomac, avec tendance à avoir de rapports qui ne viennent pas (après trois heures).

Une sensation désagréable, indescriptible, dans l'estomac.

Pression dans l'estomac, que des renvois font cesser (après cinq minutes).

Tenaillement et douleur secante autour de la région de l'estomac.

165. Sensation comme si l'estomac était plein d'eau, et voulait remonter; puis sensation comme si un gros corps rond

tournoyait dans l'estomac et tombait ensuite, suivie de grouillement (après une demi-heure).

Brûlement dans l'estomac, persistant longtemps (de suite après la prise).

Grand malaise dans l'estomac comme s'il était à vide (après une heure).

Sensation d'affadissement et vide dans l'estomac, avec circulation continuelle indolente dans les intestins (après deux heures et demie).

Élancement sourd au-dessus du creux de l'estomac, n'ayant aucun rapport avec la respiration (après cinq heures).

170. Élancement à gauche du creux de l'estomac, à un cartilage costal, pendant les divers mouvements du tronc, mais non dans le repos, le soir à sept heures.

Violents élancements sourds successifs, dernière fausse-côte droite.

Un violent élancement dans la fausse-côte gauche, l'après-dînée à deux heures.

Un élancement sourd, douloureux, dans les fausses-côtes droites, au dos (après une heure et demie).

VENTRE. Douleurs de longue durée, mais s'interrompant fréquemment, dans l'épigastre, l'après-dînée à deux heures.

175. Pression dans l'épigastre et autour du nombril, l'après-dînée à deux heures (le deuxième jour).

Le ventre semble ballonné par des flatuosités (après deux heures).

En mangeant, une douleur constrictive dans le côté droit de l'épigastre, d'où elle descend en ligne droite et sans interruption dans le côté gauche et y prend la forme d'un élancement : elle disparaît en se levant de son siège et en marchant.

Tenaillement dans l'épigastre et envie d'aller à la selle, mais il ne sort que des flatuosités, une heure après le dîner.

Tenaillement et resserrement autour de la région ombilicale.

180. Tenaillement douloureux subit autour du nombril, qui disparaît bientôt (le deuxième jour).

A diverses reprises, court tenaillement dans le côté droit du ventre (après une heure trois quarts).

Tenaillement fréquemment interrompu dans l'hypogastre (après deux heures un quart).

Tenaillement dans le ventre, surtout autour du nombril, avec selle très-molle (le deuxième jour).

Le matin à trois heures, tenaillements et tranchées dans le ventre, comme si la diarrhée allait survenir ; il y eut une selle solide, après laquelle les douleurs cessaient pour quelque temps, mais revenaient néanmoins au bout d'une demi-heure, et étaient suivies d'une évacuation liquide et de ténesme; ensuite les douleurs perdaient peu à peu de leur intensité (le quatrième jour).

185. Douleurs sécantes dans la région du ventre, qui, après une selle d'excréments mous, cessèrent vers sept heures du soir.

Tranchées dans le milieu de l'hypogastre, qui s'étendaient sur le côté droit jusqu'à la région de l'estomac et étaient très-douloureuses (après trois quarts d'heure).

Cuisson intérieure dans le côté droit de l'épigastre (après deux heures et demie).

Froid glacial dans les intestins, comme après des boissons spiritueuses, qui augmente sans cesse pendant une demi-heure (de suite après la prise).

Sensation de froid persistant longtemps, dans le ventre (après deux heures et demie).

190. Après la selle, sensation de froid dans le ventre.

Froid circulant dans les intestins (de suite après la prise).

Brûlures remontant du ventre dans l'estomac, suivies de renvois ayant le goût du médicament (après un quart d'heure).

Brûlure subite, dans le côté droit de l'épigastre (après une demi-heure).

Toute la journée, affadissement dans le ventre avec émission fréquente de flatuosités et selle liquide, sans ténesme, le matin à neuf heures (le quatrième jour).

195. Des flatuosités s'accumulent et font effort dans la région du côté et du sacrum, le matin (le deuxième jour).

Pression dans le ventre par des flatuosités qui ne sortent pas, le matin (le deuxième jour).

Un va-et-vient de courte durée dans l'épigastre, qui provoque du froid (après une demi-heure).

Circulation dans tout le ventre (après trois quarts d'heure).

Violents borborygmes et grouillements bruyants dans tout le ventre (après deux heures).

200. Émission fréquente, mais petite, de flatuosités, l'après-dînée (à une heure).

En inspirant, un élancement sourd dans la région du flanc droit, et quand elle s'incline de ce côté, un violent élancement dans l'aine droite, après le dîner.

Cuisson sur une petite place, à droite du nombril (après deux heures et demie).

SELLES. Selle naturelle, dont la surface est luisante, et après la selle brûlure dans l'anus (après une heure et demie).

Selle avec sortie de vents ayant et pendant, tressaillements dans tout le ventre, et après la selle, ténesme dans l'anus.

205. Pas de selle pendant la journée, seulement l'après-dînée et le soir, envie d'aller à la selle.

Selle solide ne sortant qu'en faisant beaucoup d'efforts.

Selle très-dure, avec violentes douleurs dans l'anus (le deuxième jour).

Selle solide, très-abondante, avec léger griffement à son passage (le deuxième jour).

Deux selles dures avec pression douloureuse (les troisième et quatrième jours).

210. Le soir, selle molle, tandis qu'il avait auparavant une selle dure dans le courant de la matinée.

Trois fois en une journée, selle ordinaire avec sortie de beaucoup de flatuosités.

Selle très-liquide, suivie de ténesme et de douleur d'excoriation dans l'anus, qu'un rhume enlève (le sixième jour).

Prurit dans l'anus, que l'action de frotter change en brûlure.

Brûlure dans l'anus, précédée de besoins inutiles d'aller à la selle, l'après-dînée à une heure et demie.

URINE. 215. Très-peu d'urine.

L'urine sort en moins grande quantité (de suite après la prise).

Augmentation de la sécrétion des urines, avant midi.

Envies d'uriner, quoique, cinq minutes auparavant, elle ait lâché les urines.

Envies d'uriner; il ne sort que peu d'urine avec violente brûlure, le soir.

220. Sortie d'une urine très-pâle et claire comme de l'eau, quoiqu'il ait uriné, trois quarts d'heure auparavant.

A quatre reprises, émission d'une urine pâle, claire comme de l'eau.

Déjà la seconde fois, il sort une urine très-pâle (après une heure); au bout de deux heures, nouvelle émission d'une urine pâle, presque verdâtre, sans qu'elle ait pris quelque boisson.

ORGANES GÉNITAUX. Prurit au prépuce, qui disparaît en grattant.

RÈGLES. Les règles, qui coulent actuellement, cessent (après deux heures).

225. Les règles avancent de sept jours : elles sont accompagnées de lassitude et d'abattement, qui disparaissent en marchant, sans autres inconvénients.

Les règles, avançant de douze jours, ne durent cette fois qu'un jour et demi, et en très-petite quantité, sans aucune autre indisposition : contre son habitude.

A l'apparition des règles, grande lassitude, bâillements et violente douleur de brisement au côté interne des deux cuisses, de telle sorte qu'elle ne peut, sans ressentir de vives douleurs, ni s'asseoir, ni rester debout, ni marcher, ni se coucher ; en restant sur le côté gauche du corps, elle est légèrement soulagée et disparaît l'après-dînée. L'écoulement dure quatre jours, se fait le matin et le soir et est un peu plus abondant que d'ordinaire.

MUQUEUSE NASALE. Éternument, à deux reprises, un quart d'heure après le dîner.

L'obsturation et le coryza lui permettent à peine de respirer par le nez ; la voix est rauque (le premier et le deuxième jour) .   .   .   ..

250. Le nez est obstrué le soir, de sorte qu'elle doit se mettre sur son séant pour pouvoir respirer ; le lendemain matin coryza fluent. .

Coryza fluent avec enrouement (le cinquième jour).

LARYNX. Apreté dans la gorge avec enrouement, qui dure longtemps (après un quart d'heure).

Sensation d'âpreté dans la gorge avec respiration courte (après deux heures).

Enrouement avec âpreté dans la gorge (après deux heures et demie).

255. Quelques secousses de toux, l'après-dinée à trois heures.

Fréquemment, quelques secouses de toux, l'après-dinée à une heure et demie.

Toux sèche, l'après-dinée (le cinquième jour).

Toux sèche, suffocante avec haleine courte, le soir (le troisième jour).

Toux avec mucosités dans la gorge, qui oblige constamment à renacler et ne disparaît pas en se mettant droit, la nuit (le troisième jour).

240. Expectoration de mucosités, le soir, par suite d'âpreté dans la gorge.

Il lui vient du mucus dans la gorge qui la fait tousser (après un quart d'heure).

Il expectore facilement des mucosités, le matin, à différentes reprises le matin.

L'expectoration habituelle de mucus, le matin, cesse (le deuxième jour).

RESPIRATION. En étant debout, oppression de la poitrine qui l'oblige à inspirer profondément (le deuxième jour).

245. Oppression dans le côté droit de la poitrine, sur une place grande comme la main, en respirant (après une demi-heure).

Respiration courte et oppression de la poitrine (après une heure et demie).

Respiration courte en marchant (après une heure).

POITRINE. La partie inférieure du sternum ainsi que le creux de l'estomac sont sensibles en pressant dessus (après une heure et demie).

Pression sur la poitrine et resserrement en respirant (après quatre heures).

250. Pression dans le côté gauche de la poitrine, sur lequel il n'est pas couché, disparaissant dès qu'il se couche dessus et ne revenant plus le matin avant le lever (le deuxième jour).

Élancement pointu en haut sur le sternum, un peu à droite, sans rapport avec la respiration (après quatre heures).

Élancement comme par une pointe aiguë, dans le milieu de la poitrine, en respirant, après le dîner (après un quart d'heure).

Élancement dans la poitrine en inspirant et en bâillant, une demi-heure après le dîner.

En inspirant profondément, un élancement sourd, douloureux dans la région lombaire (après deux heures et demie).

255. Élancement aigu profondément dans la poitrine à gauche (après trois heures et demie).

Un élancement sourd dans le côté de la poitrine sous l'aisselle gauche (après trois quarts d'heure).

Quelques élancements aigus sous le sein gauche, sans rapport avec la respiration (après deux heures).

Quelques élancements sourds dans la dernière vraie-côte vers l'appendice xiphoïde, sans rapport avec la respiration, et en même temps une sensation douloureuse dans l'estomac, comme s'il était serré par des vis, après le dîner.

Brûlure en haut sur le sternum et dans le milieu de l'omoplate gauche, en restant debout (après quatre heures).

260. Quelques élancements aigus dans la région du cœur avec tiraillement, que le mouvement et la respiration n'augmentent pas (après trois heures).

Il sent les battements du cœur, en avant, à la poitrine, sous la forme de coups et de secousses (après une heure et demie).

Fréquents élancements sourds dans le sein droit (après trois heures).

Un violent élancement à travers le sein droit, tout près du sternum jusque dans le dos entre les omoplates, descendant ensuite dans le côté droit du sacrum, qui devient très-douloureux en respirant, de suite après le dîner.

Élancement déchirant très-douloureux, qui s'irradie dans tout le sein gauche, l'après-dînée à trois heures.

265. Élancement cuisant au mamelon droit, le soir avant de se coucher.

TRONC. Déchirement dans le côté gauche du cou sous la mâchoire inférieure, puis dans le côté gauche de la tête, se dirigeant de là derrière l'oreille dans la mâchoire inférieure, où il devient un véritable rongement (après deux heures).

Au côté gauche du cou sous la mâchoire, sensation comme si on y promenait, à quelque distance, un feu incandescent (après une heure et demie).

Une sensation de tenaillement ou de resserrement à l'extrémité inférieure de l'omoplate gauche (après une heure un quart).

Quelquefois, élancement pointu entre les épaules, une demi-heure après le dîner.

270. En mangeant, un élancement aigu dans l'extrémité inférieure de l'omoplate gauche (après une heure et demie).

Tressaillement entre les omoplates sur les vertèbres cervicales (après quatre heures).

Au moindre mouvement du tronc en étant assis, élancement çà et là, dans le dos, dans les flancs, etc., un quart d'heure après le dîner.

Douleurs de brisement dans le sacrum, en étant assis, que la marche soulage, une heure et demie après le dîner.

Quelques violents élancements douloureux dans le sacrum, l'après-dînée à cinq heures.

275. Violente cuisson au côté droit du sacrum, tellement subite qu'elle en frémit (après trois heures et demie).

MEMBRES SUPÉRIEURS. Prurit ou frémissement dans le milieu de la face interne du bras droit (après trois heures).

Déchirement dans l'épaule droite, qui se dissipe bientôt (après une heure et demie).

Un déchirement subtil dans l'épaule gauche, en dînant (après trois quarts d'heure).

Déchirement dans la face interne du bras droit jusque dans l'épaule, en mangeant (après deux heures).

280. Déchirement dans le cubitus droit, du coude jusque dans l'avant-bras (après deux heures et demie).

Déchirement dans l'articulation du coude droit (après deux heures et demie).

Un déchirement fin dans le radius gauche, deux pouces au-dessus de l'articulation de la main, de suite après avoir mangé (après une heure et demie).

Déchirement subtil à la face inférieure de l'avant-bras gauche, le soir à huit heures.

Déchirement léger entre la deuxième et troisième articulation du médius gauche, vers le dos de la main (après deux heures).

285. Déchirement dans le pouce droit, vers la pulpe (après deux heures et demie).

Déchirement vulsif, saccadé, dans la phalange supérieure du pouce droit, une demi-heure après le dîner.

Déchirement à l'articulation postérieure du pouce, au-devant, l'après-dînée à trois heures.

MEMBRES INFÉRIEURS. Douleur tiraillante dans le jarret gauche, de haut en bas (après une heure et demie).

Déchirement douloureux sur la face antérieure de la cuisse droite, de haut en bas, immédiatement au-dessous du genou (après trois heures et demie).

290. Déchirement fin le long du tibia à partir du genou, le soir à neuf heures.

Déchirement dans le mollet droit (après une demi-heure).

Un déchirement au talon gauche (après trois heures et demie).

Déchirement subtil à la plante du pied droit, le matin (le deuxième jour).

Déchirement subtil dans la plante du pied gauche, vers les orteils, comme un éclair, le soir à neuf heures.

295. Un léger déchirement dans le bord externe du pied droit, tout près du petit orteil (après une demi-heure).

Un long élancement sourd dans la hanche droite, au sacrum (après deux heures).

Résonnement dans le mollet gauche, comme après une marche prolongée, l'après-dinée à une heure et demie.

Sensation dans les genoux, comme si le sang y affluait ou s'y accumulait, presque une sorte de brûlure, et étant assis et debout, mais non en marchant, l'après-dinée à une heure.

Une sensation presque de brûlure ou de picotement au côté droit des deux mollets, en étant assis, debout et en marchant : cette sensation s'étend du mollet droit jusque dans le talon, comme après une course prolongée et fatigue, qui persiste pendant une demi-heure, l'après-dinée à une heure.

500. Une sensation particulière dans tout le corps, comme si tous les vaisseaux subissaient un moment de tressaillement, en étant assis et debout, une heure après le dîner.

PEAU. Prurit sur le cuir chevelu, qui disparaît en grattant (après trois quarts d'heure).

Prurit dans l'occiput droit, qui disparaît en grattant (après deux heures trois quarts).

Prurit au côté droit de la tête, qui se dissipe par l'action de gratter, une heure et demie après le dîner.

Prurit au-dessous du front droit, qui cesse en grattant (le soir à trois heures et demie).

305. Prurit dans la tempe gauche, qui disparaît en grattant, mais revient, et ne cesse complétement qu'après avoir longtemps gratté, l'après-dinée à deux heures et demie.

Prurit dans le sourcil droit, qui disparaît promptement en grattant (après une heure un quart).

Prurit à l'oreille gauche et peu après à la droite, qui disparaît en frottant, le soir avant de se coucher (le troisième jour).

Prurit autour de l'oreille gauche, qui disparaît en frottant (après trois heures).

Prurit au côté droit du nez, qui cesse en grattant, l'après-dinée à deux heures deux tiers.

510. Prurit dans la joue gauche, qui disparaît par l'action de gratter, une demi-heure après le dîner.

Prurit à la poitrine, qui cesse par l'action de gratter, le soir à neuf heures et demie.

Prurit à la nuque, que l'action de gratter fait cesser (après deux heures trois quarts).

Prurit à l'omoplate gauche, près de l'aisselle (le soir à huit heures).

Prurit au côté droit du sacrum, qui disparaît par l'action de gratter, une heure après le dîner.

315. Prurit et cuisson à la face externe de la cuisse droite, que l'action de gratter n'enlève pas, après le dîner.

Prurit à la face inférieure de l'articulation de la main gauche, qui disparaît en grattant (après trois heures).

Prurit au dos de la main droite, près des articulations postérieures des doigts, une heure et demie après le dîner.

Prurit en divers endroits, que l'action de gratter fait promptement cesser.

L'action de frotter ou de gratter fait promptement disparaître le prurit, qui ne revient plus.

320. Prurit brûlant au pavillon de l'oreille gauche, que le grattement enlève, le soir à neuf heures.

Prurit brûlant sur le bord supérieur de l'omoplate gauche (après deux heures et demie).

Élancements brûlants, cuisants et pruriants, comme des étincelles électriques, çà et là au tronc, à la tête, au nez, aux oreilles, aux joues, à la poitrine, aux bras, etc., le soir de huit à dix heures.

Cuisson, comme une piqûre de puce, sur une petite place, en haut au côté droit de la tête, qui disparaît par l'action de frotter (après trois quarts d'heure).

Deux piqûres de puce dans l'occiput droit, auxquelles succède une douleur de gerçure (après deux heures et demie).

325. Cuisson dans le jarret droit (après deux heures trois quarts).

Sensation, au-dessus de l'arcade sourcilière droite, comme si une mouche s'y promenait (après deux heures).

Un bouton verruqueux au côté droit du cou, sans douleur (le sixième jour).

Les boutons qui existaient auparavant à la lèvre supérieure commencent à causer de la brûlure.

Petites taches bleues, comme des pétéchies, en haut entre les seins et au cou, indolentes et disparaissant le lendemain sans desquamations (après quarante-huit heures).

SYMPTOMES GÉNÉRAUX. 530. Lassitude dans les pieds, puis dans tout le corps, qui dure une demi-heure (après cinq minutes).

Sensation de faiblesse dans tout le corps, surtout dans les genoux, en étant assis et pendant le mouvement, une heure après le dîner.

Paresse et abattement : rien ne l'égaye (après un quart d'heure).

Elle est si fatiguée qu'elle peut à peine avancer les pieds, toute la matinée.

Bâillements et pandiculations (après une heure un quart).

SOMMEIL. 535. Fréquents bâillements sans envie de dormir, une heure et demie après le dîner.

Fréquents bâillements (le troisième jour).

Bâillements avec envie de dormir (après trois heures et demie).

Envie de dormir telle, qu'au milieu de son travail elle s'endort debout, pendant une heure (après dix minutes).

L'envie de dormir et la lassitude lui permettent à peine d'ouvrir les yeux, après une heure.

540. Sommeil prolongé le matin, pendant lequel elle entend tout ce qui se passe autour d'elle.

Elle ne peut s'endormir avant deux heures du matin.

Elle s'éveille quelquefois avant minuit; le sommeil du matin se prolonge.

Elle s'éveille après minuit avec anxiété, nausées et envie de vomir, qui remontent du ventre dans l'estomac : elle est obligée de se lever, et a deux selles diarrhéiques accompagnées de pression et de ténesme, auxquelles succède une douleur d'excoriation dans l'anus, puis elle se rendort. La veille, elle avait mangé des pommes de terre avec une sauce au vinaigre (le cinquième jour).

Il s'éveille après minuit, mais se rendort bientôt après.

345. Il s'éveille deux fois vers le matin, avec la sensation, comme si les membres allaient s'engourdir.

Il s'éveille fréquemment la nuit.

Le matin, prompt réveil (le cinquième jour).

Rêves divers, mais dont on ne se souvient point.

Rêves agréables de jardins, de sociétés, d'amusements, etc.

350. Il rêve que la foudre est tombée à côté de lui; il en a ressenti un grand effroi (le deuxième jour).

Rêves de rixes dans lesquelles il a reçu beaucoup de coups.

FIÈVRE. D'après sa sensation, la chaleur du corps est diminuée, une heure après le diner.

Plutôt froid que chaud, toute la journée.

Le soir, à huit heures, froid avec fréquents frissons, qui continuent encore après s'être couché; jusqu'à midi il lui est impossible de se réchauffer dans le lit, et cependant la peau n'est point froide.

355. Elle a froid, même dans le lit, pendant le premier quart d'heure, le soir, à neuf heures un quart.

Froid avec frisson, le soir, à sept heures, qui ne disparaît point par la chaleur du poêle, mais seulement dans le lit, vers neuf heures (le troisième jour).

Froid et frisson à tout le corps, avec peau ansérine aux bras, et douleurs incisives dans la région de l'estomac, le soir, de six à dix heures.

Pas de chaleur ou de sueur avant, pendant ou après le froid.

Pas de soif, avant, pendant ou après le froid.

560. Horripilation comme si on versait de l'eau froide sur son corps, pendant une demi-heure (après trois quarts d'heure).

Frissons, de quatre heures de l'après-dînée à dix heures du soir, où elle s'endort, que ni la chaleur du poêle ni celle du lit ne parviennent à faire cesser (le troisième jour).

Pendant les frissons, soif légère, depuis quatre heures de l'après-dînée jusqu'à la nuit (le troisième jour).

Chaleur et sueur à la tête et à la nuque, avec chaleur ordi-

naire de la peau et sensation de chaleur aux mains, sans sueur,
qui disparaît bientôt (après deux heures et demie).

Sensation de chaleur brûlante et sueur au cuir chevelu, et
sensation de chaleur aux mains; la chaleur brûlante semble
partir du côté gauche de l'occiput, où elle persiste encore longtemps après ou y résonne, comme dans les mollets, l'après-
dinée, à une heure et demie.

365. Bouffées de chaleur avec sueur sur le front, en étant
debout, après le déjeuner (après deux heures et demie).

Chaleur et rougeur du visage, qui se dissipent au grand
air (après une heure).

Chaleur agréable dans tout le corps (après un quart d'heure).

CIRCULATION. Le pouls bat soixante quatre fois (après un
quart d'heure), soixante fois (après deux heures).

Pouls à soixante-treize pulsations, assez plein et dur (après
trois heures).

370. Pouls à quatre-vingts pulsations, une heure après le
dîner.

Le pouls donne quatre-vingt-deux pulsations par minute, la
chaleur étant générale (après deux heures).

La plupart des symptômes semblent se manifester pendant
qu'on est assis, debout et même couché.

La plupart des symptômes semblent s'améliorer ou disparaître par le mouvement et au grand air.

STRONTIANA CARBONICA.

*Carbonas strontianæ; strontiane carbonatée, carbonate de
strontiane; strontianite, strontite; strontianerde, Kohlen
saurer Strontian.*

Substance pierreuse, transparente ou translucide, blanche
ou verdâtre, pesante, soluble avec effervescence dans l'acide
nitrique, s'offrant rarement en cristaux nets, et plus ordinairement en masses fibreuses et radiées. Ses formes cristallines
peuvent être dérivées d'un rhomboïde obtus, de 99° 55'
(Haüy), dans lequel le rapport des diagonales est celui de 2
à 3. Elle est clivable dans des directions parallèles à l'axe de
ses cristaux ; la cassure est raboteuse et a un certain luisant
de résine. Elle est facile à casser ; sa dureté est inférieure à
celle du fluorite et supérieure à celle du calcaire spathique ; sa
pesanteur spécifique est de 3,605. Elle a en général l'éclat
vitreux avec un certain degré de transparence. Elle est facilement fusible au chalumeau, et communique une teinte rougeâtre à la flamme. Elle se dissout avec effervescence dans
l'acide nitrique. Si l'on plonge un papier dans la solution, et
qu'après l'avoir laissé sécher on l'allume, on le voit brûler en
répandant une lueur purpurine. Elle est composée d'un atome
de strontiane et de deux atomes d'acide carbonique ; ou, en
poids : de strontiane, 70, et acide carbonique, 30.

On traite le carbonate de strontiane comme les médicaments
antipsoriques, par trituration et dilutions successives jusqu'aux
VI, VIII et X.

Les états morbides artificiels que le carbonate de strontiane est en état de produire sont intenses et de longue durée,
se développant petit à petit, atteignant un haut degré et dé-
croissant de même lentement, faits qui indiquent la stron-

tiane comme un médicament approprié à certaines maladies chroniques graves.

Une dissolution de camphre, en olfaction, s'est montrée très-efficace contre les effets trop violents de la strontiane.

SOURCES.

CAJETAN NONNING, *Reine Arzniemittellehre von Hartlaub et Trinks*, Leipzig, 1851, Bd. III, p 72-93. — D' SCHRETER, ibid. — D' SEIDEL, médecin militaire, ibid. — D' WOOST, à Oschatz, ibid. — D' TRINKS, ibid.

PHÉNOMÉNOLOGIE.

MORAL. Inquiétude et angoisse, comme par un remords de conscience (le treizième et le quatorzième jour). Ng.

Il est chagrin et pensif, et peu disposé à parler (le cinquième jour). Ng.

Grande mauvaise humeur, il frapperait tout ce qui lui tombe sous la main. Schreter.

Elle est de mauvaise humeur et colère. Ng.

5. Il est très-violent et colère, pendant longtemps. Schreter.

Oubli excessif (le premier jour). Seidel.

TÊTE. Le matin, vertige avec nausées. Ng.

A midi, violent vertige. Ng.

Vertige, avec une sensation de pression, de dedans en dehors, dans les tempes. Seidel.

10. A midi, vertige avec mal de tête pressif sur le côté gauche. Ng.

L'après-dînée, vertige avec mal de tête lancinant dans le front. Ng.

Le soir, vertige avec fatigue. Ng.

Tournoiement dans la tête, comme à la suite d'avoir bu du vin (après une heure). Woost.

La coiffure détermine de l'embarras de la tête (le premier jour). Seidel.

15. Pesanteur dans le front avec fréquents élancements fins; toute la tête est en outre comme brisée (le deuxième jour). Ng.

Pesanteur de la tête avec malaise de tout le corps (le premier jour). Seidel.

Douleur sourde dans l'occiput. Woost.

Violente douleur pressive dans le front, comme si tout voulait sortir par là. Woost.

L'après-dînée, mal de tête pressif commençant dans le front, qui s'étend sur toute la tête. Ng.

20. Une pression subite, comme par le bout du doigt, au-dessus de l'œil droit (le sixième jour). Ng.

Une pression subite au-dessus de l'œil gauche, avec la sensation comme si quelque chose s'y remuait à l'intérieur (le sixième jour). Ng.

Sensation de pression dans les tempes se dirigeant vers le front (après vingt minutes). Seidel.

Douleur de serrement dans la partie inférieure de la tête, surtout dans la région frontale et dans les orbites (après un quart d'heure). Seidel.

Le soir, douleur de serrement dans l'occiput (le premier jour). Seidel.

25. Violente douleur compressive dans le milieu de la partie postérieure de la tête (après huit heures). Seidel.

Céphalalgie tensive depuis le vertex jusque dans la mâchoire supérieure, le soir (après vingt-huit jours). Schreter.

Céphalalgie d'abord tensive, puis pressive, se faisant sentir çà et là, le soir (après vingt-cinq jours). Scheter.

Une douleur tensive à la tête, comme si toute la peau était tirée vers le vertex (le premier jour). Schreter.

Céphalalgie, comme si toute la tête était distendue de dedans en dehors, en étant couché dans le lit, surtout quand la tête est enfoncée, plusieurs soirées de suite (après vingt-six jours). Schreter.

30. Accès, le soir, tension sur toute la tête, pendant cinq minutes; ensuite pression tensive sur toute la poitrine; cette même douleur passait dans le sacrum, remontait entre les omoplates, redescendit dans le sacrum, et se dirigea à la fin vers le pied gauche (malade), où elle s'arrêta toute la nuit. En se couchant sur le dos, la nuit, douleur comme si le dos et le sacrum étaient excoriés (après trois jours). Schreter.

Douleur tractive sourde dans la tempe droite (après une demi-heure). Seidel.

Traction crampoïde passant de la tête à travers le globe de l'œil, revenant fréquemment (après quatre heures). Seidel.

Un couple de déchirements douloureux dans le milieu du front (le quatrième jour). Ng.

Déchirement violent au côté, dans l'occiput (le quinzième jour). Ng.

35. De temps en temps, une traction douloureuse subite çà et là dans la tête (le huitième et le neuvième jour). Ng.

Violente céphalalgie lancinante dans la bosse frontale gauche, qui s'étend jusque dans le côté de la tête (le troisième jour). Ng.

Un fort élancement sourd dans la tempe droite, qui s'irradie de tous les côtés (le neuvième jour). Ng.

L'après-dînée, douleur lancinante dans la tempe droite. Trinks.

Vers le soir, douleur lancinante dans la tempe gauche. Trinks.

40. Élancement et déchirement en haut dans le côté droit de la tête. Ng.

Élancement saccadé dans l'occiput et le vertex (après six jours). Trinks.

Élancements passagers dans la tête. Woost.

Le matin, après le lever, élancement et déchirement, douleur d'exulcération et pesanteur dans toute la tête (le dixième jour). Ng.

Violente douleur térébrante à une petite place, à droite, à l'occiput, la nuit (le premier jour). Seidel.

45. Résonnement dans les tempes, le soir (le sixième jour). Ng.

L'après-dînée, en marchant, sensation extraordinaire de chaleur dans la tête et au visage, avec rougeur et sensation comme si la tête allait éclater vers le vertex, angoisse, anxiété et envie de dormir, persistant jusqu'au soir, après s'être couché (le quatrième jour). Ng.

Ardeur dans le front (le premier jour). Seidel.

YEUX. Douleur pressive sur la face supérieure du globe de l'œil gauche (après une demi-heure). Seidel.

Sensation de prurit douloureux dans l'angle interne des yeux (après dix heures). Seidel.

50. Prurit dans l'œil gauche. Ng.

Cuisson dans l'œil droit, qui disparaît par l'action de frotter, après quoi pression comme par du sable dans l'œil; il aperçoit en même temps des bords bleus et rouges autour des objets (le quatrième jour). Ng.

Brûlure violente dans l'angle externe des yeux, le matin. Ng.

En fixant un objet, violente brûlure dedans, avec abondant écoulement de larmes et rougeur du blanc de l'œil (après cinq jours). Ng.

Brûlure dans les yeux, augmentée en les remuant; ensuite élancement dedans, et le blanc se trouve parsemé de vaisseaux rouges (après neuf jours). Ng.

55. Étincelles devant les yeux. Woost.

Dès qu'elle détourne les yeux de son ouvrage et regarde de côté, il apparaît, dans l'obscurité, des taches vertes oblongues, qui la précèdent aussi quand elle marche, se répétant fréquemment (le troisième jour). Ng.

Grande faiblesse des yeux, pendant plusieurs jours. Ng.

Frémissement visible dans la paupière supérieure gauche (le neuvième jour). Ng.

Violentes vulsions dans la paupière supérieure gauche, comme si on la secouait avec violence (le troisième jour). Ng.

OREILLES. 60. Térébration douloureuse et déchirement dans l'oreille droite (le troisième jour). Ng.

Élancement qui pénétrait au-devant de l'oreille gauche et en sortait (le deuxième jour). Ng.

Bourdonnement et déchirement dans l'oreille droite, par accès répétés (après douze jours). Ng.

NEZ. Fréquente sensation de prurit dans les deux narines et à plusieurs endroits de la face (le premier jour). Seidel.

Tranchées passagères dans la pointe du nez (après trois jours). Seidel.

65. Frémissement dans le côté gauche du nez. Ng.

Mouchement de croûtes sanguinolentes à différentes reprises (après quatorze jours). Ng.

FACE. Violente douleur tractive, à gauche, au menton, jusque dans l'articulation de la mâchoire, où il éprouve la sensation comme si on la déprimait en dedans, et qui ne mit cependant aucun obstacle au mouvement. Schreter.

Vulsion dans l'os de la joue gauche jusque dans la bosse frontale (le troisième jour). Ng.

Un déchirement passager dans l'os de la joue gauche, trois fois de suite (le neuvième jour). Ng.

70. Un violent déchirement passager, à droite, dans la mâchoire supérieure, plusieurs jours de suite, le soir, à cinq heures. Ng.

Déchirement fréquent sur une petite place de la joue droite (le sixième jour). Ng.

Déchirement répété dans les deux joues (le sixième jour). Ng.

Déchirement dans la mâchoire inférieure droite (le cinquième jour). Ng.

Déchirement au-devant de l'oreille droite, comme si c'était dans l'os (le cinquième jour). Ng.

75. Élancement pointu intermittent dans la joue droite (le sixième jour). Ng.

Violente douleur térébrante dans l'os malaire droit (après une demi-heure). Seidel.

Vulsion très-souvent indolente ou tressaillement au-dessus de l'œil gauche (après huit jours). Ng.

Sur une petite place de la joue droite, sensation comme si

quelque chose de froid était tombé dessus, avec démangeaison en cet endroit. Ng.

Violente chaleur et brûlure du visage comme du feu, avec rougeur commençant le matin et augmentant, petit à petit, jusqu'à trois heures de l'après-dînée, et se dissipant ensuite lentement vers le soir (le septième jour). Ng.

80. Des bouffées de chaleur brûlante lui montent fréquemment au visage. Ng.

Douleur picotante promptement passagère dans la moitié gauche de la lèvre supérieure et dans les deux joues (après neuf heures). Seidel.

Sensation au côté droit de la lèvre supérieure comme s'il y avait une vésicule. Ng.

Violente vulsion dans la lèvre supérieure. Ng.

DENTS. Un élancement passager dans la gencive supérieure (le neuvième jour). Ng.

85. Brûlure dans toute la gencive avec la sensation comme si elle était gonflée. Ng.

La gencive de la canine droite et la joue de ce côté sont gonflées jusqu'au-dessous de l'œil, et douloureuses quand on y touche. Schreter.

Chatouillement fin et traction dans les dents antérieures (après une demi-journée). Seidel.

Vulsion passagère tantôt dans la racine des dents inférieures droites, tantôt dans celles des gauches, le soir. Ng.

90. Vulsion douloureuse dans une molaire inférieure. Ng.

Déchirement et élancement dans un chicot, le soir. Ng.

Déchirement dans les racines des dents incisives. Ng.

Déchirement dans une molaire saine. Ng.

Arrachement dans les dents tellement violent qu'il ne sait où se mettre, précédé d'une accumulation abondante dans la bouche. Schreter.

95. Odontalgie lancinante. Trinks.

Sensation dans les dents comme si on les rapprochait à l'aide d'une vis (le deuxième jour). Ng.

Sensation dans les dents antérieures comme si elles étaient émoussées (le premier jour). Schreter.

BOUCHE. La langue est couverte de mucosités avec sensation de sécheresse (le quatrième jour). Ng.

La pointe de la langue est douloureuse comme si elle était rongée (après vingt-six jours). Schreter.

100. Un bouton douloureux au côté interne de la joue gauche. Ng.

Sensation de torpeur dans la bouche, le matin, au réveil (le septième jour). Ng.

Le matin, au réveil, sécheresse de la bouche. Ng.

La sécrétion de la salive se faisant convenablement, sensation de sécheresse dans la bouche (après une heure). Seidel.

Le matin, au réveil, bouche muqueuse (après quatre jours). Ng.

105. Goût de terre dans la bouche qui est sèche, avec langue fortement chargée (le dixième jour). Schreter.

Le matin, amertume dans la bouche avec sécheresse au palais (après vingt jours). Schreter.

Mauvaise odeur de la bouche (le deuxième jour). Schreter.

GORGE. Apreté et sécheresse dans la gorge, le matin. Ng.

Apreté subite dans la gorge, qui oblige à renacler, ce qui le diminue un peu, le soir (le quatrième jour). Ng.

110. Douleur au côté gauche, dans la gorge, en avalant (le septième jour). Ng.

L'arrière-bouche est enflammée et douloureuse en avalant (après vingt-quatre jours). Schreter.

En avalant, léger élancement dans le pharynx. Ng.

Manque d'appétit. Woost.

Absence d'appétit; il ne trouve de goût naturel qu'au lait et au pain noir (le premier jour). Ng.

115. Pas d'appétit ; à peine a-t-elle mangé quelques bouchées de viande, qu'elle ressent du dégoût ; du pain noir dur est ce qu'elle goûte le mieux, pendant trois semaines (après quatre jours). Schreter.

Après le dîner, elle a de suite faim, qui se dissipe bientôt sans avoir mangé quoi que ce soit (le premier jour). Ng.

Forte soif (les premiers jours). Ng.

Très-grand désir de bière, pendant huit jours (après six jours). Schreter.

ESTOMAC. Hoquet violent durant longtemps, au point que la poitrine devient douloureuse (le quatrième jour). Ng.

120. Renvois à vide. Ng.

Nausées avec sensation de chaleur brûlante au visage (après une demi-heure). Seidel.

Nausées continuelles avec diminution de l'appétit. Woost.

Envies de vomir et vomituritions (après deux heures). Woost.

Pression dans le creux de l'estomac. Woost.

125. Affadissement dans le creux de l'estomac (après une demi-heure). Woost.

Serrement à l'estomac qui survient en marchant, et que des rapports soulagent ; il se dissipe en mangeant, mais revient au bout de quelques heures, avec sentiment de plénitude dans tout l'épigastre. Woost.

Une sorte d'oppression dans l'estomac, et, en inspirant, sensation d'un élancement qui s'étend lentement, l'après-dinée. Ng.

Resserrement de l'estomac suivi de regurgitation d'eau claire. Ng.

Fouillement dans l'estomac et l'épigastre (de suite après la prise). Ng.

130. Sensation de serrement dans l'estomac (après une demi-heure). Ng.

L'après-dinée, douleurs aiguës (sécantes) dans la région de l'estomac. Trinks.

Élancement dans l'estomac, tantôt à droite, tantôt à gauche (le quatrième jour). Ng.

Gêne et nausées dans l'estomac, avec lassitude et mauvaise humeur. Ng.

VENTRE. Douleur pressive de meurtrissure dans l'hypocondre (après trois quarts d'heure). Woost.

135. En se baissant, plusieurs élancements aigus aux fausses côtes droites, l'après-dinée. Ng.

Douleur de plaie, à l'extérieur, aux deuxième et troisième

fausses côtes, comme après un coup, aggravée par l'attouchement (après une demi-heure). Woost.

Le bas-ventre est plein et distendu, comme par des aliments flatulents (Woost).

Fort ballonnement et distension de l'hypogastre, avec émission de vents, l'après-dînée (le deuxième jour). Ng.

Mal de ventre autour du nombril, et borborygmes dans cette partie (après dix heures). Seidel.

140. Douleur d'étreinte en travers de l'épigastre. Seidel.

Douleur de serrement dans la région ombilicale, avec nausées légères (de suite après la prise). Seidel.

Un sentiment pénible de tension au-dessus du nombril, qui l'empêche de se baisser. Ng.

Tension dans l'hypogastre. Ng.

Douleur tensive dans l'hypogastre et brisement dans le sacrum, comme si les règles allaient venir, le soir. Ng.

145. Traction douloureuse du bas-ventre à travers la région vésicale et les parties génitales, ensuite sur le rectum, suivie d'envie d'aller à la selle. Seidel.

Après avoir mangé, pincement léger dans l'épigastre, plusieurs jours de suite. Seidel.

Pincements autour de l'ombilic, avec ballonnement, presque toute la journée (le huitième jour). Ng.

Pincements dans le ventre, avec selle demi-liquide, pendant les règles. Ng.

Après le déjeuner, mouvements comme de pincement dans le bas-ventre (le premier jour). Seidel.

150. La nuit, tranchées dans le ventre, qui l'éveillent; elles se répétaient encore deux fois jusqu'au matin, suivies de diarrhée, après quoi efforts et brûlure dans l'anus (après trois jours). Ng.

Douleur sécante dans l'épigastre, pendant laquelle les flatuosités s'emprisonnent, sous forme de boules, dans les deux côtés du bas-ventre, l'après-dînée (le premier jour). Ng.

Douleurs incisives dans le côté droit du ventre (après vingt-quatre heures). Woost.

Tranchées brûlantes, excessivement douloureuses dans le côté droit du ventre, le matin (le troisième jour). Ng.

Violentes tranchées dans l'hypogastre, avec selles demi-liquides ; les douleurs ne disparaissent que par l'action de frotter et en réchauffant le ventre, l'après-dînée (le deuxième jour). Ng.

155. Tranchées non fixes dans le bas-ventre, avec besoin d'aller à la selle, suivies de quatre selles diarrhéiques, la dernière avec ténesme et brûlure dans le rectum (le dixième jour). Schreter.

Douleur sécante dans tout le ventre, le soir (le septième jour). Ng.

Tranchées avec frisson, après le souper (après vingt-huit heures). Woost.

Les flatuosités s'accumulent dans l'hypogastre, et il survient une selle très-molle (le deuxième jour). Ng.

Fort gloussement dans le ventre (après huit jours). Ng.

160. Fort grondement dans le ventre, avec expulsion de vents fétides (le quatrième jour). Ng.

Vers le matin, roulement sourd dans le ventre, et bientôt après quelques selles liquides. Trinks.

Expulsion de vents très-fétides, le soir (le premier jour). Seidel.

Emission de vents, plusieurs soirs. Seidel.

Endolorissement dans l'aine gauche, en y touchant et dans certains mouvements du tronc (après huit jours). Ng.

165. Pression déductive dans la région de l'aine droite, comme si une hernie allait se former, de suite après le dîner. Woost.

Violente tension, brûlure et battement dans la région pubienne droite (le septième jour). Ng.

Douleur lancinante dans le flanc droit, en mouchant. Woost.

Violent élancement dans les deux aines, plus fort en inspirant. Ng.

Un déchirement douloureux dans la région pubienne gauche en se levant de son siége. Ng.

SELLES. 170. La selle ne vient pas le premier jour. Ng. Woost.

La selle retarde de quelques heures, sans être dure (les deuxième et troisième jours). Seidel.

Légère constipation (le troisième jour). Seidel.

Selle solide, avec brûlure dans l'anus, pendant plusieurs jours. Ng.

Pendant la selle, qui est très-dure, léger mal de reins (le troisième jour). Seidel.

175. Selle dure, comme des crottes de mouton, s'évacuant seulement avec de violents efforts et de grandes douleurs, au point qu'elle craignait de tomber en défaillance, après brûlure dans l'anus (le septième jour). Ng.

Grand besoin d'aller à la selle, et, après de grands efforts, il ne sort qu'une petite selle dure et beaucoup de vents (le deuxième jour). Ng.

Deux selles liquides (le premier jour). Seidel.

Quatre évacuations d'une eau jaune, suivies d'une autre blanche, comme une bouillie, avec grondement dans le ventre (le quinzième jour). Ng.

Diarrhée, précédée de douleurs dans le ventre (le troisième jour). Ng.

180. Cinq selles diarrhéiques avec brûlure dans le rectum (le trente-troisième jour). Schreter.

Après la selle diarrhéique, tenesme dans l'anus (le quatrième jour). Ng.

Après la selle ordinaire, brûlure de longue durée dans l'anus. Ng.

Après une selle naturelle, mouvements de constriction, qui durent longtemps, dans le rectum. Seidel.

Après la selle ordinaire, froid et tranchées. Ng.

185. Douleur hémorrhoïdale dans l'intérieur de l'anus. Woost.

URINES. La sécrétion d'urine diminuée (le troisième jour). Ng.

Envie d'uriner, le matin (le premier jour). Seidel.

Sécrétion plus abondante d'urine. Schreter.

Il a moins besoin d'uriner, la nuit, qu'avant. Schreter.

190. Elle n'osait se lever la nuit pour uriner, comme elle en avait l'habitude. Ng.

Urine peu copieuse et pâle. Schreter.

L'urine est pâle et a une forte odeur d'ammoniaque (le premier jour). Seidel.

L'urine est d'un jaune foncé et sort en moindre quantité qu'auparavant (le premier jour). Schreter.

L'urine, d'aspect naturel, répand une forte odeur d'iode. Woost.

PARTIES GÉNITALES. 195. Une douleur pressive très passagère dans le cordon testiculaire droit, en urinant. Woost.

RÈGLES. Règles en retard de six jours. Ng.

Les règles retardent de deux jours; elles sont séreuses comme de la lavure de chaire, et les troisième et quatrième il sort beaucoup de caillots; en même temps, mal de ventre. Ng.

Les règles qui coulent deviennent plus abondantes, mais cessent bientôt. Ng.

Les règles avancent de sept jours, mais sont de courte durée et accompagnées de maux de ventre comme d'étreintes. Ng.

200. Leucorrhée en marchant (le cinquième et le onzième jour). Ng.

MUQUEUSE NASALE. Éternuments fréquents (le deuxième jour). Ng.

Saignement du nez (le quinzième jour). Schreter.

LARYNX. Voix rauque (le cinquième jour). Ng.

Apreté dans la gorge qui provoque la toux. Ng.

205. Fréquent toussottement, comme par une irritation dans la trachée-artère (le troisième jour). Ng.

Petite toux sèche, le soir. Ng.

De temps en temps, petite toux, avec douleur pressive dans la poitrine, après avoir marché. Woost.

Toux continuelle, plus forte la nuit, pendant plusieurs jours (après treize jours). Ng.

POITRINE. Resserrement de la poitrine (le troisième jour) Schreter.

210. Dyspnée en marchant, avec agitation et ardeur au visage, pendant les maux de tête (le quatrième jour). Ng.

Endolorissement du sternum en y touchant (le sixième jour). Ng.

Douleur pressive sur la poitrine, surtout pendant le mouvement (le deuxième jour). Seidel.

La nuit, douleur pressive sous le sternum, qui disparaît le matin en se levant (après six jours). Seidel.

Pression sur le sternum. Schreter.

215. Pression sourde par intervalles dans la région du cœur. Ng.

Traction crampoïde et griffement dans la poitrine. Woost.

En toussant et en inspirant, élancements dans la poitrine (après cinq jours). Ng.

Des élancements passent comme des éclairs, des deux côtés du sternum, directement à travers la poitrine. Woost.

Élancement sourd, profondément à l'intérieur, sous l'appendice xiphoïde, qui coupe la respiration (le troisième jour). Ng.

220. En marchant à l'air, un élancement léger sur l'appendice xiphoïde (le troisième jour). Ng.

Douleur de plaie, en avant, dans la poitrine (le troisième jour). Ng.

Brûlure légère au côté droit du sternum. Woost.

Douleur tractive dans les muscles du côté droit de la poitrine (le cinquième jour). Seidel.

TRONC. Brûlure dans le côté droit du cou, pendant le mouvement et à l'attouchement (le quatrième jour). Ng.

225. Tension déchirante dans la nuque, comme si les tendons étaient soulevés, excessivement douloureux et revenant fréquemment (le neuvième jour). Ng.

L'après-dinée, légère douleur tractive le long de la colonne dorsale, qui se changeait en une douleur déchirante, sourde, fixe, dans les articulations des extrémités inférieures, et s'aggravait en marchant. Trinks.

Traction tensive dans les muscles du dos et des lombes, en étant assis (après neuf heures). Woost.

Douleur tractive légère dans le dos, qui sort du bassin, le soir, avant de se coucher. Trinks.

Vers midi, douleurs lancinantes dans le dos. Trinks.

230. Avant midi, douleur de brisement dans le dos et le sacrum ; il lui devient difficile de se baisser et de se remuer ; la douleur s'exaspérait aussi par l'attouchement, ou quand il soustrayait le dos à l'action des rayons du soleil pour se placer à l'ombre, après quoi une sensation désagréable de traction ; la douleur se dirigeait ensuite sur la hanche : dès que cette douleur disparut, elle fut remplacée par une céphalalgie pressive, tantôt dans la partie antérieure de la tête, tantôt dans l'occiput, revenant tous les jours pendant quatorze jours (après dix jours). Schréter.

Douleur dans le sacrum, qui est comme brisé, et en même temps pression dans l'hypogastre, en étant assis (le cinquième jour). Ng.

Douleur au sacrum, surtout dans le repos, plusieurs jours. Seidel.

La nuit, une douleur pressive forte dans la région de la première vertèbre lombaire (après cinq jours). Seidel.

Vers midi, douleur tractive dans le sacrum. Trinks.

235. Le soir, douleur tractive légère dans le sacrum, qui devient, petit à petit, une douleur brûlante dans les articulations de la jambe gauche. Trinks.

Douleur déchirante au sacrum, le matin. Trinks.

Douleur lancinante légère dans le sacrum, vers le soir. Trinks.

Rongement douloureux dans le sacrum, en marchant (le troisième jour). Ng.

Vers le soir, douleur tractive dans la région lombaire gauche. Trinks.

240. Vers le soir, douleur tractive dans le bassin, qui se déplaçait sur les articulations des membres inférieurs et devint lancinante. Trinks.

Vers le matin, douleur tractive dans le bassin et la région lombaire, qui se dirigeaient en haut. Trinks.

Un violent élancement à la crête de l'os iliaque droit, en étant assis. Ng.

MEMBRES SUPÉRIEURS. Le soir, légère douleur déchirante dans les articulations du bras gauche, avec grande fatigue. Trinks.

Le soir, douleur déchirante sourde dans toutes les articulations des membres du côté droit. Trinks.

245. Le soir, en allant se coucher, violente douleur déchirante dans les articulations de l'extrémité supérieure droite, qui s'aggrave dans le lit. Trinks.

Lassitude dans le bras droit comme si toute force vitale y avait cessé ; disparaissant par le mouvement (le neuvième jour). Ng.

Pression sur l'épaule gauche, sur une étendue étroite. Ng.

Quelques déchirements dans l'épaule gauche, puis dans la cuisse gauche. Ng.

Déchirement excessivement douloureux dans les deux épaules, le soir (le septième jour). Ng.

250. Douleur déchirante dans les articulations de l'épaule et du coude droits. Trinks.

Déchirement dans l'articulation de l'épaule droite, jusqu'au milieu de l'avant-bras, la nuit, dans le lit (le septième jour). Ng.

Vers le soir, douleur lancinante dans le creux de l'aisselle droite. Trinks.

Un élancement sourd dans l'articulation de l'épaule droite. Ng.

Douleur lancinante, par intervalles, dans l'épaule droite, l'après-dînée. Trinks.

255. Douleur brûlante continuelle dans l'articulation de l'épaule droite. Trinks.

La nuit, une sensation paralytique douloureuse dans les articulations de l'épaule et du coude gauches (après sept jours). Seidel.

Traction sourde dans l'articulation des coudes. Seidel.

Déchirement dans le coude droit. Ng.

Vers le soir, douleur déchirante dans les articulations du coude, de la main et des doigts du côté gauche. Trinks.

260. En se couchant, douleur déchirante dans les articulations de la main et du coude droits, qui s'aggrave beaucoup dans le lit. Trinks.

Rongement comme dans la moelle du cubitus droit, le soir. Ng.

Déchirement violent dans le milieu de l'avant-bras droit, le soir. Ng.

Déchirement depuis le coude jusqu'au milieu de l'avant-bras, survenant chaque fois qu'on le touche avec le doigt ou quand on l'approche. Ng.

Déchirement tensif dans l'avant-bras comme dans la moelle des os. Ng.

265. Douleur insupportable dans le milieu de l'avant-bras droit, une sorte de déchirement, de tension et de serrement, qui disparaît par le mouvement (après quinze jours). Ng.

Élancement pulsatif à la face interne de l'avant-bras gauche. Ng.

Douleur paralytique dans l'avant-bras droit, le soir (le sixième jour). Ng.

La main et tout l'avant-bras deviennent complétement insensibles, comme paralysés, mais restent chauds et regagnent leur sensibilité par le mouvement (le septième jour). Ng.

La peau, qui était adhérente à une cicatrice de l'avant-bras, se détache de plus en plus (après vingt jours). Schreter.

270. L'ulcère du bras suppurait plus qu'auparavant, surtout la nuit, devient douloureux à l'attouchement et brûle notamment vers le matin ; le bras malade transpirait abondamment la nuit (le premier et le deuxième jour). Schreter.

Déchirement de la face interne de la main droite jusqu'au milieu de l'avant-bras, le soir. Ng.

Douleur brûlante dans l'articulation de la main gauche, le soir. Ng.

Sensation douloureuse, une sorte de brûlure et de tension entre le pouce et l'indicateur de la main gauche, le soir (le huitième jour). Ng.

Les veines des mains et des bras sont fortement gonflées et tendues, avec grand abattement et mauvaise humeur (le neuvième jour). Ng.

275. Douleur de serrement dans le médius droit, qui s'étend jusque dans la main. Ng.

Traction douloureuse dans quelques phalanges des doigts et dans les os du carpe (le premier et le deuxième jour). Seidel.

Déchirement dans tous les tendons des doigts, remontant jusque dans l'avant-bras, en laissant pendre le bras (le deuxième jour). Ng.

Déchirement et battement au côté du pouce gauche (le deuxième jour). Ng.

Vulsion déchirante dans les articulations des doigts. Ng.

280. Rongement douloureux saccadé dans le petit doigt droit. Ng.

Torpeur dans le pouce droit. Ng.

Fort tremblement ou plutôt secousses dans les doigts de la main droite, en les arrosant avec un liquide. Ng.

MEMBRES INFÉRIEURS. Le matin, douleur sciatique tractive, prenant son origine dans les articulations du pied et du genou droits. Trinks.

Le matin, douleur déchirante dans les deux articulations coxo-fémorales et fémoro-tibiales. Trinks.

285. Déchirement violent depuis la hanche droite jusque dans le genou, qui se dissipe en marchant (le quatrième jour). Ng.

Traction très-sensible dans la jambe droite, dans le repos, se dissipant pendant le mouvement, le soir (le premier jour). Seidel.

Traction douloureuse et sensation paralytique dans toute la cuisse droite, en marchant au grand air, se dissipant dans la chaleur et le repos. Woort.

Vulsion dans les jambes et tressaillement de tout le corps, en s'endormant (le cinquième jour). Seidel.

Légère douleur déchirante dans la jambe, se dirigeant de bas en haut, et se perdant dans la région lombaire. Trinks.

290. Le matin, griffement et arrachement dans les deux cuisses, et ensuite un prurit brûlant dans les orteils (après dix jours). Schreter.

Douleur pruriteuse dans la jambe gauche (après vingt-six jours). Schreter.

Douleur paralytique dans les deux jambes, le soir (le sixième jour). Ng.

Le matin, douleur légèrement déchirante, remontant des articulations des genoux à travers le bassin et se perdant dans la région lombaire. Trinks.

Déchirement excessivement douloureux dans la cuisse gauche, comme dans l'os. Ng.

295. Déchirement vulsif dans la cuisse droite, le soir, en étant assis (le sixième jour). Ng.

Élancement vulsif répété dans la cuisse droite, comme dans l'os (le sixième jour). Ng.

Rongement douloureux dans la cuisse gauche, comme dans la moelle de l'os. Ng.

Douleur paralytique dans les cuisses, le soir, en étant assis. Ng.

Lassitude d'abord dans la cuisse droite, puis dans les deux, qui s'aggrave encore le soir dans le lit (le deuxième jour). Ng.

300. Une douleur inexplicable au côté interne du genou droit. Ng.

Douleur sourde dans les articulations des genoux et des pieds, plus forte en marchant et en étant debout. Trinks.

Douleur tractive dans les articulations du genou et du pied droits, vers le soir. Trinks.

Déchirement dans la rotule droite. Ng.

Douleur sourdement déchirante dans les deux genoux et les articulations des pieds, qui augmente en marchant. Trinks.

305. Le matin, violente douleur déchirante dans toutes les articulations de la jambe et du pied gauches, qui devient de la faiblesse dans ces parties. Trinks.

Après minuit, violente douleur déchirante dans les articulations des genoux et du pied gauche. Trinks.

Le soir, douleur lancinante continuelle dans les genoux et l'articulation des pieds. Trinks.

Le soir, à neuf heures, en se couchant dans le lit, brûlure autour du genou et dans l'exostose du tibia (produit par l'abus des mercuriaux). Il s'y joignait plus tard de la céphalalgie, comme si l'occiput était rejeté en dehors, et enfin griffement dans les dents de la mâchoire supérieure gauche; cet ensemble persistait jusqu'à onze heures, heure à laquelle il s'endormit (le deuxième jour). Schreter.

Le soir, en allant se coucher, douleur dans les articulations de la jambe, comme si un fardeau pressait dessus. Trinks.

310. Douleur tractive dans les muscles de la jambe droite, le soir, en se couchant, et continuant toute la nuit. Woort.

Le soir, en se couchant, un griffement pulsatif depuis le genou jusque dans les orteils, qui le tient éveillé jusqu'à minuit; il survient à la fin du prurit dans les orteils et la douleur cessa (le troisième jour). Schreter.

Le soir, fort gonflement du pied et de la jambe gauches (le huitième jour). Schreter.

Fatigue subite des jambes, plus forte dans le repos. Ng.

Sensation de froid glacial, sur un pouce d'étendue, au côté externe du mollet. Ng.

315. Toute la nuit, forte douleur dans le pied, avec chaleur sèche universelle; le lendemain matin, transpiration qui continuait toute la matinée, ce qui le soulageait beaucoup (le sixième jour). Schreter.

Déchirement constrictif douloureux dans le creux du pied droit et ses articulations. Ng.

Déchirement excessivement douloureux dans le talon gauche, le soir, en étant assis. Ng.

Déchirement à la malléole externe droite (le septième jour). Ng.

Douleur lancinante dans le talon gauche, le soir, après s'être couché. Ng.

320. Le gonflement œdémateux (habituel) du pied gauche a presque complétement disparu (le troisième jour). Schreter.

Chaleur et brûlure des pieds, le soir, après s'être couché (le quatrième jour). Ng.

Froid glacial des pieds, le soir (le quatrième jour). Ng.

Torpeur et chatouillement dans le talon droit, avec déchirement dans les orteils. Ng.

Violent déchirement dans l'articulation moyenne du

deuxième orteil; et à sa disparition violent prurit à la racine de l'ongle. Ng.

SYMPTOMES GÉNÉRAUX. 525. Beaucoup de douleurs produites par la strontiane sont pour ainsi dire fugaces, comme une ombre, de telle sorte qu'on sait à peine indiquer l'endroit où elles se font ressentir. Ng.

Les douleurs de la strontiane paraissent surtout avoir leur siège dans les os creux et leur moelle. Ng.

Agit de préférence sur la moitié droite du corps; plusieurs symptômes disent cependant aussi le contraire. Woost.

On se trouve mieux au grand air. Ng.

Avant midi, pesanteur dans tous les membres. Trinks.

530. Sensation de lassitude, de tremblement dans le corps (après deux heures). Seidel.

Grande fatigue et abattement dans tout le corps, déjà le matin dans le lit et pendant presque toute la journée (le neuvième jour). Ng.

Sensation de brisement dans tout le tronc. Woost.

Le matin, grande lassitude. Trinks.

Paresse et abattement dans tout le corps, surtout dans les jambes, le matin. Ng.

535. Le soir, fatigue insupportable. Trinks.

Le soir, grande lassitude avec bâillements fréquents, perte de l'usage des membres du côté droit, étincelles devant les yeux et douleur pressive dans le côté gauche de la tête. Trinks.

Lassitude subite et brisement dans les mollets, comme après une marche prolongée, en étant assis. Ng.

Le soir, sentiment de faiblesse avec paralysie et vulsion dans tous les membres. Trinks.

Le matin, sentiment tremblotant dans les membres, qui devient une douleur sourde. Trinks.

540. Tremblement de tous les membres. Trinks.

Convulsions légères dans la jambe droite. Trinks.

Amaigrissement; tous les vêtements deviennent trop larges. Ng.

PEAU. Prurit insupportable dans la pointe du nez, le soir. Seidel.

Prurit continuel à la pointe du nez. Ng.

545. *Prurit dans la joue droite qui augmente en se grattant.* Ng.

Prurit au menton et au côté droit du cou, que l'action de gratter n'apaise pas. Ng.

Prurit en quelques endroits du visage. Seidel.

Prurit tantôt ici, tantôt là, au cou, à la poitrine, à l'occiput, le soir. Ng.

Prurit entre les omoplates qui, en se grattant, passe à une autre partie. Ng.

350. Prurit à la crête de l'os iliaque droit, que l'action de gratter aggrave. Ng.

Prurit au ventre et à la cuisse gauche, le soir. Ng.

Prurit sur l'épaule droite et au bras, qui augmente en se grattant. Ng.

Prurit sur les avant-bras. Seidel.

Prurit sur la fesse droite; la place brûle quand on s'est gratté. Ng.

355. Prurit le long du tibia. Seidel.

Prurit çà et là sur tout le corps; l'action de gratter fait du bien, mais ne l'enlève pas. Ng.

Cuisson pruriteuse au menton. Ng.

Démangeaison entre les épaules, qui se dissipe en grattant. Ng.

Petites ampoules rouges, non douloureuses, au front. Ng.

560. Un petit bouton rouge, sans douleur, mais saignant au moindre attouchement, au nez. Ng.

Un petit bouton, douloureux quand on y touche, à la lèvre supérieure. Seidel.

Un petit tubercule à la commissure de la bouche, et prurit au menton. Ng.

Un petit bouton rouge, rempli de pus à son sommet, sur la poitrine gauche. Ng.

Sur les jambes, petits tubercules pruriteux de la grosseur d'un pois, dans l'épaisseur de la peau; en même temps, douleur compressive dans le sacrum et la cuisse gauche. Schreter.

565. Petits boutons rougeâtres à l'articulation du pied et

sur le cou-de-pied qui causent un prurit brûlant violent devenant plus fort encore en se grattant, plusieurs jours de suite
(après vingt jours). Schreter.

SOMMEIL. Bâillements fréquents. Ng.

Il reste longtemps sans pouvoir s'endormir, le soir (le neuvième jour). Ng.

Il s'éveille la nuit vers deux heures et reste une heure avant
de pouvoir se rendormir (après sept heures). Ng.

Il s'éveille à tout instant la nuit, mais se rendort bientôt (les
huit premiers jours). Schreter.

370. Il s'éveille au moins vingt fois la nuit à cause d'une
toux sèche, et chaque fois qu'il se réveille il a des vertiges jusqu'à tomber (après quatorze jours). Schreter.

Vers le matin, il se réveille fréquemment d'un bon sommeil. Seidel.

Sommeil agité, plein de rêves. Woost.

Sommeil agité et interrompu par des rêves terribles, après
minuit. Seidel.

Rêvasseries insignifiantes. Seidel.

375. Rêves humiliants. Ng.

Rêves de feu, qui le réveillent en sursaut. Ng.

Rêves pleins de plaisir, elle parle à haute voix durant le
sommeil. Ng.

Le soir, dans un doux sommeil, fréquents sursauts avec
angoisse et tristesse; elle tremble de tous ses membres et ressent de la pesanteur autour de la poitrine (le troisième
jour). Ng.

En s'endormant, l'après-dînée et la nuit, une seule secousse
rapide à travers le tronc, qui la réveille complétement. Woost.

FIÈVRE. 380. Frisson sur le cuir chevelu (après une
heure et demie). Seidel.

Frisson sur la partie supérieure du dos (après trois quarts
d'heure). Seidel.

Avant midi, froid avec frisson. Trinks.

Avant midi, frissonnement (le premier jour). Seidel.

Le soir, frisson secouant (le neuvième jour). Ng.

385. Frisson qui se répand de haut en bas, à partir du sa-

crum, sur la partie postérieure des cuisses, en allant au grand air. Woost.

Sensation de chaleur augmentée dans les mains, avec frissonnement intérieur, et froid aux jambes et aux pieds (après cinq heures). Seidel.

La nuit, chaleur sèche et sans sueur (après vingt-six jours). Schreter.

La chaleur sort du nez et de la bouche, les lèvres sont gercées, la langue sèche, avec soif (le cinquième jour). Ng.

Toute la nuit, sueur abondante (le premier jour). Schreter.

390. Il transpirait abondamment la nuit, et dès qu'il découvrait les pieds il y ressentait à l'instant de la douleur (après huit jours). Schreter.

Fort battement des artères et du cœur. Schreter.

Le nitrate de strontiane, une once, dissous dans une once d'eau, a produit l'accélération du pouls chez les lapins et une forte diarrhée. (*Bulletin des Sciences médicales de Férussac*, vol. VII, p. 111.)

L'hydrochlorate de strontiane est sans action sur les chiens et les lapins à la dose de deux gros; mais quatre gros dissous dans une once et demie d'eau ont produit chez un lapin *le ralentissement du mouvement du cœur, la paralysie des extrémités et la mort*. L'estomac offrit une multitude d'ecchymoses, mais à peine y avait-il inflammation. (Ibid.)

ERYTHROXYLON COCA.

C'est un arbuste fort rameux, ne s'élevant qu'à une hauteur de trois ou quatre pieds, orné de feuilles alternes, ovales aiguës, entières, glabres, membraneuses, marquées généralement de trois nervures longitudinales, et longues d'environ un pouce et demi sur un pouce de largeur. Les fleurs sont petites et groupées sur de petits tubercules qu'on remarque sur les rameaux. Le coca, selon l'observation de Joseph Jussieu, croît abondamment dans la province de Los Yungas, au Pérou. Ses feuilles, qui ont une saveur piquante, sont recueillies avec soin et distribuées dans toutes les mines du pays aux Indiens, qui en font l'exploitation. Ces Indiens ne résistent aux travaux pénibles de cette exploitation qu'en mâchant continuellement ces feuilles avec les condres du Quinva, espèce du genre *cheno-podium*, qui croît et que l'on cultive dans le pays. (*Dictionnaire classique des Sciences naturelles*, etc., par M. Drapiez, Bruxelles, 1858, t. X, p. 252.)

Coca, plante sacrée des Péruviens, qui, dès la plus haute antiquité, fut réservée par les Incas pour les grandes solennités nationales de Capracaini, de l'Intirinain, du Raimican-taraiqui et du Situaraimi; on la brûlait sur les autels du Soleil; quand sa vapeur parfumée montait en colonne légère et se résolvait en nuage sur la tête du sacrificateur, les vœux que l'on adressait à l'astre brillant des jours ne tardaient point à s'accomplir. Elle était encore employée hors du temple, tantôt comme philtre amoureux, tantôt comme panacée à tous les maux, comme remède certain pour le prompt rétablissement des forces abattues. On en usait aussi pour se préserver de commettre des fautes; on en présentait au moribond, et lorsqu'il pouvait en exprimer le jus avec les lèvres ou avec les dents, on était assuré de l'arracher à la mort. Son influence sur le bonheur de la vie était telle qu'un indigène de l'un ou de l'autre sexe, riche ou pauvre, se croit encore aujourd'hui menacé des plus grandes infortunes quand il est privé de la coca; aussi chacun emporte-t-il sur soi certaine quantité contenue dans un sachet qu'il tient pendu à son cou, ou bien attaché à sa ceinture. Les feuilles fraîchement cueillies de cette plante se mêlent avec un peu de terre calcaire ou des semences de quinua (espèce d'ansérine, chenopodium quinoa); on les roule en boule que l'on tient le plus longtemps possible dans la bouche, et on les mâche trois fois par jour, le matin, à midi et le soir. Le malheureux condamné à l'exploitation des mines, ainsi que l'indigent à moitié nu, n'ayant pour toute nourriture qu'un peu de maïs et quelques papars (notre pomme de terre, *solanum tuberosum*); le laboureur au sein de ses rustiques travaux, ainsi que le pâtre suivant ses troupeaux dans les pampas ou déserts, sur les sommets glacés des Andes, supportent leur misère avec patience, oublient leurs fatigues avec joie s'ils ont sur eux quelques feuilles de coca. L'odeur qu'elles exhalent est agréable; tenues dans la bouche, elles entretiennent dans une bienfaisante fraîcheur, tandis qu'elles bercent incontinent de doux et riants mensonges; elles inspirent le plaisir au jeune homme plein de santé, comme elles consolent la vieillesse pesante, comme elles versent un baume salutaire sur les maux qui tourmentent l'infirme désenchanté de tout; elles préservent les dents de la carie et des douleurs, compagnes inséparables de sa marche lente et sourde; elles conviennent au voyageur sans cesse exposé aux intempéries des saisons, aux navigateurs, surtout à ceux qui se hasardent dans les mers polaires. En un mot, semblable à ce Népenthès si vanté par Homère, la coca chasse les noirs chagrins, les soucis dévorants, les craintes inquiètes, elle calme la colère, sèche les larmes cuisantes, dissipe le vague de l'âme qui veut être mieux et n'est jamais bien; elle réconcilie l'homme avec lui-même, elle lui montre l'espérance aux ailes dorées lui tendant les bras; elle déracine jusqu'à l'affreux désir de la vengeance, jusqu'aux tourments de l'envie, et répare tous les désordres que les passions violentes apportent dans l'esprit et le cœur.

Quelle est donc cette plante merveilleuse dont le nom a bravé le torrent des âges, dont la connaissance de ses propriétés et l'emploi se sont conservés malgré les massacres de l'impitoyable conquête, malgré le mélange des étrangers, malgré les changements de tous genres apportés dans la langue, dans les mœurs, dans les habitudes? Quelle est donc cette plante, dont la puissance est plus grande que celle de l'opium si cher aux Orientaux, du bétel que l'Indien mâche continuellement, et du café, l'ami, le soutien du héros de l'Éthiopie? Quelle est donc cette plante, dont la possession est plus douce que celle du suc de dattes avec lequel l'Arabe s'enfonce dans le désert, sans songer aux fatigues qui l'attendent, au manque d'eau, d'ombrage, de retraite; cette plante qu'il faut préférer au tabac, dont tant de gens en Europe se sont fait un besoin, pour le priser, le fumer, le mâcher? C'est un arbuste de la décandrie trigynie et de la famille des malpighiées, que les botanistes appellent *erythroxylum peruvianum*. Il habite les vallées humides des Andes, et se cultive dans un sol frais divisé par sillons. Sa plus grande élévation est de trois mètres; il ne l'atteint qu'à sa cinquième année; mais dès la seconde il fournit trois récoltes de feuilles et est pour le cultivateur d'un long rapport, s'il a soin d'entretenir la fraîcheur du terrain, au moyen de rivulets provenant en tous sens des eaux vives.

La semence que l'on enterre donne naissance à une racine rameuse dont les fibriles délicates s'enfoncent obliquement dans le sol; la tige est forte, couverte d'une écorce blanchâtre, les branches sont droites, rougeâtres, garnies de feuilles elliptiques, alternes, entières, d'un vert comme lustré, munies de stipules, et divisées dans leur centre par trois nervures, dont les deux latérales sont peu visibles. Aux mois d'avril, de mai ou de juin, suivant que la saison des pluies a été plus ou moins prolongée, les fleurs s'épanouissent : elles sont petites, solitaires ou réunies en faisceaux par trois et le plus souvent par cinq, portées sur les petits tubercules dont les rameaux sont garnis, et de couleur jaune et blanche. La corolle est composée de cinq pétales ovales, concaves, à onglet large, mu-

nis d'une petite écaille à leur face interne; dix étamines réunies
en godet à leur base, portées sur des filets de la longueur de
la corolle, avec anthères cordiformes; pistil à six angles; trois
styles terminés chacun par un stigmate capitulé. Le fruit qui
succède aux fleurs est un drupe sec, rouge, oblong, mono-
sperme. On a assuré bien à tort que l'on se servait du noyau
de ce fruit comme monnaie courante, sous le nom de *Muella* :
cette expression désigne seulement la semence de choix.

J'ai dit que la récolte des feuilles de la coca avait lieu trois
fois par année. A chaque cueillette, on les met sécher et l'on
en fait des paquets du poids de trente-six kilogrammes et
demi ou trois arrobas, que l'on transporte dans des paniers
(cestos ou tambores) sur toutes les parties du Pérou. Le dé-
partement de la Paz, dans la république Bolivia, est le pays
qui en expédie le plus; on estime sa récolte annuelle à plus de
quatre cents cestos. Le commerce des deux républiques du
Pérou roule, année commune, sur deux et quatre millions de
piastres que la coca met en circulation.

En soumettant cette feuille à l'analyse, on apprend qu'elle
contient beaucoup de résine, un alcaloïde très-amer et du tan-
nin. (J. Johaston, *Chimie Bilder.*) Ulloa confondait ensemble
le bétel et la coca, qui n'ont aucun rapport entre eux ni d'aspect ni de famille; d'autres avec l'herbe du Paraguay, qui est
une espèce de houx, *flux vomitoria.* (*Dictionnaire pittoresque
d'histoire naturelle,* etc., par Guérin. Paris, 1838, tom. II,
p. 257.)

SOURCES.

G. Muller, *Homœopathische Vierteljahrschrift,* Leipzig, 1856,
   7ᵉ jhg., hft., IV, f. 443-497.
   a. Trente-huit ans, de stature moyenne assez forte, par une
   demi-feuille mâchée, le soir.
   b. Par deux gouttes de teinture, prises le matin.

c. Par cinq gouttes de la teinture, prises le matin, à huit heures.

d. Par dix gouttes, avalées à dix heures.

e. Trente gouttes de la teinture, le matin, à huit heures.

f. Quarante gouttes, le matin, à huit heures.

g. Soixante gouttes, prises à huit heures du matin.

h. Deux feuilles mâchées le matin.

i. Dix gouttes de la teinture, le matin.

R. H., âgé de vingt-six ans, bien portant.

a. Quatre à cinq feuilles mâchées pendant quinze minutes, le matin, à six heures.

b. Deux feuilles mâchées à jeun, le matin, à sept heures.

c. Deux feuilles le matin, à sept heures.

d. Une feuille mâchée à six heures un quart du matin.

e. Cinq feuilles mâchées le matin.

f. Quatre feuilles mâchées le soir, à neuf heures.

g. Deux feuilles mâchées le matin, à sept heures.

D' RAUCH, quarante-cinq ans.

a. Trois gouttes, 2ᵉ dilut. décim., prise le matin, à sept heures.

b. Cinq gouttes, 1ʳᵉ dilut. déc., le matin, à sept heures.

c. Cinq gouttes, 2ᵉ dilut., le matin, à sept heures.

d. Quinze gouttes, 2ᵉ dilut., à six heures du matin.

REICHENBACH, docteur médecin, trente-cinq ans.

a. Dix gouttes, 2ᵉ dil. déc., le matin, à six heures.

b. Ving-cinq gouttes, 1ʳᵉ dil., le matin, à sept heures.

c. Dix gouttes de teinture forte, à six heures du matin.

d. Dix gouttes.

e. Vingt-cinq gouttes à quatre heures du matin.

f. Dix gouttes à onze heures du soir.

g. Dix gouttes, le soir.

h. Vingt-cinq gouttes, le matin.

i. Vingt-cinq gouttes, le matin.

k. Soixante-cinq gouttes avant le dîner.

l. Vingt-cinq gouttes de teinture prises dans la pharmacie de H. Grunir, à Dresde.

m. Soixante gouttes, le matin, id.

KALLENBACH, docteur médecin, vingt-sept ans.

b. Cinquante gouttes de teinture, prises à midi.

HERMINE PEKAREK, âgé de neuf ans et demi.

a. Quinze gouttes, le matin, à jeun.

b. Quinze gouttes, le matin.

c. Quinze gouttes, un quart d'heure après le déjeuner.

PŒPPIG, *Reise in Chili in Peru*, 2. Bd. — Chez les mastica-
teurs de coca, connus sous le nom de coquecos.

TSCHUDI, *Peru*, 2 Band., p. 299 et st. — Id.

J. JOHNSTON, *Chim. Bilder.*

Prof. SCHLECHTENDAL.

PHÉNOMÉNOLOGIE.

MORAL. Excitation nerveuse de nature désagréable. Pœppig.

Humeur irritable avec disposition à se refroidir; le soir, débilité et fatigue (après une nuit passée sans dormir). Reichenbach, *b.*

Excitation et grande gaieté, la nuit; ensuite sommeil,
comme d'habitude. Reichenbach, *g.*

L'imagination est surexcitée : visions merveilleuses, tantôt
sous des formes d'une beauté indescriptible et ravissante,
tantôt sous des figures horribles. Tschudi.

5. Humeur changeante, le plus souvent morose, très-sujet
à se laisser aller à des extravagances. Pœppig.

Elle est plus tranquille que d'ordinaire, fait moins de bruit
et chante peu, prête son attention aux conversations des autres,
même à la dérobée, le soir. Pekarek, *c.*

Aversion pour la société et désire se trouver seule. Tschudi.

Caractère méfiant, indécis, faux et sournois. Tschudi.

Prostration complète des sens. Tschudi.

10. Air stupide, apathique. Tschudi.

TÊTE. Vertige de courte durée, avant midi, en s'asseyant;

et plus tard encore, une fois en se levant de son siège. Muller, *f*.

Vertige léger en marchant avec la sensation comme si la
tête était tirée dans le côté droit, pendant quelques minutes.
Muller, *e*.

Vertige léger, le matin, en allant au grand air; les objets
semblent tourner devant les yeux, pendant une heure.
Rauch, *d*.

Vertige, tout tourne. Reichenbach, *k*.

15. Vertige, le matin, en montant vite un escalier tournant (après deux heures). Reichenbach, *a*.

Vertige, le matin, pendant une demi-heure, s'améliorant
dans le repos et après avoir pris un verre de vin (après deux
heures et demie). Reichenbach, *b*.

Vertige, pression dans l'occiput. Reichenbach, *b*.

Vertige et obnubilation; en marchant, il prend involontairement le pas accéléré, la tête penchée en avant, avec vertige
et crainte de tomber. Reichenbach, *e*.

Pesanteur dans la tête avec tintement d'oreilles, qui persiste à la suite d'une céphalalgie qui avait duré deux heures.
H., *a*.

20. Le matin, à neuf heures, somnolence, lourdeur de la
tête (et, à partir de onze heures, léger mal de tête?). Muller, *c*.

Paresse et embarras de la tête. Reichenbach, *e*.

Embarras de la tête, le matin de bonne heure, se dissipant
en se lavant et après le café. Pekarek, *b*.

L'après-dînée, fatigue avec vertige et mal de tête, surtout
dans le front et l'occiput, avec frisson. Reichenbach, *m*.

L'après-dînée, lassitude, *céphalalgie dans l'occiput; le soir,
insomnie.* Reichenbach, *k*.

25. *L'après-dînée, mal de tête avec frisson.* Reichenbach, *l*.

L'après-dînée, mal de tête (catarrhal) avec froid aux pieds
et besoin pressant d'aller à la selle. Reichenbach, *l*.

Violent mal de tête, immédiatement au-dessus des yeux,
avec fort tintement dans les oreilles. H., *e*.

Mal de tête, le matin, à dix heures, se dissipant après le
dîner. Pekarek, *c*.

Mal de tête assez violent avec sensation de sécheresse dans la gorge et bruissement dans les oreilles (après deux heures). Dès que le mal de tête apparaît, cessent les troubles de la vue et les illusions. H., *a*.

30. En toussant, en poussant pour aller à la selle, chaque fois, une violente douleur profondément dans le côté gauche du front, une sorte de diduction. Kallenbach, *b*.

Mal de tête pressif à droite et dans l'occiput, même à droite dans le front (mais plus faible), avec vertige et froid, l'après-dînée, se dissipant vers le soir. Reichenbach, *k*.

Légère douleur pressive dans la partie antérieure de la tête, toute la journée. Kallenbach, *b*.

Traction dans la tête, comme de grand épuisement; apparition de flammes devant les yeux, par saccades, semblables à des éclairs lointains. Reichenbach, *c*.

Traction dans l'occiput se dirigeant vers les tempes, en essayant de lire, toute l'après-dînée. Reichenbach, *e*.

YEUX. 35. Yeux creux, ternes, entourés de cercles d'un violet brun. Tschudi.

Douleur aux yeux, comme de fatigue. Reichenbach, *e*.

Larmoiement de l'œil droit avec légère rougeur de la conjonctive et des paupières à l'angle interne, le matin, au réveil. Légère sécrétion de mucosité dans l'œil droit et un peu aussi dans le gauche, toute la journée. Muller, *i*.

Grande photophobie avec pupilles dilatées. Tschudi.

Aveuglement momentané, en montant l'escalier, avant midi. Muller, *e*.

40. Taches blanches devant les yeux, de telle sorte qu'en lisant le livre paraissait comme blanc marbré. Reichenbach, *e*.

Pression dans les yeux, apparition de diverses couleurs et étincelles, *se mouvant de haut en bas*. H., *f*.

Légers points noirs voltigeant devant les yeux, à diverses reprises, l'après-dînée, à quatre heures, en lisant. Muller, *f*.

Tête obtuse avec points ignés voltigeant de haut en bas, les caractères du livre se confondent en lisant. H., *e*.

Taches blanches et lignes ondoyantes brillantes devant les

11

yeux avec grande fatigue, en sortant de table, pendant une heure. Reichenbach, *k*.

45. *Scintillement devant les yeux, les caractères se confondent sur le papier*; sensation comme s'il écrivait avec deux plumes; *des points de feu voltigent devant les yeux* (après dix minutes).

Peu à peu sensation comme si quelqu'un battait au-dessus des yeux, et en même temps tintement d'oreilles. H., *a*.

Apparitions de flammes devant les yeux, par saccades, semblables à des éclairs lointains, le matin et *le soir*. Reichenbach, *c*.

OREILLES. En avalant à vide, claquement dans les deux oreilles. Kallenbach, *b*.

Pulsations perceptibles dans les deux oreilles. Kallenbach, *b*.

Chants dans l'oreille gauche, pendant plusieurs jours, se répétant le soir. Kallenbach, *b*.

50. *Bourdonnements d'oreilles*. Kallenbach, *a*.

Fort tintement et bourdonnement dans les oreilles. Kallenbach, *b*.

Fort tintement d'oreilles avec violent mal de tête au-dessus des yeux. H., *a*.

Sensation de torpeur continuelle, l'ouïe restant intacte. Kallenbach, *b*.

En lisant à haute voix dans la chambre, la sensation, comme si les sons poussaient le tympan en dehors, ou bien comme si les sons ne parvenaient à l'oreille qu'en passant à travers un milieu plus dense; en même temps. pulsations et bourdonnement sourd dans les oreilles, avant midi. Le soir, à sept heures, tous les symptômes des oreilles avaient cessé. Kallenbach, *b*.

55. Sensation de torpeur dans les deux oreilles, quoique l'ouïe soit resté intact; en même temps, sensation persistante, comme si un objet devait avancer dans les oreilles, qui produisait la torpeur. Kallenbach, *b*.

Dureté de l'ouïe; tintement comme si les sons arrivaient de bien loin; avant midi. H., *e*.

VISAGE. Douleur pressive dans l'os jugal droit. Reichenbach, *b*.

Bord noirâtre, dégoûtant, autour de la commissure de la bouche. Tschudi.

Odontalgie dans une dent creuse, à midi et le soir. H., *d*.

60. Pâleur des lèvres et de la gencive, et dents vertes, émoussées. Tschudi.

GORGE. Sécheresse dans la gorge et la bouche avec soif, le matin. Rauch, *d*.

Sensation de sécheresse dans la gorge avec mal de tête et bourdonnement des oreilles. H., *a*.

A différentes reprises, sensation comme si le voile du palais était gonflé, qui rend la déglutition difficile; une fois aussi avec titillation à tousser. Muller, *h*.

Le matin, de bonne heure, après un sommeil très-tranquille, *sensation de sécheresse dans la gorge désagréable en avalant, comme si elle était gonflée*; se dissipant au bout de dix minutes. Au bout de deux heures, la même sensation de la gorge avec grattement et gonflement de la luette, obligeant à renâcler souvent et à expuer des mucosités, pendant une heure. Muller, *d*.

65. Sensation très-prononcée de gonflement de la luette, difficulté à avaler; tuméfaction de la luette sans rougeur; l'après-dînée, à cinq heures, et toute la soirée. Muller, *d*.

Le matin, au réveil, douleur en avalant et forte tuméfaction dans la luette. Muller, *d*.

Douleur à la luette, assez violente pendant la déglutition, avec sensation de gonflement devenant très-fort, le soir, avec allongement réel et rougeur de cet appendice et des parties environnantes; elle ne commence à disparaître que le lendemain. Muller, *h*.

DIGESTION. *Grand appétit*; il mange beaucoup, à midi. Muller, *b*.

De bonne heure, désir de prendre des aliments, dans la matinée, nonobstant le ballonnement du bas-ventre dans la région épigastrique, comme si l'estomac était surchargé. Rauch, *b*.

70. Faim canine subite ; notamment désir de viandes, contre son habitude. Pœppig.

Il se rassasie promptement à midi, quoiqu'il ait grand'faim et bon appétit. Muller.

A midi, pas de faim, comme d'ordinaire, *nonobstant cela il mange beaucoup et avec appétit.* Muller, a.

Inappétence, goût muqueux. Reichenbach, e.

Perte de l'appétit. Pœppig.

75. Inappétence, il se rassasie promptement, langue chargée, goût muqueux, fièvre légère. Reichenbach, k.

Pas d'appétit, à midi, surtout répugnance de la viande. Reichenbach, e.

Tantôt aversion pour tous les aliments, tantôt faim canine et désir de viandes. Pœppig.

Goût de musc dans la bouche. Reichenbach, d.

L'eau a un goût de brûlé. Reichenbach, i.

80. Arrière-goût métallique après les gouttes prises ; le beurre a un goût de hareng, le matin. Reichenbach, k.

Renvois muqueux. Reichenbach, c.

Forts renvois bruyants sans saveur et sans malaise dans l'estomac, le matin. Muller, c.

Quelques renvois, après son café. Rauch, a.

Renvois ayant le goût des feuilles mâchées le matin, le soir. H., e.

85. Légers renvois après le dîner. Rauch, b.

Avant midi, forts renvois d'air, presque tous les quarts d'heure, sans goût et plénitude dans l'estomac ; en même temps fréquents bâillements, et en étant assis somnolence. Muller, c.

Le matin, au réveil, goût désagréable dans la bouche ; son appétit n'est point comme d'habitude ; rapports et plénitude dans l'estomac avec besoin continuel de roter, pendant trois heures ; il mange avec appétit, à midi ; mais, immédiatement après, ballonnement de l'estomac et renvois continuels. Muller, g.

Inappétence, envie de vomir, forte soif avec lourdeur des jambes, comme s'il y avait du plomb. H., e.

Le matin, bruit obtus dans la tête, une sorte de gémissement de chat, inappétence, langue chargée et mauvais goût dans la bouche. H., f.

90. Diarrhée et perte de l'appétit; l'après-dinée, *céphalalgie dans l'occiput avec disposition à avoir froid et fièvre légère;* sommeil réparateur, le soir. Reichenbach, k.

Violent vomissement d'un liquide muqueux, le soir, avec arrière-goût des feuilles. H., e.

Violentes nausées, deux vomissements avec arrière-goût des feuilles, la nuit. H., a.

Fortes nausées après le déjeuner; à midi, pas d'appétit. Le soir, deux forts vomissements de masses mucoso-aqueuses, sans goût amer ni acide, mais suivis de saveur très-prononcée des feuilles mâchées, le matin. H., a.

Dyspepsie, renvois insipides, nausées, grande fatigue. Reichenbach, k.

95. Dyspepsie et selle liquide. Reichenbach, k.

Symptômes bilieux, constipation opiniâtre, jaunisse, maux de tête, faiblesse, amaigrissement. Pœppig.

Accidents gastriques chroniques. Tschudi.

(La digestion se fait avec énergie.) Schlechtendal.

Tous les symptômes disparaissent après le dîner (grouillement, borborygmes, renvois, oppression de la poitrine et points de côté). Rauch, a.

100. Après le dîner, disparition du mal de tête. Pekarek.

ESTOMAC. Ballonnement de l'estomac avec dyspnée, le matin, au réveil. Muller, f.

L'après-dinée, plénitude extraordinaire dans l'estomac, le bas-ventre et la poitrine, renvois abondants, nulle envie de travailler; selle normale. Muller, a.

A midi, sensation particulière de vacuité dans l'estomac et le ventre; en marchant, de suite, une sensation de resserrement dans l'estomac, et à gauche, tout près, une douleur à peu près comme un point de côté (dans la rate). Muller, c.

Après avoir beaucoup mangé à midi, plénitude dans l'estomac. Muller, c.

VENTRE. 105. Forte distension du ventre avec constipation. H., *c.*

Ballonnement du ventre avec constipation et à la fin une selle dure. H., *g.*

Ballonnement et tension du ventre (tympanite). Rauch, *b.*

Dans la matinée, à dix heures, bruit particulier dans le ventre avec sensation de vacuité, faim et points dans la rate. Muller, *c.*

L'après-dinée, à cinq heures, en marchant, violents élancements dans la rate, une douleur réelle, qui rend la marche pénible, sous les première et deuxième fausses côtes gauches; se dissipant au bout de dix minutes. Müller, *d.*

110. Au début de la marche, la même douleur sous les côtes gauches, pendant cinq minutes. Nuller, *d.*

Mal de ventre, surtout dans le jéjunum et l'iléum, cessant pour quelque temps en mangeant de la soupe chaude et en comprimant, à diverses reprises, la région épigastrique (le troisième jour). Rauch, *d.*

Légères tranchées dans l'intestin grêle; douleur sécante, tiraillante, rongeante, sans borborygmes, le matin, à six heures jusqu'à onze heures, apaisée en marchant vite (le troisième jour). Rauch, *d.*

Mal de ventre, recommençant le matin, aggravé après avoir pris du café, se dissipant le soir, à cinq heures, après avoir bu une gorgée de bière froide (le cinquième jour). Rauch, *d.*

Mal de ventre renouvelé après une tasse de chocolat, le soir, avec envie d'aller à la selle; elle vient en petite quantité et dure, avec sensation de paralysie du sphincter. Le mal de ventre devient plus fort, sous forme de coliques, avec lassitude, envie de dormir, bâillements fréquents et pâleur du visage. Pouls à soixante-seize pulsations, un peu mou. Le soir, vers neuf heures, il est obligé de se coucher (le cinquième jour). Rauch, *d.*

115. Violent mal de ventre, avec borborygmes, comme par des flatuosités, ballonnement du ventre, diminué par une émission fréquente de vents inodores (le quatrième jour). Rauch, *d.*

Borborygme et grouillement dans l'iléon, passant déjà au bout de dix minutes dans le colon droit ascendant et descendant (Rauch, après vingt minutes), pendant toute la journée (après quatre heures). Rauch, *a*.

Borborygmes dans le bas-ventre comme par des flatuosités avec renvois, sans saveur ni odeur (après deux heures et demie). Rauch.

Envie continuelle d'émettre des vents, sans qu'il en sorte (après quarante-quatre heures et demie). Rauch, *d*.

Émission de vents et envie d'aller à la selle. Rauch.

SELLES. 120. Selle irrégulière. Constipation avec dérangements dans le bas-ventre. H., *a*.

Constipation, pendant quarante et une heures. H., *a*.

Le matin, à l'heure habituelle, nul besoin d'aller à la selle; pas d'évacuation alvine, de toute la journée, nonobstant toutes les peines; le soir seulement, vers onze heures, réveil par de violentes envies d'aller à la selle et une évacuation abondante, solide. H., *a*.

Envie d'aller à la selle, l'après-dinée, avec mal de tête et froid aux pieds. Reichenbach, *l*.

L'après-dinée, *envie d'aller à la selle*, non suivie de diarrhée et sans aucune autre incommodité. Reichenbach, *m*.

155. Selle peu copieuse, dure, suivie d'une sensation de paralysie du sphincter (le quatrième jour). Rauch, *d*.

Contre son habitude, deux fois dans la journée, une selle normale. Muller, *f*.

Selle plus molle et de meilleure heure que d'ordinaire, le matin; après et pendant trois minutes, il éprouve encore le besoin d'aller à la selle, sans que rien sorte (après une heure). Rauch, *a*.

Selle molle de couleur normale (après une heure et demie). Rauch, *a*.

Il agit comme lénitif (favorise la selle). Tschudi.

150. Diarrhée, une fois, le matin. Reichenbach, *k*.

Deux selles diarrhéiques, sans autres incommodités. Reichenbach, *k*.

URINES. Urine d'un brun foncé. H., *a*.

Urine peu abondante et d'un brun foncé. H., *g*.

(L'incontinence d'urine nocturne habituelle cesse.) Pecke-rek, *a*.

ORGANES RESPIRATOIRES. 135. Éternument, à plusieurs reprises (après trois quarts d'heure). Rauch, *a*.

Pendant le jour, en fumant, fréquemment une titillation dans le larynx qui provoque une petite toux sèche. Kallen-bach, *b*.

Dans la trachée et le larynx, forte titillation et excitation à tousser, l'après-dînée, pendant une heure (après vingt heures). Rauch, *d*.

L'après-dînée, à plusieurs reprises, irritation dans la gorge qui fait tousser. Muller, *b*.

Toux sèche, fréquente, le soir, dans le lit, comme dans le catarrhe des voies respiratoires (après vingt heures). Rauch, *a*.

140. Excitation à tousser dans le larynx, l'après-dînée, en étant tranquillement assis dans la chambre, se dissipant petit à petit, après vingt à vingt-cinq accès de toux (après cin-quante-huit heures). Rauch, *d*.

Le matin, toux avec excrétion d'un mucus visqueux, épais, blanc, jaunâtre, comme dans le catarrhe chronique des pou-mons, et en même temps sécheresse dans la gorge et la bouche avec soif (après deux jours). Rauch, *d*.

La respiration est plus facile en marchant vite et en mon-tant. Muller, *b*.

Grande agilité en montant et en courant dans les hautes montagnes, sans la moindre gêne dans la respiration. Tschudi.

Oppression de la poitrine. H., *a*.

145. *Oppression de la poitrine* avec sentiment de plénitude dans la région épigastrique et mésogastrique (après deux heures et demie). Rauch, *b*.

Oppression sur la poitrine, dans la matinée. Muller, *a*.

Oppression sur la poitrine, probablement par suite des forts battements du cœur. H., *b*.

Pesanteur sur la poitrine, qui oblige fréquemment à faire de profondes inspirations, qui n'est ni douloureuse ni désagréable, en marchant et en montant les escaliers. Muller, *c.*

Pesanteur presque douloureuse sur la poitrine et besoin continuel de faire de profondes inspirations, le soir, en étant assis, sensation comme si le poumon était distendu. Même dans le lit, il éprouve encore de la difficulté à respirer, des battements de cœur et une lassitude non désagréable de tout le corps, comme après un grand effort. Muller, *e.*

Pesanteur particulière sur la poitrine et dyspnée, le soir, à sept heures, en marchant lentement: en même temps, à droite, près de la luette, sur une petite place, douleur manifeste en avalant, comme si elle était excoriée et gonflée. Muller, *e.*

150. Pesanteur sur la poitrine et dyspnée, dans la matinée, en marchant; quelquefois une pression douloureuse réelle sur la poitrine, mais qui agit peu sur la respiration. Muller, *h.*

Dyspnée et pression sur toute la poitrine avec tendance continuelle à inspirer profondément, dans l'espoir de faire cesser la gêne; toute la matinée. Muller, *f.*

Dyspnée, surtout en montant, dans la matinée. Muller, *a.*

Respiration difficile, irrégulière, suspirieuse, le soir, en écrivant, à son insu. Pekarek, *a.*

Élancements passagers dans le poumon gauche, de la troisième à la sixième côte, augmentés en inspirant profondément (après deux heures). Rauch, *a.*

EXTRÉMITÉS. 155. Une paralysie douloureuse, inconnue, dans les quatrième et cinquième doigts de la main droite, surtout en l'ouvrant et en la fermant, sans endolorissement à l'extérieur, toute la journée. Muller, *d.*

Paralysie et douleur dans les cinquième et quatrième doigts, et dans les muscles correspondants du bord de la main (abductor digit., min., etc.); en pressant dessus, endolorissement profondément dans les chairs, comme après un coup ou un violent effort; pendant deux jours (le troisième jour). Muller, *d.*

Le matin, en s'éveillant, douleur dans les muscles de l'avant-bras droit du côté du radius, pendant le mouvement et en pressant dessus, comme après un violent coup; la douleur persistait pendant toute la journée et encore le lendemain, mais moins vive; elle devenait très-violente le premier jour, exactement comme si la partie devait être rouge et bleue, quoiqu'il n'y eût rien à voir. Muller, *g*.

Grande lourdeur des pieds, pendant les nausées. H., *e*.

(Douleur tractive déchirante particulière dans le gros orteil droit, se manifestant pendant le jour et même subitement dans la nuit, sans la moindre gène dans les mouvements de l'orteil et en marchant, et qui à la pression extérieure n'aggrave ni ne diminue.) Muller, *g*.

160. (Petits boutons rouges sur la face interne des cuisses et dans les jarrets, causant un prurit à faire gratter, la nuit. H., *g*.

CIRCULATION. Battements du cœur, le soir, dans le lit. Muller, *e*.

Battements du cœur, pendant six à dix minutes, dans la matinée, provoquant de la pression dans la poitrine. H., *b*.

Grande anxiété et forts *battements du cœur,* avec sueurs abondantes, le soir, dans le lit. H., *f*.

Pouls faible, accéléré, petit, un peu mou, toute la journée (après cinq et huit heures). Rauch, *a*.

165. Pouls mou, soixante-seize pulsations, avec mal de ventre, envie de dormir, pâleur de la face (après quarante-quatre heures). Rauch, *d*.

Fièvre et débilité, l'après-midi, que le vin améliore. Reichenbach, *e*.

Fort battement des artères temporales avec chaleur et insomnie, la nuit, dans le lit. Reichenbach, *b*.

SOMMEIL. Dans la matinée, pendant la marche, fréquents bâillements sans fatigue. Muller, *f*.

Sentiment de lassitude et somnolence, le matin (le deuxième jour). Rauch, *d*.

170. Grande fatigue, dans la matinée, avec douleur aux yeux. Reichenbach, *e*.

Envie extraordinaire de dormir, le matin; les yeux se ferment en écrivant. Reichenbach, *e*.

Grande envie de dormir et mal de tête, avant midi, dans une chambre froide ; disparaissant de suite au grand air. Muller, *g.*

Somnolence accablante, pendant le dîner, pendant une heure (après une nuit passée presque tout entière dans l'insomnie). Reichenbach, *e.*

Grande envie de dormir, l'après-dînée, à cinq heures. Muller, *c.*

175. Envie de dormir de bonne heure, le soir. Pekarek.

Le soir, grande fatigue. H., *e.*

Sommeil profond et prolongé, toute la nuit. Reichenbach, *l.*

Sommeil très-profond et long avec rêves vifs. Muller, *c.*

Envie de dormir, le soir, sans pouvoir s'endormir tard dans le lit. Reichenbach, *e.*

180. Nonobstant la somnolence passagère, il reste éveillé dans le lit, jusqu'à quatre heures du matin, puis sommeil tranquille jusqu'à sept heures. Reichenbach, *f.*

Envie de dormir, le soir de bonne heure, sans pouvoir s'endormir dans le lit, à cause de gaieté, chaleur et fort battement des artères temporales ; jusqu'à minuit (après douze heures). Reichenbach, *b.*

Envie de dormir et fatigue, toute la journée, que l'usage du café diminue pendant une heure et demie ; ce n'est qu'avec la plus grande peine qu'il sait vaquer à ses occupations (la bière reste sans action) ; en se couchant de bonne heure, le soir, insomnie avec afflux d'idées et horripilation, de sorte qu'il se levait vers onze heures et travaillait, étant parfaitement éveillé, jusqu'à deux heures du matin ; seulement une douleur pressive dans les yeux l'obligeait à s'arrêter de temps en temps ; puis sommeil tranquille. Reichenbach, *e.*

Insomnie, mais désir de travailler toute la nuit. Reichenbach, *g.*

Après une demi-heure de sommeil dans le lit (de dix à dix heures et demie du soir), il est complètement éveillé et bien disposé ; mais en même temps frissonnement et vertige, avec fièvre, afflux d'idées et de chagrin ; insomnie jusqu'à deux heures, puis sueur, repos et sommeil. Reichenbach, *k.*

185. Agitation, jactation dans le lit, la nuit; il lève fréquemment les bras, les place sous la tête et parle indistinctement durant son sommeil. Pekarek, *b*.

Grande agitation, malaise et insomnie dans la nuit. Pœppig.

Insomnie chronique. Pœppig.

Sommeil agité avec réveil fréquent, rêves lourds et sueur continuelle. H., *f*.

Vulsions subites, sursauts et réveil pendant sa méridienne. Muller, *f*.

190. Elle s'éveille difficilement de son sommeil, ayant les yeux hagards, les pupilles dilatées et tout étourdie. Pekarek, *b*.

Il s'éveille de bonne heure. Reichenbach, *k*.

SYMPTOMES GÉNÉRAUX. Il se sent fort et dispos, toute la journée, quoiqu'il ait peu dormi la nuit précédente. Reichenbach, *f*.

Il est très-frais et éveillé, disposé à marcher, dans le courant de la matinée. Muller.

Il se sent extraordinairement bien, éveillé et disposé au travail, toute la matinée, nonobstant ses travaux de la nuit précédente jusqu'à trois heures du matin. Reichenbach, *d*.

195. Facilité à respirer, *sentiment de fraîcheur et de force de tout le corps*, il prend grand plaisir à marcher vite et loin, *nonobstant la forte chaleur et le soleil*; dans la matinée. Muller, *c*.

Grande agilité en montant et en courant dans les hautes montagnes, sans aucune gêne du côté des organes respiratoires. Tschudi.

Grande force corporelle; il endure les fatigues nonobstant la mauvaise alimentation et le peu de sommeil. Tschudi.

Lassitude, toute la journée, moindre le soir. Reichenbach, *k*.

Grande lassitude et paresse dans les premières heures de la matinée, après un bon sommeil, la nuit. Muller, *e*.

200. Il est excessivement paresseux, fatigué, très-disposé à dormir, et bâille fréquemment, toute la matinée. Muller, *i*.

Grand abattement toute la journée. Reichenbach, *g*.

Grande inquiétude, toute la journée bourdonnement dans les oreilles et scintillement devant les yeux. H., *e.*

Il est promptement rassasié sans ressentir le besoin de prendre de la nourriture, pendant fort longtemps. Tschudi.

En se livrant à un travail lourd nécessitant de grandes forces, il éprouve un léger besoin de prendre de la nourriture. Tschudi.

205. (Remède nutritif et calmant, notamment contre la faiblesse de l'estomac et les constipations qui en résultent, coliques et souffrances hypocondriaques.) Schlectendal.

Marche incertaine, chancelante ; peau flasque de couleur gris jaune ; yeux creux, ternes, entourés de cercles profonds d'un brun violet ; lèvres tremblotantes, conversation incohérente ; air stupide, apathique. Tschudi.

Transpiration excessivement désagréable, haleine fétide, lèvres et gencives pâles, dents émoussées, vertes et un bord noirâtre dégoûtant autour de la commissure des lèvres. Tschudi.

(Ralentissement de l'assimilation, diminution et préservation de la perte naturelle des tissus, qui accompagne chaque effort corporel.) Johnston.

Une sorte de chlorose, teint plombé de la peau, insomnie. Pœppig.

210. Gonflements œdémateux, plus tard hydropisie du ventre (ascite), douleurs dans les membres qui s'apaisent en peu de temps dès que des bubons se développent ; dépérissement général et mort. Pœppig.

Ils vieillissent de bonne heure ; idiotisme dans l'âge sénile. Tschudi.

Ils restent accroupis dans le coin de l'appartement avec yeux hagards, fixés à terre, mouvements automatiques des mains et quelques sourds gémissements. Tschudi.

RHODODENDRON CHRYSANTHUM.

Andromeda Gmelini. — *Rose de Sibérie, rose de neige de Sibérie, rosage à fleurs jaunes.* — *Sibirische schneerose, gichtrose, alpenrose.* — *Rosages,* Juss.; *décandrie monogynie,* L.

Le rosage à fleurs jaunes croît sur les hautes montagnes (dans les lieux les plus froids) de la Sibérie, de la Davourie, du Kamtschatka, etc. C'est un petit arbuste rameux, haut de six décimètres au plus, à branches étendues, brunes, glabres; feuilles diffuses, pétiolées, oblongues, aiguës, conéiformes à leur base, entières et recourbées sur leurs bords, fortement veinées, coriaces, glabres, pâles et presque roussâtres en dessous, un peu rudes et d'un jaune clair en dessus, semblables aux feuilles du laurier; fleurs à pédoncules longs, campaniformes, grandes, d'un beau jaune d'or, au nombre de huit ou de dix, en panicules terminaux, en bouquets. L'odeur des feuilles est faible, ressemblant à celle de la rhubarbe; leur saveur est amère, aigre, astringente, un peu âcre; elles paraissent contenir un principe stimulant et narcotique. Bourgeons de fleurs ferrugineux, duvetés; semences très-petites. Les habitants de la Sibérie appellent cet arbuste chei ou thé, puisqu'ils en boivent une infusion légère, comme nous nous servons du thé. Les peuples de ces climats s'en servent pour réparer leurs forces, et contre les douleurs rhumatismales et goutteuses.

Les feuilles sèches servent à faire de la teinture, qu'on porte jusqu'à la trentième puissance, qui est la plus convenable pour l'usage de la médecine homœopathique.

Le camphre est un antidote efficace de quelques symptômes produits par le rhododendron; le rhus radicans éloigne beau coup d'accidents déterminés par de fortes doses et nommément les affections douloureuses des extrémités, et la clematis erecta lève celles des testicules.

Il est à remarquer que les symptômes font fréquemment des poses indéterminées, tantôt courtes (de deux à trois jours), tantôt ayant une plus longue durée (de douze jours), pendant lesquelles on n'observe presque rien, et reparaissent ensuite pour plusieurs jours, surtout par un temps couvert et pluvieux.

Les symptômes se développent pour la plupart le matin, plusieurs aussi l'après-dinée et dans la soirée.

La durée d'action des doses modérément fortes se prolonge plusieurs semaines (trois ou quatre).

Le rhododendron se montrera surtout efficace dans les cas morbides dans lesquels existent un ou plusieurs des symptômes suivants :

Indifférence avec répugnance pour le travail; vertige tourbillonnant, tête entreprise, le matin; douleur tiraillante, pressive, dans la région frontale et temporale, s'étendant plutôt dans les os; *maux de tête, que l'usage du vin augmente;* prurit sur le cuir chevelu, le soir; ardeur et sécheresse dans les yeux; otalgie; *obstruction du nez, surtout dans le fond de la narine gauche, le matin;* douleur tiraillante, déchirante dans les dents molaires, provoquée par un temps trouble et pluvieux; avec bon appétit, prompt rassasiement; douleur pressive dans le creux de l'estomac avec respiration courte; *une sorte de point de côté* (Milzteches) *dans l'hypocondre gauche;* douleurs de diverses natures dans le bas-ventre, provoquées par le déplacement des flatuosités; *retard des selles, avec envie présente; les excréments, de qualité naturelle ou mous, ne sortent qu'en faisant de grands efforts; tendance à avoir des évacuations alvines en bouillie ou liquides;* prurit, sueur et *corrugation du scrotum, sensation d'écorchure entre les parties génitales et les cuisses;* testicules tuméfiés, durs; *douleur de meurtrissure et tiraillement dans les testicules;* urine abondante, de mauvaise odeur; apparition du flux menstruel supprimé; coryza et autres incommodités catarrhales: serrement de poitrine; *douleurs rhumatismales tiraillantes dans les muscles du cou et de la nuque; douleurs fouillantes, tiraillantes (goutteuses, rhumatismales), dans les extrémités,* surtout dans les os des avant-bras, des mains, des jambes et des pieds; *aggravation ou apparition des douleurs pendant le repos, surtout la nuit; aggravation ou réapparition des douleurs par un temps trouble, rigoureux* et à l'apparition d'un orage; *fourmillement et prurit* à quelques parties des membres; faiblesse, sensation de paralysie dans quelques membres; sommeil profond avant minuit; *sommeil du matin interrompu* par des douleurs et de l'agitation dans le corps; augmentation de la chaleur dans les mains.

Loeffler rapporte que ce moyen est surtout approprié aux personnes froides, flegmatiques, et Murray soutient qu'il convient plutôt aux hommes robustes et forts; Kœlpin admet aussi qu'il agit d'une manière plus prompte dans des constitutions robustes, mais plus lentement chez les personnes âgées, délicates et faibles; l'action ne se ferait ressentir ici qu'après plusieurs jours. Les passions vives, la colère surtout, contrarient l'action du remède.

SOURCES.

Les observations suivantes ont été faites, autant que possible, sur des personnes bien portantes, d'âge, de sexe, de constitution et de tempéraments différents, de même qu'à des époques diverses de l'année.

E. Seidel, docteur, *Beitræge zur reinen Arzneimittellehre, von Dr C. Hapf,* Bd. I, p. 22. Leipzig, 1836. Il expérimenta le médicament sur lui-même, et trois autres, o... et *Sch.*

　　Seidel. 1. Dix gouttes de la teinture, le matin. 2. Vingt gouttes, le matin. 3. Vingt gouttes, le soir. N° 6, 7, 55, 42. 45, 46, 60, 88, 89, 90, 91, 100, 101, 104.

108, 111, 116, 117, 118, 119, 125, 128, 150, 152,
147, 150, 155, 156, 162, 171, 175, 177, 195, 204,
209, 210, 219, 222, 227, 258, 242, 245, 247, 248,
250, 251, 256, 258, 260, 261, 262, 271, 272, 279,
285, 286, 288, 290, 510, 511, 515, 516, 522, 525,
324, 328, 529, 555, 535, 536, 540, 544, 545, 546,
347, 548, 549, 550, 551, 552, 559, 565, 368, 571,
575, 575, 576, 577, 578, 580, 581, 382, 384, 588,
589, 590, 598, 401, 402, 405, 407, 410, 418, 424,
426, 427, 429, 431, 456, 438, 459, 440, 443, 444,
449, 455, 458, 460, 465, 466, 469, 470, 475, 477,
480, 481, 482, 486, 487, 494, 495, 496, 497, 498,
502, 506, 507, 510, 512, 517, 518, 521, 528, 529,
533, 536, 538, 543, 544, 546, 547, 548, 549, 551,
555, 554, 556, 557, 558, 559, 565, 564, 568, 570,
577, 578, 585, 585, 586, 589, 590, 595, 595, 597,
606, 614, 617, 629, 651, 654, 655, 637, 639, 655,
656, 660, 664, 667, 668, 669, 671, 679.

o. 1. Dix gouttes le matin. 2. Vingt gouttes le matin.
Nᵒˢ 168, 187, 189, 198, 206, 265, 317, 358, 416, 461,
464, 472, 552, 574, 663.

a. Dix gouttes le soir. Nᵒˢ 14, 16, 56, 95, 124, 154, 160,
161, 169, 178, 181, 194, 251, 265, 294, 514, 527,
554, 379, 475, 500, 579, 581, 650.

Sch. Vingt-quatre gouttes le matin. Nᵒˢ 55, 48, 55, 62,
149, 214, 358, 465, 474, 552, 662, 675.

Dʳ Wahle, ibid., prit de cinq à trente gouttes de la teinture.
Nᵒˢ 15, 31, 52, 54, 59, 40, 44, 47, 56, 67, 68, 74,
81, 82, 84, 85, 92, 95, 94, 106, 107, 115, 126, 129,
151, 156, 144, 145, 154, 172, 185, 190, 191, 192,
195, 217, 250, 255, 268, 269, 274, 276, 277, 284,
289, 295, 296, 297, 298, 299, 500, 501, 502, 505,
306, 521, 550, 551, 552, 537, 542, 564, 565, 566,
567, 591, 592, 595, 400, 404, 405, 406, 409, 417,
420, 428, 430, 452, 435, 446, 447, 450, 451, 452,
456, 462, 482, 485, 488, 499, 503, 508, 509, 527,
550, 551, 555, 557, 559, 542, 545, 555, 561, 569,

571, 576, 588, 618, 621, 636, 638, 640, 642, 643, 648, 658, 659, 661.

HONKE, ibid., médecin militaire, prit d'abord six gouttes (1), ensuite deux fois douze gouttes (2, 3), puis vingt-quatre gouttes le matin et douze gouttes le même soir (4); et à la fin encore deux fois de la 6e dilution, d'abord dix gouttes (5); puis vingt gouttes le matin, 6. Nos 8, 9, 58, 64, 69, 71, 85, 87, 96, 97, 98, 105, 112, 114, 120, 121, 122, 123, 125, 142, 157, 158, 167, 170, 184, 186, 205, 207, 215, 218, 219, 220, 241, 246, 249, 259, 267, 275, 280, 281, 282, 283, 291, 308, 309, 312, 323, 333, 334, 335, 360, 361, 372, 386, 408, 418, 421, 422, 423, 442, 448, 454, 455, 471, 476, 478, 485, 524, 526, 554, 550, 560, 562, 573, 587, 591, 616, 619, 622, 628, 649, 652, 657.

HERZOG, ibid., candidat en médecine, prit, à la première expérience, dix gouttes de la teinture (1); à la seconde, quinze gouttes (2); à la troisième, vingt gouttes (3); à la quatrième, trente gouttes (4); à la cinquième, cinquante gouttes (5); à la sixième, une goutte de la 3e dilution (6). Nos 17, 35, 37, 38, 41, 43, 49, 50, 52, 54, 55, 57, 59, 66, 70, 75, 77, 99, 102, 103, 109, 133, 135, 137, 138, 140, 145, 146, 159, 163, 166, 187, 188, 196, 208, 223, 228, 229, 236, 237, 240, 243, 244, 253, 257, 266, 307, 313, 320, 326, 341, 356, 357, 362, 374, 383, 385, 387, 394, 396, 397, 437, 459, 467, 468, 479, 489, 490, 491, 492, 493, 501, 504, 505, 513, 514, 516, 519, 520, 522, 523, 565, 566, 572, 575, 582, 592, 596, 611, 632, 633, 645, 646, 647, 666, 670.

HELBIG, vingt à soixante gouttes de la teinture. Nos 10, 15, 27, 28, 51, 61, 76, 79, 80, 110, 153, 164, 165, 175, 174, 176, 179, 180, 182, 183, 221, 226, 252, 254, 303, 304, 318, 345, 395, 411, 412, 413, 425, 434, 441, 457, 513, 523, 540, 541, 580, 584, 594, 605, 612, 613, 620, 624.

Praktische Mittheilungen der Correspondenzen der Gesell-

...schaft. hom. *Ærzte*, Leipzig, 1827, p. 51, 52. N°s 12, 63, 65, 72, 75, 78, 86, 148, 197, 216, 264, 270, 287, 559, ..435, 445, 511, 567, 665, 680.

LŒFFLER, *Die neuesten und nützlichsten praktischen Wahrheiten und Erfahrungen*, Bd. I, p. 155.

MURRAY, *Apparatus Medicaminum*, Gottingæ, 1792, vol. VI, p. 72. N°s 19, 115, 127, 151, 205, 224, 254, 292, 569, 599, 414, 508, 602, 604, 626, 676.

KŒLPIN, *Praktische Bemerkungen über den Gebrauch der Sibirischen Schnurose in Gicht-Krankheiten*, Berlin, 1779. N°s 2, 18, 25, 50, 152, 211, 255, 292, 413, 599, 608, 694, 672, 682.

RICHTER, *Arzeneimittellehre*, II, p. 803. N°s 11, 18, 20, 22, ...29, 199, 201, 603, 650, 674.

VOIGTEL, *Arzeneimittellehre*, Leipzig, 1817. N°s 2, 11, 21, 29, ...199, 205, 211, 225, 259, 292, 625, 627.

HOME, *Chemische Versuche*, p. 157. N°s 11, 55, 224, 570, .. 675, 681.

SCHWARTZE, *Pharmacologische Tabellen*, Leipzig, 1855, p. 596. N°s 1, 4, 21, 25, 127, 151, 199, 205, 211, 295, 419, 601, 623, 641, 676.

GUTHRIE, *Edinburger Commentarien*, vol. V, cah. IV, p. 471. N°s 26, 211, 255, 610, 655.

ARNOMANN, *Prakt. Arzeneimittellehre*, Gœttingen, 1819, p. 494. N°s 215, 609.

LŒSEKE, *Mat. méd.* N° 252.

METTERNICH, *Uber die gute Wirkung der Sibirischen Schnurose in der Gicht-Krankheit*, Maniz, 1810. N°s 255, 259.

RITTER, *Hufelands Journal*, vol. XX, cah. III, p. 128. N°s 600, 607, 677.

HOPE, Cullen, *Mat. méd.*, Leipzig, 1790, p. 256. N° 615.

STARK, *Handbuch zur Kenntniss und Heilung innerer Krankheiten*, Iéna, 1799, vol. II, p. 88. N° 678.

Edinburgen Dispensatorien, vol. I, Leipzig, 1797, p. 488. N° 5.

ROQUES (Jos.), *Phytographie médicale*, Paris, 1845, t. II, p. 125. N°s 5, 11, 202, 275, 276, 644.

PALLAS, *Voyages dans plusieurs provinces de l'empire de Russie*. N°° 24, 212, 651.

PLENEK, *Chirurg. pharmacolog.*, Wien., 1786, p. 190. N° 200.

PHÉNOMÉNOLOGIE.

MORAL. Images terribles. Schwartze.

Inquiétudes. Kœlpin, Voigtel.

Anxiété douloureuse. Roques.

Trouble de l'intelligence. Schwartze.

5. Une sorte de délire. *Edinburger Dispensatorien*.

Défaut de mémoire et disparition subite des idées; il omet des mots en écrivant. Seidel, 2.

Caractère indifférent, flegmatique; aucune impression agréable ou désagréable ne peut l'affecter. Seidel, 2, 3.

Humeur acariâtre, chagrine, sans cause connue. Henke, 6.

Humeur sombre; il ne s'applique à rien. Henke, 4.

10. Répugnance pour tout, et en particulier pour des occupations sérieuses. Helbig.

TÊTE. Vertige. Richter, Voigtel, Roques. Vertige et sommeil. Home.

Vertige, il tombe de côté et d'autre, comme par du tabac trop fort. *Prakt. Mittheil*.

Vertige, étant assis (au bout d'un quart d'heure). Wahle.

Vertige, comme si la tête tendait sans cesse à se renverser en arrière, avec anxiété, étant couché dans le lit, immédiatement après l'avoir pris. *a*.

15. Accès de vertige (le deuxième jour). Helbig.

Vertige tournoyant en étant couché dans le lit; moindre au bout de quelques minutes, et le second soir. *a*.

Vertige, tournoiement en écrivant, qui se perd par le mouvement à l'air libre (le deuxième jour). Herzog, 2.

Étourdissement. Richter, Kœlpin.

La tête s'offusque facilement. Murray.

2. Obnubilation des sens. Richter.

Obnubilation. Voigtel, Schwartze.

Ivresse. Richter.

Une sorte d'ivresse et perte des sens. Kœlpin.

Une sorte d'ivresse suivie de la perte des sens. Pallas.

25. Ivresse. Schwartze.

Porte à la tête, comme l'eau-de-vie. Guthrie.

Tournoiement dans la tête, comme dans l'ivresse, de suite. Helbig.

La nuit, il est pris d'une sorte de vertige. Helbig (1).

Perte du sentiment. Richter, Voigtel.

30. Rend la tête vide. Kœlpin.

Vertige dans la tête, le cerveau lui apparaît comme enveloppé d'un brouillard. Wahle.

Il s'oublie facilement en parlant, il ignore ce dont il avait parlé, sans pouvoir se le rappeler au premier abord. Wahle.

Affecte la tête et produit des maux de tête. Home.

Hébétude dans la tête et distraction. Wahle.

35. *Embarras de la tête*, immédiatement au lever; au bout de quelques minutes, Sch. Le premier jour, Seidel, 3. Le deuxième jour, Herzog, 2.

Embarras de la tête avec tiraillement dans les yeux, que le grand air augmente (le premier jour). a.

Embarras et pesanteur du front, de suite au lever (le cinquième jour). Herzog, 5, 6.

Tête entreprise et vide, comme après une ivresse (le premier jour). Herzog, 1.

La tête est entreprise, comme s'il avait fait la débauche toute la nuit et pas dormi (au bout de vingt-quatre heures). Wahle.

40. Vide dans la tête (après un quart d'heure). Wahle.

Vide dans la tête avec somnolence (le dixième jour). Herzog, 3.

Vide dans toute la tête avec pression dans le front (après une heure et demie). Seidel, 1.

Le matin, au réveil, dans le lit, tête entreprise, obstruction

---

(1) Les symptômes 28, 341, 545 et 614 sont des symptômes primitifs observés sur des malades par Helbig.

du nez et bourdonnement dans les oreilles (le sixième jour). Herzog, 4.

Pesanteur et embarras de la tête. Wahle.

45. (Le matin. dans le lit, mal de tête pressif qui fait presque perdre la raison; diminue en se levant) (le troisième jour). Seidel, 1 (1).

(Mal de tête pressif, excessif, comme si tout le cerveau était entouré de plomb) (le matin du troisième jour). Seidel, 1.

Tout le cerveau est endolori, comme s'il était fortement refoulé contre les os du crâne. Wahle.

Mal de tête, comme si un coryza allait se déclarer (les cinquième et sixième jours). Sch.

Mal de tête pulsatif (le deuxième jour). Herzog, 4.

50. Mal de tête sourd, le soir (au bout de onze heures). Herzog, 2.

Élancement brûlant à travers la tête (le premier jour). Helbig.

Élancements passagers dans la moitié droite de la tête (le troisième jour). Herzog, 5.

Douleurs lancinantes sourdes et passagères dans la moitié gauche de la tête (après cinq heures). Sch.

Douleur déchirante dans la moitié droite de la tête (le cinquième jour). Herzog, 5.

55. Douleur pulsative dans la moitié droite de la tête (le huitième jour). Herzog, 4.

Maux de tête pressifs, vers le soir. Wahle.

Mal de tête pressif sur le vertex (le dixième jour). Herzog, 4.

Le sommet de la tête cause une douleur comme s'il était malade en dessous (ulcéré), quand on y touche. Henke, 5.

Vertige et embarras dans le front. Herzog, 2, 5.

60. Violente douleur déchirante, tiraillante, dans le front se dirigeant vers les tempes et les yeux, surtout dans la chambre pendant le mouvement (le premier jour). Seidel, 1.

La partie antérieure de la tête est entreprise; le front est douloureux en remuant la tête. Helbig.

_____

(1) Ces symptômes 45, 46, et 104 se sont manifestés le lendemain d'un repas dans lequel il avait pris un verre de vin. Voyez les symptômes 64, 69.

Mal de tête lancinant, surtout vers le front (les cinquième et sixième jours). Sch.

Violent tiraillement dans le front gauche, et, immédiatement après, frisson passager avec froid sur toute la face. *Prakt. Mitth.*

Déchirement tiraillant aigu sur l'os coronal, qui se manifeste sous la forme d'un pincement et d'une pression (que le vin augmente); continuel (après une demi-heure). Henke, 5, 6.

65. Douleur pressive dans le frontal gauche, comme si l'on appuyait le pouce. *Prakt. Mitth.*

Douleur pressive dans le front (le huitième jour). Herzog, 4.

Douleur pressive très-intense, de dedans en dehors, contre le frontal droit. Wahle.

Douleur pressive pulsative dans le front, comme si tout allait sortir par là, qui se dissipe dans le repos (après douze heures). Wahle.

Douleur pressive continuelle dans la moitié gauche du front, qui s'étend vers la région temporale gauche, que le vin augmente (au bout d'une demi-heure). Henke, 5, 6.

70. Douleur pressive dans la région frontale gauche (après une heure). Herzog, 4.

La tête est entreprise, surtout dans la région frontale, avec douleur dans la tempe gauche; la douleur et l'embarras diminuent pour peu de temps en appuyant la tête sur la table; le mouvement au grand air fait cesser l'un et l'autre. Henke, 1.

Tension dans la partie gauche du frontal. *Prakt. Mitth.*

Tension pressive en avant dans le front. Ibid.

Maux de tête, comme si tout allait sortir par le front. Wahle.

75. Sensation de battement dans la région frontale gauche (le deuxième jour). Herzog.

Boutons suppurants au front. Helbig.

Plusieurs boutons (pustules) douloureux au front (le huitième jour). Herzog, 5.

Un léger chatouillement avec froid au-dessus de la région temporale. *Prakt. Mitth.*

Une douleur fortement pressive dans la région temporale gauche, comme si elle avait son siége sur l'os. Helbig.

80. Douleur pressive de dehors en dedans dans la tempe gauche (le troisième jour). Helbig.

Douleur pressive dans la tempe gauche. Wahle.

Douleur pressive tiraillante sous le temporal gauche. Wahle.

Douleur déchirante térébrante dans la région temporale gauche. Henke, 2, 5.

Douleur pressive de dedans en dehors sous le temporal droit. Wahle.

85. Douleur pressive tiraillante de dedans en dehors sous le temporal droit. Wahle.

Pression dans les temporaux. *Prakt. Mitth.*

Quelques courts élancements violents dans la région temporale gauche, après dix minutes. Henke, 1.

Dans la profondeur du côté droit de l'occiput, une douleur pressive avec tiraillement saccadé en haut (les premier, deuxième, troisième jours). Seidel, 5.

Pression sourde profondément dans l'occiput, le soir (les premier et deuxième jours). Seidel, 5.

90. Douleur sourde dans l'occiput, le matin (le deuxième jour). Seidel, 1.

Dans la moitié droite de l'occiput, une violente douleur, comme si quelque corps étranger s'y était introduit (le dixième jour). Seidel, 2.

Douleur pressive d'excoriation dans le petit et le grand lobe droit du cerveau, en étant assis. Wahle.

En étant couché, douleur pressive de plaie dans la moitié gauche du cerveau, qui disparaît en se redressant. Wahle.

En marchant, une sensation de branlement dans la tête comme si le cerveau était secoué de tous côtés, surtout en haut. Wahle.

95. Douleur de plaie avec tiraillement alternant vers l'oreille, à l'extérieur de l'occiput, dans une petite étendue, côté droit. *a.*

Le cuir chevelu est douloureux quand on y touche. Henke, 1.

Violent prurit sur le cuir chevelu (le premier jour). Henke, 1.

Prurit sur le cuir chevelu, comme par de la vermine, plusieurs soirs. Henke, 6.

Démangeaison çà et là sur la tête, comme par des poux,
qui cesse bientôt (le deuxième et le troisième jour). Helbig.

100. Démangeaison sur le cuir chevelu, qui oblige à gratter; l'action de gratter le change bientôt en ardeur, le premier soir, mais plus faible de jour en jour. Seidel, 5.

YEUX. Tiraillement de la moitié gauche de la face jusque
dans l'œil, qui y laisse une sensation de pression (au bout
d'une demi-heure). Seidel, 1.

Ardeur et picotement au-dessous de l'œil droit, dans la
joue (le premier jour), revenant parfois pendant plusieurs
mois. Helbig.

Boutons à gauche au-dessus de l'arcade sourcilière et au-
dessous de la commissure droite de la bouche, qui font mal
quand on y touche. Helbig, 5.

(Douleur tiraillante sourde au-dessus de l'œil gauche) (le
cinquième et le sixième jour). Seidel, 1.

105. Douleur lancinante pressive autour du bord orbitaire
gauche avec contraction spasmodique des paupières de l'œil
gauche. Henke, 1.

Sensation pruriteuse, pinçante dans la peau de l'arcade
sourcilière droite. Wahle.

Une douleur pinçante dans la peau du front au-dessus de
l'arcade sourcilière droite. Wahle.

Paupières gonflées et légèrement rouges (le premier jour).
Seidel, 2.

Vulsion à la paupière supérieure droite (au bout de neuf
heures). Herzog, 5.

110. La paupière supérieure gauche sautille fréquemment
pendant quelque temps. Helbig.

Suppuration des paupières, la nuit (la première nuit). Seidel, 2, 5.

Suintement des yeux et collement des paupières. Henke, 5.

Larmoiement des yeux. Murray.

(Les yeux pleurent à l'air.) Henke, 6.

115. Douleur pressive dans l'angle interne de l'œil droit, comme s'il y avait un grain de sable dedans. Wahle

Brûlement et pression dans les angles internes des yeux avec augmentation de la sécrétion muqueuse, le matin (le deuxième jour). Seidel, 2.

Légère ardeur et pression dans les yeux (le premier jour). Seidel, 2.

Ardeur dans les yeux, toute la journée. Seidel, 2.

Ardeur sèche dans les yeux (le sixième jour). Seidel (1).

120. Ardeur dans les yeux à la lumière du jour, peu de temps avant de se lever. Henke, 5.

Ardeur dans les yeux en fixant un objet. Henke, 2.

Ardeur et sensation de sécheresse dans les yeux, surtout le soir (le cinquième jour). Henke, 6.

Douleur brûlante dans les yeux ; en écrivant et en lisant lui semble qu'il y a de la chaleur dedans. Henke, 3 ; Seidel, 2.

Ardeur périodique dans les yeux, sans inflammation (le matin du premier jour). *a*.

125. Douleur brûlante dans l'œil droit, qui paraît trouble, le soir, en lisant. Henke, 1.

Douleur lancinante dans le globe oculaire droit, comme avec une aiguille ardente, qui va du dedans en dehors. Wahle.

Prurit dans les yeux. Murray, Schwartze.

Douleur cuisante périodique dans l'œil droit. Seidel, 1.

Pupilles dilatées. Wahle.

150. La pupille droite très-dilatée, la gauche resserrée, avec pression dans le globe de l'œil gauche (le premier jour). Seidel, 1.

Resserrement des pupilles. Wahle.

Légère faiblesse dans les yeux en lisant et en écrivant (les premières heures). Seidel, 2.

---

(1) Les symptômes 119, 381, 582, 588, 598, 655, ont été observés après des gouttes de teinture, chez une jeune fille de vingt ans, qui depuis six mois souffrait, à la suite d'une suppression de menstrues, d'oppression de poitrine, de pesanteur, de tiraillement dans les membres, et qui se rétablit parfaitement au bout de quelques semaines.

Une sorte de voile devant les yeux (le deuxième jour). Herzog, 2.

OREILLES. Bourdonnement et bruit devant les oreilles; aussitôt après la prise et le deuxième jour, le soir, en étant couché dans le lit. a.

135. Bourdonnement continuel dans les oreilles et sensation comme si de l'eau y gazouillait; un fort bruit y résonne encore longtemps après (les quatrième et cinquième jours). Herzog, 6.

Toute la matinée, bruit dans l'oreille gauche, qu'on perçoit surtout en sifflant. Wahle.

Sensation dans l'oreille gauche, comme si un ver y rampait (le deuxième jour). Herzog, 2.

Douleur vulsive dans l'oreille gauche et dans la région temporale gauche (le septième jour). Herzog, 4.

140. Sensation de battement dans l'oreille gauche (le treizième jour). Herzog, 4.

Élancements passagers dans l'oreille gauche (le treizième jour).

Démangeaison dans le conduit auditif externe gauche, qui se change en douleur en y introduisant le doigt, pendant des heures. Henke, 4, 6.

Violente douleur dans l'oreille externe droite, depuis le matin, supportable le reste de la journée (le deuxième jour). Helbig.

Douleur déductive dans l'oreille droite (après neuf heures). Wahle.

145. Douleur excessive, de dedans en dehors, dans l'oreille droite. Wahle.

Douleur déchirante dans l'oreille droite et dans les alentours (après deux heures). Herzog, 2.

Douleur térébrante ou tiraillante, périodique, dans et autour des oreilles (les premiers jours). Seidel, 3.

Prurit subit dans la région postérieure de l'oreille gauche, jusque dans la nuque. Prakt. Mitth.

NEZ. Écoulement modéré de sang par la narine gauche (au bout d'une demi-heure). Sch.

150. Sécheresse incommode du nez (après huit heures).
Seidel, 2.

Chatouillement dans le nez. Murray, Schwartze.

Prurit et chatouillement dans le nez. Kœlpin.

Une tache d'un rouge clair au nez, sensible au toucher,
persistant pendant plusieurs jours. Helbig.

Pincement dans la peau du dos du nez. Wahle.

155. Le matin, obstruction du nez (les premiers jours).
Seidel, 3.

Obstruction de la narine gauche. Seidel, 2, 3.

*Obstruction de la moitié gauche du nez, au haut de la ra-
cine, plus forte le matin, avant le lever; dans la journée, elle
alterne avec de l'obstruction dans la moitié droite, mais n'envahit jamais tout le nez; elle diminue au grand air; aussitôt
après l'avoir pris. Henke, 5, 6.*

*Obstruction de la narine gauche, profondément en haut dans
la racine du nez, avec douleur d'excoriation dans la droite
en même temps, sensation d'accumulation de mucosités au
grand air. Henke, 1, 2, 3, 4.*

Le matin, obstruction de la narine gauche, plusieurs matins de suite. Herzog, 4.

160. Avec obstruction de l'une ou de l'autre narine, tout
au haut dans la racine, augmentation des mucosités nasales
(le troisième et le quatrième jour). a.

La sécrétion muqueuse dans le nez est augmentée, comme
si un coryza allait survenir (le premier jour). a.

Augmentation de sécrétion muqueuse du nez, au grand air
(les premiers jours). Seidel, 2, 3.

L'odorat et le goût sont altérés, au point que tout indistinctement lui donne la même odeur et la même saveur (le
sixième jour). Herzog, 4.

VISAGE. Cuisson (picotante) dans la joue pendant plusieurs
jours; elle naît subitement et se dissipe presque aussitôt.
Helbig.

165. Élancements tiraillants se dirigeant de la glande sous-
maxillaire vers les joues (le troisième jour). Helbig.

Éruption non douloureuse autour de la commissure gauche de la bouche (le huitième jour). Herzog, 5.

Lèvres sèches et brûlantes. Henke, 2, 3.

Grande sécheresse des lèvres (après une demi-heure). 0, 1, 2.

Petites ampoules à la face interne de la lèvre inférieure et à la face inférieure de la langue, avec douleur cuisante en mangeant (le troisième jour). a.

DENTS. 170. *Alternative de remuement et de déchirement dans les quatre premières molaires antérieures; tantôt en haut, tantôt en bas, à droite ou à gauche.* Henke, 1, 2, 3, 6.

Tiraillement dans les dents molaires gauches (le premier jour), revenant plus tard à différentes reprises. Seidel, 3.

Douleurs sourdement lancinantes dans une dent creuse de la mâchoire supérieure gauche. Wahle.

Douleurs tiraillantes et lancinantes dans une dent molaire gauche, qui ne supporte point l'attouchement (le deuxième jour). Helbig.

Douleur (déchirante) fortement pressive dans les dents molaires supérieures, que l'usage des aliments chauds et le séjour dans une chambre chaude augmentent, vers le soir (le premier jour). Helbig.

175. Déchirement dans une dent creuse (1). Seidel.

Picotement et cuisson dans les dents de devant. Helbig.

Douleur très-passagère dans quelques dents; elle se renouvelle surtout à l'approche d'un orage et par une température rude. Seidel, 2, 3.

Violente douleur tiraillante dans les dents de la mâchoire inférieure du côté droit, qui cesse en mangeant (le quatrième jour). a.

Odontalgie; un état intermédiaire entre le tiraillement, la pression (et les tranchées) précède chaque fois l'approche d'un orage ou d'un temps nébuleux ou venteux (une, deux heures avant l'orage, plusieurs heures avant le temps trouble et ven-

_____

(1) Les symptômes 175, 222 et 380 ont été observés comme symptômes primitifs chez un malade.

leux); la douleur se termine dans l'oreille, ou se trouve au
moins en rapport avec une douleur dans l'oreille. Helbig.

180. Toute la nuit, douleur dans la mâchoire inférieure
gauche et la dent, avec otalgie dans l'oreille gauche; mêmes
souffrances, mais moins vives, dans le côté droit de la tête. La
pression semblait augmenter ou diminuer la douleur; elle
n'est pas influencée par la chaleur du lit. Helbig.

Prurit continuel, non désagréable, aux gencives, qui oblige
à se les frotter (le troisième et le quatrième jour). a.

Sensation douloureuse, comme d'un flux et d'excoriation,
entre la gencive de la mâchoire inférieure droite et la joue (le
troisième jour). Helbig.

BOUCHE ET GORGE. Une place douloureuse et légèrement enflée dans la bouche, au côté de la racine de la langue
et des gencives. Helbig.

Sensation comme de constriction le long du conduit de Ste-
non gauche (le deuxième jour). Henke, 2, 5.

185. Langue chargée, verdâtre, avec goût amer dans la
bouche. Wahle.

Ardeur sur la langue en inspirant. Henke, 2, 5.

Sensation de picotement sur la langue (après une demi-
heure). O., 1.

Tout ce qu'il mange a la même saveur (les premiers jours).
Herzog, 2, 5, 4.

Goût fade, amer (après une heure). O., 1.

190. Goût putride, amer, en arrière sur la langue (après
vingt-quatre heures). Wahle.

Goût de paille dans la bouche, toute la journée. Wahle.

Goût aigrelet dans la bouche. Wahle.

Le matin, goût putride dans la bouche (après vingt-quatre
heures). Wahle.

Goût acide, salé, persistant, dans la bouche; en avalant la
salive, nausées, le matin (le premier et le deuxième jour). a.

195. Salive aigrelette, légèrement augmentée, le matin (les
premiers jours. Seidel, 2, 5.

Afflux de salive dans la bouche (au bout de deux heures).
Herzog, 1.

Beaucoup de salive dans la bouche. *Prakt. Mitth.*

Grande sécheresse de toute la bouche (après une demi-heure), O. 1. 2.

Sécheresse de la bouche. Voigtel, Schwartze, Richter.

200. Resserre le pharynx et donne un goût brûlant. Plenck.

Ardeur dans le pharynx avec une sensation de constriction. Richter.

Chaleur brûlante dans l'œsophage. Roques.

Ardeur et resserrement du pharynx. Voigtel, Schwartze, Murray.

En avalant les aliments, douleur simple à la face postérieure de la gorge (le soir du premier jour). Seidel, 2.

205. Ardeur et sensation de chaleur dans l'arrière-bouche, comme si un coryza allait survenir (au bout de trente heures). Henke, 5.

Élancements dans la luette (après une heure) O. 2.

Grattement et raclement dans la gorge, comme si des mucosités s'y étaient accumulées. Henke, 1, 2. 5.

Apreté dans la gorge (le matin). Helbig.

Après avoir mangé (du pain), ardeur dans la gorge et au palais, dans la matinée (le premier et le huitième jour). Seidel, 5.

ESTOMAC. 210. Soif un peu augmentée. Seidel, 1.

Soif. Voigtel, Schwartze, Kœlpin, Guthrie.

Soif ardente. Pallas.

Soif incommode. Arnomann.

Quelques renvois (au bout de quelques minutes). Sch.

215. Rapports à vide. Henke, 2, 5, 4, 6.

Rapports insipides. *Prakt. Mitth.*

Après le dîner, rapports d'air qui causent de l'asthme et une sensation de brûlure dans toute la poitrine jusqu'aux vertèbres dorsales. Wahle.

(Régurgitation d'un liquide rance, grattant dans la gorge). Henke, 5.

Régurgitation d'une petite quantité d'un liquide amer. Henke, 4; Seidel, 5.

220. L'appétit est bon; mais le sujet de suite rassasié (les deuxième, troisième et quatrième jours). Henke, 5, 6.

Il est bientôt rassasié, et se sent très-fatigué après le repas. Helbig.

Inappétence. Seidel.

Malaise après avoir mangé. Herzog, 2.

Nausées. Home, Murray.

225. Nausées. Voigtel.

Nausées avec afflux d'eau à la bouche et envie de vomir. Helbig.

Nausées en se baissant, que des rapports diminuent, de suite. Seidel, 2.

Nausées avec pression dans la région de l'estomac et le creux épigastrique (au bout de vingt-quatre heures). Herzog, 6.

Nausées avec afflux d'eau à la bouche (après une demi-heure). Herzog, 4.

230. Nausées, comme par un vomitif, avec envie d'aller à la selle. Wahle.

Nausées violentes, continuelles, avec envie de vomir, de suite. *a*.

Provoque des nausées et un petit vomissement. Lœseke.

Vomissements, par de fortes doses. Kœlpin, Voigtel, Metternich.

Vomissement d'une matière verte et amère. Murray.

235. Vomissement après l'usage de liquides, surtout de l'eau froide, qui affaiblit l'action du remède. Guthrie.

Après avoir bu de l'eau froide, pression à l'estomac (le huitième jour). Herzog, 4.

Un sentiment désagréable de chatouillement dans la région de l'estomac (après une heure). Herzog, 1.

Avant le repas, une sensation extraordinaire de rongement (de faim) dans la région stomacale (le premier jour). Seidel.

Douleurs dans l'estomac. Metternich.

240. *Pression très-incommode dans la région stomacale et le creux de l'estomac* (les premiers jours). Herzog, 2, 3, 4.

Douleur pressive et fouillement dans le creux de l'estomac, en se baissant. Henke, 5.

Forte pression dans le creux de l'estomac, une heure après le repas (le premier jour). Seidel, 3.

Douleur pressive dans le creux de l'estomac, la nuit, dans le lit (la première nuit). Herzog, 2.

Sensation continuelle de pression au creux de l'estomac, avant, pendant et après avoir mangé (après une heure). Herzog, 3.

245. Pression et tiraillement crampoïde profondément dans le creux de l'estomac, une heure après le dîner (le deuxième jour). Seidel, 5.

Pression constrictive dans le creux de l'estomac avec dyspnée, en marchant plusieurs soirées de suite. Henke, 6.

Douleur pressive, pinçante, au creux de l'estomac, qui s'étend quelquefois dans les deux hypocondres et empêche la respiration (le deuxième jour). Seidel, 5.

Dans la profondeur du creux de l'estomac, douleur pressive continuelle alternant avec tiraillement et élancements sourds le long du bord des fausses côtes, qui va souvent au point de gêner la respiration, avec anxiété et chaleur au visage, l'après-dînée, surtout en étant debout (les troisième, quatrième et cinquième jours). Seidel, 5.

Pincement dans le creux de l'estomac. Henke, 4.

250. Douleur superficielle tantôt aiguë, tantôt sourdement lancinante, avec pression, tantôt dans un point, tantôt dans un autre, au creux de l'estomac et à la région des fausses côtes, dans le côté gauche surtout (le troisième et le quatrième jour). Seidel, 5.

Douleur de pincement périodique sous les fausses côtes (le premier et le deuxième jour). Seidel, 2.

Une douleur sourde très-passagère s'étendant depuis la poitrine jusque dans l'hypocondre gauche, presque comme les élancements qu'on éprouve dans la rate en marchant vite (le premier jour). Helbig.

Sur le côté gauche, dans la région de la rate, violents élancements qui coupent la respiration, pendant le repos, le soir. Wahle.

Chaleur ondulante au cœur (le troisième jour). Helbig.

13

255. Légère pression dans le creux de l'estomac (le premier jour). Herzog, 1.

VENTRE. Le matin, efforts et douleur de pincement sous les fausses côtes, avec plénitude dans la région du creux de l'estomac et oppression de la respiration (le premier jour). Seidel, 5.

Douleur lancinante dans l'hypocondre droit, le soir (après douze heures). Herzog, 2.

Douleur tensive, fixe, dans l'hypocondre gauche, en se baissant (le premier et le deuxième jour). Seidel, 3.

Dans les hypocondres douleur comme si des flatuosités étaient incarcérées. Henke, 1, 2.

260. Après le souper, douleur pinçante en travers la région épigastrique (le sixième jour). Seidel, 1.

Après avoir mangé, douleur d'abord incisive, puis pressive dans l'épigastre (après deux heures). Seidel, 2.

Après le diner, pression dans la région épigastrique (le troisième jour). Seidel, 2.

Douleur pressive, tiraillante, saccadée, dans l'épigastre avec nausées (le troisième jour). a.

Après le repas, pincement dans la région du nombril. Prakt. Mitth.

265. Bruit dans le bas-ventre (après une demi-heure). O. 2.

Grouillement dans le ventre (peu après). Herzog, 5.

Borborygmes et gargouillement dans le bas-ventre. Henke, 2, 4.

Gargouillement continuel dans le ventre. Wable.

Après avoir mangé et bu, grouillement et bruit dans le ventre, et ensuite une diarrhée non douloureuse. Wable.

270. Pesanteur et fatigue dans le bas-ventre, non comme produite par des aliments. Prakt. Mitth.

Le déjeuner habituel produit une sensation désagréable de plénitude dans le bas-ventre, que des rapports diminuent (après une demi-heure). Seidel, 2.

Léger fouillement dans le bas-ventre, avec sensation de plénitude (de suite). Seidel, 1.

Ballonnement douloureux du bas-ventre. Henke, 4.

Mal de ventre pinçant. Wahle.

275. Tranchées. Roques.

Tranchées suivies d'une selle liquide (après une demi-heure). Wahle.

Douleurs pinçantes sur le côté droit du bas-ventre (après une heure). Wahle.

Inflammation du canal intestinal. Roques.

Pincement, par boutades, dans le bas-ventre, comme par des flatuosités (le troisième jour). Seidel, 2.

280. Quelques élancements pénétrants dans le bas-ventre. Henke, 1.

Dans le bas-ventre, une sensation de plénitude, de pesanteur, ballonnement, surtout le matin, dans le lit, et le soir, avec grouillement et borborygmes dans les intestins; beaucoup de rapports à vide et sortie de vents fétides (après dix minutes). Henke, 5, 6.

Dans le bas-ventre, sensation de plénitude, ballonnement (sans développement réel), qui diminue par des rapports d'air et la sortie de flatuosités. Henke, 1.

Bas-ventre tendu, comme gonflé par des flatuosités, avec sortie de vents, ce qui procure un court soulagement. Henke, 3.

Les parois du ventre sont douloureuses, comme si elles avaient été meurtries par des coups. Wahle.

285. Flatuosités abondantes qui causent diverses douleurs dans le bas-ventre, mais cessent ou diminuent à la suite d'une émission de vents fétides (les premiers jours). Seidel, 3.

Incarcération de vents, le matin, à jeun (les deuxième et troisième jours). Seidel, 3.

Douleur pressive dans la région lombaire gauche. Prakt. Mitth.

Tiraillement depuis la région inguinale droite jusque dans la cuisse correspondante (le premier et le deuxième jour). Seidel, 2.

Élancement saccadé au-dessus de la crête iliaque gauche, se dirigeant en dedans. Wahle.

290. Douleur tiraillante dans l'anneau inguinal droit, plus

faible dans le gauche, en étant assis; en marchant, tension dedans (le cinquième jour). Seidel, 3.

Quelquefois, sensation d'affadissement, comme si la diarrhée allait s'établir (après dix minutes). Henke, 5.

Diarrhée. Kœlpin, Murray, Voigtel.

Quelquefois, selles diarrhéiques. Schwartze.

Évacuations diarrhéiques (après trente-six heures). a.

295. Selle diarrhéique en sortant de table. Wahle.

Les selles jaillissent comme s'il ne sortait que des vents bruyants. Wahle.

Diarrhée dès qu'il sort du lit. Wahle.

Le manger et le boire produisent la diarrhée sans mal de ventre. Wahle.

La selle est toujours comme fermentée. Wahle.

300. Diarrhée qui n'affaiblit pas. Wahle.

Diarrhée; les aliments sortent non digérés, comme une sorte de lienterie. Wahle.

Dès qu'il sort du lit, il est pris de diarrhée. Wahle.

L'usage des fruits provoque la diarrhée et une sensation de faiblesse dans l'estomac. En marchant il se trouve mal et doit rester assis; il se sent indisposé dans l'estomac. Helbig.

La tendance à avoir la diarrhée revient par un temps humide (le troisième jour). Helbig.

305. Selle brune, paresseuse. Wahle.

Selle de consistance de la bouillie, à l'heure habituelle, dont la dernière partie est un peu liquide, et laisse une sensation de gerçure dans le rectum. Wahle.

Plusieurs évacuations en bouillie, dans une journée, chez une personne qui souffrait de la constipation (le quatrième jour). Herzog, 4.

Selle molle, mais lente, qui ne sort qu'en poussant et faisant des efforts. Henke, 2.

Deux selles molles, mais qui sortent difficilement. Henke, 5.

310. Une selle en bouillie, précédée de fréquents et inutiles efforts (les premier et deuxième jours). Seidel, 2.

Une selle molle ne sortant qu'avec effort et en poussant fortement. Henke, Seidel (1).

Selle molle et jaune, mais lente, avec beaucoup d'efforts et souvent insuffisante; il semble qu'il reste encore des matières. Henke, 5, 6.

La selle molle sort difficilement (le deuxième jour). Herzog, 1.

En faisant de violents efforts, selle molle (le troisième jour). *a.*

315. Envie d'aller à la selle, comme si la diarrhée allait survenir, et cependant les excréments de consistance normale, ne sortant qu'avec beaucoup de peine (le premier jour). Seidel, 3.

Après de fréquentes envies d'aller à la selle, évacuation d'ailleurs naturelle en faisant beaucoup d'efforts, le soir au lieu du matin (le troisième jour). Seidel, 2.

Ténesme, les selles étant en bouillie; quelques jours. 0, 1, 2.

Une selle dure et difficile précédée d'assez fortes envies. Helbig.

320. Retard de la selle (le premier jour). Herzog, 5.

Selle paresseuse, retardée de vingt heures. Wahle.

Les excréments, qui sont très-durs, ne viennent qu'après beaucoup d'efforts, avec la sensation dans l'anus comme si sa force de contraction était diminuée; plusieurs jours. Seidel, 2, 3.

Envie pressante d'aller à la selle; il ne sort que quelques vents en faisant beaucoup d'efforts (le troisième et le quatrième jour). Seidel, 2, 5.

Après avoir eu de fréquentes envies d'aller à la selle, il ne vient d'évacuation de toute la journée (le quatrième jour). Seidel, 2.

325. La selle ne vient pas. Henke, 4.

Constipation (le troisième jour). Herzog, 5.

Forte constipation (le quatrième jour). *a.*

(1) Effet primitif du rhododendron; les évacuations dures, retardées, ne se manifestent que dans l'action secondaire.

Après la selle, d'abord sensation de vacuité, puis pincements dans le bas-ventre (le deuxième jour). Seidel, 2.

ANUS. Douleur pulsative dans l'anus (le premier jour). Seidel, 2. (Le cinquième jour). Seidel, 5.

330. Douleur crampoïde, dans le rectum, comme par des vents incarcérés (après dix heures). Wahle.

Douleur lancinante dans le rectum, qui s'étendait jusque sous les côtes (après dix heures). Wahle.

Grattement à l'orifice du rectum, comme par des ascarides. Wahle.

Douleur cuisante dans l'anus, avec suintement d'un peu de sérosité (le quatrième jour). Seidel, 5.

Violent tiraillement partant du rectum jusque dans les parties génitales (le deuxième jour). a.

PARTIES GÉNITALES. 335. Entre les parties génitales et les cuisses, douleur brûlante d'excoriation, surtout en marchant (les premiers jours). Seidel, 2, 5.

Douleur pulsative dans le gland, le soir (le premier jour). Seidel, 2.

Douleur pinçante, vulsive, dans le gland, dans le repos et pendant le mouvement (après quatre heures). Wahle.

Sensation subite d'élancement douloureux à l'orifice de l'urètre (le soir du deuxième jour). Sch.

Une douleur courte, mais intense, dans l'orifice du gland, hors le temps de l'émission des urines. *Prakt. Mitth.*

540. Quelquefois, tressaillement dans l'orifice du gland, hors le temps de la miction. Seidel, 2, 5.

Quelques élancements passagers dans l'urètre après avoir uriné (le premier jour). Herzog, 5.

Chatouillement pruriteux sous le prépuce. Wahle.

Douleur dans l'urètre, comme s'il était ulcéré et meurtri, la nuit. Helbig.

Prurit et augmentation de la sueur au scrotum (les premiers jours). Seidel, 1, 2, 5.

545. *Légère corrugation du scrotum,* surtout en marchant et en restant debout; plusieurs jours. Seidel, 1, 2, 5.

Le scrotum se raccornit au moindre froid; plusieurs jours. Seidel, 1, 2, 3.

Rétraction des testicules qui sont un peu gonflés et doulou-reux; plusieurs jours. Seidel, 1, 2, 3.

Douleur de meurtrissure alternant avec des tiraillements dans les testicules; plus vive tantôt dans l'un, tantôt dans l'autre; plusieurs jours. Seidel, 1, 2, 3.

Douleur intense dans les testicules, surtout dans l'épiderme quand on y touche; plusieurs jours. Seidel. 1, 2, 3.

350. Forts tiraillements douloureux dans les testicules qui sont durs et un peu gonflés, s'étendant jusque dans le bas-ventre et la cuisse, principalement au côté droit (le cinquième et le huitième jour). Seidel, 3.

Douleur fourmillante dans les testicules (le quatrième jour), continuelle. Seidel (1).

Douleur de meurtrissure dans les testicules rétractés, en marchant (les premiers jours). Seidel, 2, 3.

Douleur lancinante dans le testicule droit. Henke, 6.

Violent élancement dans le testicule droit, comme s'il était fortement blessé, le soir, en étant assis, qui disparaît cependant en marchant, mais revient sur-le-champ en s'asseyant. Henke, 3.

355. Dans le testicule droit et le cordon spermatique, douleur tiraillante, lancinante, qui disparaît pendant le mouvement. La douleur est quelquefois picotante, comme des piqûres d'aiguilles, s'étendant en zigzag depuis le testicule droit, le long du périnée jusque vers l'anus; elle dure quelques minutes et est tellement violente, qu'elle coupe la respiration (le sixième jour). Henke, 6.

L'engorgement indolent des testicules, existant depuis quelque temps, augmente et acquiert le volume d'un œuf de poule, surtout dans le testicule gauche, avec douleurs passagères, mais fortement lancinantes et déchirantes dans les deux testicules (le deuxième jour). Herzog, 5. (Aggrav. homœop.)

(1) Le symptôme 551 fut observé chez un jeune homme bien portant, sujet à de fréquentes pollutions, après l'administration d'un dixième de grain de rhod. chrys., trituré comme il est prescrit.

L'engorgement testiculaire, existant depuis nombre d'années, diminue de plus en plus; les testicules reprennent leur volume naturel (au bout de quatorze jours). Herzog, 6. (Effet curatif.)

ORGANES URINAIRES. Fréquente envie d'uriner. O.; 1, 2.

Envie d'uriner avec traction dans la région vésicale et les aines (dans la matinée du deuxième jour). Seidel, 5.

560. Ardeur dans l'urètre avant et pendant l'émission des urines. Henke, 2.

Après avoir uriné, il s'écoule encore quelques gouttes, qui excitent une douleur brûlante dans l'urètre et des horripilations par tout le corps (le deuxième jour). Henke, 5.

Urine rouge brun d'odeur repoussante (le deuxième et le troisième jour). Herzog, 5, 6.

L'urine pâle et un peu augmentée en quantité exhale une odeur repoussante (le deuxième et le troisième jour). Seidel, 1, 2, 5.

Urine claire tirant sur le vert. Wahle.

565. Urine chaude. Wahle.

Urine trouble et nuageuse, au bout de quelque temps. Wahle.

Sécrétion des urines insuffisantes. Wahle.

Augmentation de la sécrétion des urines (le quatrième et le sixième jour). Seidel, 1.

Urine abondante. Murray.

570. Quelquefois, augmentation de l'excrétion des urines et des selles. Home.

APPÉTIT VÉNÉRIENS. Avant les érections, une sensation de chatouillement depuis le périnée jusqu'à la verge. Seidel, 5.

Absence d'érection le matin, pendant plusieurs jours. Henke, 6.

Une forte pollution pendant des rêves voluptueux (la cinquième nuit). Seidel, 5.

Rêve lascif et une forte pollution (le neuvième jour). Herzog, 6.

375. Vers minuit, pendant un profond sommeil, une pollution, suivie d'érection (la première nuit). Seidel, 2.

Après le coït, il survient encore une pollution pendant des rêves voluptueux, et des érections qui continuent longtemps (le quatorzième jour). Seidel, 5.

Répugnance pour le coït et absence d'érections (le premier jour). Seidel, 2, 5.

Appétit vénérien augmenté avec érections; tard. Seidel, 2, 3.

Les règles, qui avaient cessé depuis deux jours, reviennent pour peu de temps (le premier jour). a.

380. La menstruation avance de plusieurs jours. Seidel.

Le flux menstruel, supprimé pendant six mois, se rétablit accompagné de mouvements fébriles et d'une céphalalgie continuelle (la quatrième nuit). Seidel.

Le flux menstruel, supprimé depuis six mois, revient alternativement pendant deux jours (les quatrième et cinquième jours). Seidel.

ORGANES RESPIRATOIRES. Violent éternument continu avec chaleur au visage, le matin au lever (le neuvième et le dixième jour). Herzog, 4.

Fréquents éternuments et sécrétion du mucus nasal plus abondant (dans la matinée du premier jour). Seidel, 2.

385. Coryza sec avec fréquents éternuments (le huitième jour). Herzog, 4.

Coryza fluent alternant avec obstruction d'une seule narine (le quatrième jour). Henke, 6.

Coryza fluent avec diminution de l'odorat et du goût (pendant quatorze jours). Herzog, 3.

Violent coryza fluent avec mal de tête et raucité dans la voix (le huitième et le neuvième jour). Seidel.

Grande sécheresse dans la trachée-artère (le matin du deuxième jour). Seidel, 1.

590. Fréquente toux sèche, provoquée par un chatouillement dans la trachée-artère (le premier jour). Seidel, 2.

Grattement et raclement dans la gorge; il lui semble qu'un

mucus visqueux adhère au larynx, qu'il ne peut détacher par la toux ; en se promenant. Wahle.

Titillation dans la gorge qui excite à tousser. Wahle.

Toux sèche, le matin. Wahle.

Toux sèche, fatigante, le matin et la nuit (le douzième jour). Herzog, 4.

395. Toux très-sèche produite par de l'âpreté dans la gorge, le matin. Helbig.

Toux grattante, sèche, le soir (au bout de douze heures). Herzog, 2.

Toux grattante, avec expectoration muqueuse, qui trouble le sommeil (pendant plusieurs jours). Herzog, 3, 4.

Toux sèche avec grande oppression de la poitrine et âpreté dans la gorge (le septième jour). Seidel.

Dans les affections de poitrine, rend la toux plus facile ainsi que l'expectoration des mucosités. Murray.

400. Il expectore beaucoup de mucus blanc et visqueux. Wahle.

Sensation de grattement et d'âpreté avec pesanteur sur la poitrine, qui l'oblige à renacler fréquemment (le premier jour). Seidel, 1.

Douleur pressive sur la poitrine avec haleine courte (le troisième jour). Seidel, 1.

Douleur pressive excessivement violente, profondément dans la poitrine, qui enchaîne la respiration, l'après-dînée (les premiers jours). Seidel, 3.

Élancement douloureux sur le côté gauche, sous les fausses côtes, qui se propage vers les vertèbres du dos ; dans le repos. Wahle.

405. Douleur lancinante dans le milieu de la poitrine gauche, qu'il ressent jusque sous l'omoplate gauche et que le mouvement aggrave. Wahle.

Dans le milieu de la poitrine gauche, douleurs semblables à des coups de couteau, qui s'aggravent beaucoup en tournant le tronc du côté gauche vers le droit. Wahle.

Douleur de serrement en travers de la poitrine (les cinquième et sixième jours). Seidel, 1.

Douleur aiguë, déchirante, à l'extrémité inférieure du sternum. Henke, 6.

Douleur brûlante, pressive, anxieuse, dans la poitrine, sous les côtes, qui ne l'empêche pas de respirer librement (après quarante-quatre heures). Wahle.

410. Une sensation d'angoisse et de bouillonnement dans le bas-ventre, qui accélère la respiration. Seidel, 1.

Une sorte d'ondulation dans la poitrine. Helbig.

Douleur de constriction sur la poitrine. Helbig.

Constriction de la poitrine. Kœlpin.

Oppression de la poitrine, sentiment de suffocation. Murray.

415. Oppression sur la poitrine, pendant le sommeil, une sorte de cauchemar. Helbig.

Violentes congestions vers la poitrine, qui revenaient les deux premiers jours, tantôt plus, tantôt moins fortes (après trois heures. O., 2.

Forts battements de cœur. Wahle.

Oppression de poitrine. Seidel, 2, 5; Henke, 2.

Oppression de la poitrine. Schwartze.

420. Oppression de poitrine. Wahle.

Oppression et douleur dans la poitrine en se baissant et en se tenant courbé. Henke, 4.

Oppression comme par une pression sur le sternum. Henke, 5.

Serrement de poitrine, comme si elle était entourée d'un lien, plus à l'extérieur. Henke, 1.

Une sensation de tension dans les muscles pectoraux, qui provoque de l'oppression (le soir du premier jour). Seidel, 2.

425. Douleurs dans les muscles de la poitrine, que l'attouchement augmente (le premier jour). Helbig.

Toute la cage thoracique est comme disloquée et contuse (les premiers jours). Seidel, 3.

Douleur périodique de pincement à l'extérieur de la poitrine, surtout dans la chambre, pendant le mouvement (le premier jour). Seidel, 1.

Douleurs pulsatives, paralytiques, le long de la clavicule gauche. Wahle.

Douleur tiraillante rhumatismale dans l'omoplate gauche (le deuxième jour). Seidel, 2.

450. Le matin, dans le lit, en se tournant, une douleur comme d'entorse et de refroidissement dans l'omoplate gauche. Wahle.

Douleur rhumatismale entre les omoplates, qui empêche le mouvement (après huit heures). Seidel, 3.

Douleur lancinante, comme si on plongeait un couteau dans le côté gauche de la poitrine, qui la traverse de part en part, en se penchant à droite et en arrière. Wahle.

Violente douleur tiraillante, pressive, sur le côté droit du dos, plus vers l'omoplate, qui le réveille le matin et ne se dissipe insensiblement qu'en tournant le corps (au bout de trente-six heures). Wahle.

TRONC. Douleur tensive dans les muscles antérieurs du cou; à midi. Helbig.

435. Une douleur tensive dans les muscles du côté gauche du cou, même dans le repos. *Prakt. Mitth.*

Sensation douloureuse, comme si le cou était gonflé; après six heures. Seidel, 5.

Douleur tensive, rhumatismale, dans le côté droit du cou, avec tiraillement jusque derrière l'oreille (le quatrième jour). Seidel, 2.

Douleur tiraillante dans le côté droit du cou, se dirigeant vers l'épaule (le sixième jour). Herzog, 4.

Roideur du cou, le matin, dans le lit (les premier, deuxième et troisième jour). Seidel, 3.

440. Douleur rhumatismale avec roideur du cou, le matin, après le lever (les troisième et quatrième jours). Seidel, 2, 5.

Douleurs dans les muscles de la nuque (le premier jour). Helbig.

Douleur comme de roideur dans la nuque. Henke, 6.

Le matin, dans le lit, douleur fouillante, tiraillante, dans le dos, les épaules et les bras, qui empêche le sommeil, et douleur contusive dans tout le corps (les deuxième, troisième et quatrième jours). Seidel, 3.

Sur le dos et les épaules, plusieurs gros boutons (le douzième jour). Seidel, 2.

445. Au-dessus de la partie inférieure de l'épine dorsale, dans le côté, secousses, ou plutôt une pression simple, permanente, comme par une pointe mousse. *Prakt. Mitth.*

Douleur pressive sur le côté gauche des vertèbres lombaires, dans le repos. Wahle.

Horripilation dans la région des vertèbres lombaires, étant assis. Wahle.

Douleur dans le sacrum. Henke, 2, 3.

Douleur dans le sacrum, en étant assis. Seidel, 1.

450. Douleurs pressives au sacrum et au dos. Wahle.

Douleurs pressives dans le sacrum (au bout d'un quart d'heure). Wahle.

Douleurs pressives dans le sacrum avec anxiété, étant assis, que le mouvement fait cesser. Wahle.

Douleur de luxation au sacrum. Seidel, 2, 3.

Douleur dans le sacrum, qui devient insupportable en se baissant. Henke, 3, 4.

455. Douleur au sacrum, une sorte de déchirement aigu, tiraillant, comme sur l'os (au bout de vingt minutes). Henke, 5, 6.

Étant assis, douleur dans le sacrum, comme s'il s'était trop baissé ou comme s'il avait été couché trop longtemps sur le dos. Wahle.

Douleur dans le sacrum, une sorte de douleur contusive, aggravée dans le repos, vive surtout par un temps pluvieux (le premier jour). Helbig.

MEMBRES SUPÉRIEURS. Le matin, dans le lit, douleur déchirante dans l'épaule (les troisième et quatrième jours). Seidel, 3.

Violent déchirement dans l'épaule droite, plusieurs soirs, dans le lit, et la nuit, qui trouble le sommeil. Herzog, 4.

460. Une violente douleur pulsative et tiraillante dans l'articulation de l'épaule droite (le cinquième jour). Seidel, 3.

Douleur pulsative, térébrante, dans l'articulation de l'épaule droite (le septième jour). O., 2.

Le matin, dans le lit, une douleur rhumatismale, paralytique, dans l'épaule droite, sur laquelle il repose, qui s'étend quelquefois jusqu'au-dessus du coude et se dissipe en se couchant sur le côté opposé (au bout de dix-neuf heures). Wahle.

Douleur sourde dans l'articulation de l'épaule gauche, toute la journée (après une demi-heure). Sch.

Violente douleur déchirante, tiraillante, dans l'articulation de l'épaule gauche, avec engourdissement du bras et sensation de picotement dans les bouts des doigts (après vingt-sept heures), revenant plusieurs jours de suite. O., 2.

465. Douleur tiraillante, fouillante, dans les articulations des extrémités supérieures, surtout dans la gauche, dans le repos (les premier et deuxième jours). Seidel, 2.

Lourdeur et faiblesse paralytiques, avec tremblement dans le bras droit, dans le repos, diminué par le mouvement (le quatrième jour). Seidel, 2.

Tiraillement aigu et vulsion dans le bras droit et la main gauche (après quatre heures). Herzog, 4.

Douleur lancinante dans le bras droit (le deuxième jour). Herzog, 4.

Sensation dans le bras gauche comme si le sang s'y était arrêté, avec faiblesse et pesanteur, surtout dans le repos (le deuxième jour). Seidel, 2.

470. Dans le bras gauche, une douleur crampoïde, constrictive, avec sentiment de paralysie, de telle sorte qu'il pouvait à peine le lever (après trois heures). Seidel, 1.

Sensation de pesanteur et de fatigue dans le bras gauche comme s'il avait fait un violent effort, que le mouvement du bras fait cesser. Henke, 1.

Sensation de faiblesse dans le bras droit, avec picotement dans les bouts des doigts (au bout de huit heures). O., 2.

Douleur tiraillante dans tout le bras droit, dans le repos surtout (les dix-septième et dix-huitième jours), par un temps rude. a.

Douleurs sourdement lancinantes, passagères, dans tout le bras gauche (après cinq heures). Sch.

475. Tiraillement dans les bras (le premier jour). Seidel, 3.

Douleur dans les muscles du bras, comme à la suite d'un violent effort (le premier jour). Henke, 6.

Pulsation dans les bras (le sixième jour). Seidel, 1.

Déchirement aigu, comme sur le périoste du bras droit et de l'articulation du coude, dans le repos seulement. Henke, 5, 4.

Douleur comme si le bras était entorsé, de telle sorte qu'il ne pouvait saisir qu'avec peine un objet, toute la journée (le cinquième jour). Herzog, 1.

480. Tiraillement dans les muscles du bras gauche, avec faiblesse de tout le bras (le deuxième jour). Seidel, 2.

Douleur tiraillante le long du bras gauche (après une heure et demie). Seidel, 1.

Douleur tiraillante le long du bras droit. Wahle.

Violente douleur pressive, comme sur le périoste, du côté interne du bras gauche. Wahle.

Violents élancements profondément dans le bras gauche (le cinquième jour). Seidel, 3.

485. Déchirement aigu, tiraillant, depuis l'articulation du coude droit, à la face postérieure du bras, de haut en bas, *et vice versa*, profondément sur l'os (le troisième jour). Henke, 6.

Tiraillement dans l'articulation du coude droit (le premier jour). Seidel, 3.

Douleur tiraillante dans le coude gauche (après neuf heures). Seidel, 2.

Douleur pinçante à la tubérosité externe du coude. Wahle.

Plusieurs petits boutons non douloureux à l'avant-bras droit (le huitième jour). Herzog, 4.

490. Déchirement dans l'avant-bras droit (le deuxième jour). Herzog, 2.

Douleur vulsive dans l'avant-bras gauche (le sixième jour). Herzog, 5.

Déchirement dans l'avant-bras gauche; la nuit, dans le lit (le quatrième jour). Herzog, 2.

Sensation de faiblesse et de paralysie dans l'avant-bras gauche (le deuxième jour). Herzog, 1.

Fort gonflement des veines sous-cutanées avec sentiment dans les avant-bras, comme si le sang y était arrêté; chaleur agréable qui s'étendait dans les mains avec élancements dans quelques doigts (comme s'ils étaient engourdis), surtout dans le repos (le quatrième jour). Seidel, 2. A différentes reprises. Seidel, 3.

495. Douleur d'entorse avec augmentation de la chaleur dans les articulations des mains. Seidel, 3.

Douleur fouillante, tiraillante, dans les articulations de la main, avec augmentation de la chaleur dans les mains. Seidel, 2.

Fouillement violent et tiraillement dans les articulations des mains, surtout dans le repos (le premier jour), et plus tard à différentes reprises, par un temps rigoureux. Seidel, 3.

Douleur d'entorse dans l'articulation de la main, pendant et après le mouvement de celle-ci. Seidel, 3.

Douleur d'entorse, de serrement, dans l'articulation de la main droite. Wahle.

500. Douleur d'entorse dans l'articulation de la main droite qui empêche le mouvement, augmentée dans le repos, par un temps pluvieux. a.

Élancements passagers dans l'articulation de la main droite, le soir (le deuxième jour). Herzog, 2.

Douleur d'entorse dans l'articulation, d'abord à la main droite, plus tard aussi dans la gauche, pendant le mouvement. Seidel, 2.

Douleur de foulure dans l'articulation de la main gauche. Wahle.

En marchant, au grand air, violente douleur déchirante dans l'articulation de la main gauche (le cinquième jour). Herzog, 5.

505. Douleur tiraillante dans l'articulation de la main gauche et dans la jambe droite (après huit heures). Herzog, 4.

Tiraillement très-sensible et fouillement dans l'articulation de la main gauche, le soir, pendant le repos (le premier jour). Seidel, 2.

Douleur tiraillante dans le poignet se dirigeant vers la main avec difficulté à la mouvoir (le dixième jour). Seidel, 2.

Douleur de fatigue dans l'articulation de la main gauche, qui n'est sensible que dans le repos. Wahle.

Sensation douloureuse aux os métacarpiens, sur une petite place, comme si un ganglion allait s'y manifester. Wahle.

510. Enflure des mains (après deux heures). Seidel, 1.

Tremblement des mains, pendant le mouvement et dans le repos. *Prakt. Mitth.*

Sensation de faiblesse et pesanteur dans les mains avec tiraillement fréquent à quelques petites places des os des mains (le premier jour). Seidel, 3.

Déchirement saccadé dans la main droite, le soir (le onzième jour). Herzog, 4.

Vulsion saccadée et déchirement au côté externe de la main droite, vers le petit doigt, dans la soirée (le deuxième jour). Herzog, 1.

515. Élancement brûlant dans la main droite (le premier jour). Helbig.

Violente douleur déchirante dans la main droite, surtout dans le pouce et l'indicateur (le soir du huitième jour). Herzog, 5.

Douleur tiraillante dans quelques os des mains et des doigts (le premier jour). Seidel.

Fourmillement subit dans quelques doigts ou à d'autres parties des mains et des pieds. Seidel, 3.

Sensation pruriante dans les doigts de la main gauche, qui excite à gratter, après quoi il survient de la brûlure, qui se dissipe de suite en les lavant avec de l'eau froide (le septième jour). Herzog, 4.

520. Douleur vulsive continue dans les doigts de la main gauche, surtout dans l'auriculaire (le cinquième jour). Herzog, 3.

Fourmillement dans le pouce droit, même pendant le mouvement (le cinquième jour). Seidel, 3.

14

Forts élancements aigus dans l'indicateur de la main gauche, le soir dans le lit (le quatrième jour). Herzog, 5.

Vulsion dans le doigt indicateur de la main gauche, vers la soirée (le deuxième jour). Herzog, 1.

Prurit qui oblige à gratter, aux doigts médius et annulaire de la main droite, avec rougeur érysipélateuse (le septième jour et plus tard). Henke.

525. Douleur sous l'ongle de l'indicateur droit, comme s'il y avait reçu un violent coup, pendant toute la journée. Helbig.

Froid aux trois doigts moyens de la main droite. Henke, 4.

Douleur vulsive dans les os des doigts de la main gauche. Wahle.

Douleur pruriteuse, intense, persistante, entre l'indicateur et le médius de la main gauche, qui l'éveille la nuit (le dix-septième jour, par un temps rigoureux). Seidel, 3.

Douleur fouillante, persistante, dans la seconde articulation de l'indicateur droit, qui devient tensive quand on la remue (l'après-dînée du dix-septième jour, par un temps âpre). Seidel, 3.

530. Douleur paralytique dans le pouce gauche. Wahle.

Douleur d'entorse dans l'articulation droite du pouce gauche, pendant plusieurs jours. Wahle.

Une sensation de pression douloureuse dans l'os métacarpien de l'indicateur gauche (au bout d'une demi-heure). Sch.

D'abord insensibilité, puis fourmillement dans le doigt auriculaire de la main droite (le septième jour). Seidel, 3.

Violente douleur dans l'articulation moyenne de l'auriculaire de la main gauche, qui empêche le mouvement. Henke, 4.

530. Douleur tiraillante, paralytique, tantôt dans tel ou tel doigt, tantôt dans le métacarpien, tantôt dans l'avant-bras. Wahle.

EXTRÉMITÉS INFÉRIEURES. Douleur d'entorse dans la hanche droite. Seidel, 3.

Douleur d'entorse dans l'articulation de la hanche droite, en marchant. Wahle.

Douleur fouillante dans la hanche droite, en étant couché dessus, le soir (le deuxième jour). Seidel, 2.

Quelques élancements douloureux dans la région du col du fémur gauche, pendant le mouvement et dans le repos. Wahle.

540. Douleurs dans les jambes (ainsi que dans les doigts), qui se dissipent promptement; une pression, plutôt sourde, qui se dirige de haut en bas (le premier et le deuxième jour). Helbig.

Les jambes ne le soutiennent pas, il lui semble toujours qu'il va s'asseoir (le premier jour). Helbig.

Les jambes fléchissent quand il descend l'escalier. Wahle.

Douleur comme de plaie dans quelques muscles des extrémités inférieures, en étant assis (le troisième jour). Seidel, 2.

Faiblesse et pesanteur dans toute la jambe droite (le quatrième jour). Seidel, 2.

545. Une sorte de faiblesse dans les cuisses et les jambes, surtout à gauche, le matin en se levant; on dirait qu'il a fait une longue marche à pied. Wahle.

Douleur d'entorse dans l'articulation de la cuisse droite, en marchant (le quatrième jour). Seidel, 2.

Tiraillement sensible dans la cuisse droite (après cinq heures). Seidel, 2.

Sensation de froid et racornissement de la peau (peau ansérine) à quelques parties peu étendues des cuisses. Seidel, 2, 3.

Sensation de froid et de roideur dans les cuisses en se levant de sa chaise (le soir du premier jour). Seidel, 3.

550. Fatigue dans les muscles de la cuisse droite, en marchant. Henke, 4.

Lourdeur dans les cuisses en commençant à marcher, qu'une marche continuée diminue (le premier jour). Seidel, 3.

Pesanteur dans les cuisses (le premier jour). a.

Prurit à la face interne des cuisses. Seidel, 3.

Sensation d'excoriation aux cuisses, près des organes génitaux (le deuxième et le troisième jour). Seidel, 2, 3.

555. Élancements déchirants sur le côté externe de la cuisse gauche, dans le repos. Wahle.

Douleur tensive à la face interne de la cuisse droite (le premier jour). Seidel, 3.

Au côté interne de la cuisse droite, plusieurs taches d'un rouge foncé qui causent une douleur d'excoriation en marchant (le quatrième et le cinquième jour). Seidel.

Sensation brûlante d'excoriation en haut, entre les cuisses et le périnée (le premier jour). Seidel, 3.

A la face interne des cuisses, petits boutons rouges. Seidel, 3.

560. Déchirement aigu profondément dans l'articulation du genou, comme sur les os, dans le repos et par la flexion du genou. Henke, 2, 3, 4.

Douleur dans l'articulation du genou droit, comme si elle était malade en dedans, ou comme s'il avait reçu un coup sur la face interne du genou (au bout de trois quarts d'heure). Wahle.

Déchirement aigu au genou droit, que le mouvement fait disparaître (le quatrième jour). Henke, 6.

Douleur tensive d'entorse dans le genou droit en le fléchissant (le seizième et le dix-huitième jour, par un temps rude). Seidel, 3.

Tiraillement dans le genou droit, dans le repos (le premier jour). Seidel, 3.

565. Douleurs tiraillantes, puis déchirantes, dans l'articulation du genou droit, qui persistent plusieurs heures, la nuit dans le lit (le premier jour). Herzog, 2.

Sensation de vulsion dans le genou droit (le troisième jour). Herzog, 3.

Une sensation de bouillonnement froid au-dessus du genou, jusque vers sa pointe. *Prakt. Mitth.*

Tiraillement dans les jarrets, en marchant (le premier jour). Seidel, 3.

Après la sieste, les genoux fléchissent; il est en outre indifférent et abattu. Wahle.

570. Tiraillement le long de la face antérieure de la jambe (le cinquième jour). Seidel, 3.

Douleur de fatigue dans les tibias, comme s'il avait fait un long voyage à pied, la veille. Wahle.

Douleurs déchirantes dans le tibia droit (le huitième jour). Herzog, 4.

Déchirement aigu au tibia gauche, partant du genou, comme sur le périoste (le cinquième jour). Henke, 6.

Douleur pulsative, térébrante, dans le tibia droit (le septième jour). O., 2.

575. Tiraillement déchirant dans la jambe droite (le onzième jour). Herzog, 6.

Une agitation dans la jambe gauche, comme s'il avait fait une longue marche et qu'il se fût trop fatigué, le soir. Wahle.

Sensation de roideur dans la jambe gauche avec chatouillement (après deux heures). Seidel, 2.

Fourmillement dans la jambe gauche (après trois heures). Seidel, 2. (Après dix heures). Seidel, 3.

Gonflement œdémateux des jambes et des pieds, qui augmente notablement en faisant un grand effort, surtout dans la droite (le huitième jour), pendant plusieurs semaines. a.

580. Douleur dans le tendon d'Achille en marchant. Helbig.

Douleur tiraillante, intense, profondément dans la malléole externe droite, remontant le long de la jambe, surtout dans le repos (le dix-huitième jour), par un temps rigoureux. a.

Déchirement dans le pied droit, surtout dans la malléole externe (le sixième jour). Herzog, 5.

Chatouillement lancinant dans le pied droit et dans la main du même côté en marchant, comme quand une partie est engourdie (après deux heures et demie). Seidel, 1.

Douleurs de serrement, intenses, dans les articulations des pieds. Helbig.

585. Chatouillement dans le pied gauche, comme s'il était engourdi (le premier jour). Seidel, 3.

Douleur sécante incommode et démangeaison dans les pieds, surtout dans les plantes et les talons (le deuxième jour). Seidel, 2.

Douleurs, comme d'anciennes angelures, aux orteils, aux gros et aux creux des pieds. Henke, 6.

Une petite place douloureuse, comme un cor, sous la plante du pied droit. Wahle.

Un élancement subit traverse le talon gauche (au bout de deux heures et demie). Seidel, 1.

590. Douleur sourde dans le talon droit (le quatrième jour). Seidel, 5.

Violente douleur au bord externe du gros orteil du pied droit, dans le repos. Henke, 5.

Douleur lancinante dans le cor, la nuit dans le lit (le septième jour). Herzog, 6.

Élancements passagers à travers les cors. Seidel, 3.

SYMPTOMES GÉNÉRAUX. Déchirement en plusieurs endroits, surtout dans le coude gauche et dans la jambe malade. Helbig.

595. *Sensation de chatouillement dans les membres qui cause de l'agitation, surtout dans les bras, pendant le repos, et qui oblige à se mouvoir* (le premier jour), et revenant plus tard à diverses parties, surtout par un temps âpre. Seidel, 5.

Douleurs déchirantes erratiques dans les membres (le septième jour). Herzog, 5.

Les membres s'engourdissent facilement (les premiers jours). Seidel, 1, 2, 5.

Ardeur, fourmillement, picotement dans les membres. Murray.

Chatouillement continuel dans les parties souffrantes. Kœlpin.

600. Sensation de fourmillement dans les membres qui avaient souffert autrefois de la goutte (au bout de quelques heures). Ritter.

Perte du sentiment dans les parties souffrantes. Schwarze.

Insensibilité des membres. Murray.

Perte du sentiment avec paralysie des membres. Richter.

Les douleurs dans les membres augmentent. Murray.

605. *Les douleurs des membres attaquent de préférence les avant-bras et les jambes jusqu'aux doigts et aux orteils; elles passent bien vite et ressemblent à un tiraillement spasmodique.* Helbig.

Les douleurs des membres semblent avoir leur siége dans les os et leur périoste, n'affectant le plus souvent que de petites places et reparaissant par un temps variable. Seidel.

Les articulations atteintes de la goutte deviennent rouges, enflent et deviennent douloureuses. Ritter.

Une sensation de chatouillement dans les parties souffrantes. Kœlpin.

Une sensation désagréable dans la partie souffrante. Arnomann.

610. Une sensation désagréable dans les parties souffrantes, jointe à une vermiculation. Guthrie.

Une sensation légèrement tiraillante et vulsive dans tout le corps, tantôt ici, tantôt là, mais surtout dans les articulations, revenant à des intervalles indéterminés et persistant au delà de quinze jours. Herzog, 3.

Tiraillement comme dans la moelle des os, qui augmente par le mauvais temps. Helbig.

Sensibilité douloureuse par un temps venteux et froid; plusieurs jours. Helbig.

Renouvellement de presque tous les symptômes à l'approche d'un temps âpre. Seidel, 2, 3 (1).

615. Vulsions. Hope.

Un sentiment désagréable de faiblesse générale. Henke, 4.

Grand relâchement et courbature de tout le corps (le premier jour). Seidel, 1, 2, 3.

Marche chancelante, comme s'il avait fait une longue maladie (après une demi-heure.) Wahle.

Une petite promenade fatigue beaucoup, tous les membres sont comme rompus. Henke, 4.

620. (Lassitude générale.) Helbig.

Douleur dans tout le corps, comme s'il s'était donné un tour de reins. Wahle.

PEAU. Prurit et rongement à diverses parties du corps; plusieurs soirs de suite en se couchant. Henke, 6.

Prurit dans la peau. Schwartze.

(1) Symptôme 614 comp. avec 177, 179, 504, 457, 473, 497, 500, 528, 529, 565, 581, 595, 606, 612, 614.

Picotement çà et là dans la peau. Helbig.

625. Prurit et douleur de toute nature, au corps. Voigtel. Éruptions. Murray.

SOMMEIL. Envie de dormir. Voigtel.

Bâillements fréquents sans fatigue. Henke, 2, 4.

Grande somnolence le jour et sommeil profond la nuit dans les premiers jours, l'état contraire arrive quelque temps après Seidel.

630. Grande somnolence le jour (le premier et le deuxième jour). a.

Grande somnolence dans les yeux, l'après-midi (le premier et le deuxième jour). Seidel, 3.

Somnolence presque insurmontable, l'après-midi. Herzog, 4.

Grande somnolence toute la journée (le premier jour). Herzog, 1.

Sommeil lourd, le soir, immédiatement après s'être couché. Seidel, 2, 3.

635. Sommeil très-profond, tranquille les premières heures, mais fréquent réveil et jactitation le matin (le deuxième et le troisième jour). Seidel, 3.

Il s'éveille le matin à une certaine heure, plusieurs matins de suite, et ne peut plus alors se rendormir. Wahle.

Réveil le matin de bonne heure, ensuite sommeil agité. Seidel, 3.

Tous les membres sont affectés, le matin dans le lit; il s'étend continuellement et se tourne de côté et d'autre. Wahle.

Contre son habitude, il est couché dans le lit, étendu sur le dos, les jambes croisées. Seidel, 1, 2.

640. Il se trouve le plus à son aise dans le lit, les jambes étant fléchies. Wahle.

Sommeil agité. Schwartze.

Le sommeil n'est pas bon; l'agitation dans les pieds l'oblige à se tourner continuellement dans le lit. Wahle.

Tremblement dans les bras et les jambes durant la nuit. Wahle.

Tremblement. Roques.

645. Sommeil agité, interrompu par des rêves insignifiants (les premières nuits). Herzog, 2, 3, 4.

Sommeil plein de rêves; il est plus fatigué au lever qu'au
moment du coucher (le troisième jour). Herzog, 6.

Rêves inquiétants, d'incendie (la douzième nuit). Herzog, 4.

Rêves de feu, pendant lesquels il reste indifférent. Wahle.

Rêves voluptueux très-vifs vers le matin (la deuxième et la
troisième nuit). Henke, 6.

FIÈVRE. 650. Mouvements fébriles. Richter.

Excite la fièvre. Pallas.

Accès de fièvre le soir, à six heures; grande chaleur à la
tête avec froid aux pieds et absence de soif; céphalalgie didactive insupportable, ardeur dans les yeux, sécheresse dans le
nez et sensation de chaleur brûlante dedans en respirant;
sentiment de fatigue et douleur de brisement dans les membres et relâchement de l'esprit. La nuit est agitée par des
rêves vifs et de la chaleur sèche au corps; insomnie presque complète; il survient un peu de sommeil vers le matin et
une douce sueur générale qui apaisait toutes les incommodités. C'est une nuit comme il n'en avait jamais eu. Cet accès
de fièvre revenait les deux jours suivants, mais à un moindre
degré. Henke.

Provoque la chaleur. Guthrie.

Chaleur fébrile avec forte soif. Kœlpin.

655. Alternative de froid et de chaleur, céphalalgie, tiraillement dans les membres et apparition des règles, qui avaient
été supprimées depuis six mois (le quatrième jour). Seidel.

Froid des pieds (le premier jour). Seidel, 3.

Froid glacial des pieds, dans une chambre chaude, surtout
le soir, qu'il ne peut réchauffer de longtemps dans le lit et
empêche souvent le sommeil (du troisième au sixième jour).
Henke, 5, 6.

Froid par tout le corps, surtout le matin dans le lit. Wahle.

Froid toute la journée, il n'osait se donner un peu d'air.
Wahle.

660. Une sensation de froid avec chaleur aux mains re-

monte du genou gauche vers la cuisse (dans la matinée du deuxième jour). Seidel, 1.

Chaleur et anxiété au tronc, en rentrant du grand air dans la chambre. Wahle.

Une sensation de chaleur agréable qui se répand par tout le corps (au bout de quelques minutes). Sch.

Sensation de chaleur générale et légère sueur par tout le corps (au bout d'une heure). O., 1, 2.

Chaleur brûlante au visage, par intervalles (le soir du premier jour). Seidel.

665. Chaleur au visage et au corps, jusque vers les fémurs. *Prakt. Mitth.*

Sensation de chaleur augmentée dans les mains, qui étaient froides auparavant (au bout de trois heures). Herzog, 5.

Souvent augmentation de chaleur dans les mains, même à l'air froid (les premiers jours). Seidel, 1, 2, 5.

Il survient de la chaleur avec sueur visible dans les mains, surtout dans les bouts des doigts (au bout d'une demi-heure). Seidel, 1.

Légère moiteur des extrémités inférieures, le matin dans le lit (les premiers jours). Seidel, 5.

670. Sueur aux extrémités inférieures dans le lit, vers le matin (le deuxième jour). Herzog, 2.

Sueur augmentée, de mauvaise odeur dans le creux des aisselles (les premières heures). Seidel, 2.

Sueur. Kœlpin.

Sueur très-abondante (la première nuit). Sch.

Sueur avec prurit et fourmillement dans la peau (1), qui répand quelquefois une odeur aromatique. Richter.

675. Sueur copieuse. Home.

Sueur abondante, de mauvaise odeur. Murray, Schwartze.

Sueur copieuse et moiteur de la peau, dans la journée. Ritter.

Provoque une sueur énorme. Starck.

(1) La sensation de fourmillement est caractéristique; voyez les symptômes 464, 472, 494, 518, 521, 552, 576, 577, 578, 585, 585, 586, 595, 597, 598, 599, 600, 608, 609, 610, 611, 622, 625, 624, 625, 674.

Disposition à suer facilement et lassitude en marchant au grand air (le quatrième et le cinquième jour). Seidel, 2.

680. Pouls lent. *Prakt. Mitth.*

Diminue de beaucoup le nombre des pulsations. Home.

Pouls faible, petit et lent, immédiatement après l'avoir pris. Kœlpin.

BICHROMAS POTASSÆ.

*Bichromas lixivæ; kali bichromicum. — Bichromate de po-
tasse. — Doppelt chromsaures kali; saures chromsaures
kali.*

Ce sel, qui est constamment le produit de l'art, cristallise
en beaux prismes rhomboïdaux, d'une couleur rouge orangée,
translucides, inodores, d'une saveur métallique amère; il est
très-soluble dans l'eau, qu'il colore en jaune orangé; il est
inaltérable à l'air, décomposé en partie à une température
élevée.

On obtient ce sel en évaporant convenablement le chromate
neutre de potasse; il se transforme en bichromate, qui se dépose par le refroidissement en cristaux rouge orangé, tandis
que l'eau mère reste alcaline.

On l'obtient encore en calcinant longtemps, et à une haute
température, un mélange de mine de fer chromée (chromate
de fer) et de nitrate de potasse. On lessive le résidu de la cal-
cination, on filtre, on ajoute au soluté contenant tout le chromate de potasse un léger excès d'acide sulfurique, on évapore
et on fait cristalliser.

Le sel employé par les expérimentateurs de la Société de
Vienne a été obtenu par le procédé suivant : on décompose
le chromate de plomb par l'acide sulfurique, qui met à nu
l'acide chromique, qu'on satura par du carbonate de potasse
jusqu'à ce que deux atomes d'acide se combinassent avec un
atome de potasse. La dissolution fut évaporée, et, en se refroidissant, déposa les cristaux dont ils se sont servis pour
leurs expériences.

SOURCES.

The *Britisch Journal of Homœopathy*, edided by J. J. Drysdale, md.; J. N. Russell, md.; and Francis Black, md.
Nos vi, vii, viii.

1. James Hagan, Irlandais, âgé de vingt et un ans, tempérament lymphatico-sanguin, précédemment journalier, travaille depuis six mois dans la fabrique. Symptômes nos 169,
245, 369, 416, 514, 525, 689, 983.

2. John Geddes, quarante-sept ans, tempérament bilioso-sanguin, antérieurement journalier, a encore un teint passablement frais. Il a toujours joui d'une bonne santé; mais à
peine avait-il travaillé une quinzaine de jours à la fabrique,
qu'il commençait à se plaindre. Il n'a jamais eu d'éruption,
mais on observait au pouce droit deux cicatrices proémi-
nentes caractéristiques. Symptômes nos 480, 584, 654,
727, 1044.

3. James Slater, ouvrier de fabrique, âgé de trente-cinq ans,
tempérament lymphatico-sanguin. Nos 70, 113, 557, 604,
605, 710.

4. John Emmanuel, quarante-six ans, tempérament lymphatico-
sanguin; il a l'air décrépit, ouvrier. Nos 58, 368, 500, 502,
723, 725, 728, 731, 752, 753, 755, 756, 757, 762.

5. Hudson, tempérament lymphatique. Par le contact d'une
solution de chrome. N° 986.

6. Thomas Hinshaw, vingt ans, tempérament lymphatique,
cheveux blonds, yeux clairs, ouvrier. Nos 154, 228, 540,
874, 948, 1089, 1092.

7. Georges Barrot, quarante-cinq ans, tempérament bilieux,
ouvrier. Nos 99, 226, 507, 903, 946.

8. Harvey, quarante-quatre ans, tempérament sanguin, ouvrier. Nos 133, 429, 968.

9. James M'Averty, trente ans, ouvrier. N° 255.

10. Edward Hamilton, Dr, tempérament sanguin, âgé de vingt-
neuf ans. En juin 1845, il prit, à diverses époques, dix,

vingt, soixante et cent gouttes, d'une solution de cinq grains du sel dans une once d'eau. N°ˢ 650, 790.

11. D⁰ RUTHERFURD RUSSEL, vingt-huit ans, tempérament lymphatico-nerveux, par vingt, quarante gouttes. N°ˢ 90, 272, 283, 370, 468, 522, 523, 529, 550.

12. JOHN WRIGHT, vingt ans, parfaite santé, cheveux d'un brun foncé, par quinze, vingt, quarante-cinq gouttes. N°ˢ 77, 163, 311, 416, 510, 556, 756, 804, 848, 945, 1025.

13. M. J., de Philadelphie (communiqué par le D⁰ Neidhard) âgé de vingt et un ans, très-bien portant. N°ˢ 72, 82, 558, 559, 569, 866, 868, 1026, 1103.

14. JAMES ALLAND, vingt-neuf ans, ouvrier de fabrique. N° 997.

15. J. R. BEREND, vingt ans. N° 990.

16 JOHN BROWN, tempérament bilieux. N°ˢ 22, 23, 411, 788, 999.

17. PATRIK BRYAN, tous trois ouvriers de fabrique.

18. CLARKE, trente ans, bilieux, employé depuis sept mois dans la fabrique. N°ˢ 430, 896.

19. CONNOLLY, vingt-cinq ans, tempérament nerveux-sanguin, travaillé depuis neuf ans dans le chrome liquide. N°ˢ 571, 707, 750.

20. ROBERT COOPER, quarante ans, tempérament bilieux-sanguin, ouvrier de fabrique. N° 969.

21. THOMAS CURNEY, trente-cinq ans, tempérament bilioso-lymphatique. N°ˢ 231, 985, 991, 994, 998, 1005.

22. MICHAEL DILLON, tous les deux ouvriers de fabrique. N°ˢ 215, 980.

23. FRANCIS FANUAN, vingt ans, tempérament bilioso-lymphatique, travaille depuis douze mois dans la fabrique. N°ˢ 599, 791, 966.

24. MICHAEL FORTUNÉ, quarante-huit ans, ouvrier de fabrique. N° 974.

25. GALLACHAN, vingt-sept ans, tempérament nervoso-sanguino-lymphatique, travaille depuis neuf ans dans le chrome sec. N°ˢ 581, 655, 706.

26. Robert Graham, âgé de soixante-treize ans, tempérament sanguin, ouvrier de fabrique. N°s 134, 151, 989.

27. Daniel Hegan, âgé de vingt-cinq ans, tempérament sanguin, ouvrier de fabrique. N° 776.

28. William Horill, âgé de dix ans, tempérament nervoso-sanguin, travaille le chrome depuis un an. N°s 30, 214, 543, 652, 824, 981.

29. John Howe, cinquante-deux ans, tempérament bilioso-sanguin, teinturier, manie le chrome depuis sept ans. N°s 341, 580, 726, 771.

30. John Hulme, quarante ans, forte stature, bonne santé, ouvrier de fabrique. N°s 283, 431, 655, 711, 724.

31. Judge, âgé de trente-cinq ans, nerveux-sanguin, depuis deux ans dans la fabrique. N°s 173, 428.

32. Charles Janis, quarante et un ans, bilioso-lymphatique, employé dans la fabrique depuis cinq mois. N°s 76, 243, 541, 910, 912.

33. Michael Keogh, vingt-huit ans, bilioso-lymphatique, depuis dix mois dans la fabrique.

34. John Kilan, tempérament bilieux, ouvrier de fabrique.

35. Walter Macfarland, vingt ans, tempérament bilieux. N°s 334, 1001.

36. Edward Macinlay, trente-cinq ans, tempérament bilieux. N°s 976, 987, 988.

37. John M'Gu, trente et un ans. N°s 116, 997, 1000.

38. James M'Glusky. N° 255.

39. Robert Melin, trente-six ans, tous les cinq ouvriers de fabrique. N°s 403, 1002.

40. Moxes, trente-trois ans, nerveux-sanguin, employé depuis douze ans dans la fabrique. N° 490.

41. Richard Morland, vingt-trois ans, nerveux-bilieux, depuis trois semaines dans la fabrique. N° 232.

42. Dr Neidhard, prit un grain de la 3e trituration, deux fois le jour. N° 314.

43. Dugald Niven, trente ans, ouvrier de fabrique. N°s 53, 83, 183, 184, 937.

44. John Norbury, bilieux, ouvrier de fabrique. N° 523.

45. John Peckett, nerveux-lymphatique-sanguin, depuis neuf ans dans la fabrique. N° 114.

46. William Pemlit, quarante ans, tempérament sanguin, ouvrier de fabrique. N° 967.

47. Miles Ryan, vingt ans, forte stature. A peine était-il entré de quelques jours dans la fabrique, que les signes morbides se déclaraient. N°s 112, 231, 257, 544, 652, 750, 966.

48. James Smith, dix-sept ans, ouvrier de fabrique. N° 602.

48 *bis*. Smith. N°s 29, 357, 574, 649, 734.

49. Mathias Swonly, ouvrier de fabrique.

50. Swony, trente-huit ans, nerveux-bilieux-lymphatique, travaille dans le chrome liquide depuis trois ans. N°s 492, 584, 765, 977.

51. J. Taylor, âgé de vingt-six ans, tempérament bilioso-sanguin, prit tous les jours cinq et six fois quelques gouttes, et plus tard vingt gouttes d'une mixture de cinq grains de sel dans une once d'eau.

52. Tighe, âgé de dix-huit ans, bilieux-lymphatique, travaille depuis huit mois dans le chrome liquide. N°s 872, 1032.

53. H. Turner, quatre ans, tempérament nerveux, prit deux et quatre gouttes de la mixture indiquée.

54. Henry Turner, trente et un ans, tempérament nerveux-sanguin-lymphatique, prit une et six gouttes de la mixture. N°s 341, 372, 416, 545, 1027.

55. Tye, trente-cinq ans, nerveux-bilieux-lymphatique, ouvrier de fabrique depuis douze ans. N°s 260, 798, 799.

56. Dr Walker, de Manchester, vingt-neuf ans, tempérament bilieux-sanguin-lymphatique, prit, pendant toute une semaine, la 3e trituration, puis la forte dissolution, à la dose de quelques gouttes jusqu'à trente gouttes. N°s 623, 624, 774, 793, 931, 938, 1020, 1041.

57. Waterfield, tempérament sanguin-bilieux, travaille depuis douze ans dans le chrome sec. N°s 28, 287, 428, 499, 580, 634, 749, 1043.

58. Les symptômes qu'on observe fréquemment dans les briques de Glasgow, n° 590; Liverpool, n°s 240, 245, 590.

648, 975, 978, 1104, et Manchester, nᵒˢ 25, 155, 242, 590, 647, 945, 947, 1088, 1104, 1105, portent les noms de ces villes.

59. Aʙ., femme non mariée, âgée de vingt-trois ans, tempérament sanguin-lymphatique, prit, pendant quatre jours, et à diverses reprises dans la journée, vingt à quarante gouttes d'une dissolution de cinq grains de chrome dans une once d'eau. Nᵒˢ 406, 447, 466, 471. 472, 526, 645, 1051.

60. F., femme âgée de trente-deux ans, tempérament lymphatique-sanguin, prit d'une à six gouttes de la dissolution indiquée ci-dessus. Nᵒˢ 149, 644, 683, 797.

61. Bws. Nᵒ 75.

62. Mɢɴ. Nᵒˢ 74, 259.

63. Mᴛ. Nᵒ 1090.

64. O. D. Nᵒ 1040.

65. Xʏ, femme non mariée, de tempérament sanguin-lymphatique, prit, pendant dix jours, de dix à soixante gouttes de la mixture sus-mentionnée. Nᵒˢ 370, 456, 466, 474, 497, 514, 515, 520, 521, 583, 683, 912.

66. K., femme de tempérament lymphatique, prit, pendant cinq jours, de huit à dix gouttes de la même préparation. Nᵒˢ 65, 125. 128, 542, 582, 611, 612, 645, 646, 828, 857, 885, 904, 914, 931, 942, 1018, 1065, 1086.

67. Kᴋ. Nᵒˢ 601, 884, 1049, 1066.

68. Dʳ Dᴜᴅɢᴇᴏɴ Rᴏʙᴇʀᴛ, vingt-huit ans, tempérament lymphatico-sanguin, pendant cinq jours, de deux à soixante gouttes, à diverses reprises dans la journée. Nᵒˢ 16, 24, 26. 27, 79, 81, 124, 132, 143, 225, 442, 450, 490, 501, 524, 551, 552, 567, 568, 569, 576, 619, 636, 639, 642, 653, 654, 655, 656, 657, 686, 687, 688, 702, 747, 757, 778, 785, 786, 787, 788, 789, 813, 814, 815, 834, 855, 836, 850, 859, 879, 897, 970, 1010.

69. Dʳ J. J. Dʀʏsᴅᴀʟᴇ, vingt-huit ans, tempérament nervoso-sanguin, pendant cinq jours, de deux à soixante gouttes, dans la journée. Nᵒˢ 37, 52, 89, 111, 150, 196, 356, 373. 427, 445, 466, 471, 474, 484, 505, 510, 681, 684, 685,

761, 770, 773, 775, 792, 795, 798, 805, 878, 886, 915, 920, 942, 1023, 1028, 1039, 1052, 1099, 1102.

70. D' NORTON, trente et un ans, tempérament lymphatique, bonne constitution. N°° 8, 57, 96, 145, 167, 188, 192, 193, 195, 213, 219, 250, 285, 305, 318, 347, 352, 356, 402, 415, 421, 424, 452, 477, 496, 503, 510, 564, 570, 575, 618, 650, 652, 658, 667, 672, 681, 690, 692, 704, 742, 743, 748, 803, 812, 827, 858, 879, 905, 939, 1014, 1018, 1050, 1087, 1093.

74. CUMIN, *Edinburgh Medical und Chirurgical Journal*, vol. XXVIII, p. 501. Chez deux teinturiers. N°° 306, 996.

75. BAÆR, Biecke, *Neuere Arzneimittel*, 2 Aufl., p. 426. Chez un ouvrier de trente-cinq ans, qui reçut accidentellement quelques gouttes d'une dissolution de bichromate de potasse dans la bouche.

76. SCHINDLER, *Graefe und Walther's Journal für Chirurg.* vol. XXVI, cah. IV, p. 619-622, 1838. Chez un teinturier en colère, qui avala une dissolution de bichromate. N°° 169, 432, 531, 631, 772, 847, 1011, 1064, 1065, 1068.

77. DUCATEL, *Journal of the Philadelphia College of pharmac.* janvier 1854. N°° 441, 489.

78. JACOBSON, Acad. royale des sciences, séance du 14 octobre 1838. N° 459.

79. JAILLARD, de la *Toxicologie du bichromate de potasse* thèse soutenue à l'école de pharmacie. N°° 148, 365, 519, 532, 595, 712, 745, 956, 1048, 1094, 1095.

80. PELICAN, *Gazette médicale de Russie*, numéros 20 et 21, 1854. N° 488.

81. PEROGOFF et ZABLOTZKY, *Journal de la Société de méd. cine de Bruxelles*, 1855, treizième année. vol. XX, p. 283. N° 498.

82. PUCHE, *ibid.*, huitième année, vol. XI, p. 458.

83. VICENTE, *ibid.*, neuvième année, vol. XII, p. 231.

84. *London Medical Gazette March.*, I, 1844.

85. ARNETH, *OEsteneichische Zeitschrift für Homœopathie* Bd. III, p. 293, Vienne 1847. N°° 11, 12, 13, 175, 189, 190, 197, 217, 225, 235, 241, 253, 254, 325, 544, 546.

384, 392, 410, 425, 466, 483, 494, 528, 554, 555, 588, 593, 599, 693, 802, 811, 818, 833, 921, 922, 928, 935, 953, 954, 1016, 1038, 1058, 1080, 1084.

86. L. J. Kœstler, candidat en médecine, *ibid.* Nᵒˢ 36, 58, 64, 67, 159, 162, 270, 274, 282, 286, 288, 324, 600.

87. Lackner, *ibid.* Nᵒˢ 2, 15, 49, 50, 51, 65, 92, 115, 122, 141, 220, 221, 317, 332, 358, 394, 463, 464, 547, 549, 559, 563, 571, 577, 579, 606, 614, 622, 637, 640, 660, 666, 668, 669, 679, 695, 699, 700, 703, 759, 740, 741, 808, 810, 842, 898, 908, 909, 927, 963, 964, 965, 1019, 1021, 1038, 1058.

88. Marenzeller (Adolphe), docteur, vingt-six ans, petite stature, constitution sèche, tempérament sanguin cholérique, *ibid.* Nᵒˢ 9, 16, 17, 22, 31, 34, 45, 46, 47, 48, 56, 61, 62, 66, 68, 106, 126, 127, 129, 139, 152, 156, 157, 158, 187, 204, 205, 222, 239, 256, 261, 262, 268, 269, 271, 289, 290, 528, 529, 530, 331, 349, 359, 575, 579, 409, 419, 425, 426, 445, 446, 460, 461, 562, 575, 597, 598, 603, 609, 625, 659, 665, 670, 715, 717, 746, 754, 755, 760, 777, 796, 809, 826, 852, 857, 841, 854, 856, 863, 865, 874, 877, 880, 891, 892, 894, 895, 923, 1005, 1008, 1013, 1037, 1042, 1047, 1070, 1071, 1077, 1081.

89. Dʳ Mayrhofer, *ibid.* Nᵒˢ 20, 21, 210, 445.

90. Dʳ Muller, *ibid.* Nᵒˢ 97, 98, 101, 142, 161, 165, 172, 203, 414, 465, 540, 621, 929, 1024.

91. Dʳ Reisinger, *ibid.* Nᵒˢ 32, 55, 69, 80, 94, 130, 160, 189, 191, 227, 249, 296, 299, 361, 574, 378, 587, 591, 400, 401, 407, 437, 439, 517, 558, 628, 641, 680, 718, 744, 876, 885, 955, 1009, 1031, 1045, 1069, 1098.

92. Dʳ Herman Schlesinger, médecin allopathe, *ibid.* Nᵒˢ 4, 14, 75, 216, 535, 415, 420, 422, 453, 481, 493, 509, 548, 638, 919, 1046, 1060, 1061, 1076.

93. Dʳ Schwarz, *ibid.* Nᵒˢ 5, 6, 7, 10, 359, 360, 361, 376, 377, 395, 398, 418, 438, 451, 504, 511, 527, 766, 1053, 1057, 1097.

94. Dʳ Wachtel, *ibid.* Nˢ 18, 125, 194, 207, 351, 455,

434, 435, 436, 449, 469, 587, 661, 662, 671, 864, 889, 890, 1029, 1030, 1059, 1101.

95. Docteur et professeur Zlatarovich, *ibid*. Nᵒˢ 5, 39, 40, 41, 42, 43, 44, 54, 55, 59, 60, 78, 84, 85, 86, 91, 93, 95, 100, 102, 103, 104, 105, 107, 108. 109, 110, 117, 118, 119, 120, 121, 135, 136, 137, 138, 140, 144, 146, 164, 166, 170, 171, 174, 176, 177, 178, 179, 181, 182, 186, 198, 199, 200, 201, 202, 206, 208, 209, 211, 212, 218, 224, 234, 236, 237, 238, 246, 247, 248, 251, 263, 264, 265, 266, 267, 273, 275, 276, 277, 279, 280, 284, 295, 294, 295, 297, 298, 300, 301, 302, 303, 304, 307, 308, 309, 310, 312, 313, 315, 316, 319, 320, 321, 322, 325, 326, 327, 335, 336, 337, 338, 339, 341, 342, 345, 350, 354, 367, 385, 386, 389, 390, 396, 397, 404, 408, 412, 440, 444, 462, 476, 482, 483, 486, 487, 491, 495, 508, 518, 519, 537, 546, 550, 553, 556, 557, 560, 561, 566, 585, 586, 591, 592, 594, 596, 607, 608, 610, 613, 615, 616, 617, 620, 621, 626, 627, 629, 635, 663, 664, 674, 675, 676, 677, 678. 682, 691, 694, 697, 698, 701, 714, 715, 716, 719, 720, 721, 738, 751, 752, 755, 758, 759, 767, 768, 769, 779, 780, 781, 782, 783, 800, 801, 806, 807, 816, 817, 819, 820, 821, 822, 823, 824, 825, 829, 830, 831, 838, 839, 840, 843, 844, 845, 846, 851, 852, 853, 855, 860, 861, 862, 873, 875, 881, 882, 887, 888, 893, 899, 900, 901, 906, 907, 916, 917, 918, 924, 925, 926, 930, 932, 933, 934, 936, 937, 944, 949, 950, 951, 952, 957, 958, 959, 960, 961, 962, 971, 972, 973, 984, 1004, 1006, 1007, 1012, 1015, 1033, 1034, 1036, 1056, 1071, 1072, 1073, 1074, 1075, 1078, 1079, 1083, 1085, 1094.

96. Dʳ F. X. Zoth, *ibid*. Nᵒˢ 278, 281, 475, 675, 902, 941.

Les symptômes qui ne portent point de chiffres se sont manifestés indistinctement chez tous les expérimentateurs.

PHÉNOMÉNOLOGIE.

ESPRIT ET FACULTÉS AFFECTIVES. *Mauvaise humeur, lassitude et aversion de tout travail de l'esprit et du corps* (se répétant fréquemment pendant les expérimentations).

Aversion absolue de toute occupation, sans paresse corporelle. Lackner, deux grains, 1re trit., troisième dose.

Abattement et paresse. Zlatarovich, deux grains, 1re trit.

Désir ardent de repos. Schlesinger, trois grains, 1re trit.

5. Il est laconique. Schwarz, trois grains, 1re trit.

Il n'est pas en état de rassembler ses idées. Schwarz, trois grains, 1re trit.

Le trouble morbide des facultés affectives diminue après le repas. Schwarz.

Grande agitation et abattement pendant les douleurs de la poitrine. Norton, deuxième jour.

Anthropophobie, découragement qui va jusqu'à porter au suicide. Marenzeller, cinq grains, 1re trit.

10. Mauvaise humeur, indifférence. Schwarz, trois gouttes, 1re trit.

Indifférence excessive. Arneth, quinze gouttes, 1re dilut.

Humeur très-mélancolique. Arneth, trente gouttes, 1re dil., quatrième jour.

Humeur sombre, presque mélancolique. Arneth, trente gouttes, 1re dilut., sixième jour.

Un léger désagrément, qui lui était connu depuis deux jours, et ne l'avait nullement ému, le rendait tellement mélancolique, qu'il ne se rappelait pas l'avoir jamais eu. Schlesinger, cent vingt à cent cinquante gouttes, 1re dilut., cinquième dose.

15. Grande mélancolie sans motif psychique. Lackner, deux grains, 2e trit., quatorzième dose.

Grande irritabilité. Dudgeon, cinq gouttes ; Marenzeller, dix grains, 2e trit.

Il est très-contrarié. Marenzeller, dix grains, 2e trit.

Il est très-gai et toujours disposé à rire. Wachtel, trois onces, 12e dil.

TÊTE. *Accès subits, passagers, de vertige.*

20. Le soir, fréquentes menaces de vertige. Mayrhofer, deux grains, 1ʳᵉ trit.

Fréquents vertiges qui surviennent instantanément, en marchant et en restant debout. Mayrhofer, six grains, 1ʳᵉ trit.

Vertige en se levant brusquement, comme si tous les objets étaient en mouvement autour, et comme s'il allait tomber. Schwarz, Mayrhofer, F. Brocon.

Vertige en se levant de sa chaise, tout semble tourner; en même temps, douleur dans l'épigastre. Brocon.

Vertige léger dès qu'il remue la tête un peu rapidement, pendant plusieurs heures. Dudgeon, onze gouttes.

25. *Sensation de vertige dans la tête, à travers le front.* Manchester.

Vertige à travers le front en se baissant, surtout le matin. Dudgeon.

Sensation d'étourdissement et de vertige dans la tête, qu'on fait connaître par les désignations de vertige, étourdissement et stupeur (1).

Le matin, vertige amélioré en prenant du thé. Dudgeon.

Le matin, au lever, *pesanteur* et vertige qui augmentent en se baissant, et diminuent en se promenant. Waterfield.

Vertige vers dix ou onze heures de la matinée, augmenté en se baissant. Smith.

30. Étourdissement et vertige avec envie de dormir. Horill.

Vertige avec envie de vomir qui devient plus violent chaque fois qu'il essaye de se coucher. Marenzeller, vingt grains, 1ʳᵉ trit., deuxième jour.

De suite après l'avoir pris, vertige au point que la plume qu'il tient à la main tremble; immédiatement après, vomissement excessivement violent d'un liquide blanc, muqueux, aigrelet, et, en même temps, nausées terribles avec pression et douleur brûlante dans l'estomac. Reisinger, quatre-vingts grains, 1ʳᵉ trit.

_____

(1) Plusieurs animaux étaient étourdis. Les sens étaient émoussés. (Bernol, Chrom. kali.)

Accès de vertige toutes les deux heures; cet état durait douze heures; il survient ensuite nausées, mal de tête (surtout dans les bosses frontales), faiblesse excessive.

Malaise avec légers accès de vertige. Marenzeller, six grains, 1re trit.

35. Mal de tête brûlant avec vertige, pendant lequel tous les objets lui apparaissaient comme enveloppés d'une gaze jaune. Reisinger, quatre-vingts grains, 1re trit.

Violent mal de tête, au point que parfois même il est accablé de vertige; un saignement lui procure quelque soulagement; mais, le lendemain, le mal de tête revient, mais à un moindre degré. Kœstler, un grain, 1re trit., troisième jour.

Douleur passagère sur la tête. Drysdale.

Grande pesanteur dans la tête. Emmanuel; Turner.

Embarras de la tête, surtout dans la région du front et du vertex. Zlatarovich, quatre grains, 1re trit.

40. Traction légère aux os de la tête. Zlatarovich, deux grains 1re trit., troisième dose.

Léger bourdonnement dans la tête. Zlatarovich, deux grains, 2e trit.

Légère sensibilité dans les os du crâne, tantôt ici, tantôt là. Zlatarovich, deux grains, 2e trit., deuxième jour.

Bourdonnement dans toute la tête, comme d'un bruit sourd dans le lointain. Zlatarovich, deux grains, 1re trit., cinquième dose.

A différentes reprises, élancement à travers les os du crâne, comme si on y enfonçait subitement une aiguille. Zlatarovich, deux grains, 1re trit., neuvième dose, dixième jour.

45. Bouillonnement du sang vers la tête. Marenzeller, vingt grains, 2e trit.

La tête est entreprise. Marenzeller, six grains, 1re trit.

Douleur lancinante, fouillante, insupportable, à travers toute la tête, quelquefois sécant, comme si on la labourait avec des couteaux. Marenzeller, huit grains, 1re trituration, deuxième jour.

Douleur pressive, pulsative, extraordinairement violente, dans toute la tête, violemment lancinante dans une partie circonscrite près du vertex ; les cheveux de cet endroit sont en outre excessivement douloureux quand on y touche. Marenzeller, vingt grains, 2ᵉ trit.

Léger embarras de la tête, le front est plus chaud que les joues. Lackner, un grain, 1ʳᵉ trit., septième dose.

50. En se réveillant, douleur pressive intense dans tout le pourtour du vertex. Lackner, deux grains, 1ʳᵉ trit., deuxième dose.

Mal de tête pressif et léger étourdissement. Lakner, deux grains, 1ʳᵉ trit., quatorzième dose.

Douleurs déchirantes, picotantes, à un côté de la tête. Drysdale (?), F.

A différentes heures de la journée, maux de tête occupant la moitié de la tête, même sur une petite place, que le bout du doigt peut facilement recouvrir. Niven.

Douleurs lancinantes dans le côté droit de la tête, par accès, mais qui ne durent jamais que peu de temps. Zlatarovich, deux grains, 2ᵉ trit., cinquième dose.

55. Violente céphalalgie semi-latérale au côté gauche du front. Zlatarovich, deux grains, 1ʳᵉ trit., douzième dose, treizième jour.

Élancements fugaces dans le côté droit de la tête, qui s'étendaient jusque dans l'oreille et la partie correspondante de la joue. Marenzeller.

La tête est subitement entreprise avec malaise, angoisse et stupeur. Norton, dix gouttes, 3ᵉ dilut.

Un mal de tête, existant déjà, s'aggravait beaucoup après avoir pris le médicament, même au point de provoquer des nausées et des vomissements ; après quoi le mal de tête cesse. Kœstler, un grain, 1ʳᵉ trit.

Compression de la tête, partant des deux tempes. Zlatarovich, vingt grains, 2ᵉ trit.

60. Douleur nerveuse dans diverses parties de la tête, mais surtout dans les tempes. Zlatarovich, deux grains, 1ʳᵉ triturat., douzième dose.

Douleur sourdement pressive dans toute la tête, mais avec une intensité toute particulière dans le front et l'occiput, avec élancements courts, mais violents, dans la région des tempes, qui apparaissent constamment dans la même étendue. Marenzeller, six grains, 1re trit.

Mal de tête pressif dans tout le côté droit, avec élancements fugaces, mais violents; mais plus intenses dans la région occipitale. Marenzeller, dix grains, 2e trit.

Au réveil, mal de tête pressif, surtout au front et à l'occiput, douleur térébrante dans les dents molaires supérieures droites; déchirement et traction dans le muscle crotaphite droit; légère tuméfaction de la joue droite, surtout sur l'os de la pommette. Lackner, deux grains, 2e trit., septième dose.

Léger mal de tête qui se manifestait le plus souvent dans la région frontale, et était quelquefois accompagné de tintement d'oreilles et d'otalgie. Kœstler.

65. La tête est entreprise, notamment dans la région sourcilière. K., quinze grains, 1re trit.

Plénitude et pesanteur dans toute la tête, surtout dans la région du vertex. Marenzeller, quatre gouttes, 1re dilution, deuxième dose.

Mal de tête qui est accompagné de douleurs légèrement pressives dans les yeux et souvent de déchirement violent dans les deux oreilles. Kostler, deux grains, 2e trit., huitième dose.

De temps en temps, mal de tête pressif avec élancements dans l'oreille gauche et dans la parotide gauche. Marenzeller.

Très-violent mal de tête avec grand abattement des membres. Reisinger, cinquante gouttes, 1re dil.

70. Céphalalgie pulsative dans les angles du front, sur une petite place, avec affaiblissement de la vue. Slater.

Céphalalgie frontale, ordinairement au-dessus d'un œil.

Douleur sourdement pressive à la bosse frontale droite. M. J., quinze grains, 1re trit., deuxième dose.

Douleur ostéocope dans le bord orbitaire supérieur gauche, qui augmentait sans cesse d'intensité et s'étendait jusque dans la mâchoire supérieure correspondante; la salive coulait abondamment; la douleur disparut ensuite insensiblement, mais elle revenait ordinairement dans la matinée, pendant plusieurs

jours. Schlesinger, la première fois après cent vingt à cent
cinquante grains, 1re trit., deuxième dose.

En se baissant, céphalalgie frontale, comme après une
orgie. Mgn.

75. Violente douleur lancinante depuis la racine du nez,
vers le bord orbitaire, jusqu'à l'angle externe de l'œil, avec
obscurcissement de la vue, comme s'il y avait des écailles devant les yeux; cet état commence le matin et augmente jusqu'à midi, pour cesser complétement le soir (pendant trois
semaines). Bws, un jusqu'à un centième de grain, deux fois par
jour.

De suite après le lever, douleur picotante, sur une petite
place, au-dessus de l'œil gauche, s'étendant sur tout le front,
mais conservant néanmoins plus d'intensité à l'endroit où elle
a pris naissance; elle augmente par le mouvement, et des dérangements du côté des organes digestifs viennent s'y joindre
(pendant plusieurs jours). Innes, un jusqu'à un centième de
grain, deux fois par jour (après deux jours).

De suite après le dîner, douleur pulsative, sourde, accablante, dans le front; sensation comme si la tête allait crever
au-dessus des yeux et qui se propage plus profondément dans
l'intérieur, avec désir de se coucher; il est soulagé en se couchant ou quand la tête peut se reposer sur un objet quelconque
et au grand air; aggravation en se baissant ou en marchant.
Wright, deuxième jour.

Céphalalgie frontale avec pression au-dessus des yeux. Zlatarovich, deux grains, 1re trit., douzième dose.

Sourde douleur pressive au-dessus des yeux et quelquefois
dans les tempes, que l'air froid et le mouvement aggravent.
Dudgeon, cinquième jour.

80. Douleur frontale jusqu'à la racine du nez, sueur froide
sur le front, tandis que le reste du corps est sec. Reisinger,
vingt grains, 1re trit., troisième dose.

Violente douleur lancinante à travers le front et les tempes,
pendant la marche, améliorée dans le repos. Dudgeon, onze
gouttes, le quatrième jour.

Douleur légère dans la moitié droite du front. M. J., vingt grains, 1re trit.

Céphalalgie frontale et occipitale. Niven, à différentes reprises.

Après le repas, légère douleur pressive dans le front, qui disparaissait au bout d'une heure, et à laquelle succédait une douleur constrictive dans le vertex. Zlatarovich, deux grains, 2e trit., dix-huitième dose.

85. Prurit et brûlure dans la peau du front, avec la sensation comme si tous les os du crâne se séparaient. Zlatarovich, quinze grains, 2e trit., troisième dose.

Au réveil, léger mal de tête dans la région frontale et sincipitale, qui se déplaçait dans l'occiput, au moment de se lever. Zlatarovich, trois grains, 1re trit., troisième jour.

Céphalalgie dans les tempes.

Douleurs lancinantes, ordinairement dans une tempe.

Immédiatement après le repas, sensation passagère de lourdeur dans la tempe droite, qui revient fréquemment l'aprèsdînée et est accompagnée d'une sensation désagréable dans l'estomac. Drysdale, le septième jour.

90. Douleur lancinante, picotante, passagère, dans la tempe droite, qui persistait pendant deux à trois minutes, et revenait après des intervalles de dix minutes. Russel, vingt-cinq gouttes, troisième jour.

Tiraillement dans la tempe gauche, à l'extérieur, et en même temps dans l'aponévrose du muscle. Zlatarovich, deux grains, 2e trit., quatrième dose.

Déchirement et élancement dans les deux tempes. Lackner, deux grains, 1re trit., douzième dose.

Chatouillement à l'os temporal comme si un insecte s'y promenait. Zlatarovich, deux grains, 1re trit.

Embarras dans la région temporale droite avec douleur pressive au côté droit de la racine du nez. Reisinger, vingt grains, 1re trit., deuxième dose.

95. Tension dans les muscles crotaphites. Zlatarovich, deux grains, 2e trit., dix-huitième dose.

Pression furieuse dans le pariétal et le temporal gauches

jusque sur le vertex, par accès, qui reviennent à différentes reprises dans la journée; en même temps, malaise dans l'estomac et envie de vomir. Norton, dix grains, 1ʳᵉ trit., le sixième jour.

Pression de dedans en dehors à l'apophyse mastoïde gauche. Muller, deux pincées, 1ʳᵉ trit.

Violente douleur sécante le long du pariétal droit. Muller, deux pincées, 1ʳᵉ trit., le troisième jour.

Douleur se dirigeant de l'occiput vers le front, l'écoulement nasal venant à cesser. Barrot (1).

100. Déchirement dans l'avant-bras gauche et au côté droit de l'occiput. Zlatarovich, cinq grains, 1ʳᵉ trit., sixième dose, le cinquième jour.

Au sommet de la tête, douleur comme s'il y avait une plaie, pendant laquelle les yeux se redressent. Muller, deux pincées, 1ʳᵉ trit.

Pression sur le vertex, comme s'il y avait un poids. Zlatarovich, deux grains, 2ᵉ trit., huitième dose, le sixième jour.

Céphalalgie constrictive au vertex. Zlatarovich, un grain, 2ᵉ trit.

Prurit et brûlure sur tout le cuir chevelu, de sorte qu'il ne

---

(1) Les méninges sont légèrement rouges, le cerveau très-mou ; les vaisseaux sont assez développés dans les ventricules cérébraux. 1. — Les vaisseaux des méninges et les sinus regorgent de sang. La surface du côté gauche du cerveau est abondamment pourvue de sang. 2. — Le crâne, les méninges et la masse cérébrale sont très-chargés de sang. 3. — A la surface du cerveau, en arrière, un épanchement de sang bleu noirâtre. Les méninges sont rouges. 4. — Très-fort développement des vaisseaux sanguins des méninges, qui sont plus rouges. Les vaisseaux du cervelet et de la moelle allongée sont comme injectés. La substance du cerveau est très-molle, et sous la pression des doigts elle apparaît comme en bouillie. 5. — Le cerveau est très-hyperémié et un peu plus mou que d'ordinaire, ainsi que le cervelet et la moelle épinière. 6. — Mollesse du cerveau et de la moelle épinière. 7. — Les membranes du cerveau contenaient plus de sang que le cerveau et la moelle épinière qui étaient ramollis. 8. (Chez les animaux.)

Nᵒˢ 1, 2, 4, 5. Zlatarovich, avec le bichromate de potasse.

Nᵒ 3. Schlesinger, avec le bichromate de potasse.

Nᵒˢ 6, 7. Bernot, Franck, J., *Magazin für physiologische und klinische Arzneimittellehre und Toxicologie*, 1 Bd.. 1 h., s. 34, Leipzig, 1845. Bichromate de potasse.

Nᵒ 8. Bernot, Franck, J., par le chromate neutre de potasse.

cesse de se gratter; il se montre en plusieurs endroits de la tête un grand nombre de petits boutons. Zlatarovich, deux grains, 1re trit., sixième dose, le cinquième jour.

105. Contraction pruriteuse de tout le cuir chevelu. Zlatarovich, quatre grains, 1re trit.

Chute des cheveux. Mayrhofer, douze grains, 1re trit.

YEUX. Chaleur légère et pression dans les yeux. Zlatarovich, cinq grains, 1re trit., le deuxième jour.

Sensation comme s'il y avait du sable dans les yeux. Zlatarovich, quinze grains, 2e trit., cinquième dose.

En se réveillant, pesanteur des paupières supérieures, de sorte qu'il faut beaucoup d'efforts pour les ouvrir. Zlatarovich, vingt grains, 2e trit., deuxième dose.

110. Céphalalgie frontale avec pression sur les yeux. Zlatarovich, deux grains, 1re trit., douzième dose.

Sensation dans les angles externes des yeux, comme s'ils étaient excoriés. Drysdale, cinq gouttes.

Pesanteur et sensibilité des yeux. Ryan, Fannon, Gallaghan.

Le matin, pesanteur et gonflement des yeux. Slater.

Sensibilité des yeux, injection de la conjonctive, paupières légèrement granulées. Peckett.

115. En lisant, et peu après, vulsion et tressaillement dans la paupière droite. Lackner, deux grains, 2e trit., le deuxième jour, huitième dose.

Douleur dans les yeux, pendant les quinze premiers jours. M'Gu.

Brûlement léger dans les yeux. Zlatarovich, cinq grains, 1re trit., troisième jour.

En marchant, épreintes dans l'anus, brûlement et pression dans les yeux. Zlatarovich, deux grains, 2e trit.

Chez un fumeur de profession, la fumée du tabac aggrave le brûlement dans les yeux et provoque le flux de larmes. Zlatarovich, deux grains, 2e trit.

120. Au grand air, fort brûlement et pression des yeux. Zlatarovich, deux grains, 1re trit., cinquième dose.

Fort brûlement dans l'œil gauche avec écoulement abondant de larmes. Zlatarovich.

Brûlement à l'angle interne de l'œil droit, qui s'étend plus tard sur tout le bord de la paupière inférieure. Lackner, un grain, 1re trit., deuxième dose.

Douleur pressive dans le globe de l'œil droit et en même temps émission abondante de flatuosités par le haut et le bas. Wachtel, trois onces, 12° dilution.

Douleur pressive dans le globe de l'œil gauche. Dudgeon, onze gouttes.

125. Prurit et cuisson dans les yeux, qui obligent à frotter. K., deux grains, 1re trit., le deuxième jour; quarante grains, 2e trit.

Prurit aux yeux. Élancements passagers, mais violents, dans l'œil droit. Marenzeller, quarante grains, 2e trit.

Il s'éveille, le matin, ayant les yeux collés, après quoi survient bientôt un écoulement de larmes assez abondant. Marenzeller, neuf grains, 1re trit., le deuxième jour.

Le matin, en s'éveillant, collement des paupières avec rougeur jaunâtre du blanc de l'œil et vulsions fréquentes qui obligent à frotter les yeux. K., deux grains, 1re trit., quatrième jour.

Les yeux larmoient, causent du prurit et de l'ardeur, surtout au bord de la paupière supérieure, qui sont passablement rouges. Marenzeller, dix grains, 1re trit.

130. Larmoiement des yeux avec douleur brûlante. Reisinger, quinze grains, 1re trit.

Prurit avec rougeur aux bords des paupières.

Sensation de plaie aux yeux avec écoulement abondant de larmes. Dudgeon, onze gouttes, le troisième jour.

Les paupières sont enflammées et fortement tuméfiées; il y apparaît bientôt, ainsi qu'aux parties environnantes de la face, une éruption qui persiste pendant deux jours. Harvay, après avoir été exposé aux émanations d'une dissolution de chrome, le lendemain.

Les paupières sont enflammées et fortement gonflées. Graham.

135. Brûlement léger à la face interne des paupières. Zlatarovich, deux grains, 2ᵉ trit.

Les paupières sont, d'après la sensation qu'il éprouve, épaissies et rudes à leur face interne. Zlatarovich, deux grains, 2ᵉ trit., vingtième dose.

Brûlement aux bords des paupières, qui sont excessivement sensibles pendant le mouvement et quand on y touche. Zlatarovich, vingt grains, 2ᵉ trit.

Les bords des paupières sont rouges; la nuit, il s'était accumulé dans l'angle interne une matière jaunâtre, purulente. Zlatarovich, deux grains, 1ʳᵉ trit., huitième dose, le quatrième jour.

Le bord des paupières est douloureux au toucher. Marenzeller, dix grains, 1ʳᵉ trit.; le deuxième jour.

140. Rudesse des bords des paupières, de sorte qu'elles déterminent, en clignotant, une sensation de frottement sur la surface du globe de l'œil. Zlatarovich, deux grains, 1ʳᵉ trit., huitième dose.

Léger gonflement œdémateux des paupières. Lacker, deux grains, 1ʳᵉ trit., huitième dose.

Prurit dans les angles internes des yeux, sécheresse des paupières, rougeur légère de la conjonctive dans toute son étendue; faiblesse de la vue, comme si les yeux étaient couverts d'une gaze. Muller, cinq grains, 1ʳᵉ trit.

Douleur brûlante dans l'angle externe de l'œil gauche. Dudgeon, onze gouttes.

L'œil gauche est un peu rouge vers l'angle. Zlatarovich, deux grains, 1ʳᵉ trit., douzième dose, le deuxième jour.

145. Fort larmoiement des deux yeux avec élancements passagers dans les paupières; la conjonctive palpébrale est plus rouge que d'habitude; plusieurs vaisseaux de la conjonctive oculaire sont injectés. Norton, six grains, 1ʳᵉ trit.

Injection légère des vaisseaux de la conjonctive oculaire, mais surtout de l'œil droit. Zlatarovich, deux grains, 1ʳᵉ trit., neuvième dose, le douzième jour.

Rougeur de la conjonctive.

Inflammation de la conjonctive. Jaillard, par cinq à dix centigrammes.

Rougeur de la conjonctive avec cuisson dans les yeux. F.

150. Rougeur de la conjonctive avec sensation de chaleur et la sensation désagréable comme si on ouvrait les yeux sous l'eau. Drysdale, un demi-drachm. de la 11ᵉ trit.

Rougeur de la conjonctive avec larmoiement. Graham, Ryan.

La conjonctive de l'œil et des paupières est parsemée de gros vaisseaux, et dans l'œil gauche, qui a toujours été le plus violemment affecté pendant toute la durée de l'expérimentation, il éprouve la sensation comme s'il y avait un corps étranger. Marenzeller, vingt grains, 1ʳᵉ trit., le deuxième jour.

Inflammation des yeux.

Les yeux sont enflammés, avec sécrétion jaunâtre et collement des paupières, le matin. Hinschaw, Taylor.

155. Violente ophthalmie avec photophobie et perte de la vue (par une gouttelette de la solution dans l'œil). Manchester.

Photophobie. Marenzeller, dix grains, 1ʳᵉ trit.

Les yeux sont excessivement sensibles à la lumière du soleil; en même temps, prurit et cuisson dans l'œil et fort flux de larmes. Marenzeller, onze grains, 1ʳᵉ trit., le deuxième jour.

Photophobie excessive avec tressaillement continuel et frémissement des paupières, flux abondant de larmes et brûlement dans les yeux, qui lui permet à peine d'ouvrir les paupières; le soir, cependant, l'œil était insensible à la lumière artificielle; les bords des paupières étaient manifestement rouges, la conjonctive oculaire et palpébrale rouge et injectée. Marenzeller, quinze grains, 1ʳᵉ trit., le deuxième jour.

Les yeux sont constamment douloureux, comme si on les comprimait, surtout quand elle fixe pendant longtemps un seul et même objet; elle perd alors la vue de telle sorte, qu'elle est obligée de fermer les yeux et de les laisser se reposer. L'extérieur de l'œil n'a présenté aucune altération. Kœstler, deux grains, 1ʳᵉ trit., les cinquième et huitième jours.

160. Céphalalgie brûlante avec vertige, pendant laquelle

les objets lui apparaissent comme enveloppés d'une gaze jaune. Reisinger, quatre-vingts gouttes, 1re dilut.

Trouble de la vue, comme à travers une gaze. Muller, deux pincées, cinq grains, 1re trit., le troisième jour.

On dirait qu'à la distance d'une dizaine de pas on lui place une plaque noire devant les yeux; il lui est impossible de reconnaître une personne placée à deux pas de lui. Au bout d'une dizaine de minutes, il lui semblait qu'on lui enlevait un voile de devant les yeux, mais l'état précédemment décrit revint bientôt. Les lotions froides ne changèrent rien aux douleurs existantes. L'obscurcissement de la vue disparut plus tard, et il survint du vertige comme à la suite de l'usage abusif de liqueurs spiritueuses, auquel succéda, au bout de quelques minutes, un violent mal de tête, surtout dans la région frontale et sus-orbitaire, quelquefois accompagnée de douleurs lancinantes dans les yeux et de douleurs déchirantes dans les oreilles. Ce symptôme durait deux heures. Kœstler, deux grains, 2e trit., septième dose.

Regard terne, égaré. Hulme, Wright.

Étincelles, mouches, lueurs et bluettes tellement violentes, qu'il était à peine en état d'écrire. Zlatarovich, deux grains, 1re trit., huitième dose, le sixième jour.

165. Faiblesse amaurotique des yeux. En fixant un objet, les yeux commencent à brûler et deviennent chauds, et la vue disparaît, de telle sorte que les corps apparaissent obscurs. Muller, cinq grains, 1re trit., le quatrième jour, pendant six jours.

Une vésicule remplie de lymphe dans le sourcil droit. Zlatarovich, deux grains, 1re trit., quatrième dose.

Yeux brillants, cerclés, enfoncés. Norton.

Les yeux sont fatigués et profondément retirés dans leurs orbites. Klœster, deux grains, 1re trit., le quatrième jour.

La conjonctive se teint en jaune (quelques heures avant la mort). Hagan, Schindler.

170. Dans l'albuginée de l'œil droit une tache brune, de la grosseur d'une tête d'épingle. Zlatarovich, quinze grains, 2e trit., cinquième dose.

16

Dans le blanc de l'œil gauche apparaissent plusieurs taches d'un rouge clair qui existaient encore imparfaitement au bout de quinze jours, mais changeaient, dans cet intervalle, de forme et de place. Zlatarovich, deux grains, 2ᵉ trit., huitième dose, le cinquième jour.

Le matin, avec prurit dans les angles, larmoiement, l'albuginée d'une teinte jaune sale, et comme si elle était ramollie, couvert çà et là de points d'un jaune brun de la grosseur d'une tête d'épingle; surtout dans l'œil gauche, où existe vers le bord interne de la cornée une tache d'un brun pâle, à peu près comme un ecchymose en voie de résolution; les yeux brûlent et obligent fréquemment à se les frotter. Muller, cinq grains, 1ʳᵉ trit., le deuxième jour.

Pustules sur la cornée gauche, entourées d'une inflammation indolente, avec douleur picotante; leucome sur la cornée droite. Judge (1).

NEZ. Bouton douloureux, enflammé au côté droit du nez, vers le dos du nez. Zlatarovich, deux grains, 1ʳᵉ trit., sixième dose, le sixième jour.

175. Petits ulcères à la narine droite, qui brûlent violemment après l'attouchement, et sont aussi douloureux sans aucune cause connue. Arneth, trois gouttes, 1ʳᵉ dil., le septième jour.

Sensation de sécheresse dans le nez, surtout dans la narine droite, quoiqu'il en sorte des mucosités. Zlatarovich, deux grains, 2ᵉ trit., quinzième dose.

Il s'éveille avec une sécheresse extraordinaire dans le nez. Zlatarovich, quatre grains, 2ᵉ trit.

Sensation de sécheresse désagréable dans l'intérieur du nez. Zlatarovich, deux grains, 1ʳᵉ trit., neuvième dose, le septième jour.

Sécheresse incommode et sensation d'excoriation dans la narine droite. Zlatarovich, quatre grains, 2ᵉ trit.

(1) Conjonctive enflammée et couverte d'une matière muqueuse puriforme, qui rend la vue mate. (Gmelin, expérience sur des chiens avec le chromate de potasse.) Grande lassitude et trouble des yeux. (Berndt, le bichromate de potasse.)

180. Le nez est très-sec et l'air le traverse avec grande facilité. Zlatarovich, un grain, 1re trit.

Grande sécheresse dans le nez, tension douloureuse dans les deux ailes et dans la cloison. Zlatarovich, deux grains, 1re trit., douzième dose, le deuxième jour.

Sécheresse et brûlement dans la narine droite, d'où s'étend une douleur tiraillante tensive jusque dans le conduit auditif. Zlatarovich, quinze grains, 2e trit., cinquième dose.

Le nez est douloureux et sec, à l'exception du matin, où se fait alors un écoulement séreux. Niven.

Il s'éveillait ayant le nez bouché; mais, au bout d'une heure, ceci disparut, quoiqu'il n'y eût pas d'évacuation. Niven dz.

185. Les narines sont fréquemment bouchées. Arneth, quinze gouttes, 1re dil., deuxième dose.

Démangeaison jusque bien haut dans la narine droite, comme si on y introduisait un poil. Zlatarovich, dix grains, 2e trit., deuxième dose.

Démangeaison incommode dans le nez. Mayrhofer, huit grains, 1re trit., le sixième jour.

Prurit dans la narine gauche. Norton, dix gouttes, 3e dilut.

Prurit dans le nez, qui l'oblige à éternuer, sans qu'il y ait trace de coryza. Reisinger, quinze grains, 1re trit.

190. Par une température très-agréable, coryza subit surtout par la narine droite. Arneth, trente gouttes, 1re dil., troisième jour.

Fréquents éternuments successifs. Mayrhofer, deux grains, 1re trit.; Reisinger, vingt grains, 1re trit., deuxième dose.

Éternuments forts qui ébranlent tout le corps. Norton, dix gouttes, 3e dil.

Accès de violents éternuments avec lourdeur de la tête. Norton, dix gouttes, 3e dil., le troisième jour.

De suite après la prise, deux éternuments et borborygmes dans le ventre. Wachtel, trois onces, 12e dil.

195. Éternument avec sensation de pression dans la partie supérieure du larynx, qui s'étend par les fosses nasales postérieures jusque dans le nez. Norton, dix gouttes, 3e dil.

Sensibilité et gonflement de l'aile droite du nez. Drysdale, dr. 1, le neuvième jour.

La pointe du nez, surtout vers le côté droit, est très-sensible. Arneth.

Il ressent fréquemment le besoin de se moucher, quoique le nez ne sécrète aucune mucosité. Zlatarovich, deux grains, 1re trit., neuvième dose, le cinquième jour.

Les parois du nez lui apparaissent comme du parchemin et immobiles; aussi le nez est-il tout sec. Zlatarovich, deux grains, 1re trit., neuvième dose, le treizième jour.

200. A chaque inspiration il éprouve dans le nez la sensation désagréable du gaz hydrogène sulfureux. Zlatarovich, deux grains, 1re trit., huitième dose, le cinquième jour.

Le nez lui semble plus gros, et sa membrane muqueuse comme tuméfiée; aussi est-elle très-sèche. Zlatarovich, deux grains, 1re trit., neuvième dose.

Les narines sont comme dilatées, et l'air passe aisément par le nez. Zlatarovich, deux grains, 1re trit., neuvième dose.

En reniflant l'air, sensation de froid dans le nez. Muller, quinze grains, 1re trit.

Tressaillement incommode et grattement comme par des fourmis, commençant à l'aile gauche du nez et s'étendant sur cette partie jusqu'aux paupières, où il change en violente vulsion. Mayrhofer, quinze grains, 1re trit.

205. Prurit dans l'intérieur du nez que l'action de frotter augmente. Mayrhofer, dix grains, 1re trit., deuxième dose.

Douleur de plaie au bord des narines. Zlatarovich, quinze grains, 2e trit., cinquième dose.

La narine droite est excoriée et le dos du nez douloureux quand on y touche. Wachtel, trois onces, 12e dil., le neuvième jour.

Sensation comme si la membrane muqueuse du nez est à vif. Zlatarovich, deux grains, 1re trit., neuvième dose.

Le nez n'est pas sec, mais les bords en semblent comme excoriés. Zlatarovich, deux grains, 1re trit., douzième dose, le deuxième jour.

210. Croûte dans la narine gauche, qui saigne chaque fois

qu'on essaye de l'enlever, et revient de suite; elle saigne au moindre attouchement, mais ne cause aucune douleur proprement dite. Mayrhofer, quatre grains, le deuxième jour.

Brûlement dans le nez, surtout dans la narine droite, jusque dans les sinus frontaux; la membrane muqueuse est très-sèche et donne une douleur d'excoriation. Zlatarovich, quinze grains, 2e trit., cinquième dose.

Brûlement à la narine droite aggravé par l'attouchement. Zlatarovich, deux grains, 1re trit., dixième dose.

Brûlement dans la narine droite, puis écoulement goutte à goutte d'un sang clair. Norton, dix gouttes, 3e dil., le troisième jour.

Immédiatement après son entrée dans la fabrique, il est pris de coryza et de saignement de nez, continuant pendant toute une année. Horill.

215. La première semaine qu'il travaillait à la fabrique, fréquents saignements du nez qui reviennent par intervalles, pendant toute une année; depuis ce temps (dix-neuvième année), il perdit l'odorat. Dillon.

Écoulement de sang par la narine droite. Schlesinger, cent vingt à cent cinquante gouttes, 1re dil., deuxième dose.

Fréquents saignements par la narine droite. Arneth, quelques jours après, quinze gouttes, 1re dil., deuxième dose.

Après s'être donné quelque mouvement, à deux reprises, écoulement d'un peu de sang par la narine droite. Zlatarovich, deux grains, 1re trit., sixième dose, le troisième jour.

Saignement de la narine droite; le sang est épais et rouge foncé; aussitôt qu'il cesse de couler, démangeaison dans le nez, jusque dans la gorge. Norton, dix gouttes, 3e dil., le quatrième jour.

220. Il perd à peu près quatre onces de sang par le nez. Lackner, deux grains, 1re trit.

Sensation comme si le nez était bouché; l'air qui en sort est très-chaud; au bout de deux heures, épistaxis. Lackner, un grain, 1re trit.

La sécrétion muqueuse du nez est augmentée. Marenzeller, cinq grains, 1re trit.

Le matin, au lever, obstruction de la narine gauche avec sécrétion d'un mucus jaune épais. Dudgeon, onze gouttes, le troisième jour.

Il sort du nez une petite quantité de mucus âcre, qui provoque du brûlement à la cloison. Zlatarovich, deux grains, 2e trit., vingtième dose.

225. Le nez est rempli d'un mucus épais. Arneth, cent gouttes, 3e dil., septième dose.

Écoulement abondant d'un mucus épais et clair par le nez; dès qu'il cesse, douleur s'étendant de l'occiput au front. Barrot.

Sécrétion considérable de mucosités nasales, sans qu'il existe néanmoins un coryza. Reisinger, vingt grains, 1re trit.

Écoulement avec gonflement, douleur au nez et éternuments. Hinschaw.

Écoulement aqueux par le nez.

230. *Écoulement séreux avec sensibilité du nez.*

Écoulement séreux avec rougeur du nez. Ryan, Curney.

Écoulement séreux avec sensibilité du nez; éternuments fréquents, ronflement en parlant. Morland.

Le nez est gonflé à l'intérieur, et il s'en écoule constamment de l'eau. M'Avaty.

Il s'écoule un liquide de la partie inférieure du nez; sécheresse qui remonte vers la racine et jusque dans les sinus frontaux. Zlatarovich, deux grains, 2e trit., quinzième dose.

235. Sécrétion d'une matière liquide dans le nez, avec mauvaise odeur et diminution de l'odorat. Arneth, quelques jours après, quinze gouttes, 1re dil., deuxième dose.

De l'eau s'écoule du nez, qui y produit une douleur mordicante au bord externe de la cloison nasale. Zlatarovich, deux grains, 1re trit., troisième dose, le troisième jour.

Un liquide aqueux s'écoule du nez sans qu'il s'en aperçoive. Zlatarovich, deux grains, 1re trit., quatrième dose, le quatrième jour.

Nonobstant la forte chaleur de 25° Réaumur, écoulement aqueux par la narine droite, qui provoque du brûlement au bord de la narine et à la lèvre supérieure, sans qu'il observe le moindre signe de coryza. Zlatarovich, deux grains, 1re trit., cinquième dose, quatrième jour.

Il s'écoule un liquide aqueux des deux narines avec démangeaisons et prurit dedans; douleur d'excoriation à la cloison nasale, du côté droit, surtout quand on y touche et plus violents après. Marenzeller, douze grains, 1re trit.

240. *Il ressentait de la douleur dans le nez et il existait un écoulement d'un liquide clair; ensuite, sensibilité excessive et ulcération qui perforait la cloison nasale.* Liverpool.

Il sort du nez des masses roides d'une teinte verdâtre, qui répandent parfois une odeur repoussante. Arneth, trente gouttes, 1re dil., le sixième jour.

Masses dures qui ressemblent à des chevilles (que les ouvriers désignent sous le nom de clinkers) et sont élastiques comme du caoutchouc. Liverpool.

Il se forme dans le nez des chevilles élastiques, qui provoquent de la douleur et de la sensibilité quand on les enlève. Manchester.

Les chevilles élastiques sortent tous les jours. Innes.

Les chevilles se forment en peu de temps et sont alors faciles à enlever; mais, quand on les enlève trop tôt, il en résulte de la sensibilité à la racine du nez et de la photophobie. Hegan.

245. *La douleur dans le nez se fait sentir à l'endroit où les cartilages se joignent.* Liverpool.

Douleur sourde dans les os du nez. Zlatarovich, deux grains, 2e trit., quinzième dose.

Grande sécheresse du nez et sensation de pression dans les os du nez. Zlatarovich, deux grains, 1re trit., deuxième jour.

Pression autour de la racine du nez. Zlatarovich, deux grains, 1re trit., cinquième dose, deuxième jour.

Embarras dans la région temporale droite avec douleur pressive à la racine du nez. Reisinger, vingt grains, 1re trit., deuxième dose.

250. Violente agitation et fouillement dans la racine du nez, en dedans (dans l'ethmoïde?), avec chaleur dans cette région, aux parties externes et pulsation isochrone au pouls;

le nez enfle à sa racine et est chaud sans être rouge. Le nez lui paraît lourd, comme s'il y était attaché un poids. Plénitude et engorgement en haut, dans le nez, qui rendent la voix nasillarde, en parlant. La sensation d'un gros corps dans le nez la porte à se moucher fréquemment, mais rien ne sort, et il reste sec. Norton, dix gouttes, 3e dil.

Pression légère dans l'os nasal droit. Zlatarovich, quatre grains, 2e trit.

Le nez est obstrué, et en même temps douleur à travers les os nasaux.

Un point de l'os lacrymal droit (unguis) est tuméfié, douleur et augmentation des pulsations. Arneth, trente gouttes, 1re dil., le troisième jour.

En se mouchant, violent élancement dans le côté droit du nez et la sensation comme si deux os détachés frottaient l'un contre l'autre. Arneth, trente gouttes, 1re dil., le cinquième jour.

255. *La cloison du nez est détruite par l'ulcération.*

La cloison nasale est douloureuse à l'attouchement et brûle après, comme s'il avait pris du tabac âcre. Marenzeller, vingt grains, 1re trit., le deuxième jour.

Le nez répand une mauvaise odeur. Ryan.

Sensation d'une odeur fétide.

L'odorat est presque entièrement aboli. Mgu.

260. Il a perdu l'odorat. Tye.

L'odorat reste insensible, même à toute odeur forte. Marenzeller, quarante grains, 2e trit.

L'odorat est excessivement exquis. Mayrhofer, cinq grains, 1re trit., le deuxième jour (1).

_____

(1) Nez obstrué, respiration difficile. (Gmelin, sur un chien, avec le chromate de potasse.) — Le nez est rempli d'une matière mucoso-purulente (qui ne s'étend pas jusque dans le sinus) semblable à celle qu'on rencontre dans le larynx. (Gmelin.) — Écoulement aqueux par le nez. (Zlatarovich, sur des caniches dans quatre expériences.) — Écoulement onctueux abondant du nez. (Zlatarovich.) — Dans les anfractuosités du nez, accumulation d'une grande quantité de matière caséeuse blanche molle. La muqueuse en est ramollie, décolorée, diffluente, et présente plusieurs endroits semblables à de petites ulcérations, où il devient cependant impossible de bien distinguer si ce sont réellement des ulcères ou des points ramollis de la muqueuse nasale. (Zlatarovich.) — Les sinus nasaux sont rouges (Zlatarovich.)

OREILLES. Léger tiraillement derrière l'oreille droite. Zlatarovich, trois grains, 1re trit.

Légère sensation de douleur indéterminée au côté droit de la face, surtout dans l'os malaire et vers l'oreille. Zlatarovich, un grain, 1re trit., deuxième dose.

265. Même sensation dans la moitié gauche du visage. Zlatarovich, cinq grains, 1re trit., le troisième jour.

Légère douleur çà et là au cou; d'abord entre la mâchoire inférieure et l'os hyoïde, puis à l'ethmoïde jusque derrière les oreilles, de courte durée. Zlatarovich, quatre grains, 1re trit.

Élancement douloureux passager dans l'oreille droite. Zlatarovich, deux grains, 1re trit., huitième dose, le cinquième jour; Marenzeller.

De temps en temps, céphalalgie pressive avec élancements dans l'oreille gauche et dans la parotide correspondante. Marenzeller, quinze grains, 1re trit., le troisième jour.

Quelques élancements passagers, mais violents, dans l'oreille gauche. Marenzeller, dix grains, 1re trit., le deuxième jour.

270. Élancements dans les oreilles. Klœster, cinquante globules, 16e dil.

Violents élancements dans l'oreille gauche jusque dans le palais, le côté correspondant de la tête et du cou, douloureux au toucher et gonflement des glandes. Marenzeller, vingt grains, 1re trit.

Prurit dans le lobule de l'oreille droite qui l'éveille. Russel, quarante gouttes.

Embarras dans l'oreille droite et brûlement léger au pavillon. Zlatarovich, quinze grains, 2e trit., quatrième dose.

Déchirement dans le pavillon de l'oreille. Klœster, vingt-cinq globules.

275. Le conduit auditif externe, celui du côté gauche surtout, est un peu sensible et entrepris. Zlatarovich, quinze grains, 2e trit., deuxième dose, le deuxième jour.

Sécheresse et brûlement dans la narine droite, d'où part une douleur tiraillante tensive jusque dans le conduit auditif droit. Zlatarovich, quinze grains, 2e trit., cinquième dose.

Élancement lent et tiraillant à travers le conduit auditif

externe de l'oreille droite. Zlatarovich, deux grains, 1re trit., sixième dose.

A l'entrée du conduit auditif externe de l'oreille gauche se manifeste un gonflement de caractère faiblement inflammatoire; il était plus incommode que douloureux et disparut au bout de quatre jours. Zoth, deux gouttes.

En marchant, à deux reprises, un élancement sourd à travers le conduit auditif externe jusque dans l'intérieur de l'oreille droite. Zlatarovich, deux grains, 1re trit., neuvième dose, le huitième jour.

280. Léger élancement dans l'intérieur de l'oreille droite. Zlatarovich, quinze grains, 2e trit., sixième dose.

Bourdonnement des oreilles. Zoth, un grain, 1re trit.

Céphalalgie légère qui se montre le plus souvent dans la région frontale, et est quelquefois accompagnée de tintements d'oreilles et de douleurs otalgiques. Klœster, un grain, 1re trit.

Claquement et chant dans les oreilles. Hulme, Russel.

VISAGE ET EXTÉRIEUR DU COU. Rudesse et léger brûlement de la peau de tout le front. Zlatarovich, deux grains, 1re trit., deuxième dose.

285. Pâleur excessive de la face. Norton, dix gouttes, 3e dil., le troisième jour.

Teint pâle, maladif. Klœster, deux grains, 1re trit., le troisième jour.

Pâleur et teint jaunâtre du visage. Waterfield.

Teinte gris cendrée du visage. Klœster, deux grains, 1re trit., quatrième dose.

Couleur jaune de la face. Marenzeller, huit grains, 1re trit., le cinquième jour.

290. Teint maladif, livide, avec yeux enfoncés. Marenzeller, cinq grains, 1re trit.

Faiblesse et aspect cachectique.

Teint anémique.

Brûlement de la peau du visage et surtout des yeux. Zlatarovich, deux grains, 1re trit.

Fort brûlement et prurit à la peau du front, qui le portent

à se gratter sans cesse. Zlatarovich, quinze grains, 2ᵉ trit., quatrième dose.

295. Cuisson dans le sillon entre l'aile droite du nez et la joue. Zlatarovich, quinze grains, 2ᵉ trit.

Toute la face est couverte d'une petite éruption scorbutiforme, à la suite des efforts pour vomir. Reisinger, quatre-vingts gouttes, 1ʳᵉ dil.

Éruption vésiculeuse aux lèvres, qui cause un fort prurit quand elle commence à sécher. Zlatarovich, vingt grains, 2ᵉ trit.

Prurit dans la barbe. Zlatarovich, deux grains, 1ʳᵉ trit., première dose, le quatrième jour.

Sueur sur la lèvre supérieure. Reisinger, vingt grains, 1ʳᵉ trit., deuxième jour, troisième dose.

300. Légère sensation douloureuse au côté droit de la face, surtout dans l'os malaire et vers l'oreille. Zlatarovich, un grain, 1ʳᵉ trit., deuxième dose.

Huit jours après, même état, mais dans le côté gauche. Zlatarovich, cinq grains, 1ʳᵉ trit., le troisième jour.

Léger tiraillement dans le petit doigt et dans l'annulaire de la main gauche, puis dans le côté de la face et le genou droit. Zlatarovich, deux grains, 1ʳᵉ trit., cinquième dose, le troisième jour.

Tension dans les muscles de la face. Zlatarovich, deux grains, 2ᵉ trit., dix-septième dose.

Tension *sui generis* dans les muscles de la face qui roidit les traits. Zlatarovich, deux grains, 2ᵉ trit., douzième dose.

305. Gonflement de la branche de mâchoire gauche : une élévation élastique, circonscrite sous le périoste, du volume d'une petite noix. Norton, dix gouttes, 5ᵉ dil., troisième jour.

Gonflement plus ou moins grand de la figure. Cumin.

Tiraillement léger dans les os de la face et dans ceux de la main droite. Zlatarovich, deux grains, 2ᵉ trit., vingtième dose.

Sensibilité dans les os de la face. Zlatarovich, deux grains, 2ᵉ trit., quatorzième dose.

Pression sourde dans les os de la face, surtout dans la région sous-orbitaire et dans les os du nez. Zlatarovich, quinze grains, 2ᵉ trit., quatrième dose.

310. Souffrance, comme une douleur contusive dans les os de la face, surtout aux deux maxillaires supérieurs. Zlatarovich, deux grains, 1ʳᵉ trit., neuvième dose.

Douleur légère au-dessous de l'œil gauche et sensation désagréable dans la gencive. Wright, trente gouttes, deuxième jour.

Après le déjeuner, sensation de pression dans les maxillaires supérieurs, immédiatement au-dessous des orbites. Zlatarovich, deux grains, 2ᵉ trit., dixième dose.

Sensibilité des maxillaires supérieurs, surtout au-dessous des orbites. Zlatarovich, deux grains, 2ᵉ trit., sixième dose.

Douleurs lancinantes dans le maxillaire supérieur gauche, vers l'oreille. Neidhard, trois gouttes, deux fois par jour.

315. A deux reprises, douleur excessive aux parois sous-orbitaires dans les os malaires. Zlatarovich, deux grains, 2ᵉ trit., quatorzième dose.

Violent élancement au côté droit, à travers l'os malaire, vers le front. Zlatarovich, vingt grains, 2ᵉ trit., deuxième dose.

Douleur térébrante à la mâchoire inférieure gauche. Lackner, deux grains, 1ʳᵉ trit., troisième dose.

Fouillement dans la branche des maxillaires inférieurs. Norton, dix gouttes, 5ᵉ dil.

Légère douleur tiraillante tantôt ici, tantôt là, au cou : au commencement entre la mâchoire inférieure et l'os hyoïde, puis à l'ethmoïde, jusque derrière les oreilles, de courte durée. Zlatarovich, deux grains, 1ʳᵉ trit., troisième dose.

320. Les muscles du cou, au côté gauche, paraissent tendus. Zlatarovich, deux grains, 2ᵉ trit. (1).

DENTS. Sensibilité de la gencive. Zlatarovich, deux grains, 1ʳᵉ trit., dixième dose, le deuxième jour.

(1) Les téguments extérieurs du cou sont rouges, presque noirâtres. (Berndt, par le chromate de potasse, sur des chiens.) — Les veines du cou sont distendues par une quantité extraordinaire de sang. (Berndt., id.)

En suçant doucement, la gencive saigne. Zlatarovich, deux grains, 2e trit., onzième dose.

Couleur livide de la gencive, pendant des mois. Arneth.

Inflammation de la gencive de la mâchoire supérieure gauche, qui passe à l'ulcération et détermine un fort endolorissement de toute la lèvre supérieure, ainsi que des ailes du nez. Klœster, par des globules de la 20e dil.

325. Légère sensibilité des dents. Zlatarovich, cinq grains, 1re trit.

Sensibilité des dents incisives. Zlatarovich, deux grains, 2e trit., quinzième dose.

Rongement dans les racines de toutes les dents. Zlatarovich, deux grains, 2e trit., quinzième dose.

Quelques élancements fugaces dans plusieurs molaires creuses et saines, du côté gauche. Marenzeller, vingt grains, 2e trit.

Douleur tiraillante déchirante dans les dents molaires de tout le côté gauche, sans qu'on puisse désigner la dent où elle prend son origine; elle ne cède ni au froid ni au chaud, et il n'y a que la pression sur la mâchoire inférieure qui la fait diminuer momentanément. Marenzeller, huit grains, 1re trit.

330. Ensuite, gonflement de la gencive, assez douloureux, qui envahit la région de la dernière molaire creuse du côté gauche. Marenzeller, huit grains, 1re trit., le deuxième jour.

Odontalgie tiraillante, déchirante, sourde, au côté gauche, avec élancements excessivement douloureux dans les mâchoires inférieure et supérieure, jusque dans l'oreille correspondante, s'irradiant dans la région temporale et le cou; la région du cou est douloureuse à l'attouchement, les ganglions cervicaux gonflés. A ce mal de dent vient se joindre plus tard une douleur insupportable, déchirante, lancinante, quelquefois sécante, dans toute la circonférence de la tête, comme si on la labourait à coups de couteau; froid, chaleur fugace dans le côté gauche de la tête et de la joue. Marenzeller, huit grains, 1re trit., le deuxième jour.

Douleur térébrante dans les dents molaires supérieures droites. Lackner, deux grains, 2e trit., sixième dose.

Mal de dent avec flux de salive abondant. Schlesinger, quarante à cinquante gouttes, 1re dil., cinquième dose.

BOUCHE ET GORGE. La lèvre inférieure est gonflée et gercée. Macfarlane.

335. Une couple de vésicules à la lèvre inférieure, à droite. Zlatarovich, quinze grains, 2e trit., deuxième dose, le deuxième jour.

Sécheresse pénible de la bouche et surtout des lèvres, sans soif. Zlatarovich, deux grains, 2e trit., neuvième dose.

Brûlement léger à la lèvre supérieure, à sa face interne. Zlatarovich, deux grains, 2e trit., vingtième dose.

Sécheresse extraordinaire de la bouche et des lèvres, qui ne cessent que pour un instant, en buvant de l'eau. Zlatarovich, deux grains, 1re trit., dixième dose.

Petite éruption vésiculeuse à la lèvre supérieure. Zlatarovich, deux grains, 1re trit., douzième dose, le dix-septième jour.

340. Ulcère avec bord calleux et douleur de gerçure à la face muqueuse des lèvres. Hinschaw.

Sécheresse de la bouche et de la gorge. Howe, H. Turner.

Sécheresse de la bouche et goût amer acerbe. Zlatarovich, deux grains, 1re trit., sixième dose, le sixième jour.

Le tabac, chez un fumeur de profession, produit du brûlement dans la bouche. Zlatarovich, quinze grains, 2e trit., quatrième dose.

Aphthes. Arneth, cent trente gouttes, 2e dil., le deuxième jour.

345. A la muqueuse de l'angle gauche de la bouche, en dedans, une vésicule brûlante, qui devient un petit ulcère douloureux, dont les parties adjacentes sont calleuses et dures. Zlatarovich, deux grains, 1re trit., douzième dose, le dix-huitième jour.

Constriction dans toutes les parties de la bouche et afflux d'eau. Arneth, de suite après dix gouttes, 1re dil., deuxième dose.

Afflux d'eau à la bouche. Il lui vient brusquement un flux de sang liquide à la bouche. Norton, dix gouttes, 3ᵉ dil., le troisième jour.

La langue est couverte d'un épais enduit jaunâtre vers sa base.

La langue est couverte d'un mucus épais jaune. Marenzeller, quarante grains, 2ᵉ trit.

350. La langue, sur toute sa surface, est couverte d'un enduit blanc épais, mais la saveur n'en est point désagréable, et l'appétit reste intact. Zlatarovich, deux grains, 1ʳᵉ trit., huitième dose.

Au réveil, langue couverte d'un fort enduit muqueux blanc jaunâtre, goût nauséabond et envie de vomir. Wachtel, trois onces, 12ᵉ dil., le deuxième jour.

Langue sèche et fortement chargée, le matin.

Langue couverte d'un enduit épais, comme s'il y avait une peau brune sur toute sa surface; les papilles sont allongées. Norton.

Gonflement lichéniforme (dartreux) (?) d'une partie de la langue. Zlatarovich, deux grains, 2ᵉ trit., quatrième dose.

355. Ulcération douloureuse sur la langue, qui persiste pendant des semaines. M'Glusky.

Douleur lancinante à la langue. Norton, Drysdale, fréquemment pendant l'expérimentation.

Langue molle, rouge, gercée, avec flux de ventre. Slater, Smith.

L'après-dinée, augmentation de la sécrétion salivaire, qui oblige à l'expuer fréquemment; la salive est légèrement teinte de jaune. Lackner, un grain, 1ʳᵉ trit., troisième dose.

Forte salivation qui ne fait qu'augmenter. Schwarz, trente grains, 2ᵉ trit.; Marenzeller, neuf grains, 1ʳᵉ trit.

360. Goût salé de la salive. Schwarz, trente grains, 1ʳᵉ trit., le deuxième jour.

Salive amère, salée, visqueuse, écumeuse. Schwarz, un gros, 2ᵉ trit.

La salive est notablement augmentée, aqueuse au commencement, elle devient écumeuse plus tard. Reisinger, vingt grains, 1ʳᵉ trit., troisième dose.

Perte de l'appétit.

Le matin, pas d'appétit.

365. Perte de l'appétit. Jaillard, cinq à dix centigrammes.

Les aliments ne plaisent pas.

Aversion pour le tabac, chez un fumeur de profession. Zlatarovich, cinq grains, 1re trit.

Dégoût de la viande. Emmanuel.

Appétit nul avec langue sale. Hagon.

370. Perte de l'appétit, lassitude et horreur du mouvement. X. Y., Russel.

Il a des envies fréquentes. Connolly.

Il ne trouve aucun goût aux aliments. H. Turner.

L'appétit est meilleur qu'au commencement des expériences, quoiqu'il existe encore de grands dérangements dans l'estomac et le foie. Drysdale.

L'appétit est un peu augmenté. Reisinger, dix grains, 1re trit., deuxième jour.

375. Sensation désagréable de faim; il éprouve du dégoût et du malaise après avoir pris un peu d'aliments. Marenzeller, six grains, 1re trit.

Faim canine. Schwarz.

Faim canine à des heures indues, quand il voit manger les autres. Schwarz, trois grains, 1re trit.

Appétit assez bon, mais très-peu de soif; le vin, fortement affaibli avec de l'eau, a un goût amer. Reisinger, deux grains, 1re trit., deuxième dose.

L'appétit et la soif sont augmentés. Marenzeller, dix grains, 2e trit.

580. *Forte soif.*

Soif qui devient une habitude.

Soif démesurée.

Grande aversion pour l'eau, qui persiste plusieurs jours. Arneth, trente gouttes, 1re dil.

Désir de bière. Zlatarovich, deux grains, 1re trit.

385. Désir d'eau fraîche. Zlatarovich, trois grains, 1re trit.

Soif augmentée de boissons acides. Reisinger, vingt grains, 1re trit., le troisième jour, troisième dose.

Grande aversion du médicament.

Goût métallique, sucré (de suite après l'avoir pris).

En fumant, un goût douceâtre désagréable se répand dans toute la bouche. Zlatarovich, un grain, 1re trit., deuxième dose.

590. Chaque fois qu'il porte le cigare à la bouche apparaît la saveur métallique sucrée. Zlatarovich, cinq grains, 1re trit.

Goût métallique très-douceâtre; grattement dans la gorge. Reisinger, cinquante gouttes, 1re dil.

Goût métallique, rappelant celui du sucre de plomb. Arneth, quinze gouttes, 1re dil.

Goût de cuivre.

Subitement, fort goût de cuivre à la racine de la langue et au voile du palais avec nausées et rapports, qui disparait de suite. Lackner, un grain, 1re trit., neuvième dose.

595. Goût amer. Schwarz, dix grains, 3e trit.

Le cigare a une saveur amère très-désagréable. Zlatarovich, deux grains, 2e trit., sixième dose.

Après le déjeuner, goût amer de résine très-désagréable dans la bouche. Zlatarovich, deux grains, 2e trit.

Goût salé, rafraîchissant, astringent, métallique, amer, qui persiste longtemps avec renvois salés. Schwarz, trois grains, 1re trit.

Le matin, goût amer. Fanuan.

400. Goût amer, acerbe, à la base de la langue; sécheresse de la gorge. Reisinger, vingt grains, 1re trit., deuxième dose.

Goût douceâtre, acerbe, avec sécrétion abondante de salive aqueuse. Reisinger, trois gouttes, 1re dil.

L'après-dînée, goût salé. Norton, le cinquième jour.

Le matin, goût de moisi. Melim.

Goût aigre doux, constrictif. Zlatarovich, sept grains, 2e trit.

405. *Goût acide dans la bouche.*

Goût acide dans la bouche, toute la journée; les aliments conservent nonobstant leur saveur naturelle. A. B., quarante gouttes, le troisième jour.

Goût salé aigrelet dans la bouche, nausées, bâillements continuels. Reisinger, vingt grains, 1re trit., troisième dose.

Le matin, goût pâteux dans la bouche. Zlatarovich, deux grains, 2ᵉ trit.

Goût pâteux de la bouche et langue chargée, blanche. Marenzeller, huit grains, 1ʳᵉ trit., le quatrième jour.

410. L'eau a une saveur désagréable, tandis que les aliments conservent leur goût ordinaire et plaisent beaucoup. Arneth, quinze gouttes, 1ʳᵉ dil.

Cicatrice déprimée au palais, d'où se détacha une croûte il y a sept mois; il n'éprouva aucune douleur jusqu'au moment de la guérison; il fallait six mois pour obtenir la cicatrisation de l'ulcère. Le voile du palais est rude et comme couvert de papules (?). Brown.

De suite après le déjeuner, saveur âcre, goût de résine, tellement rebutant, surtout à l'entrée du pharynx, qu'il provoque des envies de vomir. Zlatarovich, quinze grains, 2ᵉ trit., deuxième dose.

Sensation de fraîcheur à la paroi postérieure du pharynx, qui devient insensiblement un grattement sec qui provoque fréquemment une toux douloureuse. Schlesinger, dix gouttes, 1ʳᵉ dil.

Grattement à l'entrée du pharynx, qui provoque une toux sèche. Muller, deux pincées, 1ʳᵉ trit.

415. Sensation comme s'il y avait un cheveu sur le voile du palais et le bas de la langue, qui ne cesse ni en buvant ni en mangeant; après qu'elle eut duré une couple de jours, il se forma, un matin, un ulcère à la gorge, qui disparut dans le courant de la journée. Norton, un drachme, le treizième jour.

Ulcères dans la gorge. Hagan, Turner, Wright.

Amaigrissement, il devient anémique, a depuis trois mois plusieurs ulcérations aux tonsilles et dans le pharynx, couvertes d'une croûte d'un gris de cendre et entourées d'une muqueuse livide, foncée, gonflée; pouls petit, cent vingt pulsations; soif vive, langue sèche et rouge, déglutition difficile, insomnie. Chez un ouvrier âgé de trente ans, chargé de la cristallisation du bichromate de potasse dans une fabrique. Il guérit par un seizième de grain de deutoiodure hydrar et des cautérisations avec le nitrate d'argent, répétées tous les jours, au bout d'un mois. Heathcote. Lancet. fer.

Rougeur érythémateuse, tantôt foncée, tantôt claire, de

longue durée, de la gorge ci du voile du palais; ces parties
présentent aussi parfois une rougeur cuivrée.

Les parties molles de la gorge sont légèrement rougies; la
luette un peu allongée, qui détermine la sensation d'une cheville dans le pharynx, et ne disparaît point en avalant sans
cesse. Schwarz, trente grains, 2ᵉ trit., le deuxième jour.

Douleur lancinante pressive dans la gorge en avalant et en
parlant, qui augmente par les mouvements de latéralité de la
mâchoire inférieure, et s'étend jusque dans les oreilles; les
arcades antérieures du palais sont légèrement rougies. Marenzeller, dix grains, le deuxième jour.

420. Douleurs en avalant à vide. Schlesinger.

Sécheresse dans la gorge qui oblige à avaler la salive. Norton, dix gouttes, 3ᵉ dil., le deuxième jour.

Impossibilité d'avaler la salive, à peu près comme chez les
personnes qui essayent de déglutir, plusieurs fois de suite,
leur salive. Schlesinger, vingt gouttes, 1ʳᵉ dil., deuxième dose.

Quelques élancements passagers dans l'intérieur de la gorge,
même en avalant à vide. Marenzeller.

Brûlement en avalant; l'intérieur de la gorge n'est cependant pas rouge. Norton, dix gouttes, 3ᵉ dil., le deuxième jour.

425. Douleur dans la gorge, comme si un corps large, couvert d'aspérité, empêchait la déglutition. Arneth, cent gouttes,
3ᵉ dil.

Points d'un rouge clair, circonscrits, comme des grains de
millet, au voile du palais, comme si de petits ulcères allaient
s'y développer. Marenzeller, cinq grains, 1ʳᵉ trit.

Violentes douleurs lancinantes dans l'amygdale gauche,
vers l'oreille, diminuées en avalant. Drysdale.

Relâchement de la luette et injection vasculaire de tout le
gosier, sans autre sensation désagréable. Judge, Waterfield.

La luette et les amygdales deviennent rouges, se tuméfient,
sont douloureuses et suppurent. Le chirurgien appelé à lui
donner des soins fut porté à attribuer cet état au virus syphilitique. Harvay, après avoir travaillé pendant deux jours dans
une dissolution de chrome.

430. Un ulcère déprimé, de l'étendue d'un demi-pois, avec

auréole rouge contenant un liquide jaune visqueux, à la base
de la luette; rougeur érythémateuse de toutes les parties du
gosier et du palais. Clarke.

Douleur de gerçure et tintement dans la gorge, et chaleur
qui descend vers la poitrine (de suite après avoir pris la dose).
Hulme, un grain et demi, le deuxième jour.

Sensation de grattement dans la gorge. Schindler.

Il lui semblait qu'un liquide acide et âcre, provenant des
fosses nasales postérieures, coula sur le voile du palais, la
luette et la paroi postérieure du pharynx, et l'excitait à tousser.
Wachtel, trois onces, 12e dil., le treizième jour.

La paroi postérieure du pharynx est d'un rouge foncé, brillante, ramollie, parsemée de petites ramifications vasculaires
d'un rouge clair, et dans le milieu, un peu vers le côté gauche,
une petite gerçure, d'où suintait du sang. Wachtel, trois
onces, 12e dil., le dix-neuvième jour.

435. Il éprouve fréquemment, en avalant des bouchées
sèches, la sensation comme si quelque chose s'arrêtait dans la
gorge. Wachtel.

Chaque fois que les douleurs térébrantes tiraillantes dans
les os des extrémités diminuent, les maux de gorge augmentent. Wachtel.

A chaque émission de flatuosités, sensation comme si quelque chose de solide s'arrêtait dans la gorge. Reisinger, vingt
grains, 1re trit.

Légers maux de gorge. Schwarz, trente grains, 2e trit.

Ardeur pressive dans le gosier. Reisinger, dix grains, 1re trit.

440. Grattement et brûlure dans le gosier. Zlatarovich,
deux grains, 2e trit.

Forte chaleur dans la gorge et l'estomac, avec violents vomissements de sang et de mucosités, et mort au bout de cinq
heures. Ducatel.

Brûlure légère dans le pharynx. Dudgeon, dix gouttes.

En avalant, sensation d'étranglement dans l'œsophage, après
quoi un élancement dans le poumon droit. Mayrhofer, six
grains, 1re trit., le quatrième jour.

Immédiatement après la prise, brûlement à travers l'œsoqibage, jusque dans l'estomac, qui persiste une demi-heure. Zlatarovich, trois grains, 1ʳᵉ trit.

445. Toute la journée, depuis la gorge jusque dans l'estomac, sensation comme si les aliments s'étaient arrêtés dans l'œsophage. Drysdale, le cinquième jour, plusieurs gouttes.

Violents bâillements presque continuels. Marenzeller, quinze grains, 1ʳᵉ trit.

Hoquet. A. B., pendant tout le temps de l'expérimentation.

Renvois d'air, presque immédiatement après l'avoir pris. Abondante émission de flatuosités par le haut et par le bas, et en même temps douleur pressive dans l'œil droit. Wachtel, trois onces, 12ᵉ dil.

450. Fréquents renvois, qui ont le goût de la graisse rance. Dudgeon, onze gouttes, le deuxième jour.

Renvois salés. Schwarz.

Fréquents renvois acides et brûlement dans l'estomac. Norton, trois gouttes.

Quoiqu'il se soit passé trente heures après la dernière dose, il a encore des renvois acides qui répandent l'odeur du médicament. Schlesinger, cent vingt à cent cinquante gouttes, 1ʳᵉ dil., quatrième dose, le deuxième jour.

ESTOMAC. *Nausées.*

455. *Nausées, qui continuent toute la journée.*

Nausées après le déjeuner. X. Y., dix gouttes, le premier jour.

Nausées le matin et peu d'appétit au déjeuner.

Nausées, la nuit en s'éveillant.

Il provoque des nausées. Jacobson.

460. Petites menaces de nausées, envie de vomir et coliques, qui disparaissaient toujours d'une manière subite. Marenzeller, pendant plusieurs semaines après l'expérimentation.

Nausées avec courts accès de vertige et embarras de la tête. Marenzeller, six grains, 1ʳᵉ trit.

En fumant, il expue beaucoup et légers accès de nausées. Zlatarovich, deux grains, 1ʳᵉ trit.

Accès légers de nausées, en fumant. Lackner, deux grains, trit., quatrième dose.

Nausées légères dès qu'il mange quelque chose. Lackner, un grain, 1re trit., septième dose.

465. Nausées avec affadissement et chaleur qui remonte de l'estomac; une salive douceâtre fade afflue à la bouche. Muller, deux pincées, 1re trit.

Nausées comme dans le mal de mer. Arneth, quinze gouttes, 1re dil.; Ab.; Drysdale, le septième jour, dix grains; Xy.

Nausées et sensation d'horripilation avec afflux d'eau dans la bouche et perte de l'appétit.

Nausées, toute la journée, avec horreur du mouvement, goût désagréable et salive abondante. Russel, vingt-cinq gouttes, le troisième jour.

L'après-dînée, nausées, lassitude, envie de dormir, goût repoussant, faiblesse légère augmentant vers le soir. Wachtell

470. *Le matin, nausées et sensation de lourdeur dans la tête et dans les yeux.*

Nausées qui diminuent en mangeant. Ab.; Drysdale.

Nausées, sensation de froid, tremblement et faim. Manger fait diminuer les nausées. Ab., quarante gouttes, le quatrième jour.

Nausées en marchant.

Nausées en marchant, qui diminue en se couchant. Drysdale, Xy.

475. Très-grande envie de vomir, qui disparaît dès qu'il a mangé quelques bouchées de pain. Zoth, six grains, 1re trit.

Nausées, envie de vomir, légers pincements dans le ventre, après avoir pris un verre de vin. Zlatarovich, deux grains, 2e trit., dix-septième dose.

Soif intense, mais la moindre quantité de liquide provoque des nausées (pendant plusieurs jours). Norton, trente gouttes, 1re dil.

Sensation désagréable dans l'estomac.

Pression dans l'estomac, de suite après l'avoir pris.

480. Pression dans l'estomac après avoir mangé. Geddes.

Malaise dans la région de l'estomac, qui augmente en marchant au grand air et en visitant les malades, se change en nausées jusqu'à produire des défaillances, avec la sensation qu'il serait soulagé s'il pouvait vomir, quoiqu'il n'existe point la moindre tendance à vomir. Schlesinger, 1re dil., deuxième dose.

Vacuité dans l'estomac, afflux d'eau à la bouche et envie de vomir. Zlatarovich, quatre grains, 1re dil.

Fraîcheur dans l'estomac. Arneth, de suite après quinze gouttes, 1re dil., deuxième dose; Zlatarovich, de suite après deux grains, 1re trit., cinquième dose.

Sensation de froid dans l'estomac. Drysdale.

485. Accès léger et passager de douleur pressive brûlante dans l'estomac. Zlatarovich, deux grains, 1re trit., deuxième dose.

A deux reprises, brûlement dans l'estomac avec afflux d'eau à la bouche, de courte durée. Zlatarovich, deux grains, 2e trit., troisième dose.

Violente douleur brûlante, constriction à la face antérieure de l'estomac avec nausées et accumulation de salive dans la bouche, que la pression augmente. Zlatarovich, deux grains, 1re trit., troisième dose.

Un sentiment d'anxiété, de douleur précordiale, augmentant par la pression, accompagnée de sécheresse de la bouche, de nausées et parfois de vomissements. Pélican, un demi-grain, le premier jour.

Forte chaleur dans l'estomac et la gorge, avec violents vomissements de sang et de mucosités; mort au bout de cinq heures. Ducatel.

490. Soda. Monks; Dudgeon, dix gouttes.

Soda léger, pendant une heure. Zlatarovich, quatre grains, 1re trit.

Soda, le soir seulement après avoir pris du thé. Swuny.

Contractions très-violentes, mais indolores dans le creux de l'estomac, qui se continuent dans la cavité thoracique et se répètent quelquefois dans l'espace de cinq minutes, pour disparaître insensiblement. Schlesinger, cent vingt à cent cinquante gouttes, troisième dose.

Sensation excessivement désagréable de tournoiement et de serrement dans la région de l'estomac, à laquelle se joignent, à certains intervalles, de légères congestions vers la tête. Arneth, quinze gouttes, 1re dil., de suite après la prise.

495. Déplacement de flatuosités dans l'estomac et toute la partie inférieure de la poitrine. Zlatarovich, cinq grains, 2e trit., deuxième dose.

Sensation désagréable dans la région de la grande courbure de l'estomac, comme par des flatuosités emprisonnées, avec efforts à avoir des éructations; diminution par des renvois. Norton, plusieurs doses d'un drachme.

Dérangement d'estomac, chaleur vers la nuit, langue jaune chargée, douleur rongeante dans l'épigastre, fréquents renvois fétides. Xy., le douzième jour.

Trouble notable dans les voies digestives, présentant divers degrés, depuis l'irritation simple jusqu'à une phlegmasie mortelle. Perogoff et Zablotzky, un à six grains.

Distension de l'estomac, renvois acides et flatuosités. Waterfield.

500. Après chaque repas, gonflement de la région de l'estomac et toux. Emmanuel.

Distension de l'estomac avec sentiment de plénitude et douleur à la pression; il lui est impossible d'avoir les habits légèrement serrés; aggravée par le mouvement, améliorée dans le repos. Dudgeon, onze gouttes, le cinquième jour.

Dérangement de l'estomac après la moindre nourriture. Emmanuel.

Douleur après avoir pris du thé; sensation désagréable comme de surcharge de l'estomac, qui continuait toute la journée et se manifestait surtout deux ou trois pouces au-dessous de l'appendice xyphoïde. Norton, le douzième jour.

Sensation de surcharge de l'estomac, et, immédiatement après, violente pression, éructations ayant le goût rance, envie de vomir et pincements légers dans l'épigastre. Schwarz, un drachme, 2e trit.

505. Il s'éveillait au bout de deux heures avec grand malaise dans l'estomac; une petite place, à gauche de l'appendice xyphoïde, était surtout sensible. La douleur persistant pendant quelque temps et en même temps nausées, agitation,

chaleur des mains et des pieds, sécheresse de la bouche et insomnie; elles disparaissent ensuite; les mains, les pieds et les cuisses transpirent abondamment. Drysdale, un drachme.

Après un repas, qu'il avait pris avec plaisir, sensation comme si la digestion était arrêtée; les aliments lui pesaient comme s'il avait eu un fardeau dans l'estomac.

Quelquefois, accès de digestion laborieuse, perte de l'appétit, les aliments pèsent comme un fardeau; mauvaise humeur, flatuosités abondantes, le matin, étourdissement, nausées, vomissements d'un liquide clair. Barrot.

De suite après la prise, pression légère dans l'estomac et sensation *sui generis*, comme s'il allait être pris de crampes d'estomac. Zlatarovich, deux grains, 1re trit., onzième dose.

Crampe d'estomac, qui l'empêche, pendant deux heures, de dormir, et alterne avec des douleurs pinçantes crampoïdes dans la région ombilicale. Schlesinger, quatre-vingts à cent gouttes, 1re dil.

510. Il s'éveille avant de violentes douleurs dans l'estomac. Drysdale, Norton, Wright.

Vomituritions. Schwarz.

Vomituritions et vomissements. Jaillard, cinq à dix centigrammes.

Nausées et vomissements.

Vomissements pendant le mouvement. Hagan, Xy.

515. Nausées et violentes douleurs lancinantes dans l'estomac, puis vomissement du médicament. Xy, vingt-cinq gouttes.

Nausées et vomissements de mucosités.

Dans les mucosités vomies se trouve du sang rouge clair du volume d'une grosse noisette. Reisinger, quatre-vingts gouttes, 1re dil.

Vomissements subits, mais faciles. Zlatarovich, cinq grains, 1re trit.

Vomissement; en même temps, contractions très-douloureuses de l'estomac avec efforts continuels pour vomir, alors même que l'estomac ne contenait plus rien. Vomissement des

aliments qui ont conservé leur saveur, sans bile ni goût amer.
Zlatarovich, deux grains, 1re trit., douzième dose.

520. Vomissement d'aliments non digérés, après quoi nausées, pendant le mouvement (pendant plusieurs heures). Xy., vingt-cinq gouttes, le troisième jour.

Après le déjeuner, nausées; une demi-heure après, vomissement des aliments indigérés, et qui n'ont point encore le moindre goût acide. Xy.

Nausées et peu d'appétit; après le déjeuner, violents vomissements avec beaucoup d'efforts; larmoiement abondant; injection des paupières et somnolence (après deux heures). Au bout d'une demi-heure, vomissement d'une masse en bouillie d'un jaune brunâtre. Russel.

Le matin, nausées et vomissement d'une substance jaune amère. Russel, Norbury.

Nausées mortelles et vomissement d'un liquide jaune clair sans saveur. Dudgeon, onze gouttes, en allant au grand air.

525. Vomissement d'une substance acide, provoqué par le mouvement ou en se baissant, avec douleur concomitante dans l'épigastre. Hagan.

Nausées avec vertige, puis vomissement d'un liquide aqueux, clair, avec sueur froide aux mains et froid du corps; peu après, chaleur et en même temps sensation de froid. Ab.

Vomissement copieux. Schwarz.

Vomissements fréquents et violents; les matières vomies en premier lieu ont une teinte jaune, légère, et une saveur un peu douceâtre, rappelant le goût du médicament; aux cinquième et sixième vomissements, il rend, avec beaucoup d'efforts, une matière d'un brun foncé, excessivement amère, bien plus amère que la bile ordinaire, et souffre en même temps d'une douleur de meurtrissure dans l'épigastre. Arneth, trente gouttes, 1re dil.

Violent vomissement accompagné de vertige, violente douleur brûlante dans l'estomac, sueur avec angoisse à tout le corps, frisson. Russel, treize grains, 1re trit.

550. De suite après l'avoir pris, vertige au point que la plume qu'il a en main tremble; immédiatement après, vo-

missement excessif d'un liquide blanc muqueux, aigrelet, avec pression et douleur brûlante dans l'estomac. Russel, quatre-vingts gouttes, 1re dil.

De suite, nausées, fréquents vomissements abondants, sans efforts marquants ni crampoïdes. Schindler.

Tous les phénomènes d'une gastrite suraiguë : la soif est vive, les vomissements sont difficiles et spontanés; l'introduction dans l'estomac de la boisson la plus douce suffit pour les provoquer. Ils sont composés de matières muqueuses, bilieuses, jaunâtres et quelquefois sanguinolentes. En même temps, la chaleur des extrémités disparaît; il y a de la dyspnée, une grande anxiété, de la perte de l'appétit, des vomituritions nombreuses, puis la respiration devient stertoreuse, et c'est au milieu de la prostration la plus complète que le sujet succombe. Jaillard.

VENTRE. *Beaucoup de flatuosités.*

Tout le bas-ventre était ballonné.

535. *Coliques fréquentes dans le bas-ventre.*

Tranchées dans l'hypogastre, comme si on perçait les intestins, aggravées en faisant de profondes inspirations, améliorées quand on comprime le ventre. Wright, trois gouttes, au bout d'une heure.

Pincement, fouillement et borborygmes dans les intestins. Zlatarovich.

Légère douleur pressive au nombril. M. J., cinq gouttes, 1re dil., troisième dose.

Faiblesse autour du nombril comme s'il avait pris un léger purgatif et douleur pressive dans la tête. M. J., quinze gouttes, 1re dil.

540. Douleur de refoulement *sui generis* au-dessus du nombril, à gauche. Muller, deux pincées, 1re trit.

Après le déjeuner, douleur déchirante qui commence au nombril et remonte dans le cou. Innes; pendant une demi-heure.

Douleurs lancinantes à travers les intestins. K., un douzième de grain, le sixième jour.

Douleurs fugitives dans le ventre avec fréquents accès de douleur dans les intestins. Horill.

Relâchement des intestins. Ryan.

545. Violentes douleurs dans le bas-ventre; puis évacuation d'une eau noirâtre. Turner, deux gouttes, septième jour.

Quelque temps après la selle, malaise dans le bas-ventre avec ballonnement. Zlatarovich, deux grains, 1re trit.

Trois accès de contraction crampoïde instantanée des intestins avec nausées, pendant à peu près un quart d'heure; puis une selle en bouillie suivie de brûlure et de ténesmes dans l'anus, à la suite de laquelle disparaissent tous les symptômes. Lackner, deux grains, 2e trit., deuxième dose.

Tranchées tellement violentes dans l'épigastre et l'hypogastre, que la sueur inonde le front, et qu'il craint que l'estomac et les intestins ne s'ulcèrent. Schlesinger, cent vingt à cent cinquante gouttes, 1re dil., cinquième dose.

Élancement dans la lombe gauche et l'aine. Lackner, deux grains, 2e trit., deuxième dose.

550. Léger endolorissement dans l'aine droite et à l'articulation de la hanche droite. Zlatarovich, de suite après cinq grains, 1re trit., de courte durée.

Douleur pressive dans la région inguinale, comme si une hernie allait se produire. Dudgeon, onze gouttes, le troisième jour.

Douleur dans la région inguinale gauche qui s'étend jusque dans la droite. Dudgeon, onze gouttes, le cinquième jour.

Pesanteur et tension dans l'hypogastre, vers la symphyse des pubis. Zlatarovich, deux grains, 1re trit., troisième dose.

Pincement léger dans la région épigastrique avec et aussi sans selle. Arneth, le lendemain de la prise, de quinze gouttes, 1re dil., deuxième dose.

555. Pendant des mois, il existe une grande sensibilité au moindre courant d'air (même au cœur de l'été), à la suite duquel surviennent et se déclarent un très-léger tournoiement et des tortillements dans l'hypogastre. Arneth, trente gouttes, 1re dil.

Un élancement passager à travers le bas-ventre, plus en arrière vers la colonne vertébrale. Zlatarovich, deux grains, 2e trit., quatrième dose.

Tension de tout le bas-ventre. Zlatarovich, cinq grains, 2ᵉ trit., deuxième dose.

Le ventre est très-tendu, sensible et ballonné. Reisinger, vingt grains, 1ʳᵉ trit., troisième dose, le troisième jour.

Ballonnement du ventre, serrement de la poitrine, renvois qui persistent trois heures, et, après, nausées, aggravées en prenant du café. Lackner, un grain, 1ʳᵉ trit., huitième dose.

560. Légères tranchées dans l'hypogastre, plus dans la poitrine. Zlatarovich, deux grains, 1ʳᵉ trit., sixième dose, le sixième jour.

Douleur pressive à une petite place dans les intestins, à droite, près du nombril. Zlatarovich, deux grains, 1ʳᵉ trit., neuvième dose.

De suite après le repas, violents pincements dans tout l'hypogastre, tranchées comme si on promenait des couteaux dans toutes les parties du bas-ventre. Marenzeller, huit grains, 1ʳᵉ trit., le quatrième jour.

Par intervalles, violentes tranchées, surtout contraction crampoïde dans la région épigastrique. Lackner, deux grains, 2ᵉ trit., quatorzième dose.

Élancements de courte durée, dans l'hypocondre droit. Norton.

565. Un seul élancement sourd au côté droit, au bord de la cage thorique, dans la région hépatique, qui n'augmente ni par les inspirations profondes, ni par le mouvement. Zlatarovich, cinq grains, 2ᵉ trit., deuxième dose.

Sourde douleur pressive dans la région du foie. Dudgeon, onze gouttes, le troisième jour.

Légère douleur lancinante dans la région hépatique. Dudgeon, onze gouttes, le quatrième jour.

Sourde douleur déchirante dans la face postérieure du foie. Dudgeon, onze gouttes, le quatrième jour.

Sensibilité dans l'hypocondre droit, qui apparaît et cesse par intervalles, dans le courant de la journée. M. J., quatre gouttes, 1ʳᵉ dil., deuxième dose.

570. Élancements dans l'hypocondre droit. Norton, un

centième de grain, les troisième, quatrième, cinquième, sixième jours.

En marchant, élancements subits dans le foie. Lackner, un grain, 1ʳᵉ trit., douzième dose.

Violentes douleurs lancinantes et déchirantes dans l'hypocondre droit, mais de courte durée. K.; Norton, Drysdale, le troisième et le septième jour.

Douleurs incisives dans le côté gauche du ventre, par intervalles de demi-heure. Norton, dix gouttes, 3ᵉ dil.

Douleurs lancinantes dans l'hypocondre gauche. Smith.

575. Violents élancements dans la région de la rate, s'étendant jusque dans la région lombaire, augmentés par le mouvement et la pression. Marenzeller, vingt grains, 2ᵉ trit.

Légère douleur pressive circonscrite dans l'hypocondre gauche. Dudgeon, cinq gouttes, de la solution concentrée.

SELLES. Selle consistante d'abord, diarrhéique ensuite, au bout d'une heure, violent élancement dans la région hépatique, s'aggravant à la moindre pression; puis tranchées et pincements dans l'hypogastre, comme si la diarrhée allait survenir. Tout le bas-ventre est douloureux, comme s'il était à vif, à un attouchement brusque. Lackner, vingt grains, 1ʳᵉ trit.

Évacuations alvines pâles, comme de la terre glaise, insuffisantes, deux fois dans le courant de la journée, avec déchirement dans l'hypocondre droit; goût métallique, haleine fétide et tête entreprise (à partir du dixième jour de l'expérimentation, et dépassant celle-ci de quelques jours).

Selle douloureuse difficile comme d'une masse d'une dureté excessive. Lackner, un grain, 1ʳᵉ trit., le quatrième jour.

580. Tendance à la constipation, et, partout où elle existe, les symptômes généraux s'aggravent. Howe, Waterfield.

Constipation qui revient périodiquement tous les trois mois. Gallaghan.

Constipation avec fatigue, langue sale, mal de tête et froid des membres. K., sept gouttes, le deuxième jour.

Constipation, tranchées dans le bas-ventre et flatuosités par le haut. Xy.

Constipation avec douleur à travers les lombes. Swuny, Geddes.

585. Plusieurs selles sèches suivies de brûlure dans l'anus. Zlatarovich.

Évacuation alvine peu copieuse, en boules, suivie de brûlure dans l'anus. Zlatarovich.

Évacuations alvines rares et solides avec procidence du rectum, se prolongeant encore quinze jours après l'expérimentation. Wachtel, trois onces, 12° dil.

Pendant des mois, selle très-dure, et, quand elle ne vient pas, violente rétraction douloureuse de l'anus. Arneth.

Constipation pendant toute la durée de l'expérimentation.

590. *Constipation qui est devenue habituelle.* Manchester, Liverpool, Glasgow.

Pendant une émission de vents par l'anus, sueur instantanée sur toute la peau, surtout à la face, d'où elle coule à flots. Zlatarovich, deux grains, 1re trit., huitième dose, le troisième jour.

Selle molle à laquelle succède de la brûlure à l'anus. Zlatarovich, quinze grains, 2° trit., deuxième dose.

Évacuation alvine en bouillie, avec la sensation comme si elle était encore insuffisante. Arneth, trente gouttes, 1re dil., le deuxième jour.

Évacuation alvine liquide. Zlatarovich, un grain, 1re trit.

595. Diarrhée. Jaillard, cinq à six centigr.

Selle semi-liquide avec beaucoup de bruit et borborygmes dans les intestins; peu après, une seconde, tout à fait liquide, avec rétraction de l'anus et légères nausées. Zlatarovich, deux grains, 1re trit., huitième dose, le troisième jour.

Pincements légers dans l'hypogastre et selle abondante, assez consistante d'abord, puis diarrhéique, après laquelle persiste, pendant longtemps, une sensation de ténesme. Marenzeller, neuf grains, 1re trit.

A une selle consistante, régulière, succède bientôt une autre liquide (tous les jours pendant trois semaines). Marenzeller.

Quelquefois, selles diarrhéiques peu abondantes. Arneth, après quinze gouttes, 1re dil., deuxième dose.

600. Diarrhée. Klœster, quarante globules, 10e dil.

Le matin, elle est éveillée par une violente envie d'aller à la selle; il n'y a que la partie liquide qui sort; après, ténesmes tellement violents, qu'elle ne pouvait quitter la chaise percée; plus tard, brûlement dans tout le ventre, fortes nausées avec envie de vomir et vomituritions telles, que tout craquait dans le ventre. Peu après, elle était si affectée et si lasse, qu'elle craignait de tomber gravement malade. Kk., deux grains, 1re trit., le troisième jour.

Accès dyssentériformes avec douleur autour du nombril et évacuations alvines sanguinolentes. James Smith.

Peu après le dîner, nausées subites, sensation de pression dans la région de l'estomac, douleur pinçante lancinante dans la région du foie, tendance à vomir, borborygmes dans le bas ventre, émissions de vents fétides, violents pincements dans tout l'hypogastre, douleurs incisives comme si on tailladait le ventre dans toutes ses parties; après une selle d'excréments de consistance et de couleur ordinaires, sept à huit selles dyssentériques d'eau écumeuse brune avec violente pression douloureuse, efforts et ténesmes dans l'anus, nausées, envie de vomir et douleur dans l'hypogastre. Marenzeller, huit grains, 1re trit., le quatrième jour.

Pendant plusieurs années, au commencement de l'été, une attaque de dyssenterie, qui dure trois semaines. Slater.

605. Fréquentes évacuations alvines sanglantes avec douleur rongeante dans la région du nombril, puis efforts sans effet; langue molle, rouge, se gerçant. Slater.

ANUS. Envie d'aller à la selle, afflux d'eau à la bouche et nausées, douleur brûlante et érections, pendant une demi-heure. Lackner, deux grains, 2e trit., vingtième dose.

Efforts dans l'anus et ténesme dans le sphincter de l'anus. Zlatarovich, deux grains, 1re trit., troisième dose.

Après le repas, violent effort pour aller à la selle, non suivi de résultat. Zlatarovich, deux grains, 1re trit., troisième dose.

Sensation indescriptible de ténesme et de pression dans

l'anus, comme si la diarrhée allait survenir ; tous les symptômes cessent immédiatement après une émission de vents. Marenzeller, trois grains, 1re trit.

610. Plénitude dans les vaissaux hémorroïdaires. Zlatarovich, deux grains, 2e trit., dix-septième dose.

Sensation d'écorchure à l'anus, comme s'il était à vif. K.

Térébration et sensation de plaie à l'anus. K.

Selle à une heure non habituelle, suivie de sensation de
plaie à l'anus. Zlatarovich, quinze grains, 2e trit., cinquième
dose.

Douleur de plaie dans l'anus qui rend la marche pénible.
Lackner, deux grains, 2e trit., vingt-sixième dose.

615. En marchant, fort prurit à l'anus. Zlatarovich, deux
grains, troisième dose.

En marchant, efforts dans l'anus, brûlement et prurit dans
les yeux. Zlatarovich, deux grains, 2e trit., dix-septième dose.

Sensation comme s'il avait une cheville dans l'anus, tellement violente qu'il est à peine en état de s'asseoir. Zlatarovich, deux grains, 1re trit., huitième dose (1).

(1) La gueule est fortement fermée. — La gueule est remplie d'ulcères et de
petits ulcères profonds et secs existaient aussi sur la langue. (Drysdale.) — Il
avale avec un bruit tout particulier l'eau qu'on lui présente. (Gmelin, chrom. de
potasse.) — L'œsophage, dans ses deux tiers supérieurs, rouge foncé à l'extérieur
et épaissi ; la muqueuse de la surface externe correspondante était complétement
désorganisée par des ulcères et pouvait être facilement enlevée avec le dos du
scalpel ; cette portion avait une couleur gris verdâtre. Le tiers inférieur était couvert de petits ulcères disséminés, allongés et saillants. (Drysdale.) — La partie
supérieure de l'œsophage présentait des saillies charnues. (Drysdale.) — Rougeur
interne de l'œsophage vers l'estomac. (Schlesinger.) — Gésier très-rouge vers le
haut. (Berndt.) — La muqueuse du gésier est rouge et couverte de taches bleues
dans sa partie supérieure. (Berndt, chrom. de potasse.) — La muqueuse de l'estomac du duodenum et de la cinquième partie du jejunum étaient partiellement
désorganisées, et les parties restantes pouvaient facilement être enlevées avec le
dos du scalpel. (Baer.) — L'estomac contenait environ une demi-livre d'un liquide
comme de l'encre, qui retenait la matière colorante. La muqueuse était rouge et
vascularisée, surtout dans la région du cardia. (L. M. Gaz.) — L'estomac et les
intestins contenaient un liquide jaunâtre, semblable à un mélange d'eau et de bile.
(Drysdale.) Un liquide coagulé foncé, semblable à un mélange de sang et de mucosités, dans l'estomac et les intestins. (Drysdale.) — La muqueuse de l'estomac
est fortement injectée et enflammée, à l'exception du pylore. (Bi et chromate de
potasse.) — Taches rouges bleuâtres sur la muqueuse. (Chrom. de potasse, Gme-

18

ORGANES URINAIRES. Irritation à l'orifice de l'urètre. Norton.

Deux jours de suite, en urinant, fréquente chaleur dans l'urètre. Dudgeon, onze gouttes.

620. En urinant, brûlement dans la fosse naviculaire de l'urètre. Zlatarovich, deux grains, 2ᵉ trit., troisième dose.

lin.) — La muqueuse de l'estomac est enflammée à ses deux extrémités. (Drysdale.) — Dans la partie correspondant à l'orifice de l'estomac, deux taches violettes, saillantes, irrégulières; en outre, plusieurs autres endroits où la muqueuse est enlevée ou exulcérée superficiellement; tout près de là, il y avait d'autres parties de la même membrane fortement enflammée. (Drysdale.) — A l'orifice et dans le milieu de l'estomac, ulcérations superficielles étendues ayant une couleur de chocolat. Dans le reste de l'estomac se trouvaient disséminés des ulcères profonds, irréguliers, de couleur grisâtre, qui perforaient complétement la muqueuse. La région du pylore était moins atteinte. Les rides avaient çà et là une teinte rouge clair. (Drysdale.) — Intus-susception de l'extrémité stomacale qui avoisine le pylore dans la partie appartenant au cardia. (Drysdale.) — La muqueuse de la partie de l'estomac avoisinant le cardia était saine, mais la moitié aux environs du pylore fortement enflammée et d'une couleur rouge foncée (violet), mais exempte de toute inflammation à la distance d'un pouce du pylore. (Drysdale.) — La muqueuse de l'estomac et des intestins épaissie présente divers degrés de la couleur rouge, du plus foncé au rouge le plus clair. — Le contenu était un liquide épais brun ou rouge foncé et très-peu de fèces. (Drysdale.) — Forte rougeur de l'estomac, vers le pylore. (Norton.) — La petite courbure de l'estomac et la région pylorique teintes en vert. Le reste de l'estomac, le duodenum, le jejunum et l'iléon présentaient des taches, et des stries rouges, plus apparentes autour du pylore, diminuaient insensiblement jusqu'à disparaître complétement dans l'iléon. La muqueuse de la valvule de Bauhin décolorée comme celle de l'estomac; taches noirâtres à la valvule; fragments nombreux de ténia, excréments couleur de rouille dans le colon. (Drysdale.) — L'estomac est rempli d'aliments, la muqueuse vers le pylore et le fond de l'estomac s'enlève facilement de la musculeuse et est friable entre les doigts. (Zlatarovich.) — L'estomac est fortement distendu par les aliments, rouge à l'extérieur, la muqueuse épaissie se soulève par écailles et s'enlève facilement. (Zlatarovich.) — La muqueuse de l'estomac, qui s'étant soulevée dans sa moitié supérieure, présente partout les signes de la gangrène. (Zlatarovich.) — La muqueuse de l'estomac est rouge jaunâtre, ramollie et s'enlève facilement. (Schlesinger.) — L'estomac apparaît rouge, quelques points passent de suite au noirâtre, la muqueuse est en partie désorganisée. L'estomac contient une masse d'un vert sale, qui rougit sur le chrome. (Berndt.) — La masse contenue dans l'estomac rougissait sur le chrome. (Berndt.) — L'estomac et la partie supérieure du canal intestinal très-rouges. La masse de mucosités sanguinolentes contenues dans l'estomac et les intestins ne réagissait pas sur le chrome. (Berndt.) — L'estomac, dont le contenu muqueux rougissait sur le chrome, était légèrement rouge. (Berndt.) — L'estomac, dans sa petite courbure, près du cardia, était presque brun à cause de l'abondance des vaisseaux sanguins. L'estomac et le canal intestinal rougissaient sur le chrome.

En urinant et même hors l'émission des urines, brûlement dans le bulbe de l'urètre. Zlatarovich, deux grains, 2ᵉ trit., quatorzième dose.

En urinant et encore longtemps après, brûlement dans la portion glandulaire de l'urètre. Lackner, deux grains, 2ᵉ trit., cinquième dose.

(Berndt, chrom. pot.) — Le fond de l'estomac était rouge, la région du cardia l'était moins; il contenait un liquide séreux sanguinolent ainsi que le canal intestinal, dont la surface intérieure avait une teinte jaune rouge. Le liquide ne rougissait pas sur le chrome. (Berndt, chrom. pot.)

Les symptômes étaient : chaleur dans la gorge et l'estomac, avec violents vomissements de sang et de mucosités qui continuaient jusqu'à la mort. (Baer.) — Soif vive, perte de l'appétit, vomissements de mucosités écumeuses. (Gmelin, Morton.) — Émission fréquente des urines, soif extraordinaire, vomissements continuels et selles sanguinolentes, respiration lente, pouls petit, intermittent, froid de la peau, éblouissement et mort. (Drysdale.) — Il ne prend ni aliments ni boissons. (Drysdale.) — Soif, vomissements d'une masse épaisse, muqueuse, gélatineuse, striée de sang, diarrhée; à partir du quatorzième jour, il refusait les aliments et la boisson; grande faiblesse. (Drysdale.) — Diminution de l'appétit, il prend fort peu de boissons. (Zlatarovich.) — Une mucosité visqueuse coule continuellement de la gueule. (Drysdale.) — Écume à la bouche à chaque dose. (Drysdale.)

La vésicule biliaire affaissée, presque vide. (Lond. Med. Gaz.) — Le foie marbré, la vésicule biliaire distendue et remplie d'une bile verte. (Drysdale.) — Les surfaces du foie étaient couvertes de nombreuses taches d'une couleur jaune blanchâtre; elles avaient parfois l'étendue d'un pois, étaient légèrement déprimées et de consistance plus molle que le tissu environnant; en l'incisant, on pouvait constater comment elles pénétraient circulairement dans le parenchyme. (Drysdale.) — La superficie du foie présentait alternativement des taches très-foncées et pâles (Drysdale.) — En l'incisant, il présente une surface marbrée. (Drysdale.) — La vésicule est remplie de bile, le foie a une couleur très-foncée, hyperémié, sa substance se rapproche du noirâtre. (Zlatarovich.) — Le foie est d'un rouge brun foncé, son tissu très-riche en sang, friable, s'écrasant facilement; la vésicule remplie de bile. (Zlatarovich.) — Le foie a doublé de volume, sa couleur est plus pâle que dans l'état sain; sa substance est friable, s'écrasant facilement. La vésicule est fortement distendue par la bile. (Zlatarovich.) — Le foie est d'un brun foncé, friable et hyperémié. (Schlesinger.) — Le foie est flasque et rempli de sang. (Berndt.) — Foie ramolli. (Berndt, chrom. pot.) — Le foie regorge de sang et est mou. (Berndt, chrom. pot.) — Le ventre est rétracté. (Morton.) — Le foie était d'une couleur jaune et l'intestin grêle légèrement rouge. (Schindler.) — Mucosités visqueuses de couleur pourpre dans le duodenum et le jejunum. (Drysdale.) — Taches de sang extravasé dans le duodenum. (Gmelin, chrom. pot.) — La muqueuse du duodenum fortement injectée, pourpre et épaissie; elle est couverte d'ulcérations nombreuses, très-régulières, ovales, d'un huitième de pouce à un pouce de longueur, avec bords coupés à pic, toute la muqueuse est rongée en ces endroits. (Drysdale.) — Le bichromate de potasse amène le ramollissement de la muqueuse, détermine de la rougeur, des ecchy-

Après avoir uriné, brûlement dans la partie postérieure de l'urètre, comme si une goutte d'urine y était retenue, avec le désir de la faire sortir, sans pouvoir y parvenir. Walker.

moses, parfois des ulcérations suivies de gangrène partielle sur des parois intestinales. (Jaillard.) — Beaucoup de bile dans le duodenum. (Norton.) — L'injection et les ulcérations diminuent insensiblement dans le jejunum pour disparaître complétement dans l'iléon. (Drysdale.) — Injection de l'intestin grêle. (Drysdale.) — Intus-susception étranglée dans l'iléon. (Drysdale.) — L'une des faces de l'intestin grêle assez fortement rouge, parcourue de vaisseaux volumineux. Tout l'intestin grêle est rempli d'un mucus visqueux, collant, gélatineux. (Zlatarovich.) — L'intestin grêle est rouge à la surface extérieure; dans son intérieur, mucus gélatineux. (Zlatarovich.) — Taches rouges dans le cœcum. (Gmelin, chrom. pot.) — Rougeur de la valvule de Bauhin, du côlon et du rectum; épiploon très-injecté. (Norton.) — Les intestins sont contractés et contiennent une masse de fragments de ténia; un liquide foncé dans le côlon. (Norton.)

Excréments liquides peu abondants dans le cœcum, une masse comme de la terre glaise dans le côlon, fort développement vasculaire à l'embouchure de l'intestin grêle, où les toniques sont troubles et opaques. (Zlatarovich.) — Le côlon est plein d'excréments poisseux. Le rectum est étranglé en trois endroits et distendu par des vents dans les intervalles. (Zlatarovich.) — Les membranes du rectum sont très-friables et se déchirent facilement. (Zlatarovich.) — Dans tout le trajet du côlon entre les tuniques musculaire et séreuse, accumulation abondante d'une masse coagulée, transparente, gélatineuse. (Zlatarovich.) — Injection du rectum. (Drysdale.) — Taches allongées d'un rouge clair dans le rectum, et plusieurs endroits où le sang est extravasé. (Drysdale.) — Le rectum contient du mucus verdâtre. (Gmelin.) — Le rectum et le côlon sont contractés en divers endroits. (Berndt, chrom. pot.) — Le duodenum et le jejunum sont remplis de mucus, ainsi que le côlon qui est rétréci. (Bernd.) — Le canal intestinal est rouge. (Berndt.) — Le meso-côlon est parcouru par de gros vaisseaux. — Les vaisseaux du mésentère se gorgent de sang. (Zlatarovich.) — Les veines mésaraïques sont fortement distendues, les ganglions mésentériques épaissis en divers endroits, du volume d'un pois, contenant dans leur substance une masse brunâtre tirant sur le bleu, friable. (Zlatarovich.)

Symptômes :

Douleur permanente dans le bas-ventre; l'animal est couché, plié sur lui-même, crie quand on touche au ventre. (Drysdale.) — Vomissement et selle sanguinolente. — Diarrhée séreuse; perte de l'appétit et de la soif; écume à la bouche, faiblesse excessive. (Drysdale.) — Selles consistant en masses liquides et ténesme. (Norton.) — Évacuations alvines aqueuses, contenant des aliments non digérés et ténesmes. (Norton.) — Diarrhée et douleurs dans le ventre. (Drysdale.) — Les selles consistant en excréments sont constamment accompagnées de gémissements avec angoisse; l'attouchement du ventre devient douloureux et l'animal se ploie en deux; quoique plusieurs des symptômes existants diminuassent, les évacuations sanguinolentes continuaient. (Berndt, chrom. pot.) — Selles abondantes, muqueuses, presque sanguinolentes. (Berndt.)

Rate remplie de sang. (Schnidler.)

Les reins étaient grands, marbrés profondément, rouges, et de l'incision il

Émission fréquente des urines suivie de léger brûlement. Walker, trois gouttes, 3ᵉ dil.; Dudgeon, le septième jour.

625. Élancements passagers dans l'urètre, hors le temps de la mixtion, mais surtout après avoir uriné. Marenzeller, quarante grains, 2ᵉ trit.

Douleur dans le coccyx, qui devient surtout violente quand, après avoir été longtemps assis, il se lève pour uriner; elle se propage alors vers l'urètre et l'oblige à se pencher en avant. Zlatarovich, deux grains, 1ʳᵉ trit., neuvième dose, le cinquième jour.

Tiraillement douloureux depuis le périnée jusque dans l'urètre. Zlatarovich, deux grains, 1ʳᵉ trit., troisième dose, le troisième jour.

Il s'éveille fréquemment pour uriner; l'urine est aqueuse et abondante, mais répand une odeur forte. Reisinger, deux grains, 1ʳᵉ trit., deuxième dose.

Toute la journée, envie d'uriner presque continuelle, sans que la couleur ou la quantité de l'urine aient subi quelque changement. Zlatarovich, deux grains, 2ᵉ trit., vingt-quatrième dose.

630. Peu d'urine teinte en jaune avec un dépôt blanchâtre abondant et douleur dans le dos. Hamilton.

s'écoulait un sang spumeux, comme quand on incise un poumon enflammé. (Schindler.) — Les canaux des reins (calice?) sont fortement injectés, et toute leur substance est dans un état de congestion. (Drysdale.) — La tunique péritonéale des reins est jaune. (Drysdale.) — La substance médullaire, un peu molle et rouge. (Zlatarovich.) — Les reins sont compactes et fermes; impossibilité de distinguer la substance corticale de la médullaire, toutes deux sont d'un rouge brun foncé. (Zlatarovich.) — Les reins, foncés à l'extérieur, présentent à peine des traces de substances médullaires. (Zlatarovich.) — Les reins incisés sont d'une couleur rouge-brun, de sorte qu'on ne distingue trace de substance médullaire. (Zlatarovich.) — A l'orifice de l'urètre, liquide purulent grisâtre. (Norton.) — La vessie est remplie d'une grande quantité d'urine aqueuse. (Zlatarovich.) — La vessie est pleine d'une urine épaisse, jaune, puriforme; ses membranes molles, mais sans traces d'inflammation. (Zlatarovich.) — Vessie urinaire vide. (Zlatarovich.) — La vessie urinaire était vide. (Schindler.) — La vessie urinaire était pleine. (Zlatarovich.)

Symptômes :

L'animal urine très-vite chaque fois qu'il en prend. (Zlatarovich.) — Fréquentes émissions d'urine et d'excréments. (Berndt, chrom. pot.)

Chez les animaux, on n'observe aucun désir d'accouplement. (Schlesinger.)

Suppression de l'urine jusqu'à la mort (qui arrive au bout de cinquante-quatre heures) avec quelques élancements dans la région des reins, pouls petit, mais calme, et chute des forces. Schindler.

L'urine est plus jaune que dans l'état normal. Horill.; Ryan.

Urine rouge. Hulme, Gallaghan.

Urine rouge avec douleur à travers le dos. Waterfield; Geddes.

635. L'urine évacuée l'après-dînée est devenue trouble et a déposé un sédiment muqueux épais. Zlatarovich, deux grains, 2ᵉ trit., cinquième dose, le deuxième jour.

ORGANES GÉNITAUX. Écoulement du suc prostatique en allant à la selle. Dudgeon, le quatrième jour.

A différentes reprises, douleur lancinante dans la prostate, excessivement violente et empêchant la marche. Lackner, deux grains, 2ᵉ trit., huitième dose, le quatrième jour.

Prurit dans le gland. Schlesinger, cent vingt à cent cinquante gouttes, 1ʳᵉ dil., troisième dose.

Légère douleur picotante dans le gland. Dudgeon.

640. Sensation douloureuse comme si la verge était serrée par un lien à sa base. Lackner, deux grains, 2ᵉ trit., troisième dose, le deuxième jour.

Prurit excessif au pubis; bientôt la peau s'enflamme, et il se forme quelques pustules de la grosseur d'une tête d'épingle, réunies en groupe sur un espace d'un pouce. Reisinger, dix grains, 2ᵉ trit., deuxième dose.

L'appétit vénérien est aboli pendant trois jours. Dudgeon.

Sensation d'excoriation et de plaie dans le vagin. K.

Gonflement des parties génitales. F.

645. Règles trop tôt avec vertige, nausées, état fébrile et céphalalgie. A. B., soixante gouttes.

Écoulement jaune, opiniâtre, douleur et faiblesse dans le sacrum, et douleurs sourdes dans l'épigastre. K., quatre gouttes, le deuxième et le quatrième jour.

ORGANES RESPIRATOIRES. Éternument et endolorissement du nez. Manchester.

Éternument dès qu'on va à l'air. Liverpool.

Douleur, obturation, exulcération des narines et éternuments, puis quintes de toux avec expectoration de mucosités rougeâtres, pendant dix minutes, qui provoque une titillation dans la région des grosses bronches. Smith.

650. Il s'éveille avec toutes les sensations comme s'il s'était refroidi; le nez est bouché et plein, comme si une quantité de liquide allait en sortir; gorge sèche et douloureuse en avalant; rougeur des amygdales, langue chargée brune, larynx douloureux. Douleur dans la partie postérieure et sur les côtés du cou. Toux avec expectoration transparente, sale, ardoisée, qui se détache facilement. Tous ces phénomènes, à l'exception de la toux, disparaissent l'après-dînée. Norton, après plusieurs doses d'un gros de la dissolution.

Grattement catarrhal à l'entrée du gosier, qui persiste pendant une demi-heure environ et s'accompagne, parvenu à son summum d'intensité, de tendance à tousser et de toux en faisant de profondes inspirations. Muller, une pincée de la 1re trit.

Éternument avec la sensation de pression dans la partie supérieure du larynx, qui se propage à travers les fosses nasales postérieures, jusque dans le nez. Cette pression était aggravée en parlant et se changeait plus tard en titillation, qui s'étendait jusque dans la cavité buccale et les oreilles. Norton, dix gouttes, 3e dil.

Titillation à la pointe du larynx qui provoque une toux violente. Dudgeon.

Le matin, sensation d'irritation dans le larynx qui oblige à renâcler. Dudgeon, le deuxième jour.

655. En mangeant, après avoir avalé les premières bouchées, forte titillation dans le larynx, qui cessait après avoir mangé. Dudgeon, le troisième jour.

Toux légère, provoquée par une titillation dans le larynx, avec expectoration de mucus visqueux (pendant deux jours). Dudgeon.

Titillation insupportable dans le larynx, qui provoque la

toux à chaque inspiration; l'expectoration muqueuse est peu abondante. Dudgeon, le deuxième jour.

Titillation continuelle dans le larynx qui provoque une courte toux sèche. Norton, dix gouttes, 3e dil., le cinquième jour.

Toux, précédée d'irritation dans la gorge, avec expectoration abondante de masses muqueuses épaisses d'un blanc bleuâtre. Marenzeller, vingt grains, 1re trit., le deuxième jour.

660. Accumulation de mucosités dans le larynx qui oblige à renâcler. Lackner, deux grains, 2e trit., cinquième dose.

Toux provoquée par de la titillation; il lui semble qu'un liquide acide et âcre tombe des fosses nasales postérieures et provoque la toux. Wachtel, trois onces de la 12e dil., le treizième jour.

Toux titillante; il crache du sang à la suite de courtes secousses de toux avec râle dans les voies aériennes (il expectore en tout à peu près une demi-livre de sang). Cet accès de toux se répète régulièrement toutes les deux heures; en faisant de profondes inspirations les poumons restaient libres, le pouls apyrétique, le sang était rouge clair, jamais mêlé avec des mucosités, et s'expectorait toujours avec facilité et sans effort. Wachtel, trois onces, 12e dil., le seizième jour.

Le matin seulement, toux fréquente, courte, interrompue, jusqu'à ce que quelques petits crachats d'un mucus visqueux *se détachaient;* après quoi il restait encore pour peu de temps de la sensibilité dans le larynx. Zlatarovich, deux grains, 2e trit., sixième dose.

Toux provoquée par une irritation dans la trachée-artère. Zlatarovich, deux grains, 1re trit., troisième dose.

665. Toussotement par irritation dans la trachée-artère; expectoration facile, copieuse, de mucus blanc en bouillie ayant une saveur salée. Marenzeller, cinq grains, 1re trit.

Dans la nuit, forte oppression continuelle sur la poitrine, surtout dans la région où se bifurque la trachée-artère, au point que, pour faire de profondes inspirations, il faut l'intervention de grands muscles de la poitrine. Lackner, un grain, 1re trit., le quatrième jour.

Le matin, au réveil, sécheresse dans les bronches. Norton, un centième de grain, le premier et le deuxième jour.

Grattement dans le larynx et en toussant. Lackner, un grain, 1ᵉ trit.

Le soir, subitement, fort enrouement et raucité de la voix. Lackner, deux grains, 2ᵉ trit., huitième dose.

670. Voix rauque. Marenzeller, douze grains, 1ᵉ trit.

Il devenait subitement rauque et éprouvait en même temps un grattement à la paroi postérieure du voile du palais et des fosses nasales. Wachtel.

Il perd la voix. Norton, dix gouttes, 3ᵉ dil.

(Douleurs continues, peu intenses, dans la cage thoracique.) Zoth, deux grains, 2ᵉ trit., huitième dose, le troisième jour.

En s'asseyant, après un fort mouvement corporel, contractions ondulatoires des muscles de la région dorsale droite. Zlatarovich, deux grains, 2ᵉ trit., dix-neuvième dose.

675. Le soir, en marchant, tension dans la poitrine, plus au dehors. Zlatarovich, deux grains, 2ᵉ trit.

Pression et brûlement sous le creux de l'aisselle droite. Zlatarovich, cinq grains, 2ᵉ trit., troisième dose.

Douleurs lancinantes déchirantes, fortes, au côté gauche de la poitrine. Zlatarovich, quinze grains, 2ᵉ trit., quatrième dose.

Tension sur la moitié droite de la poitrine, à l'insertion du muscle grand pectoral. Zlatarovich, deux grains, 1ᵉ trit., neuvième dose, le deuxième jour.

Fréquents élancements, parfois très-violents, tantôt sous l'un des muscles grands pectoraux, tantôt dans l'un ou l'autre muscle intercostal. Lackner, deux grains, 2ᵉ trit., troisième dose, le troisième jour.

680. Douleur dans les dernières côtes du côté droit, pendant deux jours. Reisinger, cinquante gouttes, 1ᵉ dil.

Élancements à l'extérieur dans la glande mammaire (chez l'homme). Norton, Drysdale.

Élancements dans la région du mamelon gauche (chez l'homme) qui disparaissent au bout de deux heures, mais reviennent en faisant de profondes inspirations. Zlatarovich, deux grains, 1ᵉ trit., sixième dose, le sixième jour.

Douleurs lancinantes passagères comme des coups d'aiguille dans la glande mammaire (chez la femme). Xy., F., le deuxième et le septième jour.

Après le dîner, élancements extérieurs dans l'épigastre et dans la poitrine, vers le mamelon (chez l'homme), et dans l'hypocondre droits. Drysdale, le huitième jour.

685. En marchant, fréquents élancements irréguliers de peu d'intensité dans la poitrine gauche, sans battement de de cœur, sur lesquels la respiration n'influe pas. Drysdale.

Une place vers le milieu et le côté gauche du sternum est sensible à la pression. Dudgeon, le deuxième jour.

Douleur brûlante fixe dans le milieu du sternum. Dudgeon, le premier jour.

La toux provoque de la douleur dans le milieu du sternum, qui s'étend de là entre les épaules. Dudgeon; deuxième jour.

Douleur dans le dos, qui pénètre jusqu'à l'omoplate, avec toux et expectoration d'un mucus visqueux noir. Hagan.

690. Jour et nuit, toux titillante sèche; pendant la toux, pression dans le milieu du sternum, dans le larynx jusque dans l'os hyoïde. En toussant fort, goût douceâtre nauséabond de sang dans la bouche. Les accès de toux reviennent souvent au bout de dix minutes. Norton, dix gouttes, 3ᵉ dil., le sixième jour.

Légère douleur pressive sous l'omoplate. Zlatarovich, quinze grains, 2ᵉ trit., troisième dose, le deuxième jour.

Douleur dans une place un peu à droite du milieu de l'omoplate, avec oppression de la poitrine. Norton, cent gouttes, 3ᵉ dil., onzième dose.

Élancements dans la partie ci-dessus indiquée. Arneth, cent gouttes, 3ᵉ dil., huitième dose.

Légers élancements à la face interne de l'omoplate. Zlatarovich, deux grains, 1ʳᵉ trit., neuvième dose, le dixième jour.

695. Élancements à la face interne de l'omoplate; peu de minutes après, violentes tranchées et élancements dans les intestins. Lackner, deux grains, 2ᵉ trit., dixième dose.

Élancements sous le sternum, jusque dans le dos.

En inspirant profondément, tension dans la paroi antérieure de la poitrine. Zlatarovich, quinze grains, 2ᵉ trit., troisième dose, le deuxième jour.

Légère sensation de tension sur la poitrine. Zlatarovich, deux grains, 1ʳᵉ trit.

Le soir, sensation permanente de sécheresse et de roideur dans la poitrine. Lackner, deux grains, 2ᵉ trit., cinquième dose.

700. Douleur pressive sourde dans la région des trois dernières vraies côtes, des deux côtés, qui augmente en inspirant. Lackner, deux grains, 1ʳᵉ trit., neuvième dose.

Déplacement de vents dans l'estomac et dans toute la portion inférieure de la poitrine. Zlatarovich, 2ᵉ trit., deuxième dose.

Douleur sourde circonscrite dans le côté droit de la poitrine, qui augmente en respirant. Dudgeon, le premier jour.

Tiraillement, tension et douleur sourde au côté droit de la cage thoracique, augmentés par la respiration. Lackner, deux grains, 1ʳᵉ trit., le deuxième jour, neuvième dose.

Anxiété qui part de la poitrine. Norton, dix gouttes, 3ᵉ dil., le troisième jour.

705. *Au réveil, sensibilité et pesanteur dans la poitrine, comme s'il y avait un poids dessus; amélioration après le lever.*

Dyspnée, surtout le matin, avec toux et expectoration de mucosités blanches, « visqueux comme la poix, » qui s'étend sous forme de fils. Gallaghan.

Difficulté à respirer et forte expectoration difficile d'un mucus visqueux noir. Connolly.

Dyspnée.

Sensation de douleur sur la poitrine.

710. Asthme comme si quelque chose serrait fortement le tronc et coupait la respiration; il persiste dans toutes les positions, n'importe même les circonstances. Il ne souffre pas de la poitrine et ne tousse pas. Slater.

Dyspnée avec douleurs légères dans la poitrine. Hulme.

Difficulté dans la respiration. Jaillard, cinq à dix centigr.

Cauchemard. Zlatarovich, deux grains, 1ʳᵉ trit., sixième dose, le sixième jour; Marenzeller, neuf grains, 1ʳᵉ trit.

Élancements légers dans les deux côtés de la poitrine. Zlatarovich, deux grains, neuvième dose, le quatrième jour.

715. Élancements superficiels dans la poitrine droite. Zlatarovich, deux grains, 1re trit., deuxième dose, le deuxième jour.

En faisant de profondes inspirations, oppression et élancement dans la partie inférieure de la poitrine. Zlatarovich, deux grains, 2e trit., dix-neuvième dose.

Douleur sourde dans toute la poitrine, comme si elle était à vif; de temps en temps, pression incommode, en travers de la poitrine avec anxiété. Marenzeller, quinze grains, 1re trit., deuxième jour.

Il souffre de la poitrine en faisant de profondes inspirations. Reisinger, quatre-vingt gouttes, 1re dil.

Une douleur composée de pression et d'élancement à une place de la grandeur d'un thaler, dans la région de la septième côte gauche, qu'on dirait avoir son siége dans la plèvre. Zlatarovich, deux grains, 2e trit.; onzième dose.

720. Pression et brûlement à la poitrine, en avant dans la région des cinquième et sixième côtes, du côté gauche, qu'on dirait être dans la plèvre. Zlatarovich, quinze grains, 2e trit., troisième dose.

Dans le lobe supérieur du poumon droit, sur une petite place, pression, qui se change plus tard en une douleur tiraillante dans l'intérieur de la poitrine droite, dans toute sa hauteur. Zlatarovich, deux grains, 1re trit., neuvième dose.

Sensation pressive d'étreinte dans la partie supérieure du lobe du poumon droit, qui, après un fort mouvement, devient une douleur lancinante. Cet élancement augmentait à tel point le troisième jour, qu'il est obligé de se pencher vers le côté droit, en marchant, et de faire de courtes inspirations pour éviter la douleur lancinante. Mayrhofer, six grains, 1re trit., le deuxième jour.

Toux violente qui paraît sortir d'une petite place dans l'épigastre, douloureuse à l'attouchement. Emmanuel.

Toux violente avec sensation de pesanteur et sensibilité dans la poitrine et expectoration abondante. Hulme.

725. Toux bruyante, râlante, qui dure chaque fois cinq minutes, avec envie de vomir et expectoration de mucosités tellement visqueuses qu'elles filent jusqu'à terre. Emmanuel.

Toux avec douleur dans la poitrine et expectoration de masses de matières visqueuses jaunâtres. Howe.

Dans les quinze premiers jours, dyspnée et toux sèche, qui durait six semaines; après quoi, expectoration de mucosités d'un gris foncé, ayant la consistance du blanc d'œuf; en même temps, endolorissement et sensation de pression dans la poitrine. Geddes.

Manger provoque la toux. Emmanuel.

Le matin, toux avec expectoration visqueuse.

730. Toux bruyante chronique, comme par obstruction dans l'épigastre, surtout le matin au réveil; il avait alors une quinte de toux avec crachats muqueux visqueux et vertige dans la tête. Connolly.

De suite après le réveil, violent râle et battements du cœur, puis toux intense qui l'oblige à se redresser et à se pencher en avant. Emmanuel.

Le soir, en se couchant et pendant le sommeil, absence de toux. Emmanuel.

Pendant le sommeil, râle et bruit dans la poitrine, qu'on entend à distance. Emmanuel.

Pendant deux ans, toux avec crachats visqueux d'un gris jaunâtre. Smith.

735. Distension de l'estomac et nausées avant la toux. Emmanuel.

Toux accompagnée de douleurs dans les côtés et les lombes, qui l'obligent à serrer ces parties. Emmanuel.

Après la toux, douleur et vertige dans la partie antérieure de la tête, qui faillit le jeter par terre. Emmanuel.

Toux fréquente et courte. Zlatarovich, deux grains, 2ᵉ trit.

Excitation subite à tousser avec toussotement sec, disparaissant de suite. Lackner, un grain, 1ʳᵉ trit., deuxième dose.

740. Toussotement sec avec élancements sur la poitrine. Lackner, deux grains, 2ᵉ trit., cinquième dose.

Fréquente excitation subite à tousser, suivie d'une toux

sèche, pénible. Lackner, deux grains, 2ᵉ trit., vingtième dose.

Toux sèche avec titillation et expectoration ayant un goût douceâtre de pus et de couleur jaune, qui semble sortir de la profondeur des poumons. Norton, dix gouttes, 3ᵉ dil., treizième jour.

Quelque chose, ayant le goût nauséabond du sang, lui remonte de la poitrine. Norton, dix gouttes, 3ᵉ dil., le sixième jour.

Sécrétion considérable de mucosités dans les bronches. Reisinger, vingt grains, 1ʳᵉ trit.

745. Formation dans le système bronchial d'un mucus coagulé et coloré par du sang. Jaillard, cinq à dix centigr.

Expectoration de mucosités; crachats épais abondants de mucus bleuâtre. Marenzeller, dix grains, 1ʳᵉ trit.

Taches de sang dans l'expectoration. Dudgeon, le deuxième jour.

Toux avec crachats visqueux, transparents, en petites masses, qui se détachent facilement. Norton, un drachme.

Sensation de pression dans la région de l'estomac avec douleur lancinante brûlante, après quoi expectoration de masses visqueuses de couleur claire. Waterfield.

Épiglotte et glotte dans un état de congestion et couvertes de mucus visqueux épais. (Drysdale). — Larynx et bronches remplis d'une matière muqueuse puriforme. — Muqueuse du larynx, de la trachée artère et des bronches fortement injectée. (Gmelin, Drysdale, chrom. potas.) — Le larynx, la trachée artère et les bronches présentaient des stries d'une fausse membrane qui se détachaient facilement. (Gmelin, Drysdale, chrom. pot.) — Masses polypiformes dans les bronches, qu'on pouvait suivre, sous forme de fils, dans toute l'étendue des voies urinaires. (Gmelin.) — Le tissu pulmonaire est en général sain, alors même que les bronches sont fortement injectées. — Les espaces compris entre les cartilages de la trachée-artère étaient rouges, les bronches contenaient une quantité peu copieuse d'un mucus brun. (Norton.) — Le larynx et la trachée-artère contenaient à peu près une cuillerée de pus de bonne nature. (Norton.) — Les poumons étaient affaissés et ne remplissaient que la portion postérieure de la poitrine, et étaient d'un rouge de cinabre dans leur parenchyme comme à l'extérieur; mis dans l'eau, ils surnageaient. (Zlatarovich.) — Les poumons étaient affaissés, d'un rouge rose vif, surnageant, crépitant quand on les incise, nullement changés dans leur tissu. (Zlatarovich.) — Les poumons sont le siége fréquent d'altérations; le plus souvent on les trouve seulement engoués; quelquefois ils présentent de la splénisation et de l'hépatisation dans une partie de leur étendue. Le sang

CŒUR. 750. Douleurs peu intenses dans la région du cœur. Ryan.

Le soir, en étant assis, douleur pressive incommode dans le cœur, qui persiste une heure. Zlatarovich, deux grains, 2ᵉ trit., le deuxième jour.

Le soir, pendant peu de temps, pression dans le cœur avec une sensation de douleur *sui generis* dedans. Zlatarovich, deux grains, 2ᵉ trit., deuxième dose.

En sortant de table, pendant plusieurs heures, douleur pressive dans le cœur. Zlatarovich, deux grains, 2ᵉ trit., cinquième dose.

Douleur pressive dans la région du cœur, qui trouble le sommeil. Marenzeller, huit grains, 1ʳᵉ trit., le troisième jour.

755. Douleur pressive incommode dans la région du cœur, accompagnée de battements de cœur et d'angoisse, de courte durée. Mayrhofer, deux grains, 1ʳᵉ trit., le vingtième jour.

Froid sourd et pesanteur dans la région du cœur, oppression de la poitrine et dyspnée. Wright, trente gouttes, le troisième jour.

Douleur picotante dans la fossette du cœur. Dudgeon, le premier jour.

Le soir, pendant peu de temps, élancement dans la région

semble avoir subi une modification : il est noir, diffluent et mal coagulé. (Jaillard.) — Vaisseaux fortement développés dans le diaphragme. (Zlatarovich.) — L'extrémité antérieure des deux lobes du poumon présente des traces d'inflammation ; les poumons descendent dans l'eau. (Zlatarovich.) — Les poumons, mous et flasques, surnagent. (Zlatarovich.) — Les lobes inférieurs des deux poumons sont enflammés. (Gmelin.) — Les poumons sont marbrés et crépitants ; à la surface du lobe inférieur une tache jaunâtre, longue d'un pouce environ. (Drysdale.) — La trachée artère et les poumons regorgent de sang. (Berndt.) — Les poumons sont abondamment pourvus de sang. (Berndt, bichrom. pot. et chrom. pot.) — Tout le sang contenu dans la poitrine était coagulé. (Bernd.) — Les poumons, distendus par l'air, sont parcourus par des vaisseaux rouges. (Bernd.)

Symptômes :

Toux et expectoration de mucus visqueux épais. (Drysdale.) — Respiration irrégulière angoissante. (Berndt.)

Le cœur regorge de sang épais. — Le cœur est presque aussi volumineux que le poumon. (Zlatarovich.) — Le cœur est plus grand que les deux poumons. (Zlatarovich.) — Le péricarde est très-rouge, et les veines coronaires pleines de sang. (Zlatarovich.)

du cœur. Zlatarovich, deux grains, 2ᵉ trit., vingtième dose.

En appliquant la main sur la région du cœur, il lui semble que le cœur tremble. Zlatarovich, deux grains, 1ʳᵉ trit., douzième dose, le sixième jour.

760. Violents battements de cœur, avec une douleur sourde, pressive, incommode, dans la région cardiaque (peut-être à cause d'un mal de dents dont elle souffrait beaucoup). Marenzeller, huit grains, 1ʳᵉ trit., le deuxième jour.

Violente douleur déchirante fixe dans la région de la pointe du cœur, qui ne change ni par la respiration ni par la position. Drysdale.

Battements de cœur. Emmanuel.

DOS. Douleur déchirante au moindre mouvement de la nuque. Marenzeller, quarante grains, 2ᵉ trit.

Roideur dans la nuque en fléchissant la tête.

765. Élancement depuis la troisième vertèbre cervicale jusqu'à la cinquième dorsale, qui pénètre à travers la poitrine jusqu'au sternum, et augmente le mouvement. Il lui était impossible de redresser la colonne épinière quand il s'était baissé. Ces douleurs l'éloignèrent pendant six semaines de ses occupations habituelles. Scoceny.

Sueur au dos et au côté interne des cuisses. Schwarz, un drachme, 2ᵉ trit.

Tension des gaînes musculaires du dos, qui devient surtout sensible en se penchant en avant et en remuant les bras. Zlatarovich, deux grains, 2ᵉ trit., vingt et unième dose.

Après avoir mangé, tiraillement dans tous les muscles du dos jusque dans le bras, les lombes, le sacrum, même dans les cuisses. Zlatarovich, deux grains, 2ᵉ trit., vingt-deuxième dose.

Contractions extraordinaires des muscles du dos, au côté droit. Zlatarovich, deux grains, 2ᵉ trit., seizième dose, le deuxième jour.

770. Douleur sourdement pressive dans différentes régions du dos, disparaissant le soir. Drysdale, dix gouttes, le septième jour.

Douleur déchirante au dos qui s'étend au côté gauche jusque dans la hanche. Howe.

Douleurs lancinantes dans le dos et dans les régions rénales avec suppression de l'urine. Schindler.

Après le dîner, douleur sourde pressive sur le côté droit de la colonne épinière dans la région de la neuvième vertèbre dorsale, avec nausées dans l'estomac et élancements extérieurs dans la poitrine. Drysdale, le huitième jour.

Douleurs rhumatismales entre les septième et huitième côtes, à leurs angles (angles), sur le côté droit, augmentées quand il se porte en avant, ou qu'il dirige le corps vers le côté gauche. Walker, vingt-cinq gouttes.

775. Douleur térébrante sourde dans le dos, à peu près dans le milieu de la colonne épinière, plus vers le côté droit. Drysdale.

Douleur entre les omoplates jusqu'à la nuque; elle s'étend aussi jusqu'au sternum, et l'empêche de travailler pendant quatre semaines. Hegan.

Craquement bruyant dans les articulations des mains, des pieds et des vertèbres, au moindre mouvement. Marenzeller, quarante grains, 2e trit.

Douleur sécante dans le côté gauche du sacrum, qui remonte et descend. Dudgeon, huitième jour.

Douleur tiraillante et pressive dans le sacrum; revient pendant l'expérimentation. Zlatarovich, deux grains, 1re trit., cinquième dose, le cinquième jour.

780. Cette place au sacrum avait été douloureuse pendant le coït. Zlatarovich, deux grains, 1re trit., neuvième dose, le cinquième jour.

Douleur profonde dans le coccyx, que la marche et le mouvement aggravent, revenant très-fréquemment pendant l'expérimentation. Zlatarovich, deux grains, 1re trit., sixième dose.

Douleur dans le coccyx qui devenait surtout intense quand, après avoir été longtemps assis, il porte le bas-ventre en avant pour uriner. Zlatarovich, deux grains, 1re trit., neuvième dose, le cinquième jour.

Douleurs au sacrum et au coccyx, comme s'il y avait reçu

19

un violent coup ; elles se renouvellent avec une certaine intensité et par boutades, en marchant, au point même que le
sujet se trouve obligé de s'arrêter ; elles disparaissent presque
immédiatement ; on les ressent plus tard et par moment, en
voulant s'asseoir, mais très-peu en étant assis. Zlatarovich,
deux grains, 1re trit., dixième dose, le quatrième jour.

Douleurs dans les lombes et dans le sacrum.

785. Violents élancements dans la région lombaire que la
toux et la respiration aggravent. Dudgeon, le deuxième jour.

Douleurs picotantes dans la région des reins. Dudgeon, le
premier jour.

Douleur sourde dans la région lombaire, que le mouvement
augmente. Dudgeon, le deuxième jour.

Douleur à travers les lombes ; il ne peut se redresser après
s'être baissé. Brown, Dudgeon, vingt gouttes.

Douleurs lancinantes aiguës d'abord dans la région rénale
gauche, puis dans la droite, qui se continuent le long de la
cuisse et sont aggravées par le mouvement. Dudgeon, le troisième jour.

790. Vertige et douleur pressive au sommet de la tête, qui
cessent au bout de six à huit heures, ensuite douleurs violentes
dans la région lombaire, qui descendent dans le sacrum et les
cuisses ; elles sont d'abord déchirantes et s'aggravent jusqu'à
une sensation de roideur telle, qu'il ne pouvait plus se lever
de sa chaise (pendant trois jours) ; en même temps, excrétion
peu copieuse d'une urine claire, qui dépose un sédiment blanchâtre. Hamilton.

Douleur déchirante à l'angle inférieur de l'omoplate droite.
Fanuan.

Douleur déchirante profonde à l'angle supérieur de l'omoplate gauche. Drysdale, huit gouttes, le septième jour.

Élancement passager à l'angle inférieur de l'omoplate gauche, puis une douleur semblable dans l'orteil. Walker, vingt-
cinq gouttes.

Douleur passagère sourde sous l'omoplate droite. Dudgeon,
le troisième jour.

795. La nuit, douleurs lancinantes sourdes profondes sous les omoplates. Drysdale, le sixième jour.

Sensation de douleur sourde, une sorte de pression, dans la région des clavicules droite et gauche. Marenzeller, douze grains, 1re trit.

ÉPAULES. Roideur dans l'articulation de l'épaule. F., trois gouttes, le deuxième jour.

Violente douleur déchirante, tiraillante, dans l'épaule gauche. Tye, le deuxième et le troisième jour; Drysdale, une demi-once, le deuxième jour.

Douleurs rhumatismales dans les deux épaules, plus fortes la nuit. Tye.

800. Légère douleur pressive dans l'épaule gauche qui s'étend de là sur la poitrine gauche et augmente par le mouvement du bras, surtout quand on l'élève en haut. Zlatarovich, deux grains, 2e trit., cinquième dose.

Déchirement paralytique au moignon de l'épaule droite. Zlatarovich, deux grains, le deuxième jour, treizième dose.

Douleur dans l'articulation de l'épaule droite, pendant le mouvement, et outre cela la sensation comme si toutes les parties qui concourent à la formation de l'articulation n'avaient point de points d'attache. Arneth, cent gouttes, 7e dil.

Douleur dans l'épaule, le long du bras, dans les hanches les genoux et les articulations des doigts. Norton, un cinquantième de grain, le quatrième jour.

Froid et horripilations dans les épaules et les bras. Wright, dix gouttes, le deuxième jour.

805. La nuit, de suite après s'être couché, douleurs déchirantes dans l'épaule et le bras du côté sur lequel il n'était pas couché; en se tournant, la douleur passe à l'autre bras. Drysdale.

Fréquents déchirements vulsifs isolés à partir de l'épaule droite à travers le bras, jusque vers le coude. Zlatarovich, cinq grains, 1re trit.

Une couple de déchirements passagers et élancements dans le creux de l'aisselle droite et à la face postérieure de la cuisse gauche. Zlatarovich, cinq grains, 1re trit.

Déchirements dans l'épaule droite, plus tard aussi au coude gauche et à l'avant-bras. Lackner, un grain, 1re trit., neuvième dose, le deuxième jour.

Douleur tiraillante sourde dans les os de l'omoplate gauche, du bras et de l'avant-bras gauches, de la main gauche et surtout du pouce de ce côté, que le mouvement du bras fait complétement cesser. Marenzeller, dix grains, 2e trit.

BRAS. 810. Déchirement et vulsion dans le muscle deltoïde droit. Lackner, deux grains, 2e trit., vingt-septième dose.

A différentes reprises, violente douleur crampoïde au milieu de la face externe du bras droit. Arneth, cinquante gouttes, 2e dil.

Douleurs dans l'articulation du coude. Norton.

Douleur lancinante dans le coude gauche. Dudgeon, le quatrième jour.

Douleurs déchirantes dans l'avant-bras droit et le coude gauche. Dudgeon.

815. Dans le lit, douleur pressive circonscrite dans la partie supérieure du cubitus. Dudgeon, le premier jour.

Déchirement dans les deux épaules, dans la main droite et çà et là dans le corps. Zlatarovich, deux grains, 1re trit., troisième dose.

Déchirements dans les avant-bras. Zlatarovich, deux grains, 2e trit., dixième dose, le deuxième jour.

Douleur brûlante depuis le milieu de l'avant-bras jusqu'à l'articulation de la main, comme si ces parties étaient échaudées. Arneth, environ trois semaines après, trente gouttes, 1re dil.

Douleur brûlante à l'extrémité inférieure de l'avant-bras gauche; rien d'anormal à la peau. Zlatarovich, deux grains, 2e trit., vingt et unième dose.

820. Douleur à une partie limitée, au côté postérieur (sens de l'extension), dans le tiers supérieur de l'avant-bras, plus dans les muscles et en partie dans le périoste; cette place est sensible à l'attouchement. Zlatarovich, deux grains, 2e trit., dix-neuvième dose.

Tiraillement léger aux gaines des muscles de l'avant-bras droit. Zlatarovich, quatre grains, 2ᵉ trit., deuxième dose.

Déchirement dans l'avant-bras gauche et au côté droit de l'occiput. Zlatarovich, cinq grains, 2ᵉ trit.

Douleur déchirante dans le cubitus droit, qui disparaît au bout de peu de temps et apparaît ensuite dans le tibia droit. Zlatarovich, quinze grains. 2ᵉ trit., sixième dose.

825. Déchirements très-douloureux aux os de l'avant-bras droit, dans toute leur longueur. Zlatarovich, deux grains, 1ʳᵉ trit., onzième dose.

Battements dans l'avant-bras gauche, qui ne correspond pas au pouls. Marenzeller, vingt grains, 1ʳᵉ trit.

Brisement et faiblesse du bras. Norton, dix gouttes, 3ᵉ dil., le troisième jour.

Traction et brisement dans les bras avec lassitude, gonflement des aines du bras. K., deux grains, 1ʳᵉ trit., le quatrième jour.

Déchirement et rongement dans les os du bras droit, et dans le pouce et l'indicateur de la main droite. Zlatarovich, deux grains, 1ʳᵉ trit., septième dose.

850. Légère réminiscence de la douleur indiquée, dans le bras gauche. Zlatarovich, deux grains, 1ʳᵉ trit., septième dose.

Déchirement douloureux dans les os du bras, surtout vers l'articulation du coude et celle de la main. Zlatarovich, deux grains, 1ʳᵉ trit., douzième dose, le sixième jour.

Sensation d'engourdissement ou de paralysie du bras droit, qui trouble le sommeil. Marenzeller, huit grains, 1ʳᵉ trit., le troisième jour.

Roideur douloureuse dans le bras droit, surtout après un repos prolongé. Arneth, cent gouttes, 3ᵉ dil., deuxième dose, le deuxième jour.

MAINS. Douleur dans l'articulation de la main droite. Horill, Dudgeon.

855. Douleur lancinante dans l'articulation de la main droite. Dudgeon, le deuxième jour.

Violente douleur pulsative, picotante, dans l'articulation de la main gauche, près l'os pisiforme, qui persiste pendant environ une demi-heure. Dudgeon, le septième jour.

Déchirement dans plusieurs articulations, mais surtout dans l'articulation de la main droite et dans les articulations des doigts. Marenzeller, huit grains, 1re trit., le troisième jour.

A l'endroit où se joignent le radius et l'os du carpe du pouce droit, douleur quand on presse dessus. Zlatarovich, deux grains, 1re trit., quatrième dose, le deuxième jour.

Élancement dans l'articulation carpienne du doigt médius de la main droite. Zlatarovich, sept grains, 2e trit., deuxième dose.

840. Tiraillement léger dans les os de la face et dans les os de la main droite. Zlatarovich, deux grains, 2e trit., vingtième dose.

Tiraillement dans le dos des mains et des pieds. Mayrhofer, quatre grains, 1re trit.

Faiblesse telle dans la main, qu'il lui devient impossible de tenir le journal. Lackner, un grain, 1re trit., huitième dose.

Douleur lancinante dans les os métacarpiens, en s'éveillant. Zlatarovich, deux grains, 2e trit.

Léger déchirement dans les mains et les pieds. Zlatarovich, deux grains, 2e trit., douzième dose.

845. Violent déchirement au côté radial de la main gauche. Zlatarovich, 1re trit., deux grains, deuxième dose.

Quelques déchirements dans la main et les articulations du pied. Zlatarovich, deux grains, 2e trit., quatorzième dose.

Les mains sont tordues par des crampes. Schindler.

Sensibilité des os de la main ; douleur comme s'ils étaient contus, quand on y touche. Wright, le cinquième jour.

DOIGTS. *Douleurs rhumatismales dans les doigts.*

850. Douleur brûlante dans l'os métacarpien du pouce et dans sa première articulation. Dudgeon, le dixième jour.

Douleur tractive dans le pouce droit. Zlatarovich, quinze grains, 2e trit., quatrième dose.

Tension douloureuse au côté de l'extension du pouce droit. Zlatarovich, deux grains, 1re trit., quatrième dose, le deuxième jour.

Il s'éveille avec une douleur tellement vive dans le pouce, qu'il n'est pas en état de tenir la plume ; tout mouvement du bras ou de la main aggrave la douleur, et cependant on n'observe à l'extérieur ni gonflement ni tout autre phénomène. Zlatarovich, deux grains, 1re trit., quatrième dose, le troisième jour.

Douleur déchirante tiraillante dans le tibia, les articulations du pied et de la main, dans quelques phalanges des doigts, surtout dans les pouces des deux mains, alternant avec une douleur passagère, ambulante, dans le pouce droit, tellement violente, qu'il était incapable d'écrire, pendant une heure. Marenzeller, quinze grains, 1re trit.

855. Pendant peu de temps, déchirement dans le pouce droit, ensuite dans le bras gauche et vers le bord des côtes. Zlatarovich, deux grains, 2e trit., cinquième dose.

Les bras et les mains sont comme brisés et paralysés, les pouces des deux mains douloureux. Marenzeller, six grains, 1re trit.

Douleurs rhumatismales permanentes dans toutes les articulations et gonflement des articulations des doigts. K., un douzième de grain, le cinquième jour.

Douleurs dans les articulations des doigts (dans les hanches, les genoux et les épaules). Norton, un cinquantième de grain.

Léger déchirement dans les articulations des doigts de la main gauche. Dudgeon, le septième jour.

860. Élancement passager, mais pénétrant, à travers l'os de la première phalange du doigt médius droit. Zlatarovich, deux grains, 2e trit., vingt et unième dose.

Léger déchirement dans les doigts auriculaire et annulaire de la main gauche, puis dans les os du côté gauche de la face et dans le genou droit. Zlatarovich, deux grains, 1re trit., cinquième dose, le troisième jour.

Douleurs ostéocopes térébrantes, rongeantes, intenses, à la première phalange du doigt médius gauche, que la pression et l'action de frotter apaisent un peu. Zlatarovich, deux grains, 1re trit., douzième dose, le onzième jour.

Vulsion dans le petit doigt gauche. Marenzeller, quarante grains, 2e trit.

Traction dans l'indicateur droit et dans la colonne épinière. Wachtel, trois onces, 12e dil.

865. Déchirement dans le tibia droit, le dos du pied droit et son articulation, mais douloureux surtout dans le pouce, dans le dos de la main et dans les phalanges du doigt de la main droite; traction sourde dans l'articulation de la hanche gauche et le bras gauche, s'étendant depuis l'articulation de l'épaule jusqu'à celle du coude; en même temps, craquement léger de toutes les articulations au moindre mouvement. Marenzeller, vingt grains, 1re trit., le deuxième jour.

EXTRÉMITÉS INFÉRIEURES. Violent élancement entre la hanche et la dernière vertèbre. M. J., quinze gouttes.

Douleurs rhumatismales dans les hanches.

Douleur déchirante dans l'articulation de la hanche droite. Mf., dix gouttes.

Douleurs dans les hanches, surtout pendant le mouvement.

870. *Douleurs dans les hanches, qui se font surtout sentir dans la journée.*

Douleurs déchirantes et de secousses dans la hanche, qu'il ne ressent que le jour. Hinschaw.

Douleurs rhumatismales dans la hanche qui apparaissent la nuit. Tighe.

Douleur pressive dans l'articulation de la hanche droite. Zlatarovich, quinze grains, 2e trit., troisième dose.

Douleur déchirante tiraillante dans l'articulation de la hanche gauche. Marenzeller, vingt grains, 1re trit.

875. Léger endolorissement dans l'aine droite et à l'articulation de la hanche du même côté, de courte durée. Zlatarovich, trois grains, 1re trit.

Douleur tractive dans la hanche droite, s'étendant jusque dans le genou. Reisinger, cinquante gouttes, 1re dil.

Douleur déchirante vague tantôt dans l'articulation de la hanche, tantôt dans celle du genou. Marenzeller, huit grains, 1re trit.

Sensation extérieure de brûlement et élancement sur le

grand rotateur (fessier) du côté droit. Drysdale, le quatrième jour.

Douleur sur le trajet du nerf sciatique gauche, qui s'étend de la région postérieure du grand rotateur jusqu'au mollet. Norton, Dudgeon.

880. Douleur tiraillante sourde dans les membres inférieurs, qui sévit avec intensité dans le gros orteil droit. Marenzeller, vingt grains, 2ᵉ trit.

Toute la jambe droite est sensible, surtout à la hanche. Zlatarovich, deux grains, 1ʳᵉ trit., troisième dose, le troisième jour.

Après une promenade, douleurs tiraillantes tensives très-incommodes à toute la jambe droite. Zlatarovich, deux grains, 1ʳᵉ trit., troisième dose, le troisième jour.

Abattement des membres, surtout paralysie dans le pied droit. Reisinger, vingt grains, 1ʳᵉ trit., deuxième dose.

Tremblement des membres inférieurs. Kk., deux grains, 1ʳᵉ trit., le quatrième jour.

885. Sensation de faiblesse excessive dans les membres, après que les douleurs ont perdu leur violence. K.

Dans le lit, sensation de gonflement et de dilatation des membres inférieurs, tantôt dans l'un, tantôt dans l'autre. Drysdale, un drachme, le neuvième jour.

Une couple de fois, douleur déchirante au côté interne de la cuisse et de la jambe droites. Zlatarovich, quatre grains, 1ʳᵉ trit.

En s'éveillant, douleurs déchirantes très-intenses, par boutades, dans les jambes et les pieds, ainsi que dans les bras et les mains, avec la sensation comme si on déchirait constamment un filet nerveux. Zlatarovich, deux grains, 2ᵉ trit., quatorzième dose.

Douleurs tiraillantes et térébrantes dans la cuisse gauche et dans l'humérus droit. Wachtel, trois onces, 12ᵉ dil., le troisième jour.

890. Douleurs tiraillantes térébrantes aux os des membres supérieurs et inférieurs qui augmentent sans cesse dès que les maux de gorge diminuent. Wachtel.

Douleurs de brisement dans les membres supérieurs et inférieurs, plus intenses et déchirantes dans les articulations de la main et du pied droits, aggravée pendant le mouvement. Marenzeller, huit grains, 1re trit., le quatrième jour.

Déchirement dans diverses articulations des extrémités, vague et ambulant. Marenzeller, dix grains, 1re trit., le deuxième jour.

Fréquentes douleurs déchirantes dans les os des membres supérieurs et inférieurs. Zlatarovich, deux grains, 1re trit., douzième dose, le vingt-sixième jour.

Fort craquement bruyant des articulations des mains, des pieds et des vertèbres, au moindre mouvement. Marenzeller, quarante grains, 2e trit.

895. Douleur vague, déchirante, tiraillante, dans diverses parties, surtout dans les articulations des extrémités supérieures et inférieures, qui dure peu de temps dans une partie pour sauter promptement sur une autre et disparaît en remuant la partie affectée. Marenzeller, cinq grains, 1re trit.

Douleurs rhumatismales dans la cuisse gauche. Clarke.

Douleurs picotantes à toute la face externe de la cuisse gauche. Dudgeon, le cinquième jour.

Douleur tensive, subite, dans le milieu du muscle coutusier droit, plus forte pendant le mouvement, moindre dans le repos. Lackner, deux grains, 2e trit., quatrième dose.

Sensation de froid dans la cuisse droite, le corps étant d'ailleurs chaud. Zlatarovich, deux grains, 2e trit., troisième dose.

900. Après le repas, forte tension à la face antérieure de la cuisse droite. Zlatarovich, deux grains, 2e trit.

Douleur de meurtrissure dans le milieu de la cuisse droite. Zlatarovich, cinq grains, 2e trit., neuvième dose, le sixième jour.

Douleurs dans la cuisse et le sacrum. Zoth, deux grains, 2e trit., huitième dose, le deuxième jour.

GENOUX. Violentes douleurs rhumatismales et roideur dans les genoux, sans gonflement; elles ne se font sentir qu'en marchant, non la nuit. Barrot, Norton.

Sensation de crampe dans la rotule. K., le deuxième jour.

905. *Fortes douleurs dans les genoux et les articulations des hanches.*

Sensation de plaie dans le genou droit, qu'on éprouve surtout en s'asseyant et en se levant. Zlatarovich, deux grains, 2ᵉ trit., neuvième dose.

Douleur tensive dans le genou droit. Zlatarovich, deux grains, 2ᵉ trit., quatorzième dose.

En se levant, après avoir été longtemps assis, douleur dans le genou droit, comme s'il était luxé. Lackner, un grain, 1ʳᵉ trit., quatrième dose.

Déchirement très-douloureux dans le genou gauche, et empêchant tout mouvement. Lackner, deux grains, 2ᵉ trit., vingt-troisième dose.

JAMBES. 910. Déchirement dans les jambes, la nuit. Innes.

Douleurs déchirantes dans les jambes avec tremblement.

Déchirement et sensation de faiblesse dans les mollets, en marchant et en montant l'escalier. Innes, Xy.

Douleurs tractives depuis le jarret gauche, le long de la jambe. Drysdale, un drachme et demi, le dixième et le onzième jour.

Douleurs, comme de piqûres d'épingles, dans les muscles des mollets, avec sensibilité quand on y touche. K., le deuxième jour.

915. L'après-dînée, douleur dans la tubérosité du tibia, comme s'il était brisé ou contus, tantôt dans l'une, tantôt dans l'autre jambe. Norton, un drachme.

Après avoir marché, pesanteur des jambes en étant assis, et brûlement dans le cor. Zlatarovich, deux grains, 2ᵉ trit., dix-septième dose.

Brûlement à la face interne de la jambe droite. Zlatarovich, deux grains, 2ᵉ trit., onzième dose.

Brûlement au côté externe de la jambe gauche. Zlatarovich, deux grains, 2ᵉ trit., onzième dose.

Douleur ostéocope dans le milieu du tibia gauche, qui vient subitement et disparaît de même au bout de quelques secondes, pour revenir ensuite. Schlesinger, cent vingt à cent cinquante gouttes, 1ʳᵉ dil., le deuxième jour.

920. En marchant, forte douleur dans le tendon d'Achille, comme s'il était luxé. Drysdale, le sixième jour.

Gonflement du tendon d'Achille gauche et douleur dedans, qui diminue en continuant à marcher. Arneth, cent gouttes, 7ᵉ dil., troisième dose.

Douleur dans le tendon d'Achille droit. Arneth, cent gouttes, 3ᵉ dil.

Violente douleur dans les os de la jambe, vers l'articulation du pied, comme si le pied était brisé, devenant insupportable en fléchissant le pied. Marenzeller, six grains, 1ʳᵉ trit.

Douleur tractive au tibia droit et léger tiraillement dans la main droite. Zlatarovich, dix grains, 2ᵉ trit., troisième dose.

925. Déchirement et tiraillement à la jambe droite, dans le tibia, comme dans le périoste, puis dans les os de l'avant-bras droit. Zlatarovich, deux grains, 2ᵉ trit., quatorzième dose, le deuxième jour.

En s'éveillant, douleur déchirante au tibia droit et au cubitus droit. Zlatarovich, deux grains, 2ᵉ trit., onzième dose.

Douleur d'entorse dans l'articulation du pied gauche. Lackner, un grain, 1ʳᵉ trit., quatrième dose.

A la malléole interne du pied droit, une petite tumeur dure, rhombiforme, un peu douloureuse seulement quand on la comprime violemment. Arneth, cent gouttes, 3ᵉ dil., huitième dose, pendant plusieurs jours.

Déchirement et étreinte au-dessus de la cheville externe du pied gauche, comme dans le tibia; en même temps, traction crampoïde au-dessus du poignet gauche. Muller, deux pincées, 1ʳᵉ trit., le deuxième jour.

930. Douleur pressive à la cheville interne du pied droit. Zlatarovich, sept grains, 2ᵉ trit., deuxième dose.

Sensibilité dans les talons en marchant, continue même encore quelques jours après l'expérience. K., un douzième de grain; Walker.

En marchant, il s'était développé une grosse vésicule, remplie de sérosité, à la plante du pied droit, ce qui ne lui était pas encore arrivé. Zlatarovich, deux grains, 2ᵉ trit., sixième dose.

En étant assis, engourdissement subit et chatouillement dans le métatarse droit, mais de peu de durée. Zlatarovich, deux grains, 2ᵉ trit., vingt et unième dose.

Ardeur des pieds, surtout aux plantes. Zlatarovich, deux grains, 1ʳᵉ trit., dixième dose, le troisième jour.

935. Sensation comme si les muscles de la plante étaient incisés et difficulté assez grande au pied droit en marchant. Arneth, à peu près trois semaines après, trente gouttes, 1ʳᵉ dil.

Grand endolorissement au métatarse gauche, tant à un cor qu'au durillon du gros orteil. Zlatarovich, deux grains, 1ʳᵉ trit., onzième dose.

Douleur de plaie au gros orteil du pied droit, à l'endroit où l'ongle touche les chairs, en dedans. Zlatarovich, deux grains, 1ʳᵉ trit., troisième dose, le deuxième jour.

La nuit, dans le lit, élancement douloureux dans la seconde articulation du gros orteil. Walker, vingt-cinq gouttes.

Le soir, violente douleur pinçante dans le gras du gros orteil gauche, comme de goutte, qui dure quatre minutes; à peu près cinq minutes après la cessation de la douleur, une autre, toute semblable, envahit le pied droit. Norton, un cinquantième de grain, le quatorzième jour.

940. *Douleur picotante à la pointe du pied droit.*

Douleurs ostéocopes déchirantes dans les deux petits orteils, de telle intensité, qu'il craignait qu'ils allaient se détacher. Zoth, deux grains, 2ᵉ trit., huitième dose.

Douleurs, chaleur et pulsation dans les orteils. Drysdale, K.

PEAU. La peau est chaude, sèche et rouge. Wright, le deuxième jour.

Tension dans tout le cuir chevelu. Zlatarovich, deux grains, 1ʳᵉ trit.

945. *Éruption sèche, comme la rougeole, sur tout le corps.* Manchester.

Éruption sur la face, semblable à la variole. Barrot, pendant quelques semaines, après son premier séjour dans la fabrique.

Petites pustules sur tout le corps, semblables à la variole, qui disparaissent sans s'ouvrir. Manchester.

Pustules du volume d'un pois avec une petite croûte noire au centre; la peau est enflammée et les pustules sont disséminées sur tout le corps. Hinschaw, pendant plusieurs mois, quand il travaillait dans la fabrique.

Bouton enflammé au front, qui disparaît le soir. Zlatarovich, deux grains, 1re trit., deuxième dose.

950. Au dos, boutons suppurants. Zlatarovich.

Un bouton suppurant au dos s'était beaucoup agrandi, sécrétait un pus sanguinolent et était devenu douloureux. Zlatarovich, deux grains, 2e trit.

A l'occiput, vers la nuque, et au cuir chevelu, petits points prurigineux, comme si des boutons allaient se lever. Zlatarovich, deux grains, 1re trit., quatrième dose, le deuxième jour.

Boutons à la moitié droite de la face. Arneth, trente gouttes, 1re dil., le cinquième jour.

Furoncles à la cuisse droite. Arneth, trente gouttes, 1re dil., le troisième jour.

955. Au côté droit du dos, dans la région de la dernière côte, un furoncle, qui est douloureux au moindre attouchement. Reisinger, quinze grains, 1re trit.

Affections exanthématiques. Jaillard, cinq à dix centigrammes.

Rugosités et brûlement de la peau de tout le front. Zlatarovich, deux grains, 1re trit.

Au grand air, fort brûlement de la peau du visage au-dessous des yeux et aux deux côtés du nez, comme si un érysipèle allait se déclarer. Zlatarovich, deux grains, 2e trit., seizième dose.

Ardeur, par accès, dans les alentours des yeux. Zlatarovich, quinze grains, 2e trit., cinquième dose.

960. Pesanteur et brûlement dans la peau de la jambe droite. Zlatarovich, deux grains, 2e trit., seizième dose.

Quelques élancements dans le dos, dans la région des reins. (Schindler.) — Les membres postérieurs étaient dans un état de semi-paralysie, chez plusieurs animaux. — Le chien craignait de poser la patte droite à terre; elle était même gonflée. (Norton.) — Tremblement des pattes de devant, paralysie des postérieures (chez plusieurs animaux). — Crampes dans les pattes postérieures. (Berndt, chrom. potass.)

Prurit et ardeur à la peau du front avec la sensation comme si tous les os de la tête allaient se disjoindre. Zlatarovich, quinze grains, 2e trit.

Prurit à la joue droite. Zlatarovich, deux grains, 1re trit., neuvième dose.

De suite après le réveil, prurit et ardeur dans la peau à la nuque, disparaissant en cet endroit en peu de temps, mais revenant ensuite sur l'épaule gauche, plus tard au bras gauche et au côté gauche de la poitrine, et à la fin au dos; ces phénomènes surviennent subitement et s'éteignent promptement dans la peau des lombes. Lackner, deux grains, 2e trit., dix-septième dose.

Prurit et brûlement dans la peau aux avant-bras et aux mains, disparaissant promptement. Lackner, un grain, 1re trit., septième dose.

965. Prurit et brûlement de la peau, à des époques différentes, en plusieurs endroits du corps. Lackner, un grain, 1re trit., sixième dose.

Violent prurit de la peau à tout le corps; puis petites pustules, notamment aux bras et aux cuisses, qui forment des croûtes; ces croûtes deviennent douloureuses, se gercent et brûlent. Ryan, Fanuan.

Prurit aux cuisses, auquel succède, le lendemain, une éruption rouge, sécrétant une matière liquide, qui s'accumule et forme des croûtes; en même temps, douleurs déchirantes, comme de gerçure. Ce symptôme persiste à peu près un an, et on observe à cette époque de grosses pustules sur la face antérieure des cuisses; il se sent soulagé par un temps froid. Pemlit.

De petites pustules apparaissent à la racine des ongles des deux mains, s'étendaient sur le dos de la main jusqu'au poignet et même (mais à moindre degré) sur la face palmaire. Le bras devint rouge, s'enflamma et fut très-douloureux jusqu'à l'épaule, les ganglions de l'aine suppurèrent, mais ne s'ouvrirent pas. Les pustules de la main étaient petites et rondes, et sécrétaient, quand on en enleva la pointe, un liquide aqueux transparent. En laissant intactes les pustules, l'humeur sécrétée s'épaissit en une masse visqueuse jaune. Harway, après avoir travaillé trois jours dans une dissolution de chrome.

La nuit, à la chaleur du lit, chaleur et prurit de la peau, après quoi développement de tubercules dures rougeâtres sur les bras et les cuisses, du volume d'une tête d'épingle jusqu'à celui de la moitié d'un pois; ils portent dans leur milieu une croûte de couleur foncée, légèrement déprimée, et sont entourés d'un cercle inflammatoire; ils disparaissent au bout de deux à trois jours (accidents qui reviennent fréquemment). Cooper.

970. Vésicule rouge sur le dos de la main droite. Dudgeon, le sixième jour.

La lèvre, sous les narines, est tuméfiée, rouge et couverte de petites vésicules. Zlatarovich, deux grains, 1re trit.

Une couple de vésicules à la lèvre inférieure, à droite. Zlatarovich, quinze grains, 2e trit.

Quelques vésicules pruriteuses au bord des lèvres. Zlatarovich, vingt grains, 2e trit., le deuxième jour.

Chaque fois qu'il s'expose au fourneau de fusion, il se forme une éruption de petites vésicules pruriteuses sur les cuisses, qui se développent, deviennent de grosses pustules d'un rouge de scarlatine, causent du prurit et sécrètent une matière jaune. Fortune.

975. *Chez la plupart des ouvriers qui sont employés au fourneau de fusion, il survient subitement une éruption à la face et aux bras, qui ressemble beaucoup à la variole.* Liverpool.

En dedans les sept jours, éruption vésiculeuse sur un fond rouge et saillant (prurit et brûlement, surtout quand on s'expose à la vapeur); elle affecte en peu de jours la forme pustuleuse, et quelques jours après on observe une tache foncée dans le milieu. Les mains, les bras, le visage, le dos et le ventre sont le siège de cette éruption. Près de l'ombilic il existe des taches qui doivent manifestement leur origine à des vésicules desquamées; elles sont profondes, déprimées, et conservent cet aspect alors même que l'éruption est guérie. Macinlay.

Éruption papulaire aux avant-bras, qui y reste une couple de jours et revient fréquemment. Swuny.

Pustules aux bras de la grosseur de la moitié d'un pois avec un poil au milieu. Liverpool.

L'éruption se déclare d'ordinaire dans les quinze premiers jours.

980. Pendant les sept premières années, il n'a eu aucune éruption; c'est alors que des papules se manifestent. Dillon.

Après avoir travaillé trois mois le bichromate de potasse, il se déclarait une éruption papulaire, qui persistait trois mois. Horill.

Éruption qui commence par un temps chaud.

L'éruption ne durait que trois jours. Hagan.

Sur la partie antérieure du cou, taches brunes de la grosseur d'une tête d'épingle. Zlatarovich, deux grains, 1re trit., quatrième dose, le troisième jour.

985. Après avoir été pendant une semaine à une dissolution de chrome (et cependant sans exfoliation aucune), il se manifeste une petite élévation rouge avec un point foncé au milieu, et une auréole saillante qui cause du prurit et de la douleur. Curney.

Inflammation des pieds; en vingt-quatre heures apparaissent de nombreuses ulcérations (quatorze sur un pied et dix-neuf sur l'autre) qui ont la forme caractéristique; elles guérirent dans la quinzaine. Hudson, après avoir séjourné pendant une demi-heure à peu près dans une dissolution faible de bichromate de potasse, les souliers n'étant pas imperméables.

Sans qu'il pût constater quelque part une gerçure, le bras enfla jusqu'à l'épaule; il se forma ensuite une élévation semblable à un furoncle, qui se changea en un grand ulcère ayant un point foncé au milieu et des bords renversés. Macinlay.

Rougeur, gonflement et démangeaison d'une tache du poignet, puis grande douleur; au bout de quelque temps il se forma du pus, l'abcès perça, coula constamment pendant deux à trois mois, et se guérit ensuite, laissant une cicatrice déprimée, comme si elle avait été creusée par le rabot. Macinlay, quelques mois après avoir travaillé le chrome.

20

Prurit aux avant-bras et aux mains, puis douleur insupportable et formation de nombreuses ulcérations d'où sortaient, en agitant violemment le bras, un millier de morceaux d'une matière semi-solide. Les ulcères laissèrent des excavations sèches et nettes, qui se remplirent insensiblement et guérirent à peu près dans le courant du mois; une cicatrice blanche persista néanmoins. Graham, après s'être servi d'une dissolution de chrome.

990. Là où existait une lésion de la peau, mise en contact avec la dissolution de chrome, survint du gonflement et un ulcère irrégulier, qui se couvrit d'une croûte sèche, douloureuse à la pression; il persista pendant des mois, et un tubercule dur, immobile, avec une tache ulcérée, semblable à un cor, se constate sous la peau. Cette place devient de plus en plus dure et est couverte d'une peau blanche; elle resta dans cet état pendant des mois. Berend, Innes.

Gonflement et rougeur des doigts avec violente douleur pulsative, suivis d'un ulcère avec bords blancs renversés et point central gangrené foncé à la phalange du doigt indicateur; la peau et le tissu cellulaire étaient mobiles, comme si déjà ils étaient détachés des parties adhérentes. Curney.

Aux parties privées de leur épiderme et mises en contact avec une dissolution de chrome, il se développe des ulcères qui surviennent même à des endroits où on n'observe aucune lésion de la peau.

Les ulcères varient de l'étendue d'un pois jusqu'à celle d'une demi-couronne; ils sont ordinairement secs, ovales, à bords renversés, avec une auréole enflammée d'un rouge clair, à fond dur, ayant une tache noirâtre à leur point central, et glissant sur les parties sous-jacentes.

Ulcérations dans toutes les parties du corps mises en contact avec une dissolution de chrome; elles tendent toujours à devenir de plus en plus profondes, sans tendance à s'étendre en largeur, jusqu'à ce qu'enfin elles finissent, dans bien des cas, à perforer le bras ou la main. Curney.

995. *Il arrive que des personnes, présentant des excoria-*

tions et en contact avec une dissolution de chrome, ne présentent jamais d'ulcérations.

Production de petits boutons qui, en peu de temps, deviennent pustuleux, et, quand l'application de la dissolution est longtemps prolongée, donnent naissance à des ulcérations profondes. Elles ont une singulière tendance à s'étendre en profondeur et non en largeur; on les a vues, dans un cas, perforer complètement la main de part en part. Cumin.

Les ulcères deviennent douloureux par un temps froid. M'Gu, Allan, Riom.

L'ulcère était douloureux à l'attouchement. Curney.

L'ulcère de l'indicateur s'étendait tellement, qu'il fallait amputer les deux phalanges. Brown.

1000. Ulcération douloureuse sous l'ongle du pouce. M'Gu.

A l'endroit où existait, il y a quatre mois, un ulcère, s'observe une induration étendue indolente. Macfarlane.

Les mains sont totalement couvertes de cicatrices profondes, comme si les parties avaient été enlevées à l'aide d'un emporte-pièce. Melim.

Croûtes aux doigts et au gland, depuis qu'il est exposé à une dissolution de chrome. Curney.

Guérison parfaite, par l'emploi de ce moyen, en peu de temps et sans causer de vives douleurs, d'une personne qui présentait un nombre immense de végé-

Éruption sèche au dos, où le poil tombe en plusieurs endroits. (Gmelin, chrom. pot.) — A la base des oreilles et à la face supérieure du cou existe une couche d'écailles blanchâtres, qui s'étendent plus tard sur tout le corps. (Zlatarovich.) — Le bichromate de potasse porté sur une plaie chez un chien détermine de telles douleurs, que l'animal se roulait par terre. (Norton.) — Aux parties couvertes d'écailles, le corion est épaissi en dedans, au point qu'il ressemble à un fibro-cartilage. (Zlatarovich.) — Les chairs sont blanches à leur face interne; elles semblent comme épaissies et parsemées de grains calculeux qui paraissent siéger sous la peau; on observe surtout ce phénomène au cou. (Zlatarovich.) — A la face interne de la peau, le système vasculaire est fortement développé. (Zlatarovich.) — Le poil, qui était luisant auparavant, devient mate et se hérisse. (Zlatarovich.) — La plaie du cou, qui était excessivement douloureuse à l'attouchement, sécrétait en abondance de la lymphe, de telle sorte que, le chromate s'étant dissous, tout le cou avait une couleur rouge jaunâtre. A l'autopsie, la plaie paraissait sèche mais non enflammée, plutôt blanche, et contenait encore quelques traces de la matière qu'on y avait introduite. (Berndt, chrom. et bichrom. de potasse.)

lations verruqueuses, qui avaient résisté aux autres moyens de traitement. Cumin.

Le bichromate de potasse est très-efficace contre les plaques muqueuses et les végétations syphilitiques. — Les plaques disparaissent promptement en les touchant avec une solution concentrée de bichromate de potasse. Sous l'influence de cet agent, la peau se resserre, et les plaques muqueuses s'affaissent avec rapidité. — Il en est de même pour les végétations syphilitiques. Sous l'influence du contact de cette solution, la peau se corrode autour des végétations, celles-ci se flétrissent et tombent. Le contact de la peau avec le chromate de potasse est marqué par une douleur plus vive que celle qu'occasionne la poudre escarrotique de M. Vidal de Cassis (poudre de sabine et d'alun, parties égales), et il en résulte un épaississement avec induration de la peau qui pourrait entraîner des erreurs de diagnostic si l'on n'était prévenu. Puche.

Un individu de vingt-huit ans, qui, à la suite d'un chancre induré, cautérisé par un médecin de Vienne, était atteint d'une syphilis constitutionnelle (ulcération au palais, à la luette, plaques muqueuses sur la tête, aux bras) et avait déjà subi trois traitements mercuriels, etc., fut promptement guéri par le bichromate de potasse. Dr Vicente.

SOMMEIL. Le soir, quoiqu'il se soit donné peu de mouvement, grande somnolence. Zlatarovich, deux grains, 2e trit.

1005. Le soir, de bonne heure, envie de dormir. Marenzeller, vingt grains, 2e trit.

Grande envie de dormir et relâchement; il est à peine en état d'écrire deux mots. Zlatarovich, deux grains, 1re trit., dixième dose, le deuxième jour.

Il est fréquemment éveillé, le soir, par des vulsions, tantôt dans tout le corps, tantôt dans quelques parties musculaires seulement. Zlatarovich, cinq grains, 1re trit., le deuxième jour.

Il s'endort difficilement. Marenzeller, cinq grains, 1re trit.

Grand abattement avec forte excitation qui l'empêche, pendant des heures, de s'endormir. Reisinger, quinze grains, 1re trit.

1010. Ronflement. Dudgeon, le premier jour.

Sommeil agité, il se jette de côté et d'autre (la deuxième nuit). Schindler.

La nuit, sommeil très-agité; réveil fréquent avec soupirs et grande agitation. Zlatarovich, deux grains, 2e trit., huitième dose.

Nuit agitée à cause des maux de tête et des dents; sensation d'engourdissement du bras droit, et, pendant un quart d'heure, douleur pressive dans la région du cœur. Marenzeller, huit grains, 1re trit., le troisième jour.

Elle passe la nuit presque sans dormir à cause de l'embarras de la tête et des angoisses. Norton, dix gouttes, 3e dil.

1015. Très-bon sommeil, quoique les symptômes l'eussent beaucoup fatigué dans la journée. Zlatarovich, pendant plusieurs jours.

Nuits agitées, non réparatrices, interrompues par des rêves. Arneth, quinze gouttes, 12e dil.

Nuit troublée, avec rêves vifs.

Rêves effrayants. K., Norton.

La nuit, surtout vers le matin, rêves vifs de danger de mort et de malheur. Lackner, un grain, 1re trit., septième dose.

1020. Rêves de batailles. Walker, le cinquième jour.

Rêves vifs, agréables. Lackner, un grain, 1re trit., huitième dose

Il s'éveille le matin d'un sommeil agité, non réparateur.

Rêves vifs; s'éveillait le matin, et tombait ensuite dans un demi-sommeil lourd et confus; le matin, il se sentait fatigué et non remis. Drysdale, le sixième jour.

Il s'éveille le matin de bonne heure, mais se rendort ensuite. Muller, une pincée, 1re trit., déjà le lendemain matin, après la première dose; se répète fréquemment.

1025. Il s'éveille le matin, vers deux heures, avec nausées, sans pouvoir vomir; il a mal à la tête, surtout dans le front, qui l'empêche pendant une heure de s'endormir; bientôt la douleur disparaît et il tombe dans un sommeil agité, troublé par des rêves continuels. Wright, quarante-cinq gouttes, le deuxième jour.

Il s'éveille le matin, vers cinq heures, avec sentiment de faiblesse autour du nombril, comme s'il avait pris un léger purgatif; mal de tête sourd. M. J., quinze gouttes.

Il s'éveille de meilleure heure que d'ordinaire avec goût salé dans la bouche. H. Turner.

Réveil avec chaleur générale et sueur universelle, pouls rapide, battements de cœur et dyspnée. Drysdale, un drachme, le neuvième jour.

Il se réveille subitement comme par une grande frayeur et retombe peu à peu dans un demi-sommeil. Wachtel, trois onces, 1re dil.

1030. Il s'éveille avec inquiétude et sensation de chaleur dans le creux de l'estomac, et, peu après, courtes secousses de toux avec râle dans les voies respiratoires, pendant lesquelles il crachait du sang. Wachtel.

Il s'éveille fréquemment, car il est obligé d'uriner souvent ; les urines sont très-aqueuses, mais répandent une odeur forte. Reisinger, vingt gouttes, 1re trit., deuxième dose.

Envie de dormir pendant le temps du déjeuner. Tighe.

Après une nuit passée en un très-bon sommeil, sensation comme s'il n'avait pas assez dormi. Zlatarovich, quinze grains, 1re trit., cinquième dose.

Après un très-bon sommeil, grand malaise, et en même temps abattement, surtout dans les extrémités, au lever. Zlatarovich, sept grains, 2e trit.

1035. Bâillements fréquents (le cinquième jour).

Obnubilation. Zlatarovich, deux grains, 1re trit., neuvième dose, le troisième jour.

Envie de dormir. Marenzeller, vingt grains, 2e trit.

Envie de dormir, pendant le jour. Arneth, trente gouttes, 1re dil., le septième jour ; Lackner, deux grains, 1re trit., douzième dose.

FIÈVRE. Grande propension à bâiller et à s'étirer. Drysdale, le sixième jour.

1040. Bâillement et toux courte avec faiblesse et malaise des membres en marchant, qui disparaissent au bout de deux heures. O. D., quinze gouttes, le troisième jour.

Sensation de froid dans le dos avec envie de dormir et désir de se rapprocher du feu. Walker, trente gouttes.

Sensation de froid et frisson. Marenzeller.

État fébrile dans la première partie de la nuit. Waterfield.

État fébrile la nuit et le matin. Geddes.

1045. Après un violent vomissement, douleur au front,

brûlement des yeux; chaleur brûlante intérieure à toute la face et au tronc, et, nonobstant cela, fortes horripilations internes, soif très-violente. Reisinger, quatre-vingts gouttes, 1re dil.

Frisson alternant avec chaleur générale fugace. Schlesinger, un drachme, 2e trit.

Froid, chaleur fugace dans le côté gauche de la tête et de la joue (où existait la tumeur aux gencives). Pouls : quatre-vingts pulsations par minute, inappétence, soif continuelle, pas de selle. Marenzeller, huit grains, 1re trit., le deuxième jour.

Ralentissement de la circulation. Jaillard, cinq à dix centigrammes.

Pouls irrégulier, petit, concentré. Kk., deux grains, 1re trit., le quatrième jour.

1050. Frisson qui s'étend des jambes sur tout le corps et détermine dans le cuir chevelu la sensation comme s'il se contractait fortement autour de la tête, par accès répétés. Une heure après le froid, chaleur avec sécheresse de la bouche et des lèvres, qu'elle humecte sans discontinuer; le lendemain matin seulement, forte soif, mais pas de sueur. Norton, dix gouttes, 3e dil., le troisième jour.

Froid fébrile et frisson avec vertige et nausées, puis chaleur avec la sensation de froid et tremblement, et douleurs lancinantes passagères dans les tempes, sans soif. A. B., quarante gouttes.

Froid des mains et des pieds, sécheresse de la bouche, nausées, douleur dans l'épigastre et insomnie, puis sueur aux mains, aux pieds et aux cuisses, après laquelle disparaissent ces symptômes pendant deux heures environ pour se répéter ensuite de la même manière. Drysdale, un drachme, le neuvième jour.

Frissonnement, surtout aux extrémités, alternant avec chaleur fugace et sueur générale. Schwarz, trois grains, 1er trit.

SYMPTOMES GÉNÉRAUX. *Faiblesse dans les membres.*

1055. *Faiblesse.*

Pouls un peu accéléré. (Zlatarovich.) — Battements du cœur excessivement forts et intermittents. (Gmelin; chrom. kali.)

Le soir, sensation de grande fatigue dans tout le corps, surtout dans les extrémités inférieures. Zlatarovich, deux grains, 2ᵉ trit.

Faiblesse musculaire. Schwarz, un drachme, 2ᵉ trit.

Fatigue extraordinaire. Arneth, cent gouttes, 3ᵉ dilution, deuxième dose, le troisième jour ; Lackner, un grain, 1ʳᵉ trit., sixième dose.

Lassitude de tout le corps, surtout dans les cuisses. Wachtel, trois onces, 12ᵉ dil., le deuxième jour.

1060. Pesanteur dans les membres. Schlesinger.

Relâchement. Schlesinger.

Fatigue dans les membres.

Sensation de fatigue excessive dans les membres, après que les douleurs eurent perdu leur intensité. K.

Lassitude telle, le lendemain matin, qu'il est obligé de se coucher. Schindler.

1065. Grande faiblesse et violent tremblement au lever. Schindler.

Faiblesse jusqu'à tomber. Kk., deux grains, 1ʳᵉ trit., le quatrième jour.

Faiblesse et aspect cachectique.

La faiblesse augmente sans cesse, et il meurt cinquante-quatre heures après avoir pris le poison, conservant toute sa présence d'esprit, ne ressentant aucune douleur, dans le calme le plus parfait. Schindler.

Sensation comme s'il allait subir les atteintes d'une maladie grave. Reisinger, quinze grains, 1ʳᵉ trit.

1070. Abattement ; le sentiment troublé à un haut degré. Marenzeller, cinq grains, 1ʳᵉ trit.

Malaise général, sans symptômes marquants. Marenzeller, dix grains, 2ᵉ trit., le troisième et le quatrième jour ; Zlatarovich, deux grains, 1ʳᵉ trit.

Sentiment de malaise ; trouble général. Zlatarovich, deux grains, 1ʳᵉ trit., troisième dose.

Sensation particulière dans tout le corps, comme si le médicament avait déterminé une diathèse. Zlatarovich, deux grains, 1ʳᵉ trit., quatrième dose, le troisième jour.

Le froid modéré du grand air fait beaucoup de mal. Zlata-rovich, deux grains, 1re trit.

1075. Fraîcheur désagréable sur tout le corps. Zlataro-vich, deux grains, 1re trit., troisième dose.

Chaleur débilitante. Schlesinger, trois grains, 1re trit.

Sensation de chaleur dans tout le corps. Marenzeller, dix grains, 2e trit.

Le soir, dans la chambre, dans le repos, sueur excessive. Zlatarovich, deux grains, 1re trit., neuvième dose, le douzième jour.

Une couple de fois, et sous forme d'accès, violente excita-tion nerveuse avec grande agitation. Zlatarovich, deux grains, 1re trit., douzième dose, le douzième jour.

1080. Désir de pouvoir se reposer. Arneth, quinze gouttes, 1re dil.

Répugnance de sortir du lit et de se donner du mouve-ment. Marenzeller, huit grains, 1re trit., le quatrième jour.

Douleur momentanée, prompte à disparaître, dans tous les membres, sans caractère distinct. (Symptôme constant.)

Douleur tiraillante à plusieurs parties du corps; mais par-tout très-près des os, comme si le périoste et les expansions aponévrotiques adjacentes en étaient affectés. Zlatarovich, deux grains, 2e trit., vingt-deuxième dose.

Çà et là douleurs qui ressemblent à des douleurs rhuma-tismales. Arneth, cent trente gouttes, 2e dil.

1085. Déchirement çà et là dans le corps, dans les épaules, dans la main droite. Zlatarovich, deux grains, 1re trit., troi-sième dose.

Légères douleurs rhumatismales dans les parties charnues des cuisses, du bras et des doigts. K., un demi-grain, le troisième jour.

Douleurs rhumatismales dans presque toutes les articula-tions. Norton, le cinquième jour.

Le matin, au lever, tout le corps est douloureux. Man-chester.

Roideur à tout le corps qui lui permet à peine de se mou-voir. Hinschaw.

1090. Sensation comme si tout le corps était gonflé. Mt., le cinquième jour.

Légers élancements çà et là au corps. Zlatarovich, quinze grains, 2ᵉ trit., sixième dose.

Douleurs lancinantes et picotantes dans tous les membres, aggravées le matin. Hinschaw.

Douleurs picotantes et comme par des orties dans la peau, à plusieurs parties du corps. Norton, un cinquantième de grain, le quatorzième jour, 1ʳᵉ dose.

Convulsions. Jaillard, cinq à dix centigrammes.

1095. Paralysie des membres. Jaillard, cinq à dix centigrammes.

Amaigrissement général.

Il se trouve mieux au grand air. Schwarz, trois grains, 1ʳᵉ trit.

Dans la chambre il est mal à son aise et a des vertiges, tandis qu'il ressent du mieux au grand air. Reisinger, vingt grains, 1ʳᵉ trit., troisième dose.

Après avoir mangé, les douleurs gastriques diminuent et les douleurs rhumatismales reviennent. Drysdale, le dixième jour.

1100. *Dès que les phénomènes gastriques parviennent à une certaine intensité, les douleurs rhumatismales disparaissent.*

Dès que les douleurs ostéocopes apparaissent dans les extrémités, les maux de gorge diminuaient, *et vice versâ.* Wachtel.

La deuxième nuit, après avoir cessé de prendre le médicament, les phénomènes fébriles et les douleurs dans l'épigastre revenaient moins intenses (type tierce). Drysdale.

La douleur dans le côté droit de la poitrine revenait le troisième jour, quoiqu'il n'eût pas pris de médicament (type tierce). M. J.

Le bichromate de potasse attaque de préférence les personnes grasses et à cheveux clairs. Liverpool, Manchester.

1105. *Beaucoup de symptômes sont provoqués ou aggravés par un temps chaud.* Manchester.

Les symptômes apparaissent promptement et diminuent bientôt.

La plupart des symptômes apparaissent le matin ou sont aggravés vers cette époque de la journée.

Douleurs qui passent promptement d'une partie du corps à une autre.

GROUPES DE SYMPTÔMES.

Nausées, vertiges et vomissements.

Chaleur dans la gorge et l'estomac, violents vomissements de sang et de mucosités, et mort au bout de cinq heures.

Nausées et violents vomissements ; faiblesse excessive et tremblement, suppression des urines, douleur dans le dos, couleur jaune de la conjonctive, sensation de grattement dans la gorge, pouls calme, mais petit; sommeil agité, crampes dans les mains, mort.

Nausées et envie de vomir, sans y parvenir ; bouche pleine d'eau, comme dans le mal de mer ; vertige comme si elle allait éprouver du mieux en se couchant; les nausées continuent et elle vomit un liquide aqueux clair. Les vomissements étaient accompagnés de sueur froide des mains et de froid du corps, à laquelle succédait ensuite de la chaleur sur le corps avec la sensation de froid. Pendant la chaleur, lourdeur dans la tête et douleurs lancinantes passagères dans les tempes, qui s'aggravent en étant couché. Goût d'encre dans la bouche.

Perte totale de l'appétit sans soif. Céphalalgie surtout dans les tempes avec nausées dans l'estomac et faiblesse de la vue. La langue chargée et jaune à sa base, perte de l'appétit, goût douceâtre, soif violente, vomissements, flatuosités, constipation, lassitude et aspect cachectique.

Vomituritions, vomissements, quelquefois diarrhée, perte

Fort amaigrissement. — Après avoir introduit le médicament, grincement de dents répété. (Zlatarovich.) — Fréquents grincements de dents. (Zlatarovich.) — Sursaut au moindre bruit. (Gmelin, chrom. kali.) — Meurt au milieu de convulsions. (Gmelin, chrom. kali.) — La température du corps est moindre qu'auparavant. (Zlatarovich.) — La chaleur est irrégulièrement répartie dans le corps. (Zlatarovich.)

Quelques animaux gagnent en poids pendant l'administration du médicament. Tout le corps est roide et répand une mauvaise odeur. (Berndt. Dans ces deux cas, la substance est introduite dans une plaie du cou.)

de l'appétit, difficulté dans la respiration, ralentissement de la circulation.

Soif vive; vomissements difficiles et spontanés; l'introduction dans l'estomac de la boisson la plus douce suffit pour les provoquer. Ils sont composés de matières muqueuses, bilieuses, jaunâtres et quelquefois sanguinolentes. En même temps, la chaleur des extrémités disparaît; il y a de la dyspnée, une grande anxiété, de la perte de l'appétit, des vomituritions nombreuses, puis la respiration devient stertoreuse, et c'est au milieu de la prostration la plus complète que le sujet succombe.

Douleurs violentes dans l'hypocondre droit, flatuosités, ballonnement du ventre, constipation, douleurs pinçantes, urine claire et peu abondante; sensation d'obturation dans le nez, pesanteur dans la tête, pression dans la région du creux de l'estomac, douleur momentanée dans la poitrine, difficulté pour respirer, violents accès de toux avec expectoration pénible d'un mucus très-visqueux.

Douleurs passagères sous la désignation de violentes douleurs lancinantes et déchirantes; le matin, au lever, roideur générale et aggravation de tous les symptômes.

Douleur, tuméfaction et roideur, brûlante et se promenant dans les petites articulations. Douleurs déchirantes et picotantes dans les muscles qui augmentent pendant le mouvement.

Chaleur et prurit, après quoi éruption de papules, semblables aux morbilles, pendant sept à quatorze jours.

Prurit sur tout le corps, après quoi pustules de la grosseur d'un pois, ayant une tache foncée dans leur point central; elles reposent sur un fond enflammé et forment peu à peu des croûtes.

Prurit suivi de vésicules sur un fond rouge et saillant, qui causent de la démangeaison et de la brûlure; elles se changent bientôt en pustules ayant une tache foncée au centre, qui laissent une cicatrice profonde.

POLYGALA SENEGA.

Senega. — *Polygala de Virginie, Sénéga; Senega Wurzel.*
— *Pédiculaires, polygalées,* Juss.; *diadelphie, octandrie,*
Linn.

C'est la racine dont on se sert pour l'usage médical.

On pulvérise une partie de la racine sèche et on la fait infuser à froid dans vingt parties d'alcool rectifié, en remuant le vase une fois par jour; au bout de cinq à six jours, on décante et on porte l'infusion à la 6ᵉ, 9ᵉ ou 30ᵉ dilution.

Le docteur Jahr recommande de faire les *trois* premières atténuations par la *trituration.*

Les hautes doses ont une action qui dure trois à quatre semaines.

Antidotes : Camph., arn., bryon., bellad. D'après Hahnemann (*Apotheker Lexicon*, Leipzig, 1798), les substances calcaires seraient l'antidote contre son action trop forte, et Lewis (*Mat. méd.*, p. 465) assure que le goût âcre dans la gorge disparut après une gorgée de vin de Madère.

SOURCES.

E. Seidel, *Beitræge zur reinen Arzneimittellehre,* herausg. von C. Stapf. Leipzig, 1836, p. 64-119.

Les symptômes signés Seidel 1 ont été produits par dix gouttes de la teinture au mois de mars 1829. Nᵒˢ 19, 41, 50, 80, 86, 88, 89, 90, 102, 103, 105, 116, 117, 164, 166, 171, 187, 199, 250, 259, 268, 296, 502, 504, 509, 516, 518, 525, 528, 535, 545, 548, 549, 550, 551, 566, 567, 576,

386, 388, 390, 395, 406, 415, 429, 436, 439, 445, 447, 448, 452, 462, 467.

S. 2, par quinze gouttes, en juin. N°ˢ 82, 90, 118, 120, 181, 187, 268, 308, 331, 335, 364, 373, 375, 382, 427, 428, 429, 445, 454.

S. 3, par vingt gouttes, en août. N°ˢ 5, 21, 25, 27, 31, 46, 55, 67, 69, 77, 84, 92, 112, 122, 132, 175, 187, 190, 243, 251, 268, 313, 336, 338, 342, 350, 351, 362, 363, 370, 371, 383, 384, 393, 394, 394 *bis*, 400, 412, 413, 414, 423, 431, 435, 443, 446, 450, 451, 455, 456, 457, 460.

S. 4, par trente gouttes, en octobre. N°ˢ 9, 13, 28, 36, 46, 61, 63, 67, 68, 76, 96, 99, 112, 125, 130, 135, 136, 150, 161, 165, 174, 175, 181, 187, 229, 235, 252, 259, 266, 269, 282, 283, 287, 288, 289, 294, 295, 330, 332, 341, 350, 351, 360, 361, 365, 372, 377, 381, 385, 591, 399, 400, 403, 404, 407, 408, 409, 411, 431, 433.

S. 5, par cinq grains de rad. pulv. senega, en novembre, chez un homme jeune, robuste, à la fleur de l'âge. N°ˢ 8, 10, 11, 13, 20, 23, 24, 38, 40, 44, 45, 51, 54, 60, 62, 64, 70, 71, 74, 75, 83, 85, 95, 106, 136, 135, 156, 158, 162, 179, 180, 181, 186, 187, 190, 196, 198, 207, 227, 231, 249, 253, 259, 269, 276, 282, 288, 297, 298, 311, 329, 333, 335, 350, 368, 369, 374, 379, 392, 396, 397, 401, 410, 425, 432, 458, 459, 462, 463.

S. 6, par une goutte de la teinture, au mois de février 1830, chez une jeune femme, sensible. N°ˢ 78, 94, 111, 165, 169, 255, 307, 380, 405.

Sᴄʜ. 1, *ibid.*, par dix gouttes, en juillet 1829. N°ˢ 18, 20, 52, 55, 57, 131, 155, 167, 185, 228, 239, 303, 305, 317, 324, 344, 352, 402, 440, 441.

Sᴄʜ. 2, par quinze gouttes, en août. N°ˢ 22, 37, 152, 153, 256, 258, 325, 339, 540, 449.

Sᴄʜ. 3, par trois grains, pulv. rad. senega, en janvier 1830, chez un homme, plutôt maigre, faible. N°ˢ 7, 22, 43, 47, 217, 272, 421, 461.

O., par quinze gouttes, teint., en décembre 1829, chez un

homme robuste, flegmatique. N⁰ˢ 2, 6, 35, 48, 49, 56, 63, 66, 72, 80, 87, 97, 98, 100, 101, 108, 110, 113, 121, 126, 127, 129, 137, 148, 151, 157, 168, 172, 176, 177, 184, 188, 189, 192, 226, 236, 238, 240, 274, 275, 284, 285, 286, 290, 291, 292, 293, 306, 319, 320, 322, 326, 337, 347, 356, 357, 358, 359, 378, 387, 416, 417, 418, 419, 420, 422, 424, 425, 434, 437, 442, 444, 455, 466, 468.

H., par de fortes doses (quarante à soixante gouttes), chez un homme jeune, maigre, rigide. N⁰ˢ 29, 42, 75, 93, 104, 119, 123, 124, 128, 206, 234, 246, 254, 257, 262, 267, 345, 346, 426, 458.

B., par une goutte, chez une jeune fille de quinze ans, vive, forte. N⁰ˢ 16, 17, 58, 79, 134, 178, 354.

Z., par dix gouttes, chez un homme fort, corpulent. N⁰ˢ 185, 222, 255, 237, 244, 260, 271, 289.

Hz. 1, par dix gouttes, chez un homme robuste, fort, dans l'été de 1834. N⁰ˢ 55, 140, 261, 355.

MEDEZ, *Jahrb. d. K. K. œsterr Staates*, XIII Bd., 1 hft., N° 147.

MŒNCH., *Arzneilehre*, Marburg., 1800, p. 212. N°ˢ 155, 204, 210, 277.

JAHN, *Mat. med.*, Francf., 1818, II Bd., p. 518. N⁰ˢ 4, 159, 598.

VON AMMON, *Heidelb. Annalen*, V Bd., 11 hft., p. 231. N⁰ˢ 195, 265, 279.

HECKER, *Kunst die Krankheiten des Menschen zu heilen*. Erfurt, 1805, I Bd., p. 589. N⁰ˢ 201, 212, 264.

VOIGTEL, *Arzneimittellehre*, Leipzig, II Bd., 11 abth., p. 190. N⁰ˢ 203, 212, 214, 220.

VOGT, *Pharmacodynamik*, Giess., 1828, I thl., p. 607. N⁰ˢ 208, 210, 247.

ARNEMANN, *Arzneimittellehre*, Gœtt., 1795, p. 452. N⁰ˢ 211, 264, 280.

HORN, *Ueber Erkentniss und Heilung der Pneumonie*, Frankf.-a-M., 1802. N⁰ˢ 212, 264.

GENESIUS, *Handbuch der praktischen Heilmittellehre*, Stendal, 1791, p. 477. N⁰ˢ 1, 213.

Hz. 2, par vingt gouttes. Nᵒˢ 34, 39, 52, 59, 107, 149, 195, 216, 250, 312, 354, 355.

Hz. 3, par cinquante gouttes. Nᵒˢ 154, 182, 241, 301, 310, 314, 389.

SUNDELIN, *Handbuch der speciellen Heilmittellehre*, Berlin, 1852, II Bd., 3 aufl., p. 176. Nᵒˢ 5, 14, 146, 194, 202, 209, 210, 219, 224, 225, 245, 281, 465.

N. G., *Praktische Mitheilungen für homœop. Aerzte*. Nᵒˢ 12, 30, 109, 115, 139, 160, 170, 191, 197, 200, 205, 215, 218, 221, 232, 239, 242, 248, 270, 500.

LŒSECKE, *Mat. med.*, Berlin, 1785, p. 242. Nᵒˢ 141, 212, 264.

RATZBURG, *Handbuch der Zoopharmakologie für Thierærzte*, II th., Berlin, 1805. Nᵒˢ 142, 144, 315.

RICHTER, *Arzneimittellehre*, II Bd., Berlin, 1827, p. 145. Nᵒˢ 143, 210, 220, 264, 521, 527.

J. B. V. SANDE et S. HAHNEMANN, *Die Kennzeichen, etc.*, der *Arzneimittel.*, Dresde, 1787, p. 55. Nᵒˢ 145, 212, 277, 464.

BOUVARD, *Mémoire de l'Acad.*, Paris, 1759, p. 55. Nᵒ 223.

WILLMANN, *Arnimadversiones de natura hydropis*, p. 119. Nᵒˢ 263, 278.

———

PHÉNOMÉNOLOGIE.

MORAL. 1. Inquiétudes. Genesius.

Sentiment d'angoisse avec respiration un peu accélérée, après une demi-heure. O.

Anxiété et vertige, par de grosses doses. Sundelin.

Angoisse terrible. Jahr.

5. Sans motif, il se ressouvient subitement (et très-distinctement) des contrées qu'il a vues longtemps auparavant, sans qu'alors elles lui eussent fait aucune impression. Seidel, 5.

Humeur mélancolique, le soir, le premier jour. O.

(Chagrin, le deuxième jour, dans la matinée.) Sch., 3.

Hypocondrie et disposition à s'emporter pour le moindre motif, le huitième et le neuvième jour. Seidel, 5.

Flegmatique avec grande susceptibilité aux offenses et querelles. Seidel, 4.

10. Calme, mais facilement irritable, s'emportant ensuite violemment; le troisième et le quatrième jour. Seidel, 5.

Humeur calme, frivole, qui se change en colère et rage pour la moindre futilité; les premiers jours. Seidel, 5.

(Calme, gai, dispos à sa besogne), après une demi-heure. N. G.

Tranquillité; les premiers jours. Seidel, 4.

TÊTE. Vertige, par de grosses doses. Sundelin.

15. Vertige avec bourdonnement dans les oreilles; de suite après l'avoir pris. Seidel, 5.

Vertige léger devant les yeux; de suite. B.

Vertige dans la tête, par moment, comme si le sang y stagnait, et étourdissement; le premier jour. B.

Tournoiement de la tête, après un quart d'heure. Sch., 1.

Sensation désagréable de vide dans la tête; le troisième jour. Seidel, 1.

20. Vide dans la tête; de suite. Seidel, 5.

Le matin, hébétude dans la tête, avec bouche mauvaise; les premiers jours. Seidel, 5.

Embarras de la tête; après une demi-heure. Sch., 2, 5.

Embarras de la tête avec pression et faiblesse des yeux; le cinquième jour. Seidel, 5.

Violent mal de tête pulsatif avec pression dans les yeux, appétit diminué, brisement et malaise général; le sixième jour. Seidel, 5.

25. Élancements térébrants dans la tête; le deuxième et le troisième jour. Seidel, 3.

Pesanteur de toute la tête; de suite, pendant six heures. Sch., 1.

Le matin, mal de tête sourd; le deuxième et le troisième jour. Seidel, 3.

Mal de tête gravatif, sourd; de suite. Seidel, 4.

Céphalalgie pressive dans le front et l'occiput, dès le matin, que l'attouchement n'aggrave point. Cette douleur revient tous les jours, et est plus forte dans la chambre *chaude*, en

21

étant assis. En même temps, pression dans les yeux, qui ne souffrent point le toucher. Au cinquième jour, malaise avec envie de vomir, après le dîner. Reposer la tête sur un objet semble le soulager; mais le mouvement au grand air procure le plus d'amélioration. Une sensation légère de diarrhée, qui ne survient pas. Une heure et demie après la cessation du malaise, sensation désagréable qui se dirige vers la parotide, et une douleur simple, plutôt externe, dans la région du cœur. H.

30. La tête lui semble lourde. N. G.

Douleur pressive, étourdissante, dans l'occiput; vers le soir, le deuxième et le troisième jour. Seidel, 3.

Dans la matinée, pression dans les tempes, vers le front; après six jours. Sch., 1.

Une sensation de pression dans le front; après une demi-heure, pendant une heure. Sch., 1.

Dans la moitié droite du front, une sensation sourde, comme une pression; le troisième jour. Hz., 2.

35. Violente douleur pressive, battante, dans le front; le soir du premier jour. O.

Dans le front, à diverses reprises, un tiraillement douloureux; le deuxième jour. Seidel, 4.

Céphalalgie, plus vers le front; après une heure. Sch., 2.

Douleur de pression dans le front et les orbites, après le dîner, surtout vers le côté gauche; le troisième jour, diminuée au grand air. Seidel, 5.

Douleur déchirante, passagère, dans la moitié gauche du front; le troisième jour. Hz., 2.

40. Douleurs déchirantes et tiraillantes dans les tempes, jusque dans la face; le sixième jour. Seidel, 5.

En se baissant, violent afflux de sang vers la tête, surtout vers les globes des yeux, où il ressent une douleur pressive; le premier, le deuxième et le troisième jour. Seidel, 1.

Douleur simple dans l'occiput. H.

Douleur simple dans l'occiput, qui se dirige plus tard vers les tempes et envahit enfin toute la tête; après un quart d'heure. Sch., 5.

Le froid diminue le mal de tête. Seidel, 5.

45. Prurit sur le cuir chevelu; le matin du quatrième jour. Seidel, 5.

Horripilation sur le cuir chevelu de la tête; de suite. Seidel, 4; après cinq heures. Seidel, 3.

YEUX. Pression sensible dans les orbites; après deux heures. Sch., 3.

Douleur pressive au-dessus des orbites; après onze heures et le deuxième jour. O.

Pression au-dessus de l'œil gauche; après une heure. O.

50. Paupières œdématiées; les premiers jours. Seidel, 1.

Gonflement, ardeur et pression des paupières, sans rougeur appréciable; le cinquième jour. Seidel, 5.

Les deux paupières de l'œil droit sont enflammées et tuméfiées, surtout vers l'angle interne, avec douleur pressive; le sixième jour. Hz., 2.

Paupières tuméfiées; les premiers jours. Seidel, 3.

Il se forme un orgéolet au bord de la paupière inférieure droite; le huitième jour. Seidel, 5.

55. Au bord de la paupière supérieure gauche, dans le milieu, une ampoule de la grosseur d'une tête d'épingle, qui y cause une sensation désagréable de pression; en la soulevant, il coule un liquide clair, et la pression disparaît; le troisième jour. Hz., 1.

Fort chatouillement dans les paupières et sensation comme s'il y avait un grain de sable; le quatrième jour. O.

Douleur brûlante dans les bords des paupières, le matin; le deuxième et le troisième jour. Sch.

Ardeur légère dans les paupières, en écrivant; le premier jour. B.

Pression dans la paupière supérieure droite, vers l'angle interne; le cinquième jour. Hz., 2.

60. Pulsation dans la paupière inférieure droite; le huitième jour. Seidel, 5.

Les paupières inférieures sont convulsivement tirées vers le nez; après une heure, pendant plusieurs jours. Seidel, 4.

Vulsions dans les paupières; le premier jour. Seidel, 5.

Vulsion dans la paupière supérieure droite; le dixième et le onzième jour. Seidel, 4.

Tressaillement continuel dans l'angle externe de l'œil droit; le premier jour. Seidel, 5.

65. Sécrétion de beaucoup de mucus des glandes des paupières; le deuxième jour. O.

Du mucus visqueux, épais, est sécrété dans les angles des yeux, pendant la nuit; la première nuit. O.

Les cils sont couverts de mucus épais, dur, le matin; le premier jour. Seidel, 3, 4.

Tressaillement presque continuel et vulsion des paupières inférieures avec larmoiement des yeux; le cinquième jour. Seidel, 4.

Tiraillement dans les yeux qui devient une sensation de fraîcheur et provoque du larmoiement; le troisième jour. Seidel, 5.

70. Plumes devant les yeux et larmoiement léger, surtout de l'œil droit, à l'air. Seidel, 5.

Larmoiement léger des yeux, à l'air. Seidel, 5.

En fixant pendant longtemps un objet, tressaillement de ce même objet et larmoiement des yeux; après trois heures et demie. Q.

Douleur pressive vers l'œil, comme s'il allait être poussé au dehors; elle cesse au bout d'une demi-minute, et y laisse une sensation sourde; le matin du deuxième jour. H.

Pression dans les yeux; le sixième jour. Seidel, 5.

75. Tiraillement dans le globe des yeux, avec diminution de la vision; le deuxième jour. Seidel, 5.

Tiraillement et pression dans le globe des yeux avec affaiblissement de la vue; après trois à quatre heures. Seidel, 4.

Pression assez forte dans le globe des yeux, tantôt dans le droit, tantôt dans le gauche. Seidel, 3.

Pression très-sensible dans le globe des yeux; après une heure. Seidel, 6.

Pression dans le globe de l'œil droit; le premier jour. B.

80. En se baissant, pression dans les yeux, comme si un

liquide s'infiltrait dans le globe et le distendait; les premiers jours. Seidel, 1.

Sécheresse des yeux, avec la sensation comme si les globes étaient trop volumineux pour leurs orbites; après une heure et un quart. O.

Pression aiguë profondément dans le globe de l'œil gauche; après une heure. Seidel, 2.

Pression dans les yeux, le soir à la lumière; le premier jour. Seidel, 5.

Ardeur et pression dans les yeux, vers le soir; le deuxième et le troisième jour. Seidel, 3.

85. Ardeur dans les yeux en lisant et en écrivant; le premier jour. Seidel, 5.

Grande sécheresse et douleur cuisante, comme par du savon, dans les yeux; après une heure et demie. Seidel.

Sensation de tension dans les yeux avec sensibilite acquisé de ceux-ci à la lumière; le quatrième jour. O.

Regard fixe, comme si les globes oculaires se mouvaient péniblement; de suite. Seidel, 1.

Hallucinations de la vue; les premiers jours. Seidel, 1.

90. Apparition d'ombres devant les yeux; le deuxième jour. Seidel, 1.

Les objets paraissent comme ombrés. Seidel, 2.

Vue embarrassée, comme dans l'éblouissement causé par une lumière trop vive; le premier jour. Seidel, 5.

Le soir, en fixant le soleil couchant, il croyait en voir encore un petit flotter sous l'autre, qui, en éloignant les yeux, se changeait en un ovale très-allongé, mais disparaissait en tournant la tête et en fermant les yeux. H.

Le matin, il apparaît une tache brillante sur la paroi latérale, éloignée des yeux, qui disparaît en regardant devant soi; à diverses reprises, le troisième jour. Seidel, 6.

95. Faiblesse des yeux, de suite. Seidel, 5.

Faiblesse des yeux avec ardeur légère et larmoiement; le cinquième jour. Seidel, 4.

Faiblesse des yeux en lisant et larmoiement quand il continue trop longtemps; le deuxième jour. O.

Sensibilité trop grande des yeux à la lumière; après trois quarts d'heure. O.

En lisant, trouble de la vue et étincelles devant les yeux, qui oblige à les laver souvent, ce qui l'aggrave plutôt; le premier et le troisième jour. Seidel, 4.

100. Étincelles devant les yeux et faiblesse quand on lit et écrit trop longtemps; après dix heures. O.

Bluettes devant les yeux; en lisant, les caractères se confondent; après une heure et un quart. O.

Les pupilles sont rétrécies et se dilatent difficilement; le premier jour. Seidel.

OREILLES. Douleur sourde dans l'oreille droite; après une demi-heure. Seidel, 1.

En mâchant, une sensation douloureuse de pression dans l'oreille droite. H.

105. Sensation de chaleur dans l'oreille droite; après une demi-heure. Seidel, 1.

Une sensation de fraîcheur traverse fréquemment l'oreille gauche; le deuxième jour. Seidel, 5.

Tintement léger dans les oreilles, qui sont comme bouchées; le troisième jour. Hz., 2.

Sensibilité douloureuse du sens de l'ouïe pour les sons qu'il aimait à entendre autrefois; après une heure et un quart. O.

NEZ. Prurit dans le nez. N. G.

110. Sécheresse très incommode de la muqueuse nasale; après une heure et demie. O.

Sensation de sécheresse incommode dans le nez; les premiers jours. Seidel, 6.

Avec grande sécheresse des fosses nasales, écoulement de quelques gouttes de sang; le deuxième jour. Seidel, 3, 4.

Odeur comme d'un ulcère de mauvais caractère, dans le nez; après deux heures et demie. O.

FACE. 115. A la lèvre supérieure, près du nez et à la commissure gauche de la bouche, vésicules avec sensation d'ardeur que l'attouchement change en prurit. N. G.

Sensation de chaleur dans la moitié gauche de la face; après une heure. Seidel, 1.

Sensation de paralysie dans la moitié gauche de la face; après une heure. Seidel, 1.

DENTS. Douleur simple dans quelques dents et les mâchoires; le troisième jour. Seidel, 2.

Douleur très-intense dans les dents inférieures antérieures en inspirant l'air (froid humide). H.

120. Fouillement léger dans les dents molaires supérieures du côté gauche; après trois heures. Seidel, 2.

BOUCHE. Langue chargée, blanche; après trois heures et demie. O.

Langue chargée, blanche-jaunâtre; les premiers jours. Seidel, 3.

Le matin, langue muqueuse et mauvais goût muqueux dans la bouche. H.

Une sensation de brûlure légère à la pointe de la langue. H.

125. Chatouillement sous la langue; après quatre heures. Seidel, 4.

Sécheresse de la langue, dans le milieu, sans enduit; après une heure et demie. O.

Une sensation de tension qui se transmet du palais jusque dans les fosses articulaires de la mâchoire inférieure; après un quart d'heure. O.

Une sensation de cuisson, de brûlure au palais, comme si la muqueuse avait été enlevée. H.

Gonflement inflammatoire de toute la gorge, surtout de la luette; après une heure et demie. O.

130. Sécheresse de la bouche; après deux heures. Seidel, 4.

Sécheresse de la bouche, la première heure; puis augmentation de la sécrétion de la salive. Sch., 1.

Sécheresse dans la bouche et le gosier, avec accumulation de mucus visqueux dans la gorge; le premier jour. Seidel, 3.

Le matin et dans la matinée, sécheresse extraordinaire de la bouche et du larynx; pendant plusieurs jours. Sch., 1.

Picotement léger et élancement aigu dans la bouche, avec afflux de salive; le premier jour. B.

135. Salive collante dans la bouche; le deuxième et le troisième jour. Seidel, 4.

Augmentation de la salive dans la bouche; après un quart d'heure. Seidel, 5. Après cinq heures. Seidel, 4.

Augmentation de la sécrétion salivaire; après sept heures. O.

Augmentation de la sécrétion de la salive avec sensation de constriction dans la bouche; après une heure et demie. Seidel, 5.

Sputation fréquente et écoulement de la salive. N. G.

140. Il est obligé de cracher plus que d'ordinaire en fumant la pipe, dont il a l'habitude; la salive est aqueuse; le premier jour. Hz., 1.

Salivation. Loesecke.

Salivation abondante. Ratzeburg.

GORGE. Sensation de resserrement dans le pharynx. Richter.

Resserre la gorge. Ratzeburg.

145. Acreté qui resserre la gorge et attaque principalement la luette. V. Sande et Hahnemann.

Grattement désagréable sur la paroi postérieure de la langue et dans la gorge, avec afflux abondant de salive dans la bouche. Sundelin (1).

Toute la bouche et la gorge sont brûlées, au point qu'il ne pouvait prendre que de la nourriture douce et liquide ou en bouillie. Med., *Jahrb.* (2).

Une sensation de grattement dans le gosier, qui oblige à renâcler souvent et à expuer la salive; après un quart d'heure. O.

Crachats de mucus blanc qui se détachent facilement par un léger renâclement; le troisième jour. Hz., 2.

150. Le matin, mucus visqueux dans la gorge; après deux jours. Seidel, 4.

Sécheresse dans le gosier, avec élancements passagers, surtout dans la luette; après une demi-heure. O.

---

(1) Sympt. 146, 209, 219, 225, 245, 281, observés durant six heures; un scrupule de poudre de la racine toutes les deux heures.

(2) Par un grain de la racine sur huit grains de colature.

Sécrétion muqueuse augmentée dans la gorge, qui provoque une petite toux; pendant trois semaines. Sch., 2.

Sensation de plaie dans la gorge; après une demi-heure,
pendant trois jours. Sch., 2.

Le matin, expulsion fréquente de petits morceaux de mucus
gris; en outre, excitation à toussoter dans le larynx; les premiers jours. Hz., 3.

155. Excitation à expectorer (à doses réfractées). Mœnch.

Un mucus visqueux s'accumule dans la gorge; le premier
jour. Seidel, 5.

Sécrétion d'un mucus blanchâtre, visqueux, dans la gorge,
après deux heures et demie. O.

Accumulation de mucosités dans la gorge, avec sécheresse
dans la bouche; après deux jours. Seidel, 5.

Ardeur dans la gorge. Jahr.

160. Sensation de brûlure dans le gosier. N. G.

Brûlure et grattement dans la gorge; de suite. Seidel, 4.

Sensation de brûlure, de grattement, dans la gorge, qui
oblige à avaler fréquemment; de suite. Seidel, 5.

Grattement dans la gorge qui oblige à renâcler fréquemment; le premier, le deuxième et le troisième jour. Seidel, 6.

Grattement dans la gorge; de suite (Seidel, 1) et en triturant
la racine.

165. Grattement et âpreté dans la gorge, avec accumulation de mucus visqueux; le cinquième jour. Seidel, 4.

Grattement et sécheresse dans la gorge, qui rend la parole
pénible et excite à tousser; le deuxième jour. Seidel. 1.

Apreté dans la gorge, qui devient presque de l'enrouement,
avant midi; les quatre premiers jours. Sch., 1.

Apreté et sécheresse dans la gorge, avec toux sèche; le quatrième jour. O.

Grande sécheresse dans la gorge qui rend la parole difficile; le troisième jour. Seidel, 6.

170. Grattement dans la gorge et sur la base de la langue,
avec afflux de salive; de suite. N. G.

Grattement dans la gorge; de suite. Seidel.

Sensation de démangeaison, de grattement dans la gorge; le soir du premier jour. O.

En renâclant, sensation comme si la gorge était excoriée; les premiers jours. Seidel, 3.

Le matin, au réveil, sécheresse et âpreté dans la gorge; le deuxième jour. Seidel, 4.

175. En lisant à haute voix, enrouement subit; le premier jour. Seidel, 4.

Excitation continuelle à renâcler et à avaler la salive; après trois heures et demie. O.

Pression dans la gorge, en avalant les aliments; après trois heures et demie. O.

Une sensation de resserrement dans la gorge; de suite. B.

APPÉTIT. Tiraillement dans les glandes du cou; le premier jour. Seidel, 5.

180. Odeur fétide de la bouche; les six premiers jours. Seidel, 5.

Le matin, goût désagréable dans la bouche; les premiers jours. Seidel, 2, 4, 5.

Goût douceâtre, nauséabond, dans la gorge, pendant plusieurs jours; après quatre jours. Hz., 5.

Mauvais goût et quelques grouillements dans l'estomac; après la prise. Z.

Goût métallique; après deux heures et demie. O.

185. Goût d'urine; de suite après la prise. Sch.

Le sens du goût est diminué; le premier jour. Seidel, 5.

Soif augmentée; les premiers jours. Seidel, 1, 2, 3, 4, 5.

Soif, le palais étant sec; après onze heures. O.

Grande soif avec âpreté et sécheresse dans le gosier; le troisième et le sixième jour. O.

190. Appétit diminué; les premiers jours. Seidel, 5, 5.

Absence d'appétit. N. G.

Absence totale d'appétit; les trois premiers jours. O.

Inappétence; le troisième jour. Hz., 2.

Inappétence; le deuxième jour. Sundelin.

195. Absence complète d'appétit. V. Ammon.

Pas d'appétit au déjeuner; une demi-heure après la prise. Seidel, 5.

ESTOMAC. Tendance à avoir des rapports. N. G.

Renvois. Seidel, 5.

Renvois à diverses reprises; le premier jour. Seidel, 1.

200. Éructations. N. G.

Dérange la digestion. Hecker.

Troubles de la digestion et vomissements. En poudre, de dix à quinze grains. Sundelin.

Nausées. Voigtel.

Dégoût; à doses réfractées. Mœnch.

205. Nausées dans l'estomac. N. G.

Après le dîner, malaise et envie de vomir; le cinquième jour. H.

Grand malaise avec vomiturition et envie de vomir; de suite après la prise. Seidel, 5.

Vomituritions; après des doses minimes. Voigtel.

Efforts continuels et vomissements de beaucoup de mucus aqueux; le premier jour. Sundelin.

210. Vomissements et purgations; après de fortes doses. Mœnch, Sundelin, Richter et Voigtel

Il provoque quelquefois le vomissement. Arnemann.

Vomissements et diarrhée. Horn, V. D. Sand, Hahnemann, Voigtel, Loesecke et Hecker.

Vomissements et angoisses. Genesius.

Sensations douloureuses et anomales dans l'estomac. Voigtel.

215. Sensation de vacuité dans l'estomac. N. G.

Sensation d'affadissement dans l'estomac avec afflux dans la bouche; après cinq heures. Hz., 1.

Douleur pressive presque crampoïde dans l'estomac; la première nuit, revenant plusieurs nuits de suite. Sch., 3.

Pression désagréable dans l'estomac; toute la journée. N. G.

Sensation de pression désagréable dans l'estomac; le deuxième jour. Sundelin.

220. Maux d'estomac: après de fortes doses. Richter et Voigtel.

Ardeur dans l'estomac; à la fin, vomiturition et vomissements. N. G.

Sensation de chaleur dans l'estomac; les premières heures. Z.

Forte ardeur dans l'estomac et les intestins. Bouvard.

Violente ardeur et pression dans l'estomac; après des doses modérées. Sundelin.

225. Ardeur excessive dans l'estomac, qui devient un effort continuel pour vomir, et vomissement de beaucoup de mucus visqueux; le premier jour. Sundelin.

VENTRE. Douleur térébrante dans l'hypocondre gauche, le soir; le premier jour. O.

Le matin, une sensation rongeante de faim sous le creux de l'estomac; le troisième jour. Seidel, 5.

Une sensation de pression dans le creux de l'estomac. Sch., 1.

Après le souper, il survient une douleur pressive fouillante sous le creux de l'estomac, avec malaise dans tout le corps; le huitième jour. Seidel, 4.

230. Pression dans le creux de l'estomac et la région ombilicale; le troisième jour. Hz., 2.

Sensation de rongement dans l'épigastre, avant le repas, quoiqu'il n'avait aucune envie de manger; le troisième et le quatrième jour. Seidel, 5.

Grouillement à gauche dans l'épigastre. N. G.

Douleur fouillante dans l'épigastre avec tendance à avoir des flatuosités, mauvaise humeur et emportement, vers le soir; le septième jour. Seidel, 4.

Chaleur et oppression dans l'épigastre en inspirant. H.

235. Légères tranchées dans l'épigastre; les premières heures. Z.

Vers midi, coliques dans la région épigastrique; le sixième jour. O.

Mouvement et grouillement dans le ventre, par boutades; les premières heures. Z.

Bruit dans les intestins; après deux heures et demie. O.

Grouillement bruyant et tenaillement dans le côté gauche du ventre. N. G.

240. Douleur térébrante, ambulante, dans la région du nombril; après dix heures. O.

Les douleurs pressives dans la région ombilicale se manifestent l'après-dînée et augmentent vers le soir, surtout en se tenant tranquille; les premiers jours. Hz., 3.

Épreintes dans l'hypogastre, et immédiatement après sortie de flatuosités; après huit heures. N. G.

Tranchées dans l'hypogastre avec envie d'aller à la selle; après deux heures. Seidel, 3.

Violentes tranchées depuis l'hypogastre jusque vers le creux de l'estomac; les premières heures. Z.

245. Pincement vif dans le bas-ventre, qui cesse aussitôt qu'il a eu quelques selles aqueuses. Sundelin.

Une pression subite dans le côté droit du bas-ventre et de la poitrine, le soir en étant assis; après deux heures. H.

Maux de ventre; après de grosses doses. Voigtel.

Tranchées, au bout de quelques heures, qui ne cessent qu'après quelques selles. N. G.

Pendant le dîner, tranchées dans le ventre; le premier jour. Seidel, 5.

250. Une sensation de traction, comme par un corps étranger, entre les parois abdominales du côté droit, en marchant; le deuxième jour. Seidel, 1.

SELLES. La selle retarde de huit à douze heures; les premiers jours. Seidel, 3.

Évacuations alvines rares, dures, peu abondantes; les premiers jours. Seidel, 4.

Selle dure, peu copieuse, et après ténesme dans le rectum; le deuxième jour. Seidel, 5.

L'évacuation alvine n'a lieu, au commencement, qu'avec beaucoup de peine, à cause de matières épaisses, sèches; le troisième jour. H.

255. Constipation. Seidel, 6.

Constipation jusqu'au neuvième jour. Sch., 2.

Une sensation légère comme si la diarrhée allait survenir, quoiqu'elle n'arrive pas. H.

Selle augmentée; le neuvième et le dixième jour. Sch., 2.

Selle en bouillie; le sixième et le septième jour. Seidel, 1, 4, 5.

260. Selle en bouillie, avec grouillement dans le ventre et sortie de flatuosités; le premier jour. Z.

Évacuations alvines toujours en bouillie et liquides à des époques irrégulières; après quatre jours. Hz., 1.

Deux à trois évacuations en bouillie, qui viennent facilement; le premier jour (paraît être un effet consécutif d'une grosse dose). H.

Neuf ou dix selles. Willmann.

Diarrhée. Arnemann, Horn, Lœsecke, Hecker, Richter, etc.

265. Évacuation alvine augmentée, même aqueuse. V Ammon.

ANUS. Pression (pulsative) à l'anus, après la selle; le troisième jour. Seidel, 4.

Prurit entre les fesses qui oblige à gratter et cesse ensuite; le deuxième jour. H.

URINES. Diminution de la sécrétion des urines; les premiers jours. Seidel, 1, 2, 5.

Augmentation et excrétion fréquente des urines. Seidel, 4, 5.

270. Augmentation de la sécrétion urinaire. N. G.

Urine âcre, abondante; le premier jour. Z.

On urine fréquemment, mais en petite quantité, l'urine est claire; le deuxième, le troisième et le quatrième jour. Sch., 5.

L'urine, qu'on lâche abondamment, garde pendant longtemps un aspect écumeux (comme une eau savonneuse; par de fortes doses chez un poitrinaire.

Sécrétion des urines augmentée, avec une sensation de pression dans l'urètre; le deuxième jour. O.

275. Émission copieuse d'une urine tirant sur le vert, qui dépose un sédiment nuageux, quoiqu'il ait peu bu; après quinze heures. O.

La sécrétion de l'urine augmente chaque fois, après avoir bu; pendant plusieurs semaines. Seidel, 4.

Favorise la sortie de l'urine. Mœnch, V. de Sande et Hahnemann.

Émission copieuse de l'urine. Willmann.

Très-forte diurèse. V. Ammon.

280. Il pousse l'urine et la sueur. Arnemann.

La sécrétion de l'urine est manifestement augmentée et même légère brûlure en urinant; le premier jour. Sundelin.

Sortie involontaire des urines, pendant le sommeil; la première nuit. Seidel, 4. La vingt-cinquième et la trentième nuit. Seidel, 5.

En rêvant, émission involontaire des urines (il avait oublié d'uriner la veille); la dix-huitième nuit. Seidel, 4.

L'urine est de prime abord mélangée avec des filaments muqueux, devenant très-épaisse et nuageuse; le cinquième jour. O.

285. L'urine, en se refroidissant, devient de suite trouble et nuageuse; le matin du deuxième jour. O.

L'urine excrétée le matin devient de suite jumenteuse en se refroidissant; la couche inférieure du sédiment épais est rouge jaune, la supérieure floconneuse jaune et nuageuse; le sixième et le huitième jour. O.

L'urine claire, jaune-orange, se trouble et dépose un sédiment blanc sur le verre; le deuxième jour. Seidel, 4.

L'urine, abandonnée à elle-même, devient trouble et dépose un sédiment rougeâtre parsemé de flocons muqueux; à partir du huitième jour. Seidel, 4. Du sixième jour. Seidel, 5.

Ardeur légère dans le gland en urinant; les premiers jours. Seidel, 4; Z.

290. Le soir, pression et ardeur en urinant; le quatrième et le sixième jour. O.

Après l'émission d'une urine jaune foncé, élancements passagers le long de l'urètre, le matin; le deuxième jour. O.

Après avoir uriné, douleur brûlante le long de l'urètre; après cinq heures. O.

Le matin, en urinant, ardeur avec la sensation comme si l'urine devait se frayer une route à travers l'urètre; le cinquième jour. O.

PARTIES GÉNITALES. Démangeaison au prépuce et au gland; après deux à trois heures. Seidel, 4.

295. Douleur spasmodique tractive au gland; après deux à trois heures. Seidel, 4.

Érections; la première nuit. Seidel, 1.

Érections douloureuses avec augmentation de l'appétit vénérien; les deux premiers jours. Seidel, 5.

Diminution de l'appétit vénérien, plus tard. Seidel, 5.

MUQUEUSE NASALE. Éternuments fréquents. Sch., 1.

300. Éternuments et démangeaison dans le nez. N. G.

Éternuments pendant cinq minutes, et tellement violents, que la tête en devient lourde et hébétée; il s'écoule ensuite une quantité assez abondante de mucus liquide, aqueux; le deuxième jour. Hz., 3.

Fréquents éternuments, en triturant la racine. Seidel.

Coryza pendant deux jours; après six jours. Sch., 1.

LARYNX. Grattement et sécheresse dans la gorge, qui rend la parole pénible et excite à toussoter; le deuxième jour. Seidel, 1.

305. Apreté dans la gorge, qui devient presque de l'enrouement, avant midi; les quatre premiers jours. Sch., 1.

Apreté et sécheresse dans la gorge, avec toux sèche; le premier jour. O.

Grande sécheresse dans la gorge, qui rend la parole difficile; le troisième jour. Seidel, 6.

Excitation dans la gorge, qui provoque quelquefois une toux sèche; de suite. Seidel, 2.

Un chatouillement, qui survient subitement dans la gorge et provoque la toux; le premier et le deuxième jour. Seidel, 1.

310. Excitation à toussoter dans le larynx; le premier jour. Hz., 3.

Irritation dans la gorge, qui oblige à toussoter; après vingt minutes. Seidel, 5.

Augmentation de la sécrétion du mucus dans la trachée-artère, qui oblige à cracher souvent; le troisième jour. Hz., 2.

Mucus visqueux dans le larynx, qui oblige à renâcler souvent; il rejette chaque fois de petits morceaux de mucus; le troisième et le quatrième jour. Seidel, 3.

Le matin, expulsion fréquente de petits morceaux de mucus gris; en outre, irritation dans le larynx qui provoque la toux; le premier jour. Hz., 3.

315. Provoque la toux. Ratzeburg.

Toux sèche, en triturant la racine. Seidel.

Fréquente toux sèche; après neuf jours. Sch., 1.

Toux sèche, avec ébranlement de toute la poitrine; de suite. Seidel, 1.

Toux sèche, avec oppression de la poitrine et âpreté dans la gorge, le soir; le premier jour. O.

320. Toux avec expectoration d'un mucus visqueux; le deuxième jour. O.

Toux désagréable qui persiste longtemps. Richter.

Toux non douloureuse sans expectoration; le sixième jour. O.

Le matin, au déjeuner, toux; le deuxième jour. Seidel, 1.

Toussotement fréquent déterminé par une sécrétion de mucosités, augmenté dans le larynx, surtout dans la matinée, au grand air et par de fortes doses. Sch., 1.

325. Toussotement augmenté au grand air, pendant trois semaines. Sch., 2.

POITRINE. Inspirations fréquentes et profondes; après une demi-heure. O.

Oppression; après de fortes doses. Richter.

Fort afflux de sang vers la poitrine, qui se manifeste par de violentes pulsations dedans; le troisième jour. Seidel, 1.

Bouillonnements dans la poitrine, avec élancement sourd dedans; le premier jour. Seidel, 5.

330. Bouillonnements et chatouillements dans la poitrine; dans le repos, vers le soir, le premier jour. Seidel, 4.

Forts bouillonnements dans la poitrine, qui provoquent presque des syncopes; en étant assis, le quatrième jour. Seidel, 2.

Bouillonnement et serrement de poitrine, avec bouffées de chaleur au visage et pouls fréquent; l'après-dînée, le cinquième jour. Seidel, 4.

Sensation de congestion (engorgement) dans la partie supérieure du poumon, surtout par de fortes doses; le deuxième jour. Seidel, 5.

Resserrement de la poitrine, à diverses époques; le premier jour. Seidel, B.

335. *Oppression de la poitrine, surtout dans le repos;* les premiers jours. Seidel, 1, 2, 5.

Respiration courte et oppression de la poitrine en montant les escaliers; les deuxième, troisième et quatrième jours. Seidel, 3.

La cage thoracique paraît trop étroite; le quatrième jour. O.

Étreinte et serrement dans la poitrine; de suite. Seidel, 3.

Sensation de serrement dans la poitrine à gauche, qui devient presque une douleur pressive; après deux heures. Sch., 2.

340. Oppression de la poitrine, avec douleurs légères, passagères, à travers la poitrine, vers les omoplates, qui revient pendant les dix premiers jours, à des heures indéterminées, surtout au grand air et en marchant. Sch., 2.

Serrement et pression sourde dans la poitrine; après une heure et demie. Seidel, 4.

Plusieurs mouvements, et notamment se pencher en avant, provoquent de la douleur dans la poitrine, comme si elle était trop étroite; il cherche à dilater la poitrine en étendant fréquemment le corps, ce qui cause une douleur de meurtrissure assez intense dans cette partie. Seidel, 3.

Violente douleur subite dans une petite partie, au côté droit de la poitrine, en marchant; le deuxième jour. Seidel, 1.

L'après-dînée, après avoir fumé une pipe de tabac (dont il a l'habitude), douleur dans la poitrine, pendant un quart d'heure à peu près. Sch., 1.

345. Une sensibilité générale ou douleur simple des parois de la poitrine, surtout au toucher, moindre en faisant de profondes inspirations; le deuxième jour. H.

Douleur simple dans le thorax, en devant, en y touchant et en inspirant, le matin; après vingt-quatre heures. H.

En inspirant profondément, sensation de tension dans la moitié inférieure de la poitrine; le sixième jour. O.

Douleur pressive dans la poitrine, à des époques indéterminées; pendant deux, trois et plusieurs semaines. Seidel.

Douleur pressive dans la poitrine, surtout dans le repos; pendant quelques semaines. Seidel, 1.

350. *Le matin, au réveil, violente douleur pressive dans la poitrine;* les huit premiers jours. Seidel, 1, 3, 4, 5.

La nuit, au réveil, violente douleur pressive dans la poitrine; le premier jour. Seidel, 1, 5, 4.

Sensation de pression sous le sternum, qui revient à diverses reprises dans la journée. Sch., 1.

Pression légère sous le sternum, en étant assis droit; après une heure. Hz., 1.

Forte pression dans le milieu, sous le sternum, en étant assis; le deuxième jour. Hz., 2.

355. La pression sous le sternum augmente et se dirige vers le creux de l'estomac; le troisième jour. Hz., 2.

Violente douleur pressive sur toute la poitrine, mais en particulier dans le côté gauche, d'où elle semble sortir; le quatrième jour. O.

Légère douleur pressive, térébrante, dans la périphérie de la poitrine, à gauche, surtout dans la région du cœur; le troisième jour. O.

La douleur pressive, térébrante, s'était fixée dans la région du cœur, et s'irradie de là vers le creux de l'aisselle gauche; le deuxième jour. O.

Douleur pressive, térébrante, dans toute la moitié inférieure de la poitrine, surtout au-dessous de la région du cœur; après deux heures et demie. O.

360. Sous les fausses côtes, plus au côté droit, une pression pulsative à une petite place, surtout en inspirant. Seidel, 4.

En inclinant la tête en avant, il survient d'abord une violente pression sous la partie supérieure du sternum, qui devient insensiblement un violent mal de ventre. Seidel, 4.

La pression exercée sur la poitrine augmente la douleur. Seidel, 3.

Douleur pongitive dans la poitrine; le deuxième jour. Seidel, 5.

Violente compression de la partie supérieure de la poitrine, surtout dans le repos. Seidel, 2.

365. Compression de la poitrine des deux côtés en avant, vers le soir; le cinquième et le sixième jour. Seidel, 4.

Violente douleur pressive de dedans en dehors, dans la poitrine; le huitième et le neuvième jour. Seidel, 1.

Dans le milieu de la poitrine, violente douleur pressive, pongitive, que le repos augmente; le premier jour. Seidel, 1.

Violente pression dans la poitrine; le quatorzième jour. Seidel, 5.

Douleur de pincement en diverses parties de la poitrine; le troisième et le quatrième jour. Seidel, 5.

370. Douleur de serrement dans la poitrine, surtout dans la moitié gauche, avec agitation et inquiétude, dans le repos; le quatrième jour. Seidel, 3.

Douleur de serrement dans la moitié gauche de la poitrine, qui augmente en se couchant sur le côté droit; le premier jour. Seidel, 3.

Douleur de serrement, alternante, et pulsations dans la moitié gauche de la poitrine, l'après-dînée; le cinquième jour. Seidel, 4.

Douleur de serrement dans la partie supérieure de la moitié droite de la poitrine avec élancements sourds. Seidel, 2.

Douleur d'étreinte compressive dans la poitrine; le premier jour. Seidel, 5.

575. Etreinte violente et pression dans la poitrine; le quatrième jour. Seidel, 2.

Pincement et étreinte dans la poitrine; après quatre heures. Seidel, 1.

Douleurs tiraillantes, çà et là dans la poitrine. Seidel, 4.

Douleur ambulante, quelquefois brûlante dans la poitrine; après dix heures. 0.

Tiraillement brûlant, profondément dans la poitrine; après une heure. Seidel, 5.

580. Tiraillement qui part de la poitrine dans le creux des aisselles; le troisième jour. Seidel, 6.

Chatouillement (plutôt superficiel, comme dans la plèvre)

en de petites places de la poitrine; après quatre heures. Seidel, 4.

Grattement dans la poitrine; le deuxième et le troisième jour. Seidel, 2.

Serrement et grattement dans la partie supérieure de la poitrine; le premier jour. Seidel, 3.

Tressaillement et grattement dans la partie supérieure de la poitrine, surtout dans le repos; le premier jour. Seidel, 3.

585. Tressaillement ambulant en divers endroits de la poitrine; le neuvième jour. Seidel, 4.

Élancement et grattement dans la partie inférieure de la poitrine; après une demi-heure. Seidel, 1.

Élancements passagers, plutôt externes, dans les muscles intercostaux des fausses côtes, côté droit; après une heure. O.

Élancements passagers dans la poitrine, en inspirant, en étant tranquillement couché; après quatre heures. Seidel, 1.

Un élancement léger dans le milieu de la poitrine, qui cesse de suite en inspirant une fois profondément; le troisième jour. Hz., 3.

590. Élancements forts, profondément, dans une petite place de la moitié gauche de la poitrine, que la toux et divers mouvements aggravent; le troisième et le quatrième jour. Seidel, 1.

Quelques forts élancements à travers la moitié gauche de la poitrine; après une heure. Seidel, 4.

Élancements sourds dans la moitié gauche de la poitrine, surtout en étant assis ou couché; le dix-huitième jour. Seidel, 5.

Élancements sourds dans le milieu de la poitrine; le sixième et le neuvième jour, par intervalles. Seidel, 3.

Élancements sourds au-dessous des fausses côtes du côté gauche; le deuxième jour. Seidel, 3.

D'abord élancements sourds, puis violente oppression dans la poitrine, avec grande lassitude dans les membres inférieurs, sueur et malaise (presque défaillance), en allant au grand air; le septième jour. Seidel, 3.

595. En marchant, élancements dans une petite place de

la moitié gauche de la poitrine; le troisième jour. Seidel, 1.

Douleurs sourdement lancinantes, vagues, dans la poitrine, avec serrement de la poitrine, inspiration pénible, fréquente horripilation sur le dos, et alternativement douleurs à quelques petites places de la tête; le troisième jour. Seidel, 5.

En étant couché sur le côté droit, élancements sourds et douleur brûlante dans la moitié gauche de la poitrine, le soir; le premier jour. Seidel, 5.

Ardeur sur la poitrine. Jahr.

Violente douleur brûlante dans la moitié gauche de la poitrine, en étant assis, le soir; le sixième jour. Seidel, 4.

400. Douleur brûlante très-intense avec fréquents élancements dans la partie supérieure de la moitié gauche de la poitrine, qui s'aggravent dans le repos; le septième jour. Seidel, 5; le deuxième jour, Seidel, 4.

Douleur brûlante à une petite place de la moitié gauche de la poitrine, avec mauvaise humeur, l'après-dînée; le neuvième jour. Seidel, 5.

Sensation d'ardeur sous le sternum qui s'étend jusque vers le dos; après trois heures. Sch., 1.

Douleur brûlante avec élancements sourds à une petite place de la moitié gauche de la poitrine, dans le repos; après quatre heures, se répétant les premiers jours. Seidel, 4.

En étant couché sur le côté gauche, violente douleur brûlante dans la moitié gauche de la poitrine, le soir; le troisième jour. Seidel, 4.

405. Douleur brûlante dans le côté gauche de la poitrine, avec sentiment de grandes angoisses dedans, le soir; le deuxième jour. Seidel, 6.

Douleur de plaie dans le côté gauche de la poitrine; le troisième et le quatrième jour. Seidel, 1.

Douleur de plaie entre la troisième et la quatrième côte gauche, qui augmente en appuyant dessus ou devient un élancement, le soir; le troisième jour. Seidel, 4.

Douleur de plaie et élancements dans la moitié gauche de la poitrine, à une petite place, le soir; le troisième jour. Seidel, 4.

Douleur de plaie brûlante sous le sternum, surtout pendant le mouvement et en inspirant profondément; le premier et le deuxième jour. Seidel, 4.

410. En éternuant, douleur de plaie excessivement violente dans la poitrine, comme si elle allait éclater, quoiqu'on en ressente un certain bien-être et que l'éternument procure du soulagement dans la poitrine. Seidel, 5.

La poitrine étant penchée en avant, fortes pulsations et douleur de plaie dans la poitrine; en se redressant, vertiges: le troisième jour. Seidel, 4.

En marchant ou en courant, la poitrine est fortement ébranlée, comme si tout y était meurtri; le sixième jour et plusieurs jours suivants. Seidel, 3.

En appuyant fortement, en marchant vite, en courant, au milieu et à travers la poitrine, d'avant en arrière (comme dans le médiastin), une violente douleur de plaie, d'arrachement, qui rend ses mouvements pénibles; le neuvième jour, pendant plusieurs semaines. Seidel, 3.

A travers le milieu de la poitrine, surtout le long des vertèbres dorsales, violente douleur avec secousses dedans; le sixième jour, pendant quelques jours. Seidel, 3.

415. La respiration est peu entreprise dans toutes les affections de la poitrine; ces dernières sont en général plus violentes dans le repos, et paraissent superficielles (dans la plèvre). Seidel.

Une légère douleur térébrante pressive qui paraît être extérieure, dans la région du cœur; après un quart d'heure. O.

Pression légère dans la région du cœur, avec oppression et respiration difficile en marchant; après trois heures et demie. O.

Violente douleur térébrante dans la région du cœur; après cinq heures. O.

En inspirant profondément, douleur pressive dans la région du cœur; le septième jour. O.

420. Très-violent battement de cœur, qui ébranle toute la poitrine; après trois quarts d'heure. O.

TRONC. Sensation douloureuse de pression, sous l'omoplate gauche, qui se fait sentir à des époques indéterminées, plus cependant le soir et en étant assis seulement; le dixième jour, pendant quelques semaines. Sch., 3.

Douleur tractive, pressive, le long de la base de l'omoplate gauche; après dix heures. O.

Douleur pressive pongitive, entre les omoplates, surtout en appuyant fortement, ou par d'autres mouvements qui ébranlent la cage thoracique; le huitième et le neuvième jour. Seidel, 3.

Ardeur violente et prurit sous-cutané dans tout le dos, mais surtout entre les omoplates; le troisième et le sixième jour. O.

425. Douleurs dans le dos; après deux heures et demie. O. Les premiers jours. Seidel, 5.

Pression légère dans la région du sacrum; après une heure et demie. O.

MEMBRES THORACIQUES. Tiraillement paralytique de haut en bas, dans le bras gauche; après dix minutes. H.

Douleur paralytique et traction, à partir du coude, jusque dans le petit doigt (du côté gauche), comme si on y avait reçu un violent coup; après une demi-heure. Seidel, 2.

Chatouillement picotant et démangeaison dans la paume des mains; le premier jour. Seidel, 1, 2.

450. Élancements dans la paume de la main gauche; après quatre heures. Seidel, 5.

Douleur d'entorse dans le poignet droit; le troisième jour. Seidel, 4.

Traction très-sensible dans l'os métacarpien du pouce gauche. Seidel, 5.

Tiraillement très-sensible dans les articulations des doigts. Seidel, 4.

MEMBRES ABDOMINAUX. Sensation douloureuse dans les articulations des hanches, des genoux et des pieds, comme après une longue course; après dix minutes. O.

455. Douleur de brisement dans les muscles fessiers et les cuisses; le premier jour. Seidel, 3.

Douleur de brisement dans les muscles de la cuisse gauche,

avec abattement de tout le corps et paresse de l'esprit ; le troisième jour. Seidel, 1.

Douleur tensive dans les articulations, surtout des pieds et
des genoux ; après deux heures et demie. O.

Quand il tournait la cuisse, en étant debout, douleur d'entorse dans l'articulation de la hanche. H.

SYMPTOMES GÉNÉRAUX. Fatigue des extrémités inférieures ; après une demi-heure. Seidel.

440. Dans la matinée surtout, grande fatigue des pieds ;
le troisième jour. Sch., 1.

Sentiment général de lassitude, surtout dans les membres
inférieurs ; après une heure. Sch., 1.

Fatigue et léger tremblement des extrémités supérieures ;
après cinq quarts d'heure. O.

Sentiment de lassitude jusqu'à avoir des nausées ; après une
heure. Seidel, 3.

Grand abattement de tout le corps, avec pandiculation, vacuité, lourdeur et battement dans la tête ; après une heure et
demie. O.

445. Détente du corps et de l'esprit ; le premier jour. Seidel, 1, 2.

État semblable à la défaillance, en allant au grand air,
l'après-midi ; le sixième et le septième jour. Seidel, 3.

PEAU. Un petit bouton cause une douleur assez vive, au
moindre attouchement ; le deuxième et le troisième jour. Seidel, 1.

Violent prurit dans les jambes, qui oblige à gratter, ce qui
le fait changer en brûlure ; surtout le soir, dans le lit ; le quatrième et plusieurs jours suivants. Seidel, 1.

SOMMEIL. Fatigue et fréquents bâillements ; les six premiers jours. Sch., 2.

450. Le soir, grande envie de dormir ; les premiers jours.
Seidel, 3.

Pendant la sieste, envie de vomir ; le premier jour. Seidel, 3.

Pendant la sieste, sursauts avec angoisse et vulsions dans
le bras ; le premier jour. Seidel, 1.

Après s'être couché, sommeil profond, étourdissant; les premiers jours. Seidel, 3.

Sommeil profond, plein de rêves, avec vide dans la tête en se réveillant; la cinquième nuit. Seidel, 2.

455. Sommeil agité, avec sursauts répétés; la première nuit. O.

Jactation et agitation pendant le sommeil; la deuxième nuit. Seidel, 3.

Sommeil agité, interrompu à cause de l'oppression de la poitrine; la deuxième et la troisième nuit. Seidel, 3.

Sommeil très-agité la nuit et réveil fréquent par des élancements sourds dans la poitrine, et serrement dedans; les quatorze premiers jours. Seidel, 5.

Sommeil agité, plein de rêves; les cinquième, sixième et treizième nuits. Seidel, 5.

460. Sommeil agité la nuit, avec rêves dont on ne se ressouvient plus au réveil; les premières nuits. Seidel, 3.

Le sommeil est troublé plusieurs nuits de suite, vers trois heures, par une douleur pressive, presque spasmodique, dans l'estomac. Sch.; 3.

FIÈVRE. Frissonnement avec lassitude dans les pieds; le deuxième et le troisième jour. Seidel, 1. Le premier jour. Seidel, 5.

Mouvements fébriles; horripilation dans le dos, chaleur au visage, yeux ternes, brûlants, céphalalgie pulsative, respiration difficile, points de côté, abattement général du corps et pouls fréquent; le sixième et le treizième jour. Seidel, 5.

Il provoque la sueur. V. de Sande et Hahnemann.

465. La peau devient chaude et moite. Sundelin.

Pouls un peu dur, accéléré (quatre-vingts pulsations dans la minute); après une demi-heure. O.

Pouls dur, un peu fréquent; de suite après la prise. Seidel.

Pouls inégal, mou (quatre-vingt-deux pulsations). O.

KALI CHLORICUM.

Chloras potassæ. — Kaly oxymuriaticum, muriaticum oxygenatum. — Chloras kalicus. — Potasse muriatée, chlorate de potasse, muriate oxygéné, suroxygéné, suroxydé et hyperoxygéné de potasse. — Chlorsaures kali.

PRÉPARATION. — Le chlorate de potasse est composé, d'après les expériences récentes, d'un atome d'acide de chlore (Ch O^5) et d'un atome de potasse (KO), et se prépare en saturant une dissolution de potasse pure ou de carbonate de potasse avec du chlore gazeux. Il se forme, dans cette opération, au bout de quelque temps, du chlorate et du muriate de potasse (chlorsaures und salz-saures kali); le premier se dépose en cristaux blancs, brillants, nacrés (formant de petites colonnes à quatre et six côtés, ou des tablettes et des lances), tandis que le dernier y reste dissous. On les sépare encore plus complétement en les dissolvant et les cristallisant à différentes reprises. Ils sont fragiles, ont une saveur fraîche et acerbe. Mêlé avec des substances inflammables (par exemple, le soufre, l'amadou), et trituré à l'ombre, le chlorate de potasse luit fortement et détone, de même que quand on le chauffe, d'où son emploi technique pour la préparation des pièces artificielles. Il s'en dissout 3,35 dans 100 parties d'eau à 0° R., 19° à 40° et 60° à 80°, et résiste à l'air. Son inventeur, Higgins, le prit pour du salpêtre. Berthollet reconnut le premier sa véritable composition.

SOURCES.

Archiv. für die homœopathische Heilkunst, von DD. Stapf und
Gross, Bd. XVI, cah. 1, p. 181.

Les expériences ont été faites en novembre 1835 par un
temps humide et changeant, et en mai 1856 par un temps
sec et froid, d'après les préceptes donnés par Hahnemann,
sur les personnes dont les noms suivent :

BLAUFLUS (C. W. A.), de Weimar, âgé de vingt-deux ans,
constitution robuste, stature haute, musculeuse, tempérament colérique, souffre de sueurs modérées aux pieds, dont
la répercussion par le froid détermine des congestions vers
la tête et un état fébrile. Il était sujet à de fréquents ca-
tarrhes avec angine, et avait eu, étant enfant, une névrose
du tibia, causée par un violent refroidissement. Il se porte
bien depuis sa dix-neuvième année, et est habitué à de
grandes quantités de bière ; sa manière de vivre est, du
reste, assez simple. Il prit, le 6 novembre 1835, le matin à
huit heures, kali chlor., un grain, ainsi que le 7 novembre ; le 8 novembre, trois grains ; le 13, dix grains. Les incommodités qui se développaient étaient : oppression de la
poitrine, battements du cœur, un état fébrile, léger enivre-
ment, puis prurit et formation de petits tubercules sur la
peau.

GRÆFE (G.), de Kranechfeld, âgé de vingt-deux ans, conformation élancée, mais mince, tempérament sanguin, constitution irritable, souffrit dans sa quatorzième année et fréquemment de saignements de nez abondants ; dans sa vingtième année, d'un battement spasmodique du cœur, qui se
renouvelle surtout pendant les indigestions. Il ne prit qu'un
grain le 6 novembre 1835, et la diarrhée, qui dura neuf
jours, l'affectait beaucoup.

HULPERT (G. S.), de Vachdorf, âgé de vingt-deux ans, stature
trapue, tempérament colérique, constitution forte, musculeuse, souffrit à diverses reprises, étant enfant, d'inflamma-

tion d'yeux, mais resta bien portant depuis la rougeole qui le prit à sa neuvième année, jusqu'à ce qu'il fut de nouveau atteint, il y a un an, d'une nouvelle ophthalmie catarrhale. Ses fonctions sont normales, sa manière de vivre simple. Il prit, le 6 novembre 1835, le matin à six heures, kali chlor., cinq grains; le sept novembre, en une demi-heure, deux fois un grain; le 8 novembre, trois fois un grain en trois quarts d'heure; le 15 novembre, le matin, cinq grains. Plus tard, le 9 mai 1836, kali chlor., un grain, ainsi que le 10 et le 12 mai; enfin, le 21 mai, dix grains, et la même quantité le 24 et le 26 mai. Les phénomènes les plus marqués et les plus constants étaient : irritation de la muqueuse pituitaire avec beaucoup d'éternuments, saignement du nez et vulsion à la face; les yeux, l'urètre, le canal intestinal et surtout le rectum étaient spécialement affectés.

Horn (H.), de Weimar, âgé de vingt et un ans, svelte, grand, nerveux, irritable, prédisposé à des dérangements des organes digestifs, aigreurs dans l'estomac, eut antérieurement des syncopes. Manière de vivre simple et réglée. Il prit, le 6 novembre, un grain de kali chlor.; le 7 novembre, deux grains; le 8 novembre, trois grains; le 15 novembre, cinq grains; le 23 mai, quatre grains, ainsi que le 24 et le 26. On observa d'une manière particulière parmi les symptômes : une disposition hypocondriaque, faim canine, déchirement avec tension dans toute la face, saignement du nez, exanthème à la peau.

Ikunzmann (H.), de Kremsdorf, âgé de vingt-six ans, petit, trapu, tempérament flegmatique, constitution veineuse, avait fréquemment été malade dans son enfance, et dans sa vingt-deuxième année il eut une fièvre tierce; aujourd'hui il jouit d'une santé assez durable. Il prit, le 6 novembre, le matin, kali chlor., un grain; le 7 novembre, même dose; le 9, deux grains; le 11, un grain; le 15, cinq grains. Parmi les symptômes on nota surtout : bouillonnement du sang, principalement dans la poitrine, battements du cœur et éruption de papilles pruriteuses.

Martin (E.), de Heidelberg, âgé de vingt-six ans, haute stature, constitution nerveuse, irritable, est fréquemment sujet à des douleurs rhumatismales de peu d'importance, hors desquelles il est bien portant ; esprit gai, il mène une vie simple. Il prit, le 6 novembre 1835, le matin, kali chlor., un grain, ainsi que les 7, 10, 11 (vers dix heures du matin encore une fois un grain), et le 12 novembre, puis le 17, cinq grains. Le 12 mai 1836, le matin, kali chlor., un grain, et un grain de la 3ᵉ trituration ; il en fit autant le 16 et le 17 ; le 26 mai, le soir à huit heures, quatre grains, de même que le 27 au matin. Il survenait presque chaque fois tiraillement et tension dans la face et dans les membres, violent coryza (tout à fait extraordinaire), battement du cœur, humeur triste, apathie de l'esprit et éruption d'ampoules pruriteuses.

OCHLER (W.), de Rudolstadt, âgé de vingt-deux ans, tempérament sanguin, constitution irritable, très-sujet au coryza, quelquefois avec point de côté. Il prit, le 7 novembre 1835, le matin, kali chlor., un grain, ainsi que le 8, le 9 et le 10 novembre, deux grains ; le 13, cinq grains ; le 21 mai 1836, quatre grains ; répétés le 23 et le 24. Il survenait de violents accès de coryza et diarrhée, avec douleur dans la région du bassin.

REICHMANN (Fr.), de Weimar, âgé de vingt ans, figure petite, tempérament sanguin, constitution lymphatique, irritable, a souffert à plusieurs reprises d'inflammation des amygdales ou d'érésipèle à la face. Il prit, le 6 novembre 1835, kali chlor., un grain, de même que le 7, et, le 13, cinq grains. Il survenait une tuméfaction considérable de la lèvre supérieure et un violent coryza.

VULPIUS (F.), de Weimar, âgé de vingt et un ans, stature moyenne, tempérament flegmatique (mélancolique), constitution assez forte, atteint antérieurement d'angine et de rhumatismes, prit, le 5 novembre 1835, kali chlor., un grain ; le 6, deux grains ; le 7, trois grains ; le 18 mai 1836, dix grains, ainsi que le 30 et le 31 mai. Tiraillement crampoïde dans la face, éternument, coryza, irritation du système vasculaire.

WERTHER (F.), de Neustadt a. O, âgé de vingt-trois ans, tempérament colérique, constitution forte, souffre quelquefois d'incommodités du côté de la digestion, de toux passagère et de coryza. Il prit, le 6 novembre, kali chlor., un grain; le 7, deux grains; le 8, trois grains. Il ne se manifesta qu'un violent prurit général.

WILKEN (P. H.), âgé de vingt-deux ans, conformation moyenne, délicate, poitrine aplatie, cheveux blonds, yeux bleus, tempérament sanguin, perdit son père de phthisie ulcérée, essuya dans son enfance un grand nombre de maladies, surtout de toux violente, à diverses reprises, mais sans expectoration bien significative, et plus tard un enrouement qui persista plusieurs années. Il était, en outre, de temps en temps, tourmenté d'une céphalalgie nerveuse. Toutes ces affections s'étaient complétement dissipées depuis quelques années; il ne lui est resté qu'une prédisposition aux maux de dents, ainsi qu'une grande myopie et de l'irritabilité aux yeux. Sa manière de vivre est très-simple, il fait cependant un grand abus de tabac. Wilken prit, le 5 juin 1836, après le déjeuner, quatre grains de chlorate de potasse, et répéta cette dose le 4 et le 6 juin à la même heure. Les incommodités les plus remarquables qui se manifestaient après et chaque fois à un degré plus fort étaient : hébétude dans l'occiput avec une sensation particulière dans les muscles de la nuque, et oppression de la poitrine, comme si les poumons étaient serrés par un cordon, surtout vers le soir.

CHISHOLM, *Journal de Hufeland*, Schreger et Harless, II, p. 84.

ROLLO, *Uber die honigart. Hainruhr*, à. d. engl. von Juglor, II, p. 131.

SWIDIAUR, *Traité complet des maladies vénériennes ou syphilitiques*. Paris, 1805, t. II, p. 227 et suiv.

WENDT, *Materia med.*, 2e édit., p. 361.

PERRIER, *Samml. auserlænd. Abhandl. f. prakt. Ærzte*, XIX, p. 267.

CRUIKSHANK, *Vorf. und Erfahr. über die Wirkungen des Sauerst. in die Lusts.*, a. d. engl., 1800.

BRAULT, *Gazette des Hôpitaux*, 1856.

HERPIN, de Genève, *Bulletin général de thérapeutique*, 1855.

MEYER, *Rust's Magasin für die gesammte Heilkunde*, 1829, vol. XV, cap. I, p. 178.

CHANAL, *Mémoire à la Société médicale de Genève.*

HUNT (Henri), *Med. chirurg. Transact.*, vol. XXVI.

SAYLE, *The Med. Times. Journal de la Société de médecine de Bruxelles*, 8ᵉ année, vol. X, p. 456.

MAUTHNER, *ibid.*, 12ᵉ année, vol. XIX, p. 558.

BLACHE, *Bulletin général de thérapeutique*, t. XLVIII, p. 120.

BARTHEZ, *ibid.*, p. 571.

MARADE, *ibid.*, t. L, p. 337.

DEMARQUAY, *ibid.*, t. XLVIII, p. 437.

GASTON, *ibid.*, p. 440.

ISAMBERT, *ibid.*, t. L.

FOURNIER, *Union médicale*, 1856.

MERAT et DELENS, *Dictionnaire universel de matière médicale.* Bruxelles, 1837, vol. III, p. 536.

CHAUSSIER, *Contre-poisons*, etc. Paris, 1819, p. 153.

HERBER, *Hufel. Journ.*, vol. XXXVI, c. VI, p. 82.

SCHAEFFER, *ibid.*, vol. XLIII, c. IV, p. 20.

FRANCK (J.), *Praxeos med. univers. præcepta*, p. 11, vol. I, sect. II, p. 172.

DUCHATEAU, dans Pereira, *Med. med.*, trad. par Behrend. Leipzig, 1838, vol. I, p. 462.

PHÉNOMÉNOLOGIE.

MORAL. 1. Mauvaise humeur, inquiétude, tension hypocondriaque des nerfs ganglionnaires, qui ne disparaissent qu'après deux saignements de nez. Horn, après deux fois quatre grains. — Mauvaise humeur sans motif, précédée de grande sérénité. Hilpert, soixante heures après cinq grains.

Tristesse, apathie avec dégoût de la vie et frissonnement, le soir, revenant plusieurs jours de suite. Martin, après six grains en six jours.

TÊTE. Embarras de la tête. Martin, trois heures après un grain. En allant au grand air. Martin, après quatre grains.

Embarras de la tête. Vulpius, quarante-huit heures après quatre grains.

5. Embarras de la tête sans céphalalgie. Kunzmann, une heure après deux grains.

Tête entreprise. Vulpius, deux jours après un grain.

Tête entreprise dans l'occiput avec sensation particulière dans les muscles de la nuque. Wilken, chaque fois après quatre grains.

Vertige après un violent mouvement avec congestion de sang vers la tête. Kunzmann, deux heures après deux grains.

Un peu de bière enivre d'une manière étonnante. Blaufluss, le deuxième jour, après un grain.

10. Perte de connaissance subite presque complète après avoir pris un verre de vin. Blaufluss, le sixième jour, après cinq grains.

Mal de tête assez fort. Hilpert, l'après-dînée, un grain, avec un grain 3e trit.

Mal de tête continuel. Hilpert, huit heures après quatre grains.

Maux de tête. Hilpert, après quatre grains.

Le soir, mal de tête assez violent. Vulpius, douze heures après cinq grains. Qui cesse le lendemain.

15. Céphalalgie avec vertige. Ochler, après trois fois quatre grains, en quatre jours.

Le soir, douleur dans l'occiput, s'étendant quelquefois jusque dans les deux mâchoires. Vulpius, vingt-quatre heures après quatre grains.

Mal de tête dans l'occiput. Wilken, après quatre grains.

Mal de tête dans le côté gauche. Horn, après quatre grains.

Mal de tête dans la tempe gauche. Martin, trois heures après quatre grains.

20. Douleur dans la région temporale. Horn, deux heures après un grain.

Douleur lancinante dans la région temporale droite, qui disparaît bientôt et revient. Vulpius, huit heures après cinq grains; revient très-violente après six jours.

Tension dans la partie antérieure de la tête. Hilpert, après six grains en trois jours.

Léger mal de tête dans la région frontale. Après un grain et huit heures après cinq grains.

Tiraillement dans le front, qui revient. Martin, six heures après un grain.

25. Vulsion à la partie inférieure et supérieure de l'os frontal qui revient fréquemment. Blaufluss, après dix grains; disparaît au bout de huit heures.

Tension sur le front, puis éternument et coryza. Horn, deux heures après cinq grains.

Mal de tête sécant jusque dans l'os de la joue. Horn, une demi-heure après cinq grains.

Douleur depuis l'os temporal jusque dans les dents canines. Horn, deux heures après cinq grains.

YEUX. Quelques élancements dans les yeux. Wilken, huit heures après cinq grains.

30. Violente pression dans les yeux. Horn, deux heures après cinq grains.

Le soir, douleur à la paupière supérieure. Hilpert, trente six heures après cinq grains.

Vulsion aux angles internes des yeux. Hilpert, après cinq grains.

Crampe dans l'œil gauche. Reichmann, six jours après cinq grains.

Irritation aux deux yeux avec afflux de sang. Hilpert, soixante-douze heures après cinq grains.

35. Fort afflux de sang vers les yeux. Blaufluss, après cinq grains.

Rougeur des yeux avec peu de douleur, le soir. Hilpert, soixante heures après cinq grains.

Apparitions lumineuses en toussant et éternuant, dans les deux yeux. Kunzmann, trois heures après deux grains.

OREILLES. Bourdonnement dans les oreilles, pendant une

selle douloureuse, sanguinolente. Hilpert, quarante-huit heures après cinq grains.

NEZ. Tiraillement dans la racine du nez. Martin, une heure et demie après un grain.

40. Violent saignement de nez. Hilpert, soixante-douze heures après cinq grains.

Saignement de nez, la nuit. Horn, soixante-dix heures après cinq grains.

Saignement de nez, à deux reprises. Horn, vingt-quatre heures après trois fois quatre grains.

Saignement de nez, par la narine droite. Reichmann, dans la cinquième nuit après cinq grains.

FACE. Chaleur passagère au visage. Hilpert, après quatre grains.

45. Sensibilité exaltée dans toute la face, déchirement dans la racine du nez, vulsion dans les angles des yeux. Hilpert, après cinq grains.

Douleur depuis l'os temporal jusque dans les dents canines. Horn, deux heures après cinq grains.

Douleur pressive à l'os de la joue droite, au-dessous du bord orbitaire, puis tension dans toute la joue et la tempe. Martin, trois quarts d'heure après un grain ; revient au bout de huit heures.

Tension dans la joue droite, au-dessous de l'œil, qui se dirige vers les oreilles, plus tard sur le côté gauche. Martin, après le deuxième grain.

Tension dans la face avec pression vers les yeux, surtout vers le côté droit. Reichmann, après cinq grains.

50. Tiraillement tensif dans la joue gauche sous le bord orbitaire. Martin, après la deuxième dose de quatre grains.

Douleur tiraillante dans la joue droite jusqu'à éternuer. Martin, une demi-heure après le troisième et le sixième grain.

Tiraillement et tension dans la moitié droite de la face. Martin, un quart d'heure après le quatrième et le cinquième grain.

Violent tiraillement dans la joue droite, qui augmente en intensité et durait de même. Martin, après cinq grains.

Tiraillement dans la joue droite et dans la gencive avec une sorte de crampe dans les muscles de la joue droite. Martin, vingt minutes après un grain + trois, un grain.

55. Tension tiraillante dans la joue droite. Martin, après le deuxième et le troisième grain + cinq, un grain, suivie de tendance à éternuer.

Tiraillement dans la joue droite avec douleur dans le lobule de l'oreille droite, tantôt plus manifeste sous l'orbite, tantôt au-dessus des muscles masséters. Martin, après quatre grains.

Tiraillement crampoïde dans les deux joues jusque dans l'articulation temporo-maxillaire, quelquefois avec léger déchirement dans la mâchoire supérieure. Vulpius, de suite, après cinq grains.

Pression crampoïde à l'articulation temporo-maxillaire avec élancements isolés dans les deux mâchoires et les dents, surtout à droite. Vulpius, douze heures après cinq grains.

Quelquefois, élancement en divers endroits de la face. Vulpius, vingt-quatre heures après cinq grains.

60. Vulsion dans les nerfs de la mâchoire inférieure au trou maxillaire postérieur. Hilpert, après six grains en trois jours.

Meyer administra le chlorate de potasse, à la dose de trois grains, répété six fois, contre une prosopalgie qui avait résisté à tous les moyens employés, même au moxa; le malade guérit en quinze jours. Chisholm, Herber, Schaeffer, Franck (J.).

DENTS. Mal de dents à la mâchoire supérieure. Horn, sept heures après cinq grains.

Les dents s'émoussent en prenant tous les jours trente grains, pendant vingt et un jours, pour la curation d'une prosopalgie. Chisholm.

Les gencives deviennent d'un rouge clair. Chisholm.

Les gencives saignent facilement en les nettoyant. Martin, après le deuxième grain.

65. Les gencives étaient un peu rudes au toucher. Guslin.

BOUCHE. Enflure de la lèvre supérieure. Reichmann, après

un grain, qui augmente beaucoup après une seconde dose d'un grain.

Enflure de la lèvre inférieure. Reichmann, six jours après cinq grains.

Sensation de froid sur la langue. Martin, sur-le-champ, chaque fois.

Froid sur la langue et dans le pharynx, pendant cinq minutes. Martin, sur-le-champ, après un grain + trois, un grain.

70. Brûlure légèrement lancinante sur la langue. Martin, une heure après un grain.

Langue chargée pendant la diarrhée. Grafe, après un grain.

Langue chargée à sa base. Martin, trois heures après un grain, de même qu'après le sixième, un grain.

(La langue blanchit dans son milieu, par soixante-quatre à cent vingt grains en quatre à sept jours, chez plusieurs syphilitiques.) Rollo.

(Langue blanche.) Chisholm.

75. (La langue devient blanche au milieu.) Swediaur.

Augmentation de la sécrétion salivaire. Martin, deux heures après un grain + trois, un grain.

Accumulation de beaucoup de salive aigrelette. Ochler, huit heures après quatre grains.

Augmentation de la sécrétion salivaire dans la bouche. Wilken, sur-le-champ, après quatre grains.

Salivation marquée, devenant même incommode deux ou trois heures après l'ingestion. Elle s'accompagne d'un goût salin dans la bouche, lequel persiste à peu près pendant tout le temps de l'élimination. On ressent, cinq ou six jours après la cessation de l'expérience, la gêne résultant de l'épuisement de l'appareil salivaire et le manque de salive. Isambert.

80. Salivation abondante, pendant deux jours, au point qu'il fut obligé de conserver toujours un crachoir (chez un enfant, après quatre grammes). Isambert.

Tantôt crachotement simple, tantôt ptyalisme très-abondant, vif, subit, aigu en quelque sorte; c'est une simple hypersécrétion indolente, passive et temporaire. Fournier.

Quoique la salive n'eût pas sensiblement diminuée, cependant elle lui semble plus liquide qu'à l'ordinaire. Gustin.

Le réactif constatait déjà des traces dans la salive, au bout de cinq minutes. Isambert.

Le chlorate de potasse a une action élective sur la muqueuse buccale. Rédact. du *Bull. de thérap.*

85. Une sorte d'astriction, avec nausées légères, s'est fait sentir dans toute la bouche et la gorge; au réveil, après douze heures (après huit grammes, pris à neuf heures du soir). Gustin.

GORGE. Grande sécheresse de la gorge. Isambert.

Sécheresse dans la gorge. Hilpert; six heures après quatre grains.

(Sécheresse dans la gorge et la poitrine avec toux, comme par la vapeur du soufre, chez une demoiselle de vingt-cinq ans, qui souffrait de prosopalgie, chaque fois après un cinquième, un quart de grain, sur-le-champ.)

Apreté dans la gorge. Martin, une demi-heure après un grain + trois, un grain.

90. Grattement dans la gorge. Martin, après le deuxième, quatre grains.

Déglutition difficile. Vulpius, douze heures après cinq grains, jusqu'au lendemain matin.

GOUT. Goût comme de vitriol bleu. Blaufluss, sur-le-champ, après dix grains.

Goût amer continuel avec froid sur la langue. Martin, sur-le-champ après un grain; revient après le déjeuner et le dîner, de même que le jour suivant après un grain et après cinq grains.

Goût comme d'eau de laurier-cerise avec des sels. Martin, après un grain + trois, un grain.

95. Goût désagréable, acide, salé. Reichmann, après un grain.

Goût amer aigrelet, qui se dissipe promptement. Hilpert, après cinq grains.

Goût acide. Vulpius, après trois grains.

Goût alcalin brûlant. Vulpius, après quatre grains.

Goût acide brûlant, piquant. Ochler, après quatre grains.

100. Arrière-goût aigrelet. Martin, après quatre grains.

L'expectoration de mucus éloigne le mauvais goût. Martin, une heure après un grain.

SOIF. Il se plaignait de la soif. Swediaur.

Soif après cent seize grains en sept jours chez un syphilitique, de même que chez un autre après cent vingt grains en six jours, et chez plusieurs autres. Rollo.

APPÉTIT. Manque d'appétit. Martin, trois heures après un grain ; Wilken, après quatre grains.

105. Accès de faim canine, qui disparut en buvant de l'eau fraîche. Horn, après quatre grains. — Plus tard, absence d'appétit.

Grande faim à des époques non habituelles. Horn, après trois fois quatre grains.

Augmentation de l'appétit. Isambert.

Augmentation très-sensible d'appétit, à midi, qui a persisté pendant trente-six heures environ. Gustin.

Dégoût avec légère horripilation, sur-le-champ. Kunzmann, après un grain.

Chanal l'employa avec grand succès dans certaines stomatites ulcéreuses.

Hunt (Henri), dans les affections gangréneuses de la bouche.

Blache en obtint de belles guérisons dans la stomatite ulcéro-membraneuse; dès le second jour, les ulcérations se détergent, les fausses membranes disparaissent et ne se reproduisent plus, la fétidité de l'haleine disparaît, et, en cinq ou six jours, la muqueuse se recouvre d'un nouvel épithélium. — Barthoz, Mazade et Isambert rapportent des faits qui confirment les précédents.

Le docteur Brault a obtenu de très-bons résultats de l'emploi du chlorate de potasse dans le traitement du scorbut. Les résultats n'ont pas été moins remarquables par la simplicité du traitement que par la promptitude du succès.

1° Chez un enfant de huit ans, en traitement depuis un

mois, sans résultat aucun, fut traité par le chlorate de potasse à la dose de un à trois grammes, sans le secours d'aucun autre moyen, et guérit au bout de huit jours et était en
état de sortir de l'hôpital. Caractérisé par le boursoufle-
ment et l'ulcération des gencives, la fétidité de l'haleine,
la pâleur du visage, la diminution des forces.

2° Chez quatre marins atteints de scorbut rebelle. Ils présentaient l'ensemble des symptômes suivants : Pâleur, bouffissure et abattement du visage; décollement considérable
et tuméfaction des gencives; ébranlement des dents; ulcères
sanguinolents et se prolongeant (dans deux cas) sur la face
interne correspondante de la joue; fétidité de l'haleine;
ténesme général. Marche impossible pour trois d'entre eux
et très-difficile pour le quatrième. Les membres pelviens
présentaient un gonflement accompagné d'ecchymoses énormes, s'étendant même aux parties latérales du tronc et à la
face interne des membres supérieurs; elles étaient plus
marquées aux parties déclives, comme à la région poplitée.
Douleurs vives dans les articulations fémoro-tibiales surtout, même dans l'immobilité. Appétit conservé. Un peu
de constipation.

Deux à huit grammes de chlorate de potasse dans les
vingt-quatre heures. Guérison complète au bout de quatorze, douze et huit jours.

Bayle l'administra avec avantage contre les ulcérations
phagédéniques. Un homme de trente-quatre ans, affecté de
syphilis depuis cinq mois, offrait un large ulcère au palais,
un second à bords irréguliers et de mauvais aspect au sommet de la tête, et un troisième siégeant au dos. Il y avait
de l'insomnie, de l'inappétence et de la faiblesse du pouls.
Le traitement par l'iodure de potassium n'ayant amené aucune amélioration, on les lava avec de l'acide nitrique di-
lué, et on donna chaque jour douze décigrammes de chlorate
de potasse dissous dans de l'eau. Les ulcères se fermèrent
au bout de quelques jours; une petite portion d'os se sépara
du palais. Le sommeil et l'appétit revinrent. L'auteur rapporte ainsi quatre observations.

Il agit d'une manière spécifique dans la stomatite mercurielle. MM. Demarquay, Mazade, Isambert, Fournier, rapportent des observations qui ne laissent aucun doute à cet égard.

Spécifique contre la stomatite aphtheuse des enfants, à la dose de cinq à dix grains dans quatre onces d'eau par jour, d'après Mauthner.

Herpin, de Genève, l'a employé avec un succès qui dépassa tout attente dans la stomatite mercurielle. C'est d'ordinaire un traitement de quatre jours et même moins, si on s'y prend dès l'invasion. Les premiers signes à saisir sont un léger bourrelet sur le bord libre des gencives et l'odeur de ces parties perçue au moyen du doigt indicateur passé sur le bord alvéolaire; dose, deux à quatre grammes par jour; un ou un demi-gramme toutes les trois ou quatre heures dans une tasse de tisane ayant un goût prononcé.

DIGESTION. (ESTOMAC.) 110. Rapports. Horn, deux heures après cinq grains; Kunzmann, une demi-heure après un grain.

Rapports et malaise. Martin, un quart d'heure après cinq grains.

Renvois d'air. Martin, une demi-heure après un grain + trois, un grain.

Violents renvois avec alternative de douleur dans la cavité thoracique et abdominale. Ochler, après un grain.

Rapports aigrelets. Reichmann, après un grain.

115. Douleur pressive dans la gorge et l'estomac avec tendance à avoir des rapports. Martin, après quatre grains.

Pression dans la région stomacale. Blaufluss, six heures après dix grains.

(Mal d'estomac.) Wendt.

Tranchées dans l'estomac. Horn, quatre heures après un grain.

Pression dans l'estomac avec sensation comme s'il était à vide. Martin, dix minutes après un grain + trois, un grain.

120. Pression dans le creux de l'estomac avec humeur apathique et frisson. Martin, après six grains en six jours.

Chaleur dans l'estomac. Horn, après cinq grains.

Sensation de chaleur dans l'estomac. Martin, neuf heures après quatre grains.

Une sensation de pyrosis très-incommode qui a duré plus d'un jour (après huit grammes). Isambert.

VENTRE. Pression dans l'hypocondre droit jusque dans le nombril. Hilpert, huit heures après quatre grains.

125. Pression tensive dans l'hypocondre droit qui disparut après une émission de vents. Kunzmann, huit heures après un grain.

Pression dans l'hypocondre gauche. Hilpert, huit heures après quatre grains.

Pression douloureuse dans la région des vraies côtes gauches. Martin, après deux grains.

Douleur dans le bas-ventre. Blaufluss, six heures après dix grains.

Tranchées dans le bas-ventre. Reichmann, après un grain.

130. Borborygmes dans le ventre. Merat et Delens.

Beaucoup de vents toute la journée. Martin, six heures après quatre grains.

Roulement continuel dans le bas-ventre avec tendance à la diarrhée. Martin, trois heures après quatre grains.

Douleur de ventre avec diarrhée. Svediaur.

Douleur de ventre et diarrhée après deux cent trente-deux grains en sept jours, chez un syphilitique. Rollo.

135. Douleur dans la région du bassin (Ochler, après quatre grains), s'accroît chaque fois après les quatre grains ultérieurement administrés, et persiste avec diarrhée, diminuant plus tard d'une manière insensible, pendant dix jours.

SELLES. Abondante émission de vents.

Envie d'aller à la selle. Reichmann, après cinq grains.

Pression continuelle pour aller à la selle, l'évacuation étant normale. Martin, après cinq grains.

Selle très-dure; vers la fin, mucosités mêlées de sang. Hilpert; quarante-huit heures après cinq grains; ainsi que quatre heures plus tard.

140. Selle très-dure, sèche. Hilpert, après trois fois un grain + trois, un grain.

Selle dure contre son ordinaire. Horn, vingt-quatre heures après cinq grains.

La selle qui arrive ordinairement le soir, à dix heures, est supprimée. Reichmann, après dix grains.

Selle très-lente, retardée, le soir, à onze heures et demie. Martin, après le deuxième, un grain.

Excréments mous, sans douleur à leur sortie. Hilpert, soixante-seize heures après cinq grains.

145. Selle liquide le lendemain matin. Martin, après le deuxième, un grain.

Selle très-liquide. Martin, trois heures après le troisième, un grain.

Violente diarrhée, toujours liquide; au bout de six jours elle ne consiste qu'en mucosités. Grafe, douze heures après un grain; ne cessa que le neuvième jour.

Selle liquide avec douleur dans la région du bassin. Ochler, après deux fois quatre grains; pendant dix jours.

Selle un peu plus liquide que d'ordinaire. Wilken, dix heures après quatre grains.

150. Diarrhée douloureuse. Wendt.

Les selles ont présenté en général une couleur verdâtre. Isambert.

RECTUM. Douleur continuelle dans le rectum. Hilpert, quarante-huit heures après cinq grains.

SYSTÈME URINAIRE. Agit comme diurétique dans une hydropisie. Ferrier.

Urine très-trouble. Horn, soixante-douze heures après cinq grains; Kunzmann, après le premier, le deuxième et le troisième, un grain; Martin, douze heures après un grain et ses répétitions; Vulpius, six jours après cinq grains.

155. L'urine, qui était trouble auparavant, devient claire. Kunzmann, après cinq grains.

Sort quelquefois non altéré avec l'urine, chez des syphilitiques. Cruikshank.

L'urine est toujours restée fortement acide. Isambert.

L'urine présente déjà, au bout de dix minutes, le chlorate
en substance, au réactif, et au bout d'une demi-heure la réaction est déjà à son maximum d'intensité. Isambert.

Fréquentes envies d'uriner. Martin, douze heures après quatre grains.

160. Envie extraordinaire d'uriner. Oehler, sept jours
après onze grains, en sept jours.

ORGANES GÉNITAUX. Prurit dans l'urètre. Hilpert, vingt-
quatre heures après quatre grains.

Violentes érections avec pollutions. Hilpert, douze heures
après quatre grains.

Fortes érections continuelles avec prurit au scrotum. Hilpert, vingt-quatre heures après quatre grains.

Fortes pollutions pendant des rêves voluptueux. Hilpert,
vingt heures après quatre grains.

165. Appétit vénérien très-abattu avec frissons et disposition apathique de l'esprit. Martin, après six grains, en six
jours.

MUQUEUSE NASALE. Éternument. Reichmann, de suite
après un grain; après le deuxième, un grain, et après cinq
grains. — Excitation dans la gorge à éternuer fréquemment
avec augmentation de la sécrétion muqueuse. Hilpert, huit
heures après trois grains en deux jours, de même qu'après
trois grains administrés plus tard; existait encore le lendemain avec vulsion aux masséters et revint après cinq grains.

Éternument. Horn, deux heures après cinq grains, puis
coryza.

Violent éternument. Martin, une heure après un grain,
ainsi qu'à la dose suivante.

Éternument avec violent coryza. Vulpius, après un, deux,
trois et cinq grains.

170. Violent coryza avec beaucoup d'éternuments et forte
sécrétion muqueuse, tout à fait extraordinaire. Martin, après
deux fois un grain + trois, un grain.

Violent coryza. Vulpius, après deux fois quatre grains.

Violent coryza. Hilpert, vingt-quatre heures après trois fois quatre grains.

Il provoque légèrement la sécrétion pituitaire. Isambert.

LARYNX. Enrouement. Hilpert, six heures après dix grains.

175. Sécheresse dans la gorge et sur la poitrine avec toux violente, comme après avoir inspiré de la vapeur de soufre, sur-le-champ, chaque fois après un quart de grain, chez une demoiselle qui souffrait de prosopalgie.

Une altération de la voix qui a duré deux à trois jours. Isambert.

Violente toux avec coryza. Ochler, après cinq grains, et après l'administration de six grains les jours précédents.

Un peu de toux. Vulpius, après quatre grains.

Légère excitation à tousser dans le larynx. Martin, une heure après un grain + trois, un grain.

180. Un peu d'irritation des bronches. Isambert.

POITRINE. Oppression de poitrine avec fort battement de cœur. Blautluss, après cinq grains.

Congestion de sang vers la poitrine, oppression et violent battement du cœur. Kunzmann, deux heures et demie après deux grains.

Serrement de poitrine. Martin, trois heures après un grain.

Oppression de la poitrine avec la sensation comme si les poumons étaient serrés légèrement par un cordon étroit. Wilken, vers le soir, douze heures après quatre grains ; cesse un peu jusqu'au lendemain matin, où il prend les quatre grains. La douleur de poitrine reparaît l'après-dinée avec une nouvelle intensité et acquiert, sans autre cause, un degré excessivement incommode, le soir. Les douleurs de poitrine continuent le lendemain, troisième jour, mais cessent complètement le quatrième jour, de telle sorte qu'il prit les quatre autres grains, qui occasionnèrent encore cette fois cette oppression de poitrine, précédée des mêmes incommodités qui s'étaient fait sentir les jours précédents avant la douleur de poitrine, qui disparut cependant aussi complètement au bout de deux jours. Wilken.

185. Serrement de poitrine, comme par la vapeur de soufre, chez une demoiselle souffrant d'une prosopalgie, trois fois après un quart de grain de la 5e trituration.

CŒUR. Froid dans la région du cœur. Martin, de suite après cinq grains.

Battement violent de cœur, presque appréciable à l'ouïe, avec oppression de poitrine et froid aux pieds. Blaufluss, après dix grains.

Battement du cœur violent, mais régulier, quatre-vingts pulsations à la minute. Kunzmann, après deux grains.

Battement violent de cœur, non accéléré, avec froid dans la région du cœur. Martin, une heure après cinq grains.

MEMBRES THORACIQUES. 190. Tiraillement dans les avant-bras. Hilpert, après un grain + trois, un grain.

Tiraillement et déchirement dans l'articulation des deux mains. Martin, trois heures après un grain + trois, un grain.

Léger déchirement dans l'articulation de la main droite et la long de l'avant-bras. Martin, de suite après un grain.

Crampe dans l'indicateur de la main droite. Reichmann, six jours après quatre grains.

Froid passager intérieur dans l'avant-bras droit. Martin, après le cinquième, un grain.

Froid extraordinaire dans le bras droit. Reichmann, après un grain.

MEMBRES ABDOMINAUX. 195. Tiraillement dans la cuisse. Hilpert, après un grain + trois, un grain.

Douleurs violentes, lancinantes, dans l'articulation du genou droit. Vulpius, six heures après quatre grains.

Crampe dans la jambe. Reichmann, six jours après cinq grains.

Froid des pieds avec battement de cœur. Blaufluss, après dix grains, qui ne se réchauffent que l'après-dinée.

SYMPTOMES GÉNÉRAUX. *Élancements* (tête, yeux, face, mâchoires, dents, genou).

200. *Douleurs rhumatismales* dans diverses parties du corps. Vulpius, soixante-douze heures après cinq grains.

Déchirement (mâchoire supérieure, poignet).

Douleurs sécantes (incisives) (tête, estomac).

Tiraillement (tête, racine du nez, face); tiraillement tensif (face); tiraillement crampoïde (face, avant-bras, poignet, cuisse).

Pression (yeux, os de la joue); pression crampoïde (articulation de la mâchoire inférieure, estomac, creux de l'estomac, hypocondre).

205. Tension (tête, joues).

Vulsions à la tête et à d'autres parties du corps (tempes, angles des yeux, yeux, face, doigt indicateur, jambe). Martin, vingt heures après cinq grains.

Convulsions avec délire. Duchâteau.

Sentiment de malaise. Wilken, après quatre grains.

Lassitude. Kunzmann, une heure après deux grains.

210. Grande faiblesse passagère, pendant la diarrhée. Grafe, après un grain.

Congestion de sang vers la tête et la poitrine.

Sensation de froid (langue, gorge, région du cœur, bras, pieds).

PEAU. Prurit à tout le corps, le soir dans le lit. Blaufluss, après dix grains, le lendemain matin.

Petites papules rouges, nombreuses. Blaufluss.

215. Prurit à la peau, la nuit. Kunzmann, après cinq grains, le lendemain matin.

Prurit sur tout le corps. Ochler, après quatre grains, plus au visage le lendemain.

Petit bouton à la cuisse et à la commissure droite de la bouche. Ochler, après trois fois quatre grains.

Violent prurit à tout le corps. Werther, après six grains en trois jours.

Plusieurs ampoules, non très-pruriteuses, remplies de pus et entourées d'un cercle rouge sur les membres. Martin, après deux fois dix grains.

220. Un exanthème de la peau qui ressemble aux syphilides, et disparaît de suite. Cruikshank.

Petit bouton entre la lèvre et le menton. Hilpert, trente-six heures après cinq grains.

Petit bouton au front. Hilpert, après trois fois un grain +
trois, un grain.

Un petit bouton extraordinairement brûlant sur la joue
gauche. Martin, douze heures après un grain.

Petit bouton à la lèvre inférieure. Vulpius, vingt-huit
heures après cinq grains.

225. Pourpre avec petits boutons douloureux isolés sur l'é-
paule gauche, pendant dix jours. Horn, après six grains en
trois jours.

Ampoules pruriteuses sur le dos de la main droite. Martin,
après six grains en six jours; purulent plusieurs jours, et
douze heures après deux fois quatre grains.

Petits tubercules très-pruriteux avec petites ampoules sur le
dos de la main gauche. Martin, vingt-quatre heures après cinq
grains, qui disparurent le jour, mais revinrent le lendemain
matin, de même qu'après quatre grains.

Envies très-enflammées aux doigts, ce qu'il n'avait jamais
eu. Martin, quarante-huit heures après le deuxième, un grain.

Petits tubercules rouges aux cuisses et sur les épaules, non
dans les articulations; ils sont secs au bout de quarante-neuf
heures, après quoi apparaissent quelques petits boutons au
visage. Kunzmann, après cinq grains.

230. Le chlorate de potasse est le meilleur vulnéraire que
l'on puisse administrer dans les coups violents, chutes et con-
tusions, s'il existe une extravasation de sang, une ecchymose,
une contusion, elle disparaît avec la plus grande promptitude.
Deux gros dans vingt-quatre cuillerées d'eau froide, matin et
soir, pendant quatre jours consécutifs. Chaussier.

Swidiand guérit en treize jours, par l'usage du chlorate,
administré à la dose de trois, quatre, cinq grains, quatre
fois par jour, chez plusieurs individus, des ulcères syphilitiques au gland et au prépuce.

SOMMEIL. Grande fatigue et envie de dormir. Hilpert,
l'après-dinée après un grain + trois, un grain; revient après
chaque dose.

Sommeil agité. Hilpert, après quatre grains.

Sommeil agité; contre son habitude il se réveille vers le

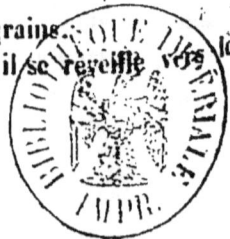

matin au milieu de rêves anxieux, couché sur le dos, avec ronflement bruyant et grande difficulté pour respirer. Martin, vingt-quatre heures après deux fois quatre grains.

Sommeil agité, fréquemment interrompu par des rêves pénibles. Blaufluss, après dix grains.

235. Sommeil agité, plein de mauvais rêves, contre son habitude. Martin, après le cinquième, un grain.

Beaucoup de rêves pendant lesquels se présentent une masse de choses qui se sont passées dans la journée. Ochler, après trois fois quatre grains.

Rêves calmes de prédiction de mort. Martin, après six grains, plusieurs fois en six jours.

Rêves de mort et de fièvre nerveuse. Martin, après onze grains, en onze jours.

Rêves voluptueux avec pollutions. Hilpert; vingt heures après quatre grains.

FIÈVRE. 240. Il est frileux, à l'air, ce qui ne lui est pas ordinaire. Blaufluss, après dix grains, pendant deux jours.

Frisson. Horn, après deux fois quatre grains.

Frisson, le soir, par tout le corps. Hilpert, douze heures après dix grains.

Froid continuel. Ochler, après onze grains en sept jours; ainsi que Reichmann, après dix grains.

Froid extraordinaire, pendant plusieurs jours. Horn, après un, deux, trois et cinq grains.

245. Grand froid. Martin, après un grain, et après le troisième et le sixième, un grain.

Violent froid, l'après-dinée. Vulpius, huit heures après cinq grains; continuel.

Froid avec roideur des mains. Martin, après le cinquième, un grain.

Grand froid jusqu'à frissonner. Martin, après cinq grains.

Horripilation avec froid sur le dos et au cou avec chaleur des pieds. Blaufluss, six heures après dix grains.

250. Frisson par tout le corps. Kunzmann et Martin, après un grain.

Sentiment de frisson, sur-le-champ. Martin, après quatre grains.

Chaleur insupportable dans le lit. Blaufluss, le soir, après dix grains.

État fébrile avec violent battement du cœur et du pouls. Blaufluss, après dix grains.

CIRCULATION. Pouls fréquent, augmenté. Blaufluss, une heure après un grain.

250. Pouls accéléré, jusqu'à quatre-vingts pulsations dans la minute. Blaufluss, après dix grains.

Pouls à soixante-dix, tandis qu'on n'en comptait que soixante-quatre à soixante-sept à la minute. Hilpert, de suite après cinq grains; il donne encore soixante-douze pulsations à la minute au bout de soixante à soixante-douze heures.

Pouls à soixante-dix-huit, qui n'est d'ordinaire que de soixante-dix. Horn, après cinq grains; vingt-quatre heures plus tard encore soixante-quatorze.

Pouls à la main droite plein, mou, lent, à soixante-huit, intermittent, entre vingt-cinq à trente pulsations, non en harmonie avec les battements du cœur (quatre-vingts dans la minute); à la main gauche petit, mou, légèrement dépressible. Kunzmann, pendant deux heures, deux heures et demie après deux grains.

Pouls à soixante-quatorze, qui est d'ordinaire à soixante-dix. Reichmann, après un grain.

255. Le pouls, qui donnait soixante-cinq pulsations à la minute (pouls normal chez l'expérimentateur) quand il le prit, monte en trois heures à quatre-vingts, puis à quatre-vingt-dix, pendant plusieurs heures. Vulpius, après un grain.

Pouls accéléré, quatre-vingt-six pulsations au lieu de soixante-cinq. Vulpius, après deux grains, de même qu'après trois grains, et six heures après cinq grains.

Le pouls monte à quatre-vingt-dix pulsations à la minute. Swediand.

Pouls à quatre-vingt-dix, chez un syphilitique, après l'usage de cent seize grains en sept jours. Rollo.

Le sang qui sortait de la veine était remarquablement visqueux, chez le même malade. Rollo.

Ancienne école : Rhumatismes opiniâtres de nature nerveuse. KNOR, V. HELMENSTREIT. — Affections nerveuses catarrhales et grippe. BOECKH. — Névralgies. BOECKH. — Syphilis,
ulcères et bubons. CRUIKSHANK, SWEDIAND, ALYON, GISTANNOR,
ROLLO. — Hydropisie. FERRIER. — Scorbut, surtout avec ulcérations aux gencives. GARNET, FERRIER, BRAULT. — Gangrène
sèche, au début. G. A. RICHTER. — Maladies scrofuleuses de
la peau. HEIBERG, HJORT. — Ulcères lépreux et scorbut. LES
MÊMES. — Fièvre à la suite de lésions externes de coups,
chutes, etc. BERTRAND. — Plaies et fièvre traumatique. CHAUS-
SIER. — *Fièvres muqueuses*. BOECKH. — Fièvre typhoïde; choléra malin; céphalalgie semi-latérale. BOECKH. — *Prosopalgies*.
CHISHOLM, SCHÆFFER, J. FRANCK, MAYER, etc., surtout quand des
congestions vers la tête l'entretiennent. VOLZ. — Prosopalgie
chez une jeune fille de vingt ans, survenue à la suite d'une
frayeur et parvenue insensiblement à un haut degré; au début,
avec la sensation à travers la moitié gauche du corps comme
d'une secousse électrique; au plus fort, dans la joue gauche,
dans la région de la patte d'oie; vers la fin, douleur comme
d'un éclair, qui revient toutes les dix à douze minutes, le jour
et la nuit à travers la moitié gauche du visage; elle durait de
une demie à une minute, augmentait beaucoup en parlant et
au moindre attouchement de la joue; une violente pression
l'apaisait un peu; la partie souffrante était d'un rouge de
feu, les muscles tressaillaient convulsivement, les artères temporales battaient avec force et l'œil larmoyait. Au début, bel-
ladone était d'un grand secours, et plus tard, quand il y eut
récidive, ce fut kal. muriat. oxygenat., tous les jours, à la
dose de douze à dix-huit grains. HERBER. — Ulcérations de la
bouche, précédées de salivation abondante. EYR, HEIBERG, HJORT.
— Stomatite ulcéreuse. CHANAL, BLACHE, BARTHEZ, MAZADE,
LAMBERT. — Affections gangréneuses de la bouche. HUNT. —

Stomatite aphtheuse des enfants. MAUTHNER. — Stomatite
mercurielle. HERPIN, DEMARQUAY, MAZADE, ISAMBERT, FOURNIER.
— Ulcérations phagédéniques. SAYLE. — Cynanche tonsil-
laire. ALBERS. — Obstructions dans les viscères abdominaux
et l'ictère rebelle, même organique, qui en provient. ODIER.
REMER. Boeckh administra avec un très-prompt succès le
chlorate de potasse dans un grand nombre de cas de sécrétion perverse de l'estomac, caractérisée par une langue lisse et
blanche; *états muqueux* avec le caractère de l'éréthisme. IDEM.
— Gastro-entérite avec flux abondant de salive, ulcération de
la muqueuse buccale; langue humide, couverte d'un enduit
blanc, douleurs névralgiques aux membres et à la tête, et pouls
très-excité. BOECKH. — Croup. CHAUSSIER. — *États muqueux*
de la poitrine avec le caractère de l'éréthisme. BOECKH. —
Phthisie pulmonaire tuberculeuse à la suite d'une pneumonie.
KOECHLER. — Le chlorate fut suivi d'accélération du pouls; la
toux augmenta, les douleurs de la poitrine devinrent plus
vives et les crachats sanguinolents, diverses affections des
organes de la digestion, diminution de l'appétit, maux de
ventre et diarrhée séreuse. RUST's, *Magaz.*, Bd. XVI, hft. 1,
et KNESCHKE's, *Summar N. F.*, Bd. I, s. 472.

Emploi d'après le principe homœopathique : Martin place
l'action fondamentale du chlorate de potasse dans un *affaiblissement de la partie nerveuse dans le réseau capillaire*, et part
de là pour préciser son emploi dans diverses formes d'obstructions des viscères abdominaux et dans des affections qui semblent en provenir, telles que la mélancolie, les maladies de
poitrine compliquées d'asthme, certaines éruptions, les douleurs hémorroïdales, les névralgies, le scorbut, etc. Il apai-
serait d'une manière antipathique plusieurs inflammations,
qui, à proprement parler, ne consistent qu'en une violente
tension de la partie veineuse du réseau capillaire, comme nous
l'apprend l'avantage qu'on retire de son congénère, le nitre
dans des cas semblables; le même auteur espère qu'on
pourrait aussi se servir du chlorate de potasse pour dériver,
c'est-à-dire pour provoquer, selon le précepte de l'art, une mé-
tastase. Mutisme, en vertu de son action puissante sur les

membranes muqueuses. Prosopalgie, arthritique, herpétique (avec le secours de nat. mur., acide phosph., nux vom., mosch., lycop, sulph. et kal. carbon). MARTIN. — Mal périodique (de nature scorbutique?) chez une blonde de vingt-quatre ans; chaque accès commence par une douleur fouillante dans tout le corps, surtout en travers des cuisses, ainsi qu'au visage, accompagnée de faiblesse de la vue, tressaillement avec mal de tête au milieu du front; en lisant, les caractères paraissent beaucoup plus petits; la malade est sensible, triste, et ce mal général dure trois jours; ensuite se déclare une affection de la bouche, tandis que les autres souffrances diminuent peu à peu; la gencive est douloureuse, répand une mauvaise odeur, suppure et saigne; en même temps, chaleur et sécheresse de la bouche, flux de salive, teint terreux; les yeux perdent leur expression; bouffissure de la face; chaleur et enflure des lèvres, avec desquammation, lassitude générale; fatigue plus grande le matin, au lever, que le soir au moment de se coucher (quoiqu'elle dorme beaucoup, surtout après chaque repas); la malade se rétablit d'ordinaire dans les huit ou neuf jours, n'importe le traitement qu'on lui fasse subir; le chlorate de potasse seul est en état d'enlever immédiatement son mal. LIEDBECK.

ALOE SOCCOTORINA.

Aloès. — Aloe, liliacées, Juss. — Hexandrie monogynie. LINN.

La substance extracto-résineuse que l'on emploie, sous ce nom, en homœopathie, est le suc épaissi de la plante; c'est l'aloès soccotrin qui est le plus pur et dont on se sert pour les préparations homœopathiques. Il est en masses, d'un brun foncé, d'une cassure résineuse et brillante, rouge et translucide sur les bords; il s'amollit entre les doigts et devient collant; réduit en poudre, il est d'un jaune doré et safrané; sa saveur est un peu aromatique, son odeur un peu balsamique et tout à fait particulière. Il se dissout en totalité dans l'alcool et dans l'eau bouillante.

PRÉPARATION. — On le pulvérise et on en extrait les principes actifs par vingt parties d'alcool, ou bien on en prépare les trois premières atténuations par la trituration, ce qui vaut encore mieux. Jahr.

———

SOURCES.

Amerikanische Arzeneiprüfung, Vorarbeiten zur Arzenei-lehre und Naturwissenschaft, von Constantin Hering. Leipzig, 1857, cah. VII, p. 764-862.

HERING prit une dose de la 10ᵉ trituration, et plus tard une plus élevée, sans la répéter.

HELBIG prit cinq grains d'aloès, l'après-midi, et rapporte beaucoup de symptômes observés chez plusieurs autres personnes.

HENKE prit : *a*, dix gouttes de teinture ; — *b*, trente gouttes le matin ; — *c*, deux grains triturés avec quatre grains de sucre de lait, le matin.

L. S. (SCHRETER?). Un étudiant en médecine de Volhynie en prit deux grains en substance.

PREU se servit de l'*aloe lucida* ou *caprusis* trituré avec le triple de son poids de sucre de lait, et fit quatre expériences. Le matin ; *a*, deux grains ; — *b*, trois grains ; — *c*, deux grains ; — *d*, quatre grains.

A. B., médecin, âgé de vingt à trente ans, l'expérimenta en 1833, sous la conduite de Hahnemann, en olfaction, en globules, et plus tard il le prit en substance. Ces expériences sont désignées I. En novembre il s'administra un globule gros comme un grain de chènevis, que Hahnemann avait humecté de la 30°, et qui, avec d'autres, avait été conservé dans un tube en verre, à onze heures de la matinée, et, au bout de quelques heures, il en ressentait déjà les effets. Le second, il répéta la même dose et à la même heure, ainsi que le quatrième jour. Le cinquième jour il prit, à midi, une demi-heure avant son repas, un globule de la 30° dil., gros comme une graine de pavot ; le sixième, le septième et le huitième jour, même dose ; le neuvième jour il prit, à onze heures, vingt-quatre globules, après quoi toutes les indispositions s'aggravèrent d'une manière extraordinaire. Le treizième jour, il prit un globule à trois heures de l'après-dinée. Le seizième jour en olfaction. II. Après quatre semaines, le matin, à six heures, à jeun, un grain d'aloès. III. Après une semaine, dans la matinée, étant très-bien portant, quatre grains du meilleur aloès, en poudre grossière, avec six gorgées d'eau.

D'JEANES se servit de hautes dilutions et KOCH de dilutions basses.

D'REIDHARD se servit, dans ses expériences : *a*, un grain de la 10° trituration ; *b*, la même dose, chaque soir, pendant deux semaines.

D'RAUE prit la 10° trit. toutes les heures, trois fois le soir et deux fois le lendemain matin, jusqu'à ce qu'il obtint des signes manifestés, et qui, quoique l'action ne fût que légère, persistaient néanmoins pendant trois jours.

Dr WILLIAMSON fit ses observations dans l'été de 1849, alors que sévissait le choléra, et plus tard durant une épidémie de dyssenterie et de diarrhée. Il donna quatre, cinq et six grains. Il constata spécialement chez ces malades des signes se rapportant à la menstruation, et tout à fait propres à l'aloès, attendu que les autres, qui prirent d'autres remèdes, n'accusèrent aucun trouble.

J. D. MULLER, *Zeitschrift des Vereins der homœopathischen Ærzte Æstereichs.* Wien., 1857, t. I, p. 38. Chez une brunette robuste et saine, âgée de trente et un ans, mère de plusieurs enfants.

Dr BUCHNER et son coexpérimentateur St prirent de petites doses, un à trois grains de la substance. Tous les deux étaient âgés de vingt à trente ans; Buchner, de constitution bilieuse, St, lymphatique. Les symptômes portant J. M. se déclarèrent chez une jeune fille qui, pour une aménorrhée, avait pris, tous les jours, trois grains d'extrait. (*Allgm. homœop. Zeit.*, 1841, v. XX, p. 263.)

Dr GIACOMINI prit, en trois ans, quatre onces d'aloès.

VOIGTEL, *Arzeneimittellehre.* — GREN, *Pharmak.*, 3e édit., p. 18. — GOSEWISCH, à Wilmington. — MONRO, *Works*, 1781, p. 506. — STRUMPF, *Hufeland's Journal*, LIV, 2, 66. 1852. — J. A. SCHMIST, *Mat. méd.* — SCHNEIDER, *Adversarien.* HAHNEMANN, *Arzeneischatz*, p. 66. — SCHRŒDER, *Arzeneischatz.* — CULLEN, *Traité de Matière médicale*, trad. de Bosquillon. Paris, 1790, t. II, p. 548. — TROUSSEAU et PIDOUX, *Traité de thérapeutique et de matière médicale*, Bruxelles, 1845. — *Mém. de la Société royale de méd. de Paris*, t. II, p. 162. — ZUMBROCK, à Philadelphie. — GERHARD, *Lond. Med. J.*, 1851, feb. — WIDEKIND, *Rust's Magazin*, 1827, II, 2. — XXIV, p. 304. — DIOSCORIDES. — WISBACH, cyr., VI, 5. — BOMBERG, *Casp. Wochensch.*, 1833, I, 251. — T. — CESTE. — HOFMANN, *Hufel. Journal*, 76, 2, 62. — FECHNER. — RICHTER, *Volst. Arzenei-mittelleh.* — GESENIUS, *Arzenei*, 124. — B. SCHNUW, *Wunderbuch*, 1657. — VOGT, *Pharmakodyn.* — PEREIRA. — MESUC.

— Neumann, *Kst. d. M.* II, 616. — Hahnemann, *Apoth. lex.
Frank.* — Schreger. — Paul Gerhard. — Crato, *Zaeut.
Lusit.* — Kunz. — Weikard. — Hong. — Boerhaave. —
Moiroud, *Pharmacologie vétérinaire.* 1857, Bruxelles, p. 175.
Hubener, *Die gastr. Khtn.* Leipzig, 1844. — Copland, *Dict.
pract. med.*, art. *Colon.* — Arnemann, 6ᵉ édit., p. 419. —
Honigberger. — Lehrike, *Mat. méd.*, 6ᵉ édit., p. 136. —
Sundelin, I, p. 405. — Bischoff, *Méd. Bot.*, 432. — Pit-
schaft. — Ideler, *Hufeland's Journal*, 4, 1, 119. — *Sparr-
man's Reise*, p. 475. — *All. Zeit. f. Hom.*, cah. III, p. 149.
Bartholinus, *Act. med.*, ann. 1768, obs. 64. — Greenhow,
Lond. Med. Gaz., vol. XIX, p. 270. — Galien. — Noack-
Trinks. — Selle, *Méd. chir.*, 7ᵉ édit., 557. — Anderson,
Hufel. Journ., 1813. — Rauscher, *Rust's Mag.*, 22, 597,
1826. — Charpentier-Cossigny, *Reise nach China und Bengalin*.
1801, p. 121. — Loesecke, 6ᵉ édit., p. 155.

Les symptômes précédés d'un astérique (*) sont des effets
curatifs.

Les chiffres précédant le nom de l'expérimentateur indiquent la dilution.

PHÉNOMÉNOLOGIE.

MORAL. Inquiétude, angoisse et congestions sanguines.
Voigtel, Schreger.

Une sorte d'angoisse; après un gramme. Giacomini.

Oppression et angoisse. Raue.

Vertige avec angoisse. Hering, voy. n° 75.

5. Sursauts avec angoisse. Buchner.

Inquiétudes dans le bas-ventre, avec otalgie. Voy. n° 196.

Grande angoisse, agitation, crainte de la mort et grande
frayeur, au point qu'elle ne sait rester nulle part.

Regard errant et inquiet avec agitation excessive.

Après une pollution nocturne, crainte en entendant secouer la croisée par l'action du vent; le quatrième jour. A. B., I.

10. Irritabilité; il ne souffre nullement la présence de plusieurs personnes, cela le contrarie; le vingt-quatrième jour. A. B., III.

Anthropophobie. Preu.

(Il se dispute avec tous ceux qui le contrarient; il se ferait plutôt mettre en pièces que de renoncer à sa volonté.) Reidhard, a.

Le temps devient trouble, froid, pluvieux (au mois de décembre), et son humeur inquiète, rêveuse, mécontente; le cinquième jour. A. B. III.

Il est chagrin et fâché contre lui-même, au point qu'il insulte et calomnie; aggravé l'après-dînée; le troisième jour. C. Hering.

15. Tête entreprise; soucieux, non content; le huitième jour. A. B., III.

Peu d'envie de travailler, découragement; il est soucieux de ses succès; le quatrième jour. A. B., III.

Depuis le matin, grand mécontentement, humeur malheureuse avec embarras de la tête et aversion pour le travail; amélioré le soir; le vingt-quatrième jour. A. B., III.

Chagrin; le premier jour. Preu, a.

Sans le moindre motif, il est fâché contre lui-même; le premier jour. Preu, a.

Sans le moindre motif, il est fâché contre lui-même; le deuxième jour. Preu, a.

20. Il est de mauvaise humeur et morose; le deuxième jour. Henke, c.

Humeur sombre, avec douleurs aux reins, aggravées le soir; pendant toute une semaine. Helbig, L. S., 1153.

Mauvaise humeur, avec flatuosités dans les intestins. Preu, b, 522.

Humeur sombre, rarement diminuée par une douleur de l'âme; le deuxième jour. Preu, a.

Mauvaise humeur et inaptitude au travail, avec agitation; le troisième jour. Preu, d.

25. Il devient parfois insupportable; absence de selle; le neuvième jour. A. B., III.

Il n'est nullement disposé à aller au grand air, quoique la promenade apaise les maux de ventre. Preu, *a*.

Il est mieux disposé après s'être promené au grand air; le dixième jour. A. B., III.

Mauvaise humeur, irritabilité et anthropophobie, pendant les maux de ventre; le dixième jour. A. B., III.

Tout le contraire pendant les douleurs. Helbig.

30. Hypocondrie.

Indifférence et envie de dormir; le soir. A. B., I.

En sortant de table, pas d'envie de dormir, mais humeur difficile, il ne prend part à rien; amélioration vers trois heures et demie; très-disposé à plaisanter, il imitait constamment la voix des autres; le soir. Il aimait à travailler; le douzième jour. A. B., I.

Avant la dose, humeur soucieuse, spéculative, éprise; après, caractère calme, inébranlable, content, gai; il examine mûrement, l'esprit est plus libre, il a grande envie de travailler; après le repas, pas de sommeil; le premier et le troisième jour. A. B., II.

Relâchement alternant avec une plus grande activité de l'esprit; le huitième jour. Preu, *c*.

35. Des pensées amoureuses, qui le chagrinaient beaucoup, cessent; le premier jour. A. B., II.

De suite, en sortant de table, mollesse des facultés intellectuelles; il reste tranquille, sans proférer une seule parole, avec aversion de tout travail de l'esprit ou du corps, absorbé en lui-même comme à la suite d'une mortification, ou d'une contrariété, qui ronge lentement l'intérieur, et qu'on ne parvient point à exprimer. Rien ne peut le distraire, il a un dégoût et une répugnance pour tout. Après une heure, pendant trois heures. Le soir, déjà, il existe un état tout opposé; il ne s'occupait aucunement d'un événement qui, sans cela, l'aurait certainement contrarié. A. B., I.

Humeur sereine et calme. Effet curatif. Goservisch.

Dans la matinée, il est conciliant, ce qui, sans cela, n'aurait pas eu lieu; le deuxième jour. A. B., I.

Humeur contente, heureuse, le soir, ainsi que toute la journée du lendemain; le cinquième jour. A. B., I.

40. Il est extraordinairement excité, vers le soir, à l'occasion d'une nouvelle favorable; le cinquième jour. A. B., I.

Gai; il est content et fraternise avec tout le monde; le cinquième jour. A. B., II.

Le soir, disposition heureuse, il se sent tout content et heureux; le quatrième jour. A. B., I.

Grande sérénité et attention. Chez un malade. Helbig.

L'enfant est très-animé et vif, joue et parle d'abondance; grande pétulance et rires continuels. Après avoir sucé de l'aloès. C. Hering.

45. Il est content de sa position dans le monde; il lui revient involontairement qu'il jouit d'une position plus favorable que bien d'autres personnes; le septième jour. C. Hering.

Tête entreprise et dégoût de toute occupation; le deuxième jour. Henke, a.

Le travail commence à l'ennuyer; le troisième jour. A. B., III.

A midi, grande paresse; le deuxième jour. Preu, c.

Grand relâchement et paresse; le septième jour. Preu, d.

50. Il abhorre le mouvement; le deuxième jour. Preu, d.

Une agitation anxieuse l'empêche de s'adonner à des travaux intellectuels; le premier jour. Henke, b.

Il a une grande répugnance pour tout ce qui nécessite la réflexion; le deuxième jour. Preu, a.

Un travail intellectuel le fatigue de suite; le deuxième jour. Preu, d.

Alternative de relâchement et d'activité; le huitième jour. Preu, c, 34.

55. Grande agitation et excitation; le deuxième jour. Preu, c.

Agitation intérieure et excitation; le troisième jour. Preu, a.

Excitation de l'esprit et du corps, l'après-dînée; le troisième jour. A. B., III.

Éloignement pour les travaux mécaniques ou de discernement, et, par contre, grande disposition à penser librement : le quatrième jour. Preu, a.

- Le camphre en olfaction diminuait rapidement et d'une manière notable les indispositions ; il y eut, immédiatement après, et pendant quelque temps, envie et aptitude à un travail d'esprit réclamant la libre réflexion. Toutes les indispositions revenaient néanmoins au bout d'une heure ; le huitième jour. Preu, d.

60. Le matin, il se réveille vite et de bonne heure, très-dispos, avec désir de s'occuper d'un travail intellectuel, et bon appétit ; le deuxième jour. A. B., I.

Il croit qu'il est plus tard, en se réveillant. 1009, 1362.

Il travaillait avec ardeur, l'après-dinée, sans faire la sieste : le quatrième jour. A. B., I.

Le matin, appétit bon et désir de travailler ; le cinquième jour. A. B., I.

Il prend plaisir à continuer ses travaux ; le premier jour. A. B., II.

65. Il a une préférence spéciale à s'occuper des travaux mécaniques ; le premier jour. A. B., II.

Il est bien disposé, le matin, travaille avec hâte et cependant bien ; le cinquième jour. A. B., II.

Désir de travailler, pendant la céphalalgie frontale. 91.

Excité, la nuit, 1369 ; avec chaleur et rougeur de la face. 231.

Arétée désignait l'aloès comme un médicament sacré contre le délire ; de là l'hiera picra de Galien, les pilulæ benedictæ, l'elixir sacrum, la tinctura sacra. Strumpf.

70. * Moyen très-estimé dans le délire, dans l'état paralytique du système nerveux ganglionnaire, comme excitant, ainsi que dans la grande asthénie des fonctions des organes du bas-ventre. Schneider, Adversarien.

TÊTE. Accès de vertiges. Buchner.

Vertiges comme si tout tournait avec elle, aggravés en montant les escaliers et en se retournant vite. Raué.

Quelques jours après la prise de la 3e trituration, vertige tout spécial, en se remuant comme s'il allait se coucher ; en étant debout et en marchant, une sensation intérieure, très-inquiétante qui lui fait perdre toute assurance ; ensuite coryza, d'abord à gauche, puis à droite, avec sécrétion de beaucoup de mucosités, qui deviennent bientôt épaisses et absence de vertiges. C. Hering.

En étant assis, après le repas, une sorte de vertige, comme s'il se tenait sur une chaise haute ; le quinzième jour et les suivants. A. B., III.

75. Coup qui remonte le long du bras jusque dans la tête, et puis sensation d'un vent qui descendit de la tête jusque dans le bas-ventre. Prevorst.

* Violent mal de tête et vertige par suite des saburres du ventre. Schrœder.

* Céphalées anciennes et rebelles, et vertiges. Trousseau et Pidoux.

Tous les matins, embarras douloureux de la tête. C. Hering.

Tête entreprise, le premier jour. Preu, c. Le deuxième jour. Henke.

80. Tête entreprise et mécontentement. 15, 17.

FRONT. Douleur frontale pressive ; le troisième, le quatrième et le cinquième jour ; puis diminuée. Preu, d.

Céphalalgie et douleur frontale sourde. 91.

Embarras, surtout de la partie antérieure de la tête, avec frissonnement. 1431.

Douleur pressive de haut en bas et de dehors en dedans dans le milieu du front, vers le nez ; chez un mesmérique. Helbig.

85. Mal de tête sourd sur le front, avec pesanteur dans les yeux et nausées. Raue.

L'après-dînée, douleur pressive sourde dans le front. Preu, d.

Douleur dans le front et sur le vertex, comme par un poids, le quatrième jour. Raue.

Pression dans le front, de suite, en léchant de l'aloès. Chez une petite fille de neuf années. Helbig, b.

Endolorissement de la moitié de la face qui prend son origine dans le front. 226.

90. Douleur pressive dans le front, qui envahit les orbites ; le troisième jour. Henke, c.

Traction sourde et élancement au-dessus du côté droit du front, qui obscurcit la tête et force à faire de petits yeux ; en même temps, désir de s'occuper de travaux de longue haleine ; le quatrième jour. A. B., II.

Douleur pressive de dedans en dehors dans le front, vers les tempes ; de suite après la prise, et de longue durée. Henke, c.

Douleur pressive sourde dans la région susorbitaire ; le premier jour. Preu, c.

95. Élancements au-dessus des sourcils et dans les sinus frontaux. 447.

Une traction, vulsion, quelquefois répétée, au-dessus de l'œil gauche et à travers celui-ci, de dedans en dehors ; après quatre heures. A. B.; II.

Sensation tensive d'engourdissement dans le front, qui s'étend sur tout le cuir chevelu, avec augmentation de chaleur ; le troisième jour. A. B., II.

Tension pressive, quelquefois pulsation, dans la partie antérieure de la tête. Erl.

Douleur pressive sourde dans la partie antérieure de la tête ; le deuxième jour. Preu, a.

TEMPES. 100. (Légère douleur pressive à la tempe droite ; l'usage d'aliments acides provoque des envies de vomir et de la lassitude.) Helbig.

Douleur pressive, surtout à la tempe gauche, apparaissant par intervalle. Helbig.

Pression de dedans en dehors aux tempes, avec chaleur périodique du visage et scintillement devant les yeux ; le premier jour. Henke, b.

Douleur frontale se dirigeant vers les tempes. 92.

Térébration pressive dans la tempe gauche, et immédiatement après tiraillement lancinant au-dessus du sourcil, à travers l'œil gauche, l'après-dinée et le soir ; le deuxième jour. A. B., II.

105. Au-dessus de la tempe droite, élancements tiraillants, superficiels ; le troisième jour. A. B., II.

Élancements d'abord passagers, puis violents, dans la région temporale gauche, qui augmentent à chaque pas.

Élancements sourds à travers la tempe gauche, dans le cerveau. Henke, *a*.

Mal de tête, aggravé par la chaleur, amélioré par l'air frais. Raue.

(Céphalalgie par la chaleur du soleil.) 415.

110. Pression à gauche, en haut, dans le pariétal; après une heure. C. Hering.

Élancements à droite, entre le front et le vertex, de haut en dedans; le premier jour. C. Hering.

A droite, au côté de la tête, violents coups subits de bas en haut, le soir et le lendemain matin. Après l'avoir trituré. Zumbrock.

Pression dans la partie centrale de l'hémisphère cérébral droit; après deux ou trois heures. C. Hering.

VERTEX. Sensation de pression sur le vertex. Helbig.

115. Comme un poids sur le vertex. Raue.

OCCIPUT. Violente pression dans l'occiput, souvent une diduction. Erl.

Sensation douloureuse de pression à l'angle de l'occipital droit; le soir. Helbig.

Tiraillement sourd dans le côté gauche de l'occiput. Henke, *a*.

Dans l'occiput (et le bas-ventre) battement, la nuit, en étant couché, 496; élancement après s'être baissé, 154; endolorissement à l'extérieur; 147.

TOUTE LA TÊTE. 120. Mal de tête précédé de coliques et après la selle, 680; dans le front, pendant les indispositions du ventre, 578.

Le matin, après une selle insuffisante, céphalalgie, jusqu'à ce qu'une deuxième selle survient au bout de quelques heures. Gosewich.

Mal de tête périodique, alternant avec des douleurs aux reins. Raue. Avec douleur au sacrum. 1061.

Mal de tête, apaisé par des fomentations froides 1061 (1).

_____

(1) Par intervalles, déchirement çà et là dans la tête, avec pesanteur enton-

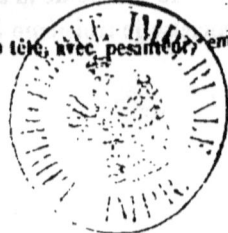

Mal de tête que le mouvement aggrave, surtout en se baissant; le premier jour. Henke, c.

125. Le matin, avant cinq heures, en se levant, grande excitation dans la tête, un état de grand éréthisme de tout le cerveau. A. B., le sixième jour. A. B., I.

Le onzième jour, le matin, le cerveau est légèrement surexcité. A. B., I.

En se levant, cerveau surexcité et exalté; le vingtième jour. A. B., A. B., III.

Fort afflux de sang permanent vers l'occiput et la partie antérieure de la tête, avec pression dans les yeux, comme s'ils allaient sortir de leurs orbites. Erl.

Provoque fréquemment des congestions vers la tête, quand on l'administre contre les hémorroïdes. A. A.

130. *Afflux de sang vers la tête.* Erl., Raue, Wedekind, 1061, 1443, Comp., 145.

Disposition aux congestions cérébrales, chez les aliénés. Trousseau.

Dès onze heures de la matinée, sensation d'une pression sourde à travers toute la tête, et, en marchant, secousses comme si le cerveau était complètement détaché, notablement augmenté à l'air frais, ainsi qu'en appuyant la tête, puis, et après l'avoir soulevé, douleur pulsative, battante, comme par des battements artériels, surtout dans l'occiput. Légèrement améliorés après avoir mangé, le premier jour, après la cinquième dose; moindre le deuxième jour; disparaît le troisième. Raue.

Sensation comme si la tête s'élargissait, de dedans en dehors, en tous sens; après quatre heures. A. B., II.

Mal de tête pulsatif. 100e dil. Whitey.

155. Battements dans le milieu du cerveau. Erl.

Battement incommode des artères occipitales externes, avec sensation de froid de l'occiput; le quatrième jour. Preu, d.

Maux de tête. Les médecins grecs.

et vertige. — Les maux de tête sont beaucoup plus vifs dans une chambre sombre, et s'améliorent notablement quand elle vient à la lumière. J. O. Muller, cinq gouttes, 3e dil., après deux heures.

25

* Appliqué à l'extérieur, il fait cesser le mal de tête. Dioscorides.

Quand on veut dégorger la tête, on l'administre deux heures après le souper; mais, quand il s'agit de débarrasser l'estomac, on le prend une heure après le souper. T.

140. Mélangé avec du vinaigre, il apaise le mal de tête. T.

* Céphalalgie périodique (avec du camphre et de l'opium). Audouard.

* Pour dériver la tête et la poitrine, quand il n'existe pas de lésion organique. Trousseau et Pidoux. Merat et D. Lenz.

* Affection cérébrale, surtout congestions sanguines chez les vieillards qui sont prédisposés à l'apoplexie. A.

* Congestions cérébrales anciennes chez les aliénés. Trousseau et Pidoux.

145. * Quand avec de la constipation, paresse et inertie des organes du bas-ventre, il existe *une congestion sanguine vers la tête,* de petites doses deviennent fréquemment très-utiles; notamment chez les hypocondres, allègent la tête et ramènent les fonctions du bas-ventre à leur état normal. Fechner.

Douleur vive, lentement tractive dans la tête, plus vers l'extérieur; le premier jour. A. B., III.

Mal, comme une sorte de pression, dans le cuir chevelu, à l'occiput. Helbig.

Sensation d'engourdissement, se répandant sur tout le cuir chevelu, avec chaleur. 97.

A midi, douleur d'exulcération dans l'étendue d'un thaler, à droite sur le sommet de la tête (entre seize et douze d'après Combe), au point que les cheveux deviennent très-douloureux quand on y touche, l'après-dînée; encore le soir à d'autres petites places; le deuxième jour. A. B., II.

150. A gauche, près le vertex, dans le cuir chevelu, sensation comme si la partie était contuse; de sorte que le toucher la rend douloureuse, mais fait néanmoins du bien; le cinquième jour. C. Hering.

Endolorissement en arrière et en haut sur la tête, comme si elle était ulcérée en dessous; les cheveux se dressent en ces parties, à partir de midi, le septième jour; le dixième et le onzième jour, une, place sensible en arrière sur le vertex. A. B., I.

En se peignant, le matin, à gauche et en haut, à l'occiput, une place sensible; vers le soir, à droite sur le sommet; le douzième jour. A. B., I.

Sensation de chaleur au cuir chevelu, à différentes reprises. Erl.

Sécheresse des cheveux; le neuvième et le dixième jour. A. B., III.

155. * Avec du vin, il empêche la chute des cheveux. T.

Aqua aloética utile contre la chute des cheveux. Schrœder.

* Un mélange d'aloe et de (Miltenwasser?) répercute toutes les croûtes et guérit toutes sortes de dartre et de teigne. B. Schnurr, Wunderbuch, 1657.

YEUX. Au-dessus de l'œil gauche et à travers, douleur tiraillante. 96.

Douleur frontale qui envahit les orbites. 90.

160. Douleur au sourcil gauche qui traverse l'œil correspondant. 104.

Pesanteur des yeux, pendant le mal de tête. T., Rauc.

Afflux de sang qui pousse les yeux au dehors. 128.

Douleur au fond des orbites, comme dans les muscles, plus violente à droite. C. Hering.

Pression dans le globe de l'œil droit, violente, mais passagère, le soir à la lumière; le cinquième jour. A. B., III.

165. Une pression douloureuse dans les orbites; le premier et le deuxième jour. Henke, b.

Douleur brûlante dans l'œil droit, comme si un fin courant d'air chaud traversait l'axe visuel; le premier et le deuxième jour. Preu, d.

Augmentation de la congestion de la conjonctive palpébrale qui est ordinairement un peu rouge; le premier jour. Preu, d.

Les yeux sont brillants, légèrement rouges, proéminents. Erl.

Scintillement devant les yeux avec chaleur au visage; au bout de quelques heures. Henke, c; Comp., 102.

170. En écrivant, trouble devant les yeux; le deuxième jour. Henke, *c* (1).

Regard inquiet, incertain. 8.

Obligé à faire de petits yeux, pendant le mal frontal. 81.

* Dans les maladies d'yeux. Les médecins grecs.

* On l'applique quelquefois même entre les paupières. Schrœder.

175. * Pression dans les yeux. Dioscorides.

* Suppuration des yeux. Dioscorides.

* Écoulement de larmes et faiblesse. J. Mesue.

Frotté autour des yeux, il diminue le flux des larmes et fortifie la vue. T.

* Guérit l'épiphora. Frankenau.

180. * Larmoiement des yeux. Schreger.

* Inflammation et gonflement du sac lacrymal. Schréger.

* Suppuration de la face interne des paupières. Schreger.

* Ophthalmies asthéniques. Schreger.

* Taies de la cornée. Schreger.

185. Bouton dans l'angle interne de l'œil droit; beaucoup de vaisseaux rouges à l'extérieur et dans l'intérieur, tout autour. Helbig.

OREILLES. Douleur légère d'étreinte dans l'oreille droite, le soir; le troisième jour. Helbig.

Otalgie; douleur spasmodique dans l'oreille droite; le quatrième jour. Preu, *d.*

Élancements fugaces se dirigeant de la région temporale gauche vers l'oreille. St.

Douleur lancinante tiraillante dans l'intérieur de l'oreille gauche, plus tard aussi dans la droite. Buchner, 5.

190. En serrant les mâchoires, une sorte d'engourdissement derrière l'oreille; tiraillement dans la mâchoire infé-

(1) Scotomes bien caractéristiques; bluettes et tournoiements devant les yeux; en les fixant, avec beaucoup d'attention, *anneaux jaunes* qui se meuvent en cercles dans le champ visuel et sont remplacés çà et là par des corps étincelants. Les yeux sont en outre troubles et épais, comme si elle avait passé plusieurs nuits sans dormir; après deux heures. Cinq gouttes, 3 dil.

rieure, de haut en bas, à travers une molaire; le quatrième jour. A. B., II.

Vers midi, douleur tiraillante en arrière, sous l'orifice de l'oreille droite, derrière le lobule, à l'apophyse mastoïde et même dans le conduit auditif, une sorte d'otalgie; le quatrième jour. A. B., II.

Quelquefois une douleur fugace dans le conduit auditif externe droit, surtout en serrant les mâchoires; le cinquième jour. A. B., III.

L'aloès employé depuis deux ans, surtout après les règles, pour combattre le mal de tête qui se déclarait chaque fois et était accompagné d'une constipation qui semblait dépendre d'une inertie interne des intestins, déterminait *une douleur dans l'oreille* qui revenait à chaque époque avec le *mal de tête*, d'autant plus violent que ce dernier était plus intense. Une souffrance intérieure, désagréable, à l'extérieure, derrière et au-dessous des oreilles. Après bellad. et calc. il survint de la démangeaison et il s'établit, pour la première fois, un écoulement séreux, jaune, inodore. Nux v., lach., carb. veg., et surtout *lycop.*, procurèrent une guérison complète. C. Hering.

Battement et sensation de chaleur dans l'oreille postérieure. Erl.

195. Chaleur dans l'intérieur et à l'extérieur des oreilles. 200, C. Hering.

* Violentes douleurs dans les oreilles avec surdité, angoisse dans le bas-ventre et douleurs à la poitrine. A. A.

Fréquemment tintement et bourdonnement dans les oreilles. Erl.

Le soir, à neuf heures, en lisant à haute voix, craquement fin, répété, dans l'articulation de la mâchoire droite; le premier jour. A. B., II.

Crépitation dans l'oreille droite, presque un craquement, pendant les mouvements de la mâchoire; après deux heures. A. B., A. B., III.

200. * Surdité à la suite d'une colère, échauffement et refroidissement dans une chambre humide, avec paresse extraordinaire de tout le corps, expectoration muqueuse, râle dans

la poitrine, pulsation à partir de la poitrine vers l'oreille, afflux de sang vers la tête, vertiges, violentes pulsations dans l'oreille, qui est excessivement douloureuse, et parfois écoulement d'un véritable pus. La surdité étant complète dans l'oreille gauche, elle envahit aussi la droite, par laquelle elle entendait encore quand on lui parlait à haute voix. Il perdit l'odorat. Il parvint parfois à retirer, à l'aide du cure-oreille, surtout de l'oreille gauche, une masse épaisse jaune, même noire, sans obtenir la moindre amélioration de l'ouïe ou soulagement des douleurs; en même temps, gonflements passagers à la tête, tantôt vers un côté, tantôt vers l'autre et dans l'occiput; pendant le mouvement, une sensation de craquement vers les oreilles; yeux troubles, bords rougeâtres; poitrine douloureuse qui ne permet pas le moindre attouchement; expectoration jour et nuit. Le suc de feuilles fraîches d'aloès sur de la ouate, introduit dans les oreilles, procura un peu de mieux, et, soir et matin, deux cuillerées d'une décoction écumée de suc frais (deux livres et demie) avec une livre et demie de vin et une demi-livre de sucre. La nuit du quatrième jour, il toussait violemment et retrouva le lendemain des traces de sang, et à gauche du sang caillé et du pus; il en prit pendant dix mois, et éprouva, pendant ce temps, tantôt dans une partie, tantôt dans une autre, des sensations douloureuses, accompagnées quelquefois de gonflements superficiels, ne persistant qu'un ou deux jours; à la tête, d'abord à droite, puis à gauche; il s'écoula des gerçures de l'épiderme une matière visqueuse. Le sujet se rétablit parfaitement et entend comme auparavant. *Hufeland's Journal*, 54, II, 66, 1812, d'après Strumf et le *Magaz. de Franck.*, II, 589.

NEZ. Douleur frontale pressive se dirigeant vers le nez. 84.

Douleur dans le nez, surtout le matin, pendant le mouvement seulement; le treizième et le quatorzième jour. A. B., III.

Rougeur vive dans le nez; tandis qu'il n'en existe pas au visage, au grand air, où il fait froid; le premier jour. A. B., III.

Vers le soir, froid de la pointe du nez! Helbig.

205. Le matin, dans le lit, grande sécheresse dans le nez le troisième jour. Helbig.

Dans le nez, sensation comme s'il allait avoir une épistaxis ; le premier jour. Henke, c.

Le matin, saignement de nez, quelques gouttes ; le deuxième jour. Henke, b.

L'après-dînée, en se mouchant, il sort quelques gouttes de sang ; le cinquième jour. A. B., II.

Au réveil, encore dans le lit, saignement de sang par la narine droite, une cuillerée pleine ; le dix-huitième jour. A. B., III.

210. Quelquefois, saignement de nez. Erl.

* Fait cesser le saignement de nez. Schrœder.

Envie d'éternuer ; après dix minutes. A. B., II.

Envie d'éternuer, le matin ; le deuxième jour. A. B., II.

Éternument et mucus séreux ; une sorte de coryza fluent ; après cinq heures. A. B., II.

215. En éternuant, élancements dans la région du nombril. 607.

L'après-dînée, coryza fluent instantané, jusqu'au soir ; le troisième jour. A. B., III.

Toute la journée, coryza ; le quatrième jour. A. B., III. Aggravé l'après-dînée.

Sensation de coryza et voix rauque. 1070.

Coryza et excoriation de la narine droite ; le cinquième et le sixième jour. A. B., III.

220. Quelquefois une sorte de coryza ; le treizième jour. Mucus nasal liquide ; le quatorzième jour. A. B., III.

Coryza fluent avec éternuments ; le quinzième jour. A. B., III.

Coryza à la suite duquel disparaît le vertige inquiétant. 75.

* Coryza. 388.

Coryza sec ; le deuxième jour. 580.

225. Le bord interne de l'aile droite du nez est croûteux et sensible ; le quatrième et le huitième jour ; reparaît le vingtième et le vingt-deuxième jour. A. B., III.

VISAGE. Embarras et endolorissement de toute la moitié gauche de la face, qui s'étend d'un point enflammé de la bouche et du front ; le quatrième jour. Preu, d.

Visage pâle, maladif, comme s'il avait passé la nuit sans dormir ; le sixième jour. A. B., I.

Il devient très-sensible au froid de l'air; le visage est très-pâle, défait et maladif; le treizième jour. A. B., I.

Teint pâle, misérable; le premier et le troisième jour. A. B., II.

230. Visage pâle, maladif, misérable; le dixième jour. A. B., III.

Chaleur et rougeur de la face augmentées; alerte, excité; après une demi-heure. A. B., III.

Chaleur périodique au visage, avec pression dans les tempes. 102.

Chaleur ardente, surtout à la face. Erl.

L'aloès cause des maux pénibles et donne néanmoins de la fraîcheur aux joues. Paul Gerhard.

235. Turgescence de la peau, surtout au visage; elle est très-rouge et sa température est augmentée. Erl. comp., 1467.

LÈVRES. Lèvres sèches et gercées. Roth.

Sécheresse des lèvres; aspect blanchâtre de l'épiderme desséché, quand il ne l'humecte fréquemment avec la langue; le deuxième et le troisième jour. A. B., III.

Lèvres sèches, épiderme blanc, lamellé; constamment il l'humecte avec la langue; le sixième, le septième, le huitième et le seizième jour. A. B., III.

Une heure après le dîner, lèvres sèches, et, en même temps, sécheresse dans la bouche; les lèvres arides et blanches; sans soif: diminué le soir; le quinzième jour. A. B., III.

240. Lèvres sèches, croûteuses, tuméfiées et douloureuses; le neuvième jour. A. B., III.

Sécheresse des lèvres, qui sont très-rouges et chaudes; quelquefois, tremblement. Erl.

Lèvres rouges. 254, sulph., C. Hering.

La lèvre inférieure est gonflée, avec une ampoule plate à parois épaisses, dans le rouge de la lèvre, d'où elle s'étend en dedans, du volume d'une lentille, aplatie, jaunâtre, qui rend toute cette partie épaisse; le sixième et le septième jour. A. B., III.

Croûtes spongieuses de mauvais aspect sur les lèvres, qui laissent suinter de la sérosité; le dixième jour. Le onzième jour, les lèvres sont sèches et les croûtes spongieuses humides. A. B., III.

245. Gerçure superficielle de la lèvre supérieure, dans l'intérieur, en riant. Buchner.

Une crevasse douloureuse à la lèvre inférieure, près de la commissure droite de la bouche; le deuxième jour. A. B., III.

Un point noirâtre, à gauche, au bord de la lèvre supérieure (tanne), s'enflamme, se montre le lendemain sous forme d'un bouton jaune et s'ouvre; du huitième au onzième jour. A. B. I.

Éruption tout autour de la bouche. Helbig, c.

Boutons au bas de la mâchoire inférieure. 1497.

LANGUE. 250. Langue chargée, jaune blanchâtre; le deuxième jour. Raue.

Sensation de froid au côté gauche de la langue; au bout de quelques minutes. 3, C. Hering.

Après le dîner, en arrière et à droite, à la langue, endolorissement vif, surtout quand elle touche aux dents, comme si elles étaient pointues et en contact avec une plaie; le vingt-quatrième et le vingt-cinquième jour. A. B., III.

Le matin, au réveil, un élancement subit excessivement aigu, mais violent, sur la partie inférieure de la langue, d'arrière en avant, qui se répétait deux fois en remuant la langue. D' Koch.

Le soir, sécheresse sur la langue et dans la bouche, la soif étant augmentée et les lèvres rouges; après 1/100e. Whitey.

255. Langue rouge et sèche. Erl., 275.

Des ulcérations étendues, jaunes, se manifestent à la langue, après l'usage de l'aloès, dans l'intention de sevrer les enfants. C. Hering.

Ulcères à la langue et aux gencives. Dioscorides.

DENTS. Tiraillement à travers une molaire, partant de l'oreille jusque dans la mâchoire inférieure. 190.

Tiraillement dans les dents de devant, inférieures. Henke, c.

260. Élancements dans la troisième molaire droite, qui est cariée. Buchner.

Battements dans la molaire inférieure droite qui est creuse, après avoir fumé. Buchner.

Douleur rongeante dans une dent creuse de la mâchoire inférieure, le soir; revenant périodiquement toute la nuit; aggravée en mangeant. Neidhard; *a.*

Gencives pâles; le sixième jour. A. B., I.

Les dents sont affectées, comme après avoir mangé du sucre; le premier et le deuxième jour. N. N.

265. Les dents ont un mauvais aspect, pendant plusieurs jours, et sont couvertes d'un enduit jaune; le dix-septième jour. A. B., l.

Les bords d'une dent creuse paraissent aigus; la langue en souffre; le dix-septième jour. A. B., I.

Une molaire creuse inférieure droite devient sensible, surtout en mangeant; le deuxième jour. Le troisième jour, l'après-dînée, même sensibilité; le cinquième jour il ne peut pas mordre; le sixième jour elle est devenue plus sensible, douloureuse, même sans y toucher; le neuvième jour elle est indolente; et le dixième jour il apparait une pustule à la gencive, en devant, au-dessous de la dent malade. A. B., I.

* Contre la carie des dents, miel aloélé, pour les onctions. Paracelse.

BOUCHE. Afflux d'eau à la bouche, avec sensation de faim, peu de temps après avoir déjeuné. 340.

270. La salive afflue dans la bouche; pendant la prise. A. B., II.

Sécheresse dans la bouche; le mucus de la bouche parait sec; le troisième jour. A. B., III.

Sécheresse dans la bouche, 239; le soir, 256, et soif. Williamson et aussi 1443.

Sécheresse dans la bouche et forte soif, chaleur sèche dans la bouche; la langue est très-rouge et assez sèche. St.

Mauvaise odeur de la bouche dont il s'aperçoit également, quoiqu'il n'ait rien mangé depuis longtemps à cause des chaleurs régnantes; le troisième jour. A. B., III.

275. * Avec le mastic, il devient utile dans l'expectoration du sang provenant de la bouche et de la gorge. T.

Inflammation et douleur d'excoriation dans le côté gauche de la cavité buccale; le quatrième jour. Preu, ...

Inflammation en divers endroits dans la bouche. 226.

Sensation d'excoriation à la face intérieure de la joue gauche; l'après-dînée. Neidhard, ...

Guérit toutes sortes d'ulcères et de pourriture dans la bouche. T. ...

280. Bon pour toutes sortes de fistules de mauvaise nature et de plaies suintantes, principalement de la bouche et des parties cachées. T. ...

GORGE. Pression qui remonte de l'estomac dans la gorge. 422. ...

Douleur, en arrière, dans la gorge, en avalant. C. Hering.

Sensation comme si on resserrait la gorge. Jeanes, 200, C. Hering.

Sensation de plénitude dans le gosier, pendant des renvois à vide, 394; parfois même sans renvois; le deuxième jour. Preu, ...

285. Sensation de grattement dans la gorge, qui porte à tousser. Helbig, 1073 et 1074.

Enrouement dans la gorge, en arrière. 1069.

Le matin, au lever, légère âpreté dans le gosier, surtout en haut, vers le voile du palais et la luette, avec voix légèrement enrouée, qui disparaît pendant le déjeuner et revient en marchant au grand air et au froid (dans la matinée); le deuxième jour. A. B., III.

Sensation de gonflement ou pression dans la gorge, le matin, entre huit et neuf heures; le cinquième jour. A. B., III.

Sensation comme si le palais était gonflé, le matin, à trois heures; au lever, le matin et dans la matinée, dans la gorge, augmentant l'après-dînée et persistant encore le soir. En avalant à vide et en bâillant, douleur dans le voile du palais; le quatrième jour et les suivants. La sensation dans le gosier ne se manifeste qu'en avalant à vide et avec force; elle a cependant augmenté au bout de quelques heures, après le lever; l'éprouve même hors le temps de la déglutition (A. B., III), mais nullement en avalant les aliments. En mâchant, douleur

dans les piliers du voile du palais, comme s'ils étaient à vif,
ou comme s'ils avaient été entamés par des aliments chauds;
augmentée le soir; le cinquième et le sixième jour. A. B., III.

290. En mâchant les aliments solides, douleur dans les
piliers du voile du palais, dans le palais et la région environnant la dernière dent molaire, comme s'ils étaient échaudés et
enflammés; non en les avalant. La distension du voile du palais en bâillant devient surtout douloureuse; le sixième, le
septième et le huitième jour. A. B., III.

Endolorissement de l'arc gauche du palais, en ouvrant largement la bouche; le neuvième et le dixième jour. A. B., III.

Maux de gorge après avoir patiné; ils reviennent un peu le
soir vers le milieu du voile du palais, en arrière; le onzième et
le treizième jour. A. B., III.

Mucus visqueux dans la bouche et le gosier, en s'éveillant
à trois heures. 1364.

Il rejette un mucus visqueux qui se détache de la gorge,
pendant quelques jours; le quatorzième jour et le matin du
quinzième jour. A. B., III.

295. Mal de gorge, comme si le voile du palais et la luette
étaient gonflés; le soir; plus fort au réveil, le matin; vers
midi, il a complétement cessé; le vingt et unième et le vingt-
deuxième jour. A. B., III.

Pendant le mal de gorge, expectoration de masses épaisses
de mucus provenant de la gorge et des fosses nasales postérieures; le vingt-deuxième et le vingt-troisième jour. A. B., III.

Douleurs pressives dans le pharynx, sensation d'âpreté et de
gonflement, surtout en avalant; expectoration de mucus épais
en se réveillant, le matin à trois heures, se dissipant après le
lever; le quatrième jour. A. B., II.

Expectoration d'un mucus épais, visqueux, en masse,
comme de la gélatine, se détachant facilement, le matin, après
le lever; le cinquième jour. A. B., II.

Absence d'expectoration muqueuse. Erl.

300. Sécheresse dans la gorge. St.

Sécheresse et inflammation dans la gorge, avec toux et
expectoration de mucosités. Neidhard, b.

GOUT. Le goût de l'aloès est excessivement désagréable, augmentant encore au bout de quinze minutes; il reste encore après une heure et persiste encore pendant longtemps comme une amertume nauséabonde dans la bouche. A. B., III.

Mauvais goût amer dans la bouche, le matin; le deuxième jour. Henke, a.

Goût amer, avec inappétence. Helbig, d.

305. Goût amer; renvois acides. Williamson.

Goût amer acide. St.

Saveur entre la racine de la langue et le voile du palais, comme après une décoction de feuilles de senné, depuis le matin jusqu'à une heure de relevée; le deuxième jour. Raue.

Saveur d'encre ou de fer dans la bouche, avec excitation à tousser. 1075.

Goût métallique, avec une petite toux sèche. 1075.

310. Goût glaiseux. Roth.

Goût pâteux. 1061.

APPÉTIT. Appétit diminué. Roth, 504, 1061.

Pas d'appétit et sensation fébrile. Raue.

Très-peu d'appétit à midi, et une sensation telle qu'il ne savait pas même s'il avait de l'appétit ou non, de telle sorte qu'au bout de deux heures il mangeait déjà deux pommes. Une sorte de relâchement d'estomac, il ne savait pas quand il était rassasié; après une heure et trois heures. A. B., I.

315. Le matin, peu d'appétit; le douzième jour. A. B., I.

Peu de faim, le soir; il reste longtemps éveillé; le neuvième jour. A. B., I.

Inappétence et dyspepsie, avec constipation. Neidhard.

Nulle envie de manger de la viande; le sixième jour. A. B. Le quatrième et le cinquième jour. A. B., III.

Le malade (atteint de jaunisse) prend avec plaisir de la viande. Williamson.

320. Appétit; il préfère les fruits et le pain; le quatrième jour. A. B., III.

Désir d'aliments succulents, de fruits, quoiqu'il ait une sorte de dégoût pour l'eau; le dixième jour. A. B., I.

Appétit qui se répète à différentes heures de la journée; il mange des pommes, hors le temps du repas ; le troisième jour. A. B., III.

Grand appétit pour le pain ; le neuvième jour. A. B., III.

A midi, il mange beaucoup et avec plaisir ; le premier, le deuxième, le onzième et le douzième jour. A. B., I.

525. Bon appétit, à midi ; il se sent alors comme s'il n'avait pas mangé, comme le premier jour ; il s'abstint néanmoins de manger, et le désir se dissipe en travaillant ; il se sentait comme s'il lui manque quelque chose sans savoir quoi ; la faim revint quelquefois et persiste longtemps ; le quatrième jour. A. B.

Appétit bon ; l'après-dînée, faim ; faim continuelle, comme d'ennui ; le dixième jour. A. B., I.

Appétit bon, le matin. 60, 65.

Appétit, mais modéré ; le treizième jour. A. B., I.

Augmente l'appétit. Williamson.

530. Fort appétit pour des choses excitantes, avec plénitude dans l'estomac. 428.

L'appétit n'est pas diminué, il est plutôt augmenté chez plusieurs. W.

L'enfant conserve un bon appétit pendant la diarrhée. C. Hering.

Appétit augmenté. Neidhard, b.

Fort appétit ; le deuxième jour. Preu, c.

535. Après un appétit très-minime pendant plusieurs jours, tout à coup, l'après-dînée, très-grande envie, il mangea le double ; la nuit suivante, douleur dans le dos. Helbig, Comp., 1125.

Sensation de faim dans l'estomac, au bout de quelques minutes, après avoir flairé ; le deuxième jour. A. B., I.

Dans l'estomac, chaleur et sentiment de faim ; après une heure. A. B., III.

Faim canine, dans la matinée ; le deuxième jour. A. B., II.

Il s'éveillait le matin à sept heures avec sentiment de faim et envie pressante d'uriner ; le troisième jour. A. B., II.

540. Après le déjeuner, de suite, sentiment de faim dans

l'estomac, au point que l'eau afflue à la bouche; le cinquième jour. A. B., II.

De suite après la selle du matin, faim canine; le onzième jour. A. B., I.

Faim avec bâillement; le soir. 1352.

Sentiment de faim, avec pouls mou, changeant. 1465.

Besoin très-urgent de manger. Giacomini.

345. D'ordinaire, quelques rots qui sentent l'odeur de l'aloès, et sentiment de faim toujours croissant; après un et trois grains pris à jeun. Giacomini.

Grande avidité de manger; d'ailleurs aucun changement; après trois grains d'extrait gommeux. Chez des bœufs. Viborg.

SOIF. Soif avec sécheresse de la bouche. Hong et 271; 275; le soir, 254.

Il boit en mangeant, ce qu'il ne fait pas auparavant; le dix-neuvième jour. A. B., III.

L'après-dînée, soif excessive d'eau; le douzième et non le treizième jour. A. B., I.

350. La soif éveille, la nuit; après avoir bu, sueur. 1360.

Après le dîner et le souper, de suite, forte soif; le quatorzième jour. A. B., I.

Soif violente, pendant la fièvre. 1455.

Soif, surtout de bière, qui semble apaiser les douleurs ayant leur siége dans le rectum. Helbig.

Aversion de toute boisson, surtout de boisson froide; le deuxième jour. Preu, a.

355. L'eau semble augmenter les indispositions. Buchner, Comp., 429.

En sortant de table, abattement (32), affaissement intellectuel. 56.

En sortant de table, pas de somnolence. 32, 35.

Après avoir mangé, le mal de tête diminue un peu. 154.

Après avoir mangé d'un rôti de venaison aigrelet, il s'aperçoit de lassitude dans les jambes et il se sent mal à l'aise; le huitième jour. Helbig, Comp., 100.

360. Après avoir mangé, de suite, envie d'aller à la selle ; le treizième jour. A. B., l.

Après avoir mangé, soif. 551.

Mal de dent, plus violent après avoir mangé. 262.

Après le dîner, langue douloureuse. 252.

Une heure après le dîner, sécheresse des lèvres. 259.

365. Après le déjeuner, faim. 340.

La raucité de la voix disparait pendant le déjeuner (287), ainsi que l'enrouement. 1069.

Après le déjeuner, pression dans le creux de l'estomac. 424.

Après avoir bu de l'eau, plénitude dans l'estomac et renvois bilieux. 429.

Après le dîner, renvois aigres. 400.

370. Après le souper, mouvement dans le ventre. 529.

Après avoir mangé, mouvement et ballonnement du ventre. 513.

En sortant de table, ballonnement du ventre. 529.

Après chaque repas, émission de vents. 542.

Après le dîner, vents fétides. 555, 555.

375. De suite après le dîner et le souper, coliques. 586.

Après le dîner, pulsations dans l'anus. 892.

Après avoir mangé, grand désir vénérien. 1005.

ESTOMAC. Chaleur dans l'estomac et faim. 557.

Dérangements d'estomac. Médecins grecs.

380. Il n'affecte pas l'estomac comme le font d'ordinaire les autres purgatifs ; bien plus, il lui donne de l'énergie. Crato Zaent. Lus. P.

Utile aux estomacs humides et dans les tranchées. T.

Débarrasse et fortifie l'estomac. T.

Fortifie l'estomac en absorbant les mucosités ; et, par là, il convient non-seulement à tous ceux qui ont l'estomac froid, mais encore à ceux qui sont prédisposés aux crudités acides ; après avoir mangé ou bu. Schrœder.

Débarrasse les crudités acides. Frankenau.

385. Administré par grains, immédiatement avec les repas, il est stomachique dans la paresse de l'estomac, l'inappétence sans irritation, produite par une alimentation épicée, trop nourrissante ou trop copieuse, une vie sédentaire. D'après Kurtz.

Est très-utile à l'estomac des vieillards. Schrœder.

On le tient généralement comme un réconfortant de l'estomac et des intestins. Weikard.

Toutes les fois que j'éprouve quelque embarras d'estomac ou bien que je suis enrhumé, je prends l'aloès, et je suis parvenu à m'affranchir de la nécessité de la saignée, mon tempérament sanguin me rendant très-disposé aux pléthores artérielles. Giacomini.

L'amer est utile à l'estomac.

RENVOIS. 390. Rots ayant le goût de l'aloès, pendant deux heures, revenant fréquemment; après quatre grains. Preu, *d*.

Renvois amers; le premier jour. Preu, *a*.

Renvois amers; plusieurs jours. Helbig.

Renvois bilieux après avoir bu de l'eau. 429.

Renvois d'air, insipides, avec sentiment de plénitude dans le gosier; le deuxième jour, ainsi que le septième. Preu, *d* (1).

395. Quelquefois rapports, en partie sans saveur, le matin: le onzième jour. A. B , I.

Renvois d'air faciles sans goût; après dix minutes, après trente minutes. A. B., II.

Beaucoup de renvois d'air avec pression dans l'estomac; le deuxième jour. Raue.

Renvois à vide, ou avec le goût de ce qu'on a mangé. Buchner.

Les renvois apaisent la pression dans l'estomac. 424.

400. Après le dîner, éructations âcres. Henke, *a*.

Éructations acides. 305.

NAUSÉES. Nausées. Buchner.

Envie de vomir, après avoir mangé des choses acides. 100.

Il n'éprouve ni nausées ni aucun changement dans sa manière d'être; après en avoir pris. Id.

405. L'aloès convient aux natures humides; il est surtout indiqué quand il y a dégoût des aliments, vomissements; il est même très-approprié aux femmes enceintes. Schrœder.

Nausées, de suite après l'avoir pris; il est obligé de se tenir assis pour ne pas vomir; même encore le lendemain. Raue.

Pendant les nausées, douleurs qui remontent de l'estomac vers les côtés de la poitrine. Raue.

---

(1) Éructations de flatuosités avec pression légère dans l'estomac et afflux de salive dans la bouche. J. O. Muller, vingt gouttes, 3ᵉ dil.

Nausées, pendant le mal de tête. Raue (1).

Légères nausées avec douleur dans la région ombilicale, augmentées par la pression, et diarrhée. 499.

410. Sensation d'affadissement et envie inutile d'aller à la selle. 799, 800.

VOMISSEMENTS. * Fait cesser les vomissements, même chez les femmes enceintes. Schrœder.

* Vomissement chronique avec constipation. Hong.

Me trouvant indisposé, avec mal de tête, pour avoir été quelque temps au soleil, j'ai pris cent trente-cinq centigrammes d'aloès; en allant à la garde-robe, j'ai été saisi de vomissement abondant de mucosité épaisse, une demi-heure après avoir pris un verre d'eau. Mon pouls avait baissé, ainsi que mes forces musculaires, jusqu'au jour suivant. Giacomini.

Il est nuisible à ceux dont le sang âcre cherche quelque issue, comme dans l'hémoptysie, la métrorrhagie et les hémorrhoïdes. T.

415. Dans une ville où on avait commencé par mêler de l'aloès à la bière, le vomissement de sang devint immédiatement endémique. L'antidote le plus sûr était l'alun dissous dans le petit-lait. Neumann, *Kst. d. m.*, II, 616.

On attribuait la mort de Jean Calsia, à la suite d'un crachement de sang, à l'usage continuel de l'aloès. B.

* Utile à ceux qui crachent le sang. Dioscorides, A. A.

DOULEUR D'ESTOMAC. Chatouillement dans l'estomac et le bas-ventre. Neidhard, *a*.

De suite, douleur dans l'estomac, à droite. Neidhard, *a*.

420. Pression dans l'estomac avec sensation de chaleur dedans; le premier jour. Preu, *d*; Comp., 557.

Le creux de l'estomac est très-douloureux en faisant un faux pas. 500.

Pression dans la région de l'estomac et dans le pharynx, de bas en haut; le quatrième jour. Preu, *d*.

Pression douloureuse sous le sternum; le quatrième jour. Preu, *d*.

Après le déjeuner, légère pression dans le creux de l'estomac, soulagée par des éructations. Henke, *a*.

425. Pression dans le creux de l'estomac, de part en part, jusque dans le dos, comme un poids, avec douleur d'excoriation; cette douleur remonte quelquefois plus haut dans la

(1) Envie de vomir pendant le mouvement, surtout en faisant les choses avec précipitation et en gesticulant avec force. J. O. Muller, cinq gouttes, 3e dil.

poitrine et redescend ensuite; en même temps, éructations répétées. Raue.

De suite après la prise, sensation pénible de plénitude dans la région de l'estomac, suivie de distension de l'épigastre et des hypocondres; avec une douleur dans le premier hypocondre qui disparaissait à la suite d'une émission de vents, mais revenait à mesure que le ballonnement se développait. Preu, *d*.

Sentiment de faiblesse dans le creux de l'estomac, comme un poils, et ardeur dedans. Raue.

Plénitude dans la région de l'estomac, avec fort appétit de choses excitantes; le deuxième jour. Preu, *d*.

Plénitude de l'estomac après avoir bu de l'eau, et éructations bilieuses. Buchner.

430. * J'ai même fréquemment observé qu'il agissait comme antispasmodique, en modérant les douleurs de cet organe (l'estomac). Cullen, *Mat. méd.* Paris, 1790, t. III, p. 551.

Pendant les nausées, douleurs qui remontent de la région de l'estomac vers les deux côtés de la poitrine, plus violentes pendant le mouvement; mêmes douleurs le troisième jour. Raue.

Raclement sous le creux de l'estomac. Chez un magnétiseur. Helbig.

Tractions dans la région de l'estomac. 1098 (1).

HYPOCONDRES. Endolorissement sous les côtes, avec lassitude douloureuse dans les jambes. En même temps, évacuation diarrhéique avec froid, de sorte qu'il frissonne dès qu'il s'éloigne du feu. Helbig, *c*.

435. Douleur sourde sous les côtes, avec ballonnement. 578.

Douleur incisive dans les hypocondres. Helbig, *d*.

Gonflement des deux hypocondres. 423, 520.

Gonflement comme si la région sous-costale était trop étroite, tout autour. 578.

---

(1) Grouillement et clapotement dans l'estomac et le ventre. J. O. Muller, cinq gouttes, 3° dil.

Une pression intérieure aux fausses côtes; au bout de trois heures. Henke, *c.*

440. Serrement aux deux côtés des hypocondres; le premier jour. Henke, *c.*

RÉGION SPLÉNIQUE. Douleur dans l'hypocondre gauche, améliorée par une émission de vents. 426.

Dans l'hypocondre gauche, douleur sourde, le troisième jour; douleur pressive, le quatrième jour. Preu, *d.*

Une douleur tractive (saccadée) dans la région des dernières fausses côtes gauches, en dedans, de haut en bas, et de dehors en dedans, en marchant, le matin; le sixième jour. Helbig.

Douleur de serrement dans la région de la rate. Henke, *a.*

445. * Les indigènes, au Bengale, traitent les gonflements de la rate avec une mixture composée d'aloès, d'ail et de vinaigre. W. Twening.
* Induration de la rate, avec du sulfate ferreux. Hong.

Élancement sourd dans la région de la rate à travers la poitrine gauche (dans la région sourcilière, dans les bosses frontales, dans les articulations des doigts); le sixième jour. Preu, *d.*

Un élancement sourd dans la région splénique, s'étendant jusque dans le sacrum et l'éveille; la première nuit. Henke, *c.*

Élancement passager dans la rate; le septième jour. Preu, *d.*

450. Élancements tantôt à gauche, tantôt à droite. 462.

RÉGION HÉPATIQUE. *Malaise, chaleur, pression et tension dans la région du foie.* Roth.

Malaise dans la région du foie. Wedekind, *in Rust's Magaz*, Bd. XXIV, p. 304.

Il éprouve parfois un peu de chaleur et du malaise dans la région du foie, quand l'effet purgatif s'opère. Wedekind.

Pression et tension dans l'hypocondre droit. Wedekind. Dans l'épigastre droit. Buchner.

455. Douleur dans le côté droit. Hong.

Pression sous les côtes droites. 1107.

Douleur sourde pressive dans la région du foie; le quatrième et le cinquième jour. Preu, *b.*

Violentes douleurs pressives dans la région des dernières

côtes droites, alternant avec des douleurs de même nature en haut sur la poitrine, comme si elles avaient leur siége sous le sternum, c'est-à-dire qu'on les éprouve çà et là. Les unes sont passagères, mais fréquentes; les autres de plus longue durée et rares. Helbig.

Douleur sourde à droite sous les côtes, dans toutes les positions, plus forte en étant debout, au point qu'il est obligé de se pencher en avant. C. Hering.

460. Douleur dans la région hépatique; en même temps, vers les dernières côtes, douleur en dedans comme de luxation, comme après un grand effort; le premier jour. C. Hering.

Élancements fugaces dans la région du foie; le deuxième jour. Preu, c.

Élancements sourds, tantôt dans l'hypocondre gauche, tantôt dans le droit; le deuxième jour. Henke, a.

Élancements sourds périodiques dans la région du foie qui remontent jusque dans la poitrine et coupent la respiration; le premier jour, moindres le deuxième jour. Henke, b.

Quelques élancements sourds dans la région du foie; le premier jour. Henke, c.

465. En inspirant, élancements dans les péricardes. Henke, c.

Élancements qui remontent de la région du foie dans la poitrine. 463.
Douleurs dans le foie; aloès perfol., herbe. Hong.
L'aloès augmente la sécrétion de la bile et excite le foie. Williamson.
La purgation aloétique est secondaire; l'action primitive consiste en une excitation du foie et, de là, augmentation de la sécrétion de la bile, dont la quantité et l'excitation déterminent la purgation. Williamson.
470. Il est nuisible dans la jaunisse et l'hépatite, puisqu'il augmente les maux existants. Williamson.
Très-nuisible dans les inflammations du foie et des viscères du bas-ventre. Williamson.
Son emploi exige beaucoup de circonspection chez les personnes irritables qui ont la sécrétion bilieuse augmentée. Williamson.
* Défaut de sécrétion bilieuse, sans états inflammatoires du foie. A. A.
* Calculs biliaires. — Il ne peut pas faire disparaître les gros, mais néanmoins favorise l'excrétion des petits, puisqu'il augmente le véhicule, le liquide bilieux, et, par là, il possède la vertu d'en prévenir la reproduction (!). Williamson.
475. * Convient aux foies délicats et froids. T.
* Dans une induration du foie très-manifeste, un fonticule dans l'hypocondre droit, où se dépose tous les jours une pilule d'aloès, favorise et enlève l'induration. Williamson.

* Apaise beaucoup la douleur tenaillante dans la région du foie. Helbig.
* Faiblesse dans l'hypocondre droit; il respirait plus facilement. Neidhard, *b*.

VENTRE. Chatouillement dans le bas-ventre, 418.

480. Chatouillement agréable dans le ventre et selles diarrhéiques. 879.

Picotement dans les intestins, avant la selle, 669.
Provoque une pléthore locale dans la région du bas-ventre. Hahnemann, *Apoth.
Lexic.*
Par un usage prolongé, souffrances; suites de la soi-disant pléthore abdomi-
nale. Vogt, *Pharmako dyn.*
Probablement tous effets produits par des congestions vers les organes du bas-
ventre. Pereira.

485. Congestions vers le bas-ventre. St.

Sensation de plénitude dans le ventre. Buchner. Dans le
bas-ventre; le deuxième et le quatrième jour. Henke, *u.*

Agite le sang dans les viscères du bas-ventre. Gesmius,
Arzneil., 124.

Sentiment d'angoisse dans le bas-ventre. Richter, 2, 342.

Entérite, par suite de l'emploi longtemps continué. Green-
hord.

490. Inflammation et exulcération de la muqueuse intestinale. Neidhard, T.

Inflammation de la partie inférieure du canal intésti-
nal. 589.

Chaleur plus forte dans le bas-ventre. Buchner.

Chaleur désagréable dans le bas-ventre, même un battement. Williamson. Devient une chaleur agréable chez Neidhard. T.

Sensation de plénitude, ballonnement, chaleur dans tout le
bas-ventre. Roth.

495. Ardeur brûlante à travers tout le bas-ventre. Cl. Hering.

(Battement léger, comme une sorte de palpitation dans le
bas-ventre, dans le repos, surtout la nuit en étant couché,
quelquefois même dans l'occiput); après quatre semaines.
Helbig.

Battement, térébration et élancement dans la région ombilicale. Roth.

Coliques avec diarrhée; après minuit. Raue.

Le matin, après s'être levé, violente douleur dans une petite étendue autour du nombril, à peu près comme s'il avait
reçu un coup de poing sur le bas-ventre; il ressentait manifestement la douleur dans le canal intestinal, et une pression
sur la région ombilicale l'augmentait beaucoup; en même
temps, diarrhée en bouillie jaune, avec quelque peu de nausées; le troisième jour. Helbig.

500. Endolorissement dans tout le bas-ventre, surtout dans
les flancs et remontant de là vers les deux côtés du nombril,
qui ne souffrent pas même l'attouchement; en faisant un faux
pas, violente douleur dans le creux de l'estomac; pendant plusieurs jours. Helbig.

Le ventre est légèrement ballonné et tendu, très-sensible
au toucher, même douloureux. *Erl.*

Le bas-ventre est douloureux à la pression; le premier jour.
Preu, *d.*

Accès après le frisson, gonflement au-dessus des hanches, vers les aines;
il y ressent des secousses, des battements et des douleurs excessives, comme dans
un panaris, ou comme si le sang était en ébullition. Ils se déclarent toujours
vers la soirée; la marche les chasse, mais le repos les rappelle. Pendant ces
douleurs tout le contrarie; la respiration est arrêtée en parlant. La nuit il est
éveillé et agité de secousses telles que tout le corps se lève en sursaut. Helbig.

Par un usage prolongé, sécheresse des intestins et rigidité paralysiforme de la
tunique musculaire, tant dans le côlon que dans le rectum, à la suite desquelles
se déclare d'ordinaire une constipation opiniâtre. Vogt, *Pharm.*

505. Tuméfaction des glandes mésentériques, atrophie et rachitisme des petits enfants qui souffrent de polyblennie et de vers. Schreger.

Indurations et obstructions des viscères abdominaux. Hong.

Engorgement des glandes mésentériques, atrophie. Schneider, *Adversarien.*

Phthisie intestinale. Ceste.

Hydropisies. Les médecins grecs.

510. Est utile au début de l'ascite. T. Surtout au début. Schreger.

Pesanteur dans l'hypogastre. 870, Dans le rectum. 871.

En étant couché horizontalement, sensation comme d'une
pierre dans le ventre; en étant couché sur le côté, il l'éprouve
dans le côté. 580.

FLATUOSITÉS. *Mouvements périodiques et gonflement du bas-ventre, surtout après avoir mangé;* le troisième jour. Henke, *a.*

Distension du ventre, surtout dans la région épigastrique, avec roulement des flatuosités dans les intestins; le troisième jour. Preu, *d.*

515. Ballonnement par des flatuosités dans toute l'étendue du côlon, mais surtout sur le côté gauche du côlon transverse, avec une douleur qui pousse au dehors, augmenté par le mouvement, et cesse instantanément par la sortie de quelques vents chauds, le matin; le deuxième jour. Preu, *a.*

Ballonnement du ventre, avec roulement dans tout le trajet intestinal; le quatrième jour. Preu, *d.*

Ballonnement du ventre. Buchner. De l'épigastre; le deuxième jour. Preu, *c.*

En sortant de table, des vents distendent le ventre; le cinquième jour. Preu, *a.*

Le matin, ballonnement du ventre, surtout des hypocondres; le troisième jour. Preu, *c.*

520. Mouvements continuels par des flatuosités dans le bas-ventre, avec ballonnement; le premier jour. Preu, *d.*

Ballonnement, pendant les règles. 1063.

Ballonnement léger avec découragement; le deuxième et le troisième jour. Preu, *b.*

Le soir, sortie de vents abondants, précédés chaque fois de ballonnement dans tout le côlon; le septième jour. Preu, *d.*

Roulement de flatuosités dans le bas-ventre; le deuxième jour. Preu, *c* et 444, 446, 451, 454, 514, 516, 520, 523.

525. Tournoiement passager et vents dans les intestins; le deuxième et le troisième jour. Henke, *c.*

Mouvements dans le ventre, avec envie continuelle d'aller à la selle. Neidhard, *a.*

*Sensation de vents qui circulent dans le ventre. Williamson.

Mouvements dans le ventre, vers le bas, surtout dans la partie inférieure. Neidhard, *a.*

De suite après le souper, gargouillement dans le ventre,

comme s'il allait survenir des coliques ; le sixième jour. A. B., I.

550. Grouillement et borborygmes dans le ventre ; le douzième jour. A. B., I.

Le matin, à six heures, grouillement dans la région ombilicale avec envie d'aller à la selle et faim ; la seconde selle avec flatuosités et une sorte de ténesme ; le quatrième jour. A. B., II.

Quelques gargouillements dans le ventre ; le dixième jour. A. B., I.

Gargouillement et bruit dans le ventre. Buchner.

Gargouillement dans le ventre avec constipation. 762.

555. Grouillement dans le ventre précédant une selle liquide. 944.

Gloussement dans le bas-ventre. 801. Dans l'intestin grêle, avec tranchées. 597.

Bruit de vents ; le premier et le deuxième jour. Preu, c.

Gargouillement çà et là dans le bas-ventre ; le quatrième jour. Preu, a.

Grondement dans le côlon transversal et descendant. Williamson.

540. Provoque des vents. Id. Émission d'une grande quantité de vents. Buchner.

A différentes reprises, vents bruyants, sans odeur, toute la journée ; le dixième jour et le matin du onzième. A. B., I.

Émission de vents après chaque repas ; le troisième jour. A. B., III.

Pendant la sieste, vents ayant une légère odeur ; le premier jour. A. B., III.

Le soir, émission abondante de vents ; le troisième jour. Preu, c.

545. Vents bruyants, soir et matin ; le troisième jour. A. B., III.

Vents fétides, pendant la selle. 758.

Vents brûlants de très-mauvaise odeur. 587.

Toute la journée, émission de beaucoup de vents fétides. St.

Le soir, beaucoup de vents fétides, avec soulagement ; le premier jour. Henke, c.

550. Le soir, vents très-fétides, bruyants et sourds. C. Hering.

Après la sieste, plusieurs vents fétides, ainsi que le soir; le
neuvième jour. A. B., I.

Le soir, vents d'une puanteur excessive; le troisième jour.
A. B., III.

Après le dîner, beaucoup de vents fétides; le sixième jour.
A. B., II.

Vents abondants, fétides ou inodores; le huitième jour.
A. B., III.

555. Vents fétides, après avoir mangé; le quinzième et le
dix-huitième jour. A. B., III.

Après la selle, beaucoup de vents bruyants, longs et lents,
ayant une odeur excessivement fétide qui s'étend très-promptement; le dix-neuvième jour. A. B., III.

Toute la journée, beaucoup de vents fétides, le plus souvent le matin; ils sont d'autant plus nombreux que la selle est
plus solide et retardée, et d'autant plus rares que les selles
sont fréquentes et faciles; le vingt-troisième jour. A. B., III.

Émission de vents chauds; le premier jour. Preu, c et 515.
Brûlure dans l'anus. 587.

Sortie de flatuosités (chaudes) par le haut et par le bas, ce
qui soulage; le troisième jour. Preu, d; Comp., 860.

560. Émission abondante de vents chauds; le huitième jour.
Preu, d.

Il ne sort que du vent, alors qu'il croyait devoir aller à la
selle. 797.

Beaucoup de vents et peu de fèces. 748, 749.

Beaucoup de vents pendant la selle du soir. 707. Entre les
selles. 745.

* Sortie de beaucoup de vents pendant la selle. Williamson.

565. Sortie de vents faciles, avec la sensation comme s'il
allait avoir des selles molles; à cinq heures de relevée. Neidhard, a.

Vigoureuse émission de vents; le soir. 751.

Pendant toute la nuit, très-violente sortie de vents. Neidhard, a.

Il se sent soulagé après avoir eu une émission de vents. 515, 549, 559, 587, 860.

Le ballonnement dans les hypocondres et les douleurs dans l'hypocondre gauche disparaissent après une émission de vents. 426.

MAUX DE VENTRE. 570. Tranchées; après de fortes doses. 636.

Pincements dans le ventre, comme après un refroidissement. 680.

Violents maux de ventre. *Erl.*

Sensation comme si le ventre s'était refroidi, après la selle du matin; le troisième jour. A. B., III.

Douleur sourde dans le ventre, comme après un refroidissement, à différentes reprises, le matin et le soir, mais sans envie d'aller à la selle, le vingt-troisième jour. A. B., III.

575. Pincement dans le bas-ventre, comme après s'être refroidi, dans la matinée, de dix heures à midi, après une selle liquide; le premier et le deuxième jour. Rauc.

Sensation de mollesse dans le bas-ventre, comme si la diarrhée allait s'établir; au bout de huit heures seulement, évacuations abondantes, et sortie de beaucoup de vents. Preu, *a.*

Les maux de ventre l'obligent à pencher le corps, position qui détermine des douleurs lancinantes à travers la poitrine gauche; le troisième jour. Preu, *d.*

De suite, sensation douloureuse dans le bas-ventre. Vers le matin, une selle jaune. Douleur sourde sous les côtes, avec ballonnement, comme si cette partie était trop étroite. En même temps, léger mal de tête dans le front; par deux grains, à midi. Helbig, *c.*

Le matin, au réveil, douleur dans le milieu du bas-ventre, dans une grande étendue. Il se couche le corps plié en deux, et l'instinct le pousse à comprimer le bas-ventre, ce qui soulage. Après s'être levé, la douleur se change en légères tranchées et il survient deux évacuations en bouillie, de couleur naturelle. Le lendemain matin, après une dose de cinq grains, prise l'après-dînée. Helbig.

580. Mal au ventre, en haut, en travers et dans le milieu, se dirigeant vers le bas; en se couchant sur le ventre, elle éprouve la sensation douloureuse comme s'il y avait une pierre dedans. La nuit, elle eut une transpiration très-copieuse et fut prise, le lendemain matin, de coryza et de diarrhée. Par la teinture en friction sur le bas-ventre. Helbig.

Douleur de pincement. Gren, *Pharmak.*, 3ᵉ aufl., p. 18 (1).

La selle est souvent précédée d'un peu de pincement dans le ventre; quelquefois ténesme. W.

Pincements, avant la selle. Buchner.

Pincements dans le ventre, avant, pendant et après la selle; pendant la selle, vents bruyants; le seizième jour. A. B., III.

585. L'aloès administré à hautes doses détermine peu de selles, mais des pincements de ventre très-pénibles. Hahnemann, *Arzeneischatz*, remarque, p. 66.

Une douleur tortillante et pinçante dans l'épigastre, de suite après le dîner et le souper; le premier jour. Henke, *b*.

Tortillement et pincement dans l'épigastre et autour du nombril qui obligent à se courber, ce qui soulage; en même temps, fréquentes envies d'aller à la selle, mais il ne sort que des vents très-puants, brûlants dans l'anus, suivis d'un court soulagement des douleurs; le deuxième jour. Henke, *b*.

Quelquefois, pincements dans la région ombilicale, avec frisson par tout le corps; le premier jour. Henke, *c*.

Violentes tranchées, avec diarrhée aqueuse, de longue durée, quelquefois accompagnées de sang, tension et inflammation, de préférence de la partie inférieure du canal intestinal. Vogt., *Pharm.*, après de grosses doses.

590. Tranchées, comme du refroidissement. Chez un mesmérique. Helbig, Comp., 573, 574, 575.

Douleurs tiraillantes, sécantes, en travers le bas-ventre, toute la journée, avec dérangement, mauvaise humeur, anthropophobie; *il n'est nullement disposé à aller au grand air, quoiqu'il en ressente une grande amélioration;* le troisième jour. Preu, *a*.

(1) Mal de ventre plutôt pinçant que fouillant, dans la région du nombril, avec frissonnement. J. O. Muller, vingt gouttes, 3ᵉ dil.

Les tranchées dans le ventre devenaient très-intenses après avoir mangé des aliments qui contenaient un peu de vinaigre. Henke, *a*; Helbig, Comp., 100, 359.

L'après-dinée, légères tranchées dans l'épigastre, qui augmentent par le mouvement et surtout en étirant le corps, et diminuent en ployant le corps en deux; le premier jour. Henke, *c*.

Tranchées légères dans l'épigastre. Henke, *a*.

595. Tranchées fréquentes et tortillement autour du nombril, de sorte qu'elle se couche sur le ventre; il lui était impossible de rester tranquille, attendu que les douleurs ne perdaient rien de leur intensité. *Erl.*

Douleurs sécantes dans l'intestin grêle; le deuxième jour, *a*; le premier jour, *c*; le deuxième jour, *c*; le premier et le deuxième jour, *d*. Preu.

Tranchées et gloussement dans l'intestin grêle; le deuxième jour. Douleurs sécantes; le troisième jour. Preu, *d*.

Après la selle, tranchées autour du nombril; le deuxième jour. Henke, *c*.

Déchirement insupportable et tension profondément dans le ventre; quelquefois quelques élancements fugaces à travers le ventre. *Erl.*

600. Fort serrement dans le côté gauche du ventre, en travers, se dirigeant vers le nombril. *Erl.*

* Tranchées et déchirements dans le ventre, jusqu'à crier, les selles étant sanguinolentes. 818.
* Mal de ventre avec fièvre. Hong.
* Colique et diarrhée. 693.
* Coliques avec constipation ou avec flatuosités. A. A.

605. Coliques et trois selles molles, dans la journée, avant les règles. 1061.

Douleur térébrante dans la région ombilicale. St.

Élancements sourds dans la région du nombril, en éternuant. Buchner.

Élancement partant de l'anus jusque dans le ventre 864.

Tiraillement périodique dans la région du flanc droit. Henke, *a*.

610. Le bas-ventre est douloureux, surtout dans la région du nombril. 1111.

Les muscles du ventre sont douloureux quand on se redresse après s'être couché, en faisant des efforts pour aller à la selle. 1111.

Le ventre est sensible à l'attouchement. 501.

Prurit au nombril. 1488.

Boutons sur le ventre. 1495.

RÉGION DES AINES. 615. Douleur de fatigue dans la région inguinale. 1188.

Douleurs dans les aines et pesanteur dans la région de l'utérus. 1036.

Secousses qui partent des hanches et se dirigent vers la région inguinale, précédées de frissons. 503.

Douleur dans les aines et coliques. Hong.

SELLES. Il est rare qu'il produise plus d'une selle, qui paraît n'être que l'évacuation des matières qui se trouvaient alors dans le gros intestin. Il faut remarquer qu'il produit cet effet à très-petite dose; j'ai vu même un grand nombre de personnes se procurer très-constamment cet avantage en prenant un grain ou deux grains d'aloès, et, ce qui n'est pas moins remarquable, c'est qu'en en donnant une dose beaucoup plus forte, l'effet est presque le même. Cullen, *Mat. méd.*, II, 548.

620. Qu'on prenne un ou deux grains d'aloès ou qu'on en prenne dix grains, il produit rarement plus d'une selle; quand la dose est plus élevée, il détermine la purgation, mais avec pincements dans les intestins. Hahnemann, *Apoth Lex*.

L'effet purgatif de l'aloès reste le même, qu'il soit pris le matin ou le soir, avant ou après les repas. Wedekind.

Il ne produit guère son effet (purgatif) que dix à douze heures après l'avoir pris. Cullen, II, 549.

Son effet, quelque sûr qu'il soit, est toujours lent et arrive rarement avant dix ou douze heures. Hahnemann, *Apoth. Lex*.

L'effet se fait rarement sentir dans les huit premières heures; souvent il ne se manifeste qu'au bout de douze heures, que la dose soit grande ou petite. Wedekind.

625. Il est excessivement rare que l'effet purgatif se fasse sentir avant quatre heures, la plupart du temps après six, huit heures, et même plus tard encore. Wedekind.

Dans une couple de cas, la purgation eut lieu huit heures plus tard. Wedekind.

Toutes les personnes bien portantes qui usent de l'aloès pour combattre la constipation peuvent préciser l'heure de l'évacuation. Wedekind.

Les selles n'arrivent qu'après cinq, huit et douze heures, même au bout de vingt-quatre; elles sont aqueuses après de fortes doses. Kurz.

Une fois, après avoir pris un scrupule, il n'y eut d'évacuation alvine que vingt-quatre heures après. Giacomini.

630. J'ai observé que toute dose au-dessous de vingt grains ne produisait guère de selle liquide, et que, quand cela arrivait, l'évacuation était toujours accompagnée de coliques. Cullen, II, 549.

Un ou deux grains d'extrait aqueux d'aloès suffisent pour favoriser l'évacuation pas l'anus. Wedekind.

Un garçon prit une once en une fois, et n'obtint de l'effet que le lendemain, sans en avoir ressenti le moindre malaise. Wedekind.

J'ai vu que l'administration d'un grain était suivi de huit selles, tandis que, dans d'autres circonstances, un demi, jusqu'à un scrupule, produisit un effet semblable. Wedekind.

Je pourrais rapporter des cas où une once, administrée pendant les vingt-quatre heures, n'était suivie d'aucune évacuation, et où il n'était pas possible de constater le moindre changement dans la manière d'être du sujet. Wedekind.

635. Tout individu bien portant a des selles, et cet effet de l'aloès sur les selles est d'autant plus énergique que l'individu est enclin à la sécrétion bilieuse. Dans ce cas, un demi-grain déjà est suivi d'une action étendue. Wedekind.

Il ne purge qu'à de fortes doses de dix à vingt grains avec tranchées et sortie de sang. Th. Schreger.

Dans les cas où on passe du clystère à l'aloès, l'effet purgatif se manifeste huit heures après, comme s'il avait été administré à l'intérieur. Wedekind.

Des clystères avec une demi-once d'aloès n'agissaient que comme les lavements d'eau tiède, chez un individu atteint d'hémorrhoïdes. Wedekind.

Appliqué sur un ulcère carieux, il provoque la purgation. *Monro Works*, p. 306, 1781.

640. Déposé sur la plaie d'un vésicatoire, il donne lieu à des purgations. *Mémoire de la Société royale de méd. de Paris*, II, p. 162.

Des frictions faites avec un onguent composé d'aloès et de bile de bœuf provoquent des purgations; d'après Strumpf, II, 238.

Lembert, Gerard (*Lond. Med. J.*, 1831, fév.), Chr. Wisbach (*Cyr.*, VI, 5), Romberg (*Casp. Wochens.*, 1833, I, 251), Natorp (*ibid.*), J. A. Hofmann (*Hufel. Journ.*, 76, II, 62), constatèrent des évacuations abondantes à la suite de son emploi endermique. Richter en doute. Berlin, 1835, p. 119.

Appliqué à l'extérieur sur des ulcères, sur des caries, ou déposé dans un fonticule sous forme pilulaire, il donne lieu aux mêmes effets qu'il produirait ingéré dans l'estomac. Wedekind.

Tout individu bien portant a des selles en quantité suffisante. Wedekind.

645. L'effet principal, purgatif, ne disparaît pas, alors qu'on s'en sert pendant des années. Kurz.

On obtient rarement un mieux quand, à doses modérées, il ne donne lieu à des évacuations, ou dans ce cas il échauffe. Weikard.

Tant que l'aloès ne provoque point de selles bilieuses, il ne survient pas de coliques, pas d'envie d'aller à la selle. Le malade est dans la croyance qu'il n'a rien pris. Mais, du moment qu'une selle bilieuse a lieu, surviennent alors les autres accidents qui sont très pénibles. Wedekind.

Dès qu'il survient des selles bilieuses, on doit beaucoup diminuer les doses d'aloès ou les administrer à de longs intervalles, pour ne pas faire déterminer de violentes purgations. Wedekind.

Très-utile dans la constipation avec couleur pâle des excréments, teint ictérique et dérangements des facultés digestives. Fechner.

650. En général, quand il existe un état d'énergie du gros intestin, chez les personnes âgées, à sensibilité profondément déprimée. J. A. Schmidt, *Mat. méd.*

Chasse le mauvais mucus ou la bile, ou la bile noire, et convient beaucoup aux foies froids et malades. Dioscorides.

État pituiteux froid, des intestins. Kurz.

Provoque des selles, purge la bile et les mucosités. T.

Expulse les excréments jaunes, liquides et âcres. Schrœder.

655. Teint toujours les excréments en jaune. Boerhaave.

Selle d'un jaune d'or, le lendemain matin; après quatre. Goservich.

Arétée prisait beaucoup son action cholagogue. Antyllus aussi s'en servait pour chasser la bile jaune. Strumpf.

Ne chasse que ce qu'il y a dans les intestins et les premières voies; les excréments jaunes, liquides et âcres tiennent leur couleur, non de la bile, mais bien du remède employé. Schrœder.

Selle bilieuse. Buchner.

660. *Il ne devient actif*, comme purgatif, que quand la bile coule dans la bonne voie; quand il n'y a pas bile, il irrite peu ou pas l'intestin. Wedekind.

Les malades chez lesquels il restait inerte, étaient des ictériques où la sécrétion et l'excrétion de la bile se faisaient peu ou plus du tout. Wedekind.

L'effet de l'aloès sur les selles est d'autant plus énergique que l'individu est enclin à la sécrétion bilieuse. Wedekind.

L'effet purgatif est d'autant plus intense chez les malades que la sécrétion de la bile est plus active ou le foie plus irritable. Wedekind.

Pour pouvoir purger, il doit fortifier la sécrétion de la bile. Pourquoi? puisque la bile est un purgatif naturel. L'action purgative de la bile est augmentée par l'aloès. Wedekind y croit, puisque les selles et les vents en contractent l'odeur propre. Ceci n'a pas lieu dans les diarrhées bilieuses, que l'aloès ne produit point, tant que la bile ne se sécrète. Wedekind.

665. Ainsi, ce que le vieux W. Wedel prônait en lui, c'est-à-dire que c'était un cholagogue, serait donc fondé; la (sublime !) découverte, qu'il voit agir comme cholagogue, quand il détermine la purgation, m'appartient en propre. Wedekind.

J'ai injecté dans les veines d'un cheval d'abord quatre gros d'aloès dissous dans de l'eau aiguisée d'alcool, et ensuite une once, sans qu'il en soit résulté d'autre évacuation que celle d'une grande quantité d'urine. Les crottins étaient cependant enveloppés d'une pellicule mince; espèce de pseudo-membrane évidemment formée par le mucus intestinal altéré. Celui-ci, recueilli et analysé après la mort de l'animal (survenue trois jours après l'injection), a offert à peine quelques traces des principes de la bile. Moiroud, *Pharmacologie vétérin.*, 1837, Bruxelles, p. 175.

Les excréments ne sont pas aqueux et paraissent provenir des gros intestins. Wedekind.

La selle est composée d'excréments bilieux et présente une odeur spécifique toute particulière. Wedekind.

Il m'est arrivé d'éprouver des picotements d'entrailles, auxquels succédait une selle facile, copieuse, d'ordinaire flatueuse; les matières expulsées sont plus molles que de coutume, d'une couleur jaune brun et d'une odeur particulière assez forte; après huit, dix heures, par un à trois grains. Ces effets ne paraissent pas augmenter par huit à dix grains. Giacomini, p. 522.

670. Selles en bouillie, jaunâtres, non aqueuses, peu copieuses, ayant une odeur propre putride? Neidhard, T.

Les excréments sont bilieux, ne sont pas aqueux et ont une odeur spécifique particulière. Roth.

* Les excréments n'ont point la couleur que la bile leur communique. Wedekind.

* Les excréments étaient gris ou blancs, quelquefois, mais passagèrement, plus ou moins jaunes, verdâtres ou bruns; dans ce cas aussi les vents, auparavant inodores, contractent l'odeur des fèces. Wedekind.

Tendance à avoir des selles molles. Neidhard, a.

675. Après trois heures, une seconde selle molle; après huit heures, une troisième. Un demi-grain pris dans la matinée. C. Hering.

Selles en bouillie, deux fois; le deuxième et le troisième jour. Henke, a.

La selle, en bouillie liquide, arrive douze heures plus tard, se répète en dedans les trois heures; le premier jour. Trois selles en bouillie; le troisième jour. Henke, b.

Selle en bouillie, à une heure non habituelle, dix heures plus tard; le premier jour. Henke, c.

680. Le matin, à neuf heures, envie d'aller à la selle; puis, au bout d'une demi-heure, petite évacuation liquide; ensuite, pendant quelques heures, coliques comme après un refroidissement, suivies de céphalalgie. Le lendemain, sans répéter le médicament, à la même heure, selle en bouillie et en plus petite quantité qu'on n'aurait dû s'y attendre d'après l'intensité des envies, à laquelle succède du mal de ventre. Le troisième jour, selle faible, toute la journée, jusqu'à ce que vers le soir arrive une selle ordinaire. Après 1/10°, répété cinq fois. Raue.

Selle molle, le matin. 1361.

Cinq selles, le dixième et le douzième jour, qu'il aurait pu rendre plus fréquentes. 744, 749.

27

Deux selles liquides, après quinze grains; le deuxième jour. Giacomini.

Évacuations abondantes provenant du rectum, avec violentes purgations. Schœpf.

685. Selle aqueuse, après de fortes doses. 628.

Diarrhée aqueuse, persistant longtemps. 589.

(Les excréments ne sont pas aqueux.) 667, 670, 671.

Évacuations intestinales fréquentes, aqueuses, mêlées avec du sang. Neidhard, T.

Diarrhée en bouillie jaune, et, quand on comprime, douleur plus vive dans la région du nombril. 499 (1).

690. Selle liquide avec tranchées. 630.

Après minuit, elle est éveillée par des coliques; diarrhée jaunâtre, verte, avec douleurs avant et après. Raue.

Selle en bouillie, précédée de tranchées. 579.

* Coliques et diarrhées. Mühlenbein. Archiv., B. III, 78, 1826.

Il est très-nuisible dans les diarrhées bilieuses, la dyssenterie bilieuse, le choléra, et se joue des préceptes de l'hómœopathie hahnemannienne. Wedekind.

695. Diarrhée le lendemain et coryza sec. 580.

Évacuation diarrhéique avec douleur dans l'hypocondre et froid. 434.

* Diarrhée avec douleurs dans le dos. Williamson.

Selles diarrhéiques avec brûlure dans le rectum. 879.

Évacuations de sang, pendant la diarrhée. 589.

700. Sang, les selles étant aqueuses. 688.

* Les selles déliées ou molles, mélangées avec du sang, cessent d'abord pendant deux jours, reviennent ensuite, mais sont plus rares, et, au bout de quatre à six jours, les excréments sont de consistance naturelle. C. Hering.

Diarrhée jaune, vers le matin. 578.

Le matin, selles en bouillie abondantes; le deuxième jour. Freu, d.

(1) Pendant la journée, trois selles en bouillie liquide, de couleur foncée, en petite quantité, précédées de grouillement et de pincement dans le bas-ventre, et suivies de pression en forme de ténesme. J. O. Muller, vingt gouttes, 3° dil.

Selles diarrhéiques, le matin, le septième jour, en en prenant tous les jours de petites quantités. C. Hering.

705. * Selles faciles et copieuses, le matin. Williamson.

Le soir, à neuf et dix heures, une selle diarrhéique qui se répète le lendemain, très-souvent l'après-dinée, très-liquide, très-jaune. Tout ce que l'enfant avait mangé était sorti non digéré. Après avoir sucé de l'aloès. C. Hering.

Deux selles en bouillie, jaunâtres, avec sortie de beaucoup de vents; le soir du jour qu'il avait pris, à dix heures du matin, un dixième. Neidhard, a.

Le soir, selle diarrhéique; le deuxième jour. Preu, c.

Huit heures après l'avoir pris (le soir, à cinq heures), déjà une petite selle déliée, contre son habitude; après, plénitude et effort dans l'anus. 3. C. Hering.

710. Selle dure d'abord, puis liquide, qui paraît être très-chaude. Erl.

La première partie de la selle est solide, l'autre liquide, en marmelade; très-souvent, pendant des semaines. A. B., II et III.

D'abord solide, puis, vers la fin, diarrhéique. 771.

Le soir, tard, une selle abondante, mais solide, outre l'ordinaire, qu'il avait déjà eue dans la matinée; le premier et le troisième jour. Preu, d.

Une selle insuffisante, en morceaux, avec la sensation comme s'il en devait encore beaucoup; après une heure. Henke, c.

715. Selle tous les jours, mais difficile; au commencement elle dilate outre mesure le rectum. Helbig.

Après une selle diarrhéique en marmelade, constipation pendant deux jours. Helbig, c.

Selle dure; le cinquième jour et les suivants. Henke, a.

Pas de selle; le quatrième jour. Henke, a.

La selle retarde, après de petites doses, un trentième. C. Hering.

720. Selle dure; en morceaux, puis constipation opiniâtre. Neidhard, b.

Constipation avec paresse et atonie des organes du bas-ventre. 145.

La selle est en retard, et état de l'esprit insupportable. 24.
Selle en retard, le onzième jour. 772.

Paresse et obstruction du bas-ventre. A. A.

725. * L'aloès, administré à petites doses, convient aux personnes qui mangent
et boivent bien et se donnent peu de mouvement, à celles qui restent longtemps
assises après les repas et jouïssent d'une bonne santé, à celles qui sont peu irritables et ne souffrent ni de coliques ni de diarrhée, mais chez lesquelles il se
déclare des indispositions dans le ventre à cause de la rareté des selles, qui
n'ont lieu que tous les deux ou trois jours, et cela avec beaucoup d'efforts.
J. A. Schmidt, *Mat. méd.*

* Constipation par suite d'atonie torpide du canal intestinal, surtout chez les
personnes sédentaires, les savants, les vieillards. Kurz.

Dans la constipation habituelle avec défaut de sécrétion bilieuse, torpeur de
l'extrémité de l'intestin, surtout chez les hypocondres et les personnes qui font
peu d'exercices corporels. A.

Dans la dilatation du canal intestinal où n'a pas encore disparu toute action to-
nique, il provoquerait des contractions et favoriserait ainsi l'évacuation des amas
de matière stercorale. Hubener, *Die gastr. Krankh.* Leipzig, 1844, in *Alg. Zeit.
f. Hom.* Bd. II. H 3, p. 610.

* Accumulation de masses fécales dans les gros intestins, chez les femmes. Copland, *Dict. pract. Med.*, art. Côlon.

730. * L'indication principale pour l'usage de l'aloès est la constipation par
suite de la sécrétion insuffisante du foie, ou du défaut d'irritabilité de la bile ou
bien encore à cause de l'atonie du côlon et du rectum. Wedekind.

Constipation habituelle. Hong.

La constipation se déclare ordinairement quand, au bout de quelque temps, on
cesse l'usage de l'aloès. Hahnem. in Cullen. M. M. 2, 584.

J'ai constamment remarqué que l'état de constipation revenait à son période
ordinaire, malgré l'usage de l'aloès. Cullen. Je suis à même de constater le fait.
S. Hahnemann.

Constipation opiniâtre. Richter.

735. Il reste une légère constipation après l'usage de l'aloès. *Arnmann*, 6. Aufl.,
p. 419. (Par suite de la sécheresse des intestins.)

La constipation se déclarerait chez quelques-uns après l'usage prolongé, surtout
après les fortes doses, qui déterminent un effet purgatif. Kurz.

Constipation et ténesme. Honigberger.

A deux heures de l'après-dînée, selle non habituelle, insuffisante, en masses liées, avec plusieurs vents puants, deux
heures après le repas; l'humeur, mauvaise déjà, devient encore plus insupportable après la selle; au bout de trois heures.
A. B., I.

Après la selle du matin, sensation comme s'il désirait encore
y aller; l'après-dînée, à quatre heures, selle naturelle en mar-

melade épaisse, avec la sensation comme si elle était consistante; le deuxième jour. Id.

740. Le soir, à dix heures, selle, trente heures après la précédente, moins abondante que d'habitude, avec la sensation comme si elle descendait trop lentement; le quatrième jour. Id.

Le matin, avant huit heures, après le déjeuner, selle molle non liée, avec efforts, vents et éructations; une autre le soir, à dix heures, molle, consistante et abondante; le sixième jour. Id.

L'après-dînée, à trois heures, et le soir, à neuf heures, une selle; le huitième jour. Id.

Une selle, le soir, à six heures et à onze heures; le neuvième jour. Id.

Le matin, à six heures, après le lever, une petite selle en bouillie liquide, facile; une autre à midi et l'après-dînée à trois heures, consistant en excréments liquides et flatuosités bruyantes, ainsi que le soir à six heures et à dix heures; le dixième jour. Id.

745. La nuit, en urinant, envie d'aller à la selle; le dixième et le onzième jour. Id.

A neuf heures du matin, une deuxième selle peu abondante, jaunâtre, muqueuse, avec beaucoup de flatuosités, et quelque ténesme; il craint de faire sortir en même temps les fèces et les urines; au moment où il veut continuer à pousser, il se retient, à onze heures du matin; le onzième jour. Id.

Sensation de froid, pendant une selle molle; le onzième jour. Id.

Une selle, l'après-dînée, à trois et à six heures, et le soir à neuf et onze heures. Les dernières consistent en peu d'excréments, mais en beaucoup de flatuosités bruyantes; le onzième jour. Id.

Le matin, à sept heures, après s'être levé, une selle comme la veille; dans le courant de la journée, encore cinq selles, quelquefois il ne sort que des vents avec peu de fèces; dans l'intervalle, sortie de beaucoup de flatuosités; le douzième jour. Id.

750. Il doit se tenir sur ses gardes pour qu'involontairement il ne sorte avec les vents des matières excrémentitielles; le douzième jour. Id.

Jusqu'à trois heures de l'après-dînée, cinq selles, suivies de cinq autres; il sort toujours beaucoup de vents pendant l'émission desquels il craint des évacuations involontaires; le soir, il pouvait, sans préoccupation, faire des vents très-bruyants; le treizième jour. Id.

Selle liquide avec peu de flatuosités, le matin, à huit heures, à midi, puis encore deux autres; le quatorzième jour. Id.

Effort comme pour une selle solide, qui était néanmoins molle ou liquide; le quatorzième jour.

A peine était-il levé, qu'il devait aller à la selle; celle-ci était encore suivie de trois autres, liquides; dans cet intervalle, il y eut beaucoup de vents qu'accompagnaient involontairement des matières fécales; le quinzième jour. Id.

755. Quatre selles abondantes, les matières paraissaient non digérées; le seizième et le dix-septième jour. Dans la matinée, en moins de trois heures, avec envies pressantes, selles copieuses liquides, jaunes grisâtres, non digérées, avec beaucoup de borborygmes et de mouvements dans le ventre; le dix-huitième jour. Id.

Le matin, selle déliée, jusqu'au vingtième jour. Id.

Le matin, à trois heures, il s'éveille avec envie pressante d'aller à la selle et sourds pincements; circulation dans le ventre, évacuation en bouillie liquide, copieuse; après, sensation comme s'il en devait sortir encore beaucoup; le deuxième jour. A. B., II.

Le matin, en urinant, deuxième selle avec flatuosités, et une troisième à onze heures; le troisième jour. Id.

Au réveil, à trois heures, selle copieuse en marmelade liquide, sans ténesme, Id.

760. A sept heures, troisième selle avec ténesme; et, quand il croyait avoir fini, il sortait encore de la matière. A onze heures de la matinée, quatrième selle; le quatrième jour. Id.

Le matin, à cinq heures, selle régulière avec émission d'urine; le cinquième jour. Id.

En se levant, envie pressante d'aller à la selle, avec borborygmes continuels dans le ventre; pendant la selle, flatuosités gloussantes; le deuxième jour. A. B., III.

En urinant, chaque fois, sensation comme s'il allait sortir une petite selle liquide; le troisième jour. Id.

L'après-dînée, selle peu copieuse, consistant en petits morceaux mous, avec flatuosités; le troisième jour. Id.

765. *Les excréments sortent sans qu'il soit obligé de faire des efforts, à peu près comme s'ils tombaient de l'intestin;* le troisième jour. Id.

Une seule selle, le matin; urine ordinaire; le quatrième jour. Id.

L'après-dînée et le soir, envie d'aller à la selle; le soir, à neuf heures, une deuxième évacuation lente; le cinquième jour. Id.

Le soir, quelques envies d'aller à la selle, qu'il sait maîtriser; le sixième jour. Id.

En allant à la selle, sensation comme si elle était insuffisante et comme s'il y avait encore plus d'excréments; le sixième jour. Id.

770. Deux selles; le huitième jour. Id.

La nuit, à deux heures, selle solide, en bouillie vers la fin, diarrhéique; le dixième jour. Id.

En cessant, à partir de deux heures de la nuit jusqu'au lendemain après le dîner (trente-six heures), selle et meilleure humeur; le soir du onzième jour. Id.

Pas de selle le treizième jour; solide et lente; le quatorzième jour. Id.

Après une selle liquide, en bouillie, sensation incommode comme s'il devait encore en sortir davantage; le seizième jour. Id.

775. Une selle le matin, après le lever; le seizième jour. Id.

L'après-dînée, à trois heures, selle en bouillie liquide avec maux de ventre sourds; le vingt-troisième jour. Id.

Envie d'aller à la selle toute la journée; selle le soir. 680.

Il lui semble continuellement qu'il doit aller à la selle. 759.

Une sorte de ténesme dans le rectum, tout près de l'anus, plus près du périnée. Après l'avoir trituré. Zumbrock.

780. Fréquentes envies d'aller à la selle, pendant les premières heures. Henke, *a*.

Efforts, sans selles. Sundelin, 11. 280.

Efforts répétés. 861.

Fréquentes envies d'aller, sans selle; le troisième jour. Henke, *b*.

Fréquents besoins d'aller à la selle. Buchner.

785. Fréquents besoins d'aller à la selle, de suite après l'avoir pris; deux grains, avec quatre grains, sucre de lait. Henke, *c*.

Besoin qui l'éveille à différentes reprises, la nuit. 1368. Le chasse de son lit, le matin, à deux heures. 1393, 1594.

Besoins comme si la selle était dure, quoique molle. 753.

* Sans motif, envie continuelle d'aller à la selle. Williamson.

En allant à la selle, sensation comme si l'intestin était paresseux. 740.

790. *La selle étant en bouillie, sensation comme si elle était solide.* 759.

Fréquemment, besoins passagers; le deuxième jour. Henke, *a*.

A diverses reprises, besoin pressant qui passe promptement. Henke, *c*.

Le soir, à huit heures, besoin instantané, qui disparaît aussi promptement; diarrhée à neuf heures. Preu, *b*.

Besoin prompt. 757. Avec selle liquide. 755.

795. Envies pressantes, le matin, en se levant. 762.

Besoins et ténesmes, et il ne sort que du vent. Neidhard, *a*.

Besoins d'aller à la selle, quoiqu'il ne sorte que des flatuosités. 587, 860.

Besoins d'aller à la selle et faim, le matin. 552.

Envie avec sensation d'affadissement, sans selle; le premier jour. Preu, *c*.

800. Envie d'aller à la selle avec roulement dans le ventre. 51.

La nuit, besoins subits, à différentes reprises, avec glou-

glous dans le ventre, qui disparaissent promptement; le premier jour. Preu, c.

Pression, la selle étant molle. 741.

* Pression et douleur pendant la selle, et une émission de vents. Gosewich.

Après une affluence considérable de flatuosités, une petite selle; en faisant de grands efforts, il ne sort qu'une petite quantité d'excréments mous, le soir; le troisième jour. C. Hering.

805. Pression inutile et forts ténesmes dans le rectum; il sort avec facilité beaucoup de vents bruyants. Neidhard, a.

Ténesme. Buchner, Honigberger, Comp., 589.

Pincements dans le ventre avant la diarrhée et ténesme. Neidhard, T.

Ténesme, en retenant la selle. 746.

Fréquents pincements avant la selle; en même temps, flatuosités, quelquefois aussi ténesme. Kurz.

810. Violents ténesmes en allant à la selle. Williamson.

Ténesme et brûlure dans l'anus. 890.

Efforts et ténesmes, et au bout de quelques-uns évacuation liquide avec un peu de sang fluide et du mucus sanguinolent. Erl.

J'ai lu que l'aloès avait provoqué un flux hépatique, c'est-à-dire une hémorrhagie par le foie, de même que le mercure peut produire un écoulement de sang par les glandes salivaires. Wedelkind.

On s'expose à provoquer une dyssenterie bilieuse grave, quand on n'en arrête pas l'usage, dès que les selles deviennent de nature bilieuse. Wedekind.

815. Selle sanguinolente avec violents maux de ventre. Richter; 2, 341.

* Dyssenteries. Rau, Werth. des hom. Heilverfahrens, 1824.

* Selles dyssentériques. Williamson.

* Selles sanguinolentes, muqueuses, spongieuses avec violentes tranchées et déchirements dans le ventre, qui font tressaillir le malade. Williamson.

Un petit garçon de douze ans, atteint de dyssenterie, qui n'avait pas dormi depuis quarante-huit heures, avait une selle toutes les quinze à vingt minutes, avec grands cris, s'endormit dans les dix minutes, après l'administration de l'aloès, pendant quatre heures et s'éveilla bien portant. Williamson.

820. Selle sans forces, « les matières tombent comme d'un conduit inerte. » 765.

Un peu d'excréments sortent involontairement en même temps que les vents. 154.

Selle déliée, presque involontaire. 944.

Les fèces sortent presque sans qu'il s'en aperçoive. Williamson.

Pendant une émission de vents, sortie involontaire des excréments. 750, 754.

825. Il craint que les excréments ne sortent en même temps que les vents. 751.

Envie d'aller à la selle en urinant. 745 et Williamson.

Les excréments et les urines veulent sortir en même temps. 746. Sortent en même temps. 758.

En urinant, sensation comme si une selle liquide allait sortir. 751, 763.

Selle après le déjeuner. 741.

830. *En sortant de table, besoin d'aller à la selle, de suite.* Helbig.

De suite, après avoir mangé, envie d'aller à la selle; le quinzième jour. A. B., I.

Deux heures après le repas, selle non habituelle. 738.

* *En étant debout, sensation comme si une selle allait survenir.* Williamson.

En se levant, de suite, selle déliée. 754.

835. Selle jaunâtre. 746. Jaune. 654, 655, 656. Très-jaune, liquide, chez les enfants. 705.

* Absence de la teinte que produit la bile. 672. * Couleur grise, blanche. 675. Pâle. 649.

Jaune grisâtre. 755.

Odeur propre, spécifique. 668, 669.

Selle chaude. 710. Vents chauds. 860.

840. Tout ce que l'enfant avait mangé se retrouve dans la selle. 706. Non digéré. 755.

Pincements, grouillements, avant la selle. 582, 583, 584, 689 ou 90, 944.

* Douleur autour du nombril, avant la selle. Williamson.

Ardeur et picotements avant la selle. Erl. Picotement dans les intestins, précédant la selle. 669.

Appétit bon, chez les enfants, pendant les selles. 552.

845. Éructations. 741. Vomissements de bile pendant la selle. 415.

Flatuosités et ténesmes pendant la selle. 532. Sortie de vents. 757. Bruit et roulement. 755. Avec pincements. 757. Gloussement, flatuosités, accompagnant la selle liquide. 744, 746, 762.

Maux de ventre, même encore le vingt-troisième jour. 776. Pincements dans les intestins, pendant la purgation. 621, 757. *Tranchées avec selles sanguinolentes, jusqu'à jeter les hauts cris. 818.

En poussant, pour aller à la selle, douleur dans les muscles abdominaux. 1111. Comme si le rectum était distendu outre mesure, au commencement. 715.

Douleurs dans le dos, en allant à la selle. Williamson. Sensation de froid. 747.

850. Mauvaise humeur après la selle. 738. Céphalalgie, jusqu'à ce qu'il survient une deuxième selle. 121; 680.

Faim, après la selle. 341. Tranchées autour du nombril. 598. Pincements dans le ventre et mal de tête. 680.

Après le déjeuner, mal de ventre, après la selle. 573, 575, 690.

Émission de vents, après la selle. 532, 556, 576, 741, 758, 764.

Après une selle dure, brûlure à l'anus. 888.

855. Le matin, élancement dans l'anus, après la selle. 894. Prurit, vers le périnée, le quatorzième jour. A. B.; III.

Après la selle, sensation dans le rectum, comme si une certaine quantité d'excréments devait encore sortir. 757, 769, 774.

Après la selle, besoins consécutifs. 744. Ténesmes. 760. Efforts (ténesmes). Buchner.

Après la selle, prurit au prépuce. 1027. Sortie abondante d'une urine pâle. Neidhard, b.

RÉGION DU BASSIN. Favorise l'afflux du sang vers la région du bassin, excite les vaisseaux du rectum et des parties génitales. Richter.

860. A diverses reprises, dans la journée, envies comme

dans la diarrhée, et il ne sort que des flatuosités chaudes qui soulagent beaucoup ; elles se reproduisent promptement et déterminent *la sensation comme si une cheville se trouvait étranglée entre la symphyse pubienne et l'os coccyx* ; le deuxième jour. Preu, *c.*

Fréquentes envies d'aller à la selle, avec la sensation de *pesanteur dans le bassin* ; le premier jour. Henke, *b.*

Afflux du sang vers le gros intestin et l'utérus. Arnemann.

Affection de l'extrémité inférieure du canal intestinal et des organes du bassin ; chez plusieurs, pendant un temps plus ou moins long, après l'usage prolongé de l'aloès. Kurz.

Élancement tiraillant ou déchirement tensif depuis l'anus jusque dans le sacrum et le bas-ventre. Erl. Douleurs de reins qui envahissent aussi le bassin. 1133, 1136.

865. *Pression de haut en bas dans le bas-ventre.* Neidhard.

* Pression de haut en bas dans la partie inférieure du ventre. Williamson.

Sensation de plénitude dans le bassin, pendant la menstruation. 1064.

RECTUM. Chaleur, cuisson, sensation de pesanteur dans le rectum. Kurz.

Fistules rectales et strictum du rectum. Greenhow.

870. Dans le plus grand nombre de cas, nous avons pu causer une pesanteur incommode dans le bas-ventre et une vive irritation de l'extrémité de l'intestin, quelquefois même un écoulement de sang assez abondant par les vaisseaux hémorrhoïdaux ; mais nous ne pouvions développer de véritables tumeurs hémorrhoïdales, à moins pourtant que les malades n'en eussent eu auparavant. Trousseau et Pidoux.

* Sentiment de plénitude dans les veines hémorrhoïdales. Williamson.

Douleurs au sacrum qui dérangent le rectum. 1136.

Efforts dans le rectum, tout près de l'anus. 779.

Pression dans le rectum, pendant les règles. 1064.

875. Sensation dans le rectum, comme s'il était flottant. C. Hering.

Douleurs sécantes (incisives) dans le rectum, pendant la

sortie des excréments solides; le soir, à dix heures, le vingtième jour. A. B., III.

* Chaleur dans le rectum et l'anus, quand les fèces le traversent. Williamson.

Violente ardeur dans le rectum. N. T.

Avec léger ballonnement et chatouillement agréable dans le ventre, trois selles diarrhéiques, la dernière avec brûlure dans le rectum, douleurs hémorrhoïdales et beaucoup de vents; après dix-sept heures. Helbig, *c.*

880. * Brûlure dans le rectum. Williamson (1).

ANUS. Sensation de chatouillement dans l'anus; après dix-sept heures. 879. Se répétant au bout de vingt-six heures; le soir. Helbig.

Chatouillement pruriteux dans l'anus, précédé de flux muqueux. 944, Helbig.

Le matin, de bonne heure, un violent prurit irrésistible sur de petits points, près de l'anus, à gauche, dans les plis de la peau. C. Hering.

Prurit à l'anus excessivement douloureux et brûlure qui l'empêchent longtemps de s'endormir. Preu, *b.*

885. *Brûlure dans l'anus,* une sorte de sensation d'écorchure avec fort prurit autour de l'anus, et, le troisième jour, une selle abondante; chez deux frères, de cinquante à soixante ans, après des doses répétées. J., 200, C. Hering.

Brûlure à l'anus. Erl. (2).

Les selles produites par l'aloès sont de nature bilieuse; la diarrhée qu'il détermine (hormis la prostration) est analogue à la diarrhée bilieuse et accompagnée de brûlure dans l'anus. Wedekind.

Douleur brûlante dans l'anus, précédée d'une selle dure. St.

Après une émission de vents chauds, brûlure dans l'anus qui persiste longtemps; le premier et le troisième jour. Henke, *b.*

---

(1) Sensation de plénitude et augmentation de la chaleur dans le rectum et l'anus, hors la défécation. J. O. Muller, vingt gouttes, 5ᵉ dil.

(2) Distorsion et aspect extraordinairement sale de l'anus pendant les évacuations alvines. J O. Muller, vingt gouttes, 5ᵉ dil.

890. Ténesme et chaleur brûlante à l'anus. Erl.

Plénitude et pression vers le dehors, dans l'anus. 3, C. Hering.

Forte pulsation dans l'anus, en étant assis, après le diner. Gosewich.

Élancements depuis l'anus jusqu'au sacrum. 864.

Après la selle du matin, en marchant, à différentes reprises, élancement tiraillant, plus à gauche et en avant dans la région de la prostate et des vésicules séminales; le onzième jour. A. B., I.

895. Les excréments, qui ne sont pas trop durs, picotent tellement dans l'anus, qu'il croyait qu'ils le déchiraient en avant. Ensuite une douleur permanente dans l'orifice de l'anus qui l'obligeait à le resserrer fréquemment, après quoi tension et endolorissement; le troisième jour. Helbig.

Le ténesme est tout particulier, une sensation désagréable dans l'anus comme s'il devait encore sortir quantité d'excréments, que l'excoriation empêchait de sortir; cette douleur était cause qu'il n'osait régulièrement resserrer l'anus. A. B., II.

Douleurs à l'anus, que la bière apaise. 553.

Ulcérations au bord de l'anus. 1034.

HÉMORRHOIDES. Galien est le premier qui préconise l'aloès contre les hémorrhoïdes.

900. Le Talmoud désigne l'aloès comme un remède contre les hémorrhoïdes. Tr. Gittin, 696. D'après Bibl. talm. Medicin de Wunderbar.

Dans les flux hémorrhoïdaux. Les médecins grecs.

Il gratte trop les intestins (chez les individus froids) et chasse le sang avec la selle. J. Mesur.

Celui qui souffrirait des hémorrhoïdes ou de gonflements chauds au derrière s'abstiendra de faire usage de l'aloès. T.

Ouvre les veines hémorrhoïdales. Schrœder.

905. De cent personnes qui faisaient usage de l'aloès, il y en eut quatre-vingt-dix qui étaient affectées du flux hémorrhoïdal, qui cessait aussitôt qu'on le supprimait. *Fallopius*, p. 109. *Opera omnia*. Francof. 1600. Ces observations sont confirmées par Gottfr. Mœbius, Olaus Borrichéus Act. Havn. 1673. Obs. 64 et Trnka von Krzowitz. *Abh. über Häm.* 1798, p. 75. Jonsca. *Consult. méd.*, t. I, cons. 27, attribue à l'aloès les hémorrhoïdes qui règnent si abondamment dans les contrées de Venise et de Padoue. Stahl, *Coll. pract.*, p. 418, dit: Les habitants de la basse Saxe souffrent beaucoup des hémorrhoïdes à cause de l'abus de l'élixir *proprietatis. Aloë aperit ora venarum ani et vulva.* Geof. roy. Les remèdes pour prolonger la vie, contenant de l'aloès, et en grand usage dans la contrée de Lauterbach, font prédominer les hémorrhoïdes. Rau, *Hamorrhschl*, 1821.

L'aloès, administré avant le flux hémorrhoïdal, le favorise, mais l'arrête au contraire quand il a lieu. Quelques-uns disent la même chose à l'égard de la menstruation. Lœbrike, *Mat. med.*, 6 Aufl., p. 136.

L'usage fréquent de l'aloès est la cause des affections hémorrhoïdales, mais cet effet arrive rarement, lorsqu'on en use avec modération. Cullen.

Semble produire une pléthore locale dans les viscères du bas-ventre; car, administré pendant quelque temps, il ne contribue pas peu à la manifestation de souffrances hémorrhoïdales, et à rappeler les règles supprimées. Ceci est nié par Cullen. H. S. Hahnemann, *Anm. zu Cullen.*

Il provoque bien souvent les hémorrhoïdes. Hahnemann, *Apotheker Lex.*

910. Aggrave les accidents hémorrhoïdaux, où l'apparition d'un fort écoulement sanguin ne procure aucun soulagement. Wedekind.

Provoque un saignement par le rectum, mais nullement de flux hémorrhoïdal. C. Id. Sachs.

Il ne provoque jamais de véritables boutons hémorrhoïdaux, 878.

Quand l'individu est prédisposé aux hémorrhoïdes, qui donne parfois lieu à des souffrances hémorrhoïdales. Wedekind.

Provoque des hémorrhoïdes artificielles, alors que le sujet n'y est pas prédisposé. Sundelin, 1, 403.

915. Il ne produit jamais les hémorrhoïdes; au contraire, j'ai constaté que l'aloès enlevait leur sensibilité et le flux sanguin. Giacomini.

Paraît spécialement agir sur le gros intestin. Une forte dose détermine chez plusieurs personnes une irritation du gros intestin et des ténesmes. Pereira.

Gaubius l'administrait avec avantage dans les hémorrhoïdes sèches et brûlantes. Weikard.

Molimen hémorrhoïdal, A, A.

Pour faire couler les hémorrhoïdes, A.

920. L'aloès, administré à petites doses, rappelle les hémorrhoïdes supprimées. Hahnemann, *Anm. z. Artzneischatz*, p. 61, 62.

On le regarde comme un médicament très-actif dans la suppression des écoulements hémorrhoïdaux. J. A. Schmidt, *Mat. med.*

Dans les hémorrhoïdes sèches, dues à un état de torpeur. Bischoff, *Med. bot.*, 432.

L'aloès à petites doses est utile dans les hémorrhoïdes rigides, complexes, compliquées d'affections de la rate et du foie. Pitschaft.

Contre les hémorrhoïdes supprimées, quand le flux hémorrhoïdal est devenu une habitude; que la suppression est due à la torpeur ou que la congestion hémorrhoïdale détournée réagit morbidement sur tout l'organisme, et donne lieu à des formes morbides notables. Schleger.

925. Dans les hémorrhoïdes habituelles muqueuses ou indolentes atoniques qui sont en retard. Kurz.

Quand les boutons hémorrhoïdaux *sortent de l'anus en grandes masses, sous forme de grappes, et sont accompagnées de beaucoup de pression.* Nejdhard.

Quand les boutons hémorrhoïdaux étaient, sortis à droite, très-douloureux en étant debout et en marchant; et que le sujet était obligé de rester couché les jambes largement écartées; d'appétit était très-bon, nonobstant le défaut de mouvements. Après que, pendant huit, dix jours, beaucoup d'autres médicaments avaient été inutilement administrés. C. Hering.

Écoulement abondant de sang par l'anus, sans qu'il existe de boutons hémorrhoïdaux. Trousseau, Comp., 553.

Il sort du sang après la selle. St.

950. Il sort beaucoup de sang pendant la selle, avec violentes douleurs aux reins. Erl.

Sentiment de plénitude, comme une congestion vers les boutons hémorrhoïdaux sortis et étranglés; plus tard, une envie obscure d'aller à la selle et une deuxième évacuation peu copieuse, non habituelle, pendant laquelle les boutons sortent beaucoup et causent dans l'anus une douleur de gerçure comme s'il y avait une plaie; après trois heures, avant midi. 3; C. Hering.

Gonflement des boutons hémorrhoïdaux avec douleur comme de plaie. Erl.

Un tubercule mou à l'anus qui cause du prurit le soir et le matin; le dix-huitième jour. A. B., III.

Au lever, selle dure, peu copieuse, tenace, avec douleurs de gerçure dans les boutons à l'anus, qui sont sensibles à l'attouchement, comme s'ils étaient enflammés, même en étant tranquillement assis; le soir, vers dix heures, une seconde selle, avec gerçures dans les boutons, dont quelques-uns sont encore sortis; le dix-neuvième jour. A. B., III.

935. Douleur de gerçure permanente dans les boutons de l'anus, même dans le repos, en étant assis et couché, comme s'ils étaient à vif par suite de l'action de gratter; le vingt-deuxième jour. A. B., III.

Boutons à l'anus très-sensibles, en les lotionnant après la selle; le vingt-troisième jour. A. B., III.

Le matin, les boutons à l'anus sont plus petits, moins sensibles; dans le courant de la journée, plus gonflés et plus sensibles, quelquefois élancements dedans et prurit; le vingt-quatrième jour. A. B., III.

L'après-dînée, grand prurit aux boutons et à l'anus en général; le vingt-deuxième jour. A. B., III.

Vers le soir, en se levant de son siége, plusieurs élancements aigus douloureux dans les boutons de l'anus, ainsi que plus tard, le soir, en étant assis; le vingtième jour. A. B., III.

940.* Chaleur dans les boutons hémorrhoïdaux. Williamson.

Vingt-quatre heures de soulagement dans les boutons hémorroïdaux; le lendemain, pour la première fois seulement, écoulement de beaucoup de sang pendant la selle. 3, C. Hering.

L'aloès est indiqué quand des fomentations froides sur les boutons hémorroïdaux soulagent. C. Hering.

Évacuation d'un très-gros amas de mucus intestinal. N. T.

Après des borborygmes et du roulement dans le ventre, une évacuation liquide, sortant presque involontairement, composée en partie d'excréments jaunes déliés, et en partie de morceaux de mucus gélatineux, mélangé sous forme de stries aux matières; ensuite, chatouillement dans l'anus qui force à frotter. Helbig.

945. * Dans les engorgements muqueux : favorise la sortie d'une grande masse de saburres muqueuses tenaces, très-fétides, vertes ou décolorées, qui causaient beaucoup de bruit et d'agitation, et étaient suivies d'un grand soulagement. Ideler, in *Hufeland Journ.*, 4, 1, 119.

Émission de mucus ayant l'aspect d'une membrane. N. T.

* Fèces recouvertes de mucosités. Williamson.

* Selles bien moulées, striées de sang, de mucosités. Williamson.

VERS. * Avec de l'ail et de la bile de bœuf on s'en sert chez les Hottentots et les Cafres pour combattre les affections vermineuses et détruire les vers. Sparrmann, *Reise*, p. 475.

950. * Scribonius Cargus et Alex. Tralles le préconisent contre les vers intestinaux.

* Tue et chasse les vers intestinaux, même donné sous forme de clystère. Schrœder.

* Ascarides, vermiculaires, en lavement. A. A. Rademacher.

* Préférable à tous autres remèdes contre les ascarides, attendu que, sans atteindre la digestion, il attaque les vers dans leur retraite. Wedekind.

Contre les ascarides, chez deux garçons. Helbig.

955. Indispensable contre les ascarides. A. z. f. H.; 5 Heft, p. 149.

REINS. Violentes douleurs dans les reins. N. T.

* Les Indiens le donnent mélangé avec du lait dans les ulcères des reins et de la vessie. Weikard, *Fragm.*, p. 85.

Urine sanguinolente. Bartolinus, *Act. méd.*, ann. 1768, obs. 64.

Écoulement de sang par l'urètre. N. T.

960. Quelquefois brûlure douloureuse au col de la vessie, en urinant. Erl.

Brûlure en urinant. Richter.

Brûlure et ténesme en urinant et bouillonnement général. Weikard.

Urine sortant avec quelque difficulté. Richter.

Ardeur en urinant. Weikard, Voigtel, Schreger, Fechner.

URINE. 965. En petite quantité et chaude. Wedekind, St.

Saturée, jaune. Buchner.

* *Couleur de safran.* Wedekind.

Elle sort en petite quantité et est fort rouge. Erl.

Limpide, foncée, non augmentée; le premier jour. A. B., II.

970. Couleur saturée, d'odeur forte, conservant sa limpidité; le troisième jour. A. B., III.

Urine peu copieuse, foncée, sédiment muqueux; le seizième jour. A. B., I.

L'urine de l'après-dinée devient trouble par le repos; elle dépose au fond du vase un sédiment blanchâtre; on observe en outre dans l'urine un trouble sous forme de petits grains qui répand une odeur putride, ammoniacale; le premier jour. A. B., III.

Urine abondante et trouble; par huit à dix grains. Giacomini (1).

Urine jaune ou brune, avec sédiment jaune rougeâtre. Wedekind.

975. Dans la matinée, à différentes reprises, émission copieuse d'une urine légèrement jaune; le troisième jour. A. B., III.

C'est la première fois que l'urine est redevenue claire comme de l'eau; le dix-huitième jour, A. B., II.

Sécrétion d'une abondante quantité d'urine. Greenhow, *Lond. Med. Gaz.*, vol. XIX, p. 270.

J'ai uriné copieusement; après quinze grains. Giacomini.

_____

(1) Urine en petite quantité et de couleur foncée. J. O. Muller, deux gouttes, 5e dil.

L'urine augmente en quantité et est plus saturée; le quatrième jour. A. B., I. Beaucoup en une fois; le sixième jour. A. B., I.

980. Émission d'une urine copieuse avec brûlure. Kurz.

Urine augmentée, pâle, après la selle. Neidhard, *b*.

La sécrétion de l'urine est augmentée, après la selle. 858.

Sécrétion abondante des urines, chez les enfants. C. Hering.

* Diminue un peu l'excrétion de l'urine qui était abondante et fréquemment répétée. C. Hering.

985. Il est obligé de se lever la nuit pour uriner; le septième jour. A. B., I.

Il s'éveille pour uriner, à deux heures; le quinzième, le seizième jour et les suivants. A. B., I et 1025, 1362, 1564.

Il urine, le matin, à trois heures; le quatrième jour. A. B., III et 1386.

Les besoins d'uriner l'éveillent à diverses reprises. A. B., I et 1368, 1369.

Envie d'uriner, en s'éveillant. 1393, 1394.

990. Fréquents besoins d'uriner. Buchner.

Fréquentes envies d'uriner et peu d'urine; le premier jour. A. B., III.

Les envies d'uriner pendant la journée se répètent fréquemment, et cependant la quantité des urines n'est pas augmentée; le cinquième jour. A. B., II.

Les envies d'uriner sont tellement pressantes, qu'il peut à peine se retenir, à onze heures de la matinée; le troisième jour. A. B., II.

L'après-dînée, besoins fréquents et pressants d'uriner; la quantité des urines restant néanmoins moindre que celle du matin; le troisième jour. A. B., II.

995. Besoins pressants d'uriner et urines copieuses; le septième jour. A. B., I.

A peine est-il levé, le matin à cinq heures, qu'il est obligé d'uriner, puis à huit heures, à neuf heures trente minutes, la quantité des urines n'étant pas augmentée; le troisième jour. A. B., III.

En se levant, de suite, envie d'uriner; le quatrième, le sixième, le huitième jour; le soir du vingt-troisième jour. A. B., III.

L'urine sort avec difficulté. Richter.

L'excrétion de l'urine est assez difficile, le soir à dix heures, pendant la dernière selle; il ressent pendant quelques instants des pressions qui partent de la vessie, et l'urine ne coule que par saccades et chaque fois avec efforts; le dixième jour. A. B., I.

1000. * L'urine coule plus facilement; auparavant il était toujours obligé d'attendre un instant avant qu'elle ne coule. Neidhard, b.

Pendant la selle, émission des urines; le deuxième jour. A. B., III. En urinant, envie d'aller à la selle. 745.

ORGANES GÉNITAUX. Excite l'appétit vénérien. Wedekind.

Exaltation de l'appétit vénérien, avec érection après avoir uriné; la nuit, à deux heures. 1363.

Il s'éveille à quatre heures avec grands désirs; le treizième jour. A. B., I.

1005. En sortant de table, excitation des organes génitaux. A. B., III.

Une volupté plutôt intérieure qu'une excitation dans les parties le porte au coït, le soir en se couchant; le cinquième jour. A. B., I.

Le soir grand désir et soif d'eau extraordinaire; le onzième jour. A. B., I.

Il s'éveillait la nuit, vers une heure, avec grand désir du coït, et, sans s'éveiller, il saisit les organes jusqu'à ce que l'éjaculation eût lieu; il devait uriner, et, tout éveillé, il s'imaginait qu'il était beaucoup plus tard; le quatrième jour. A. B., I.

Le désir est diminué et la passion amoureuse disparue; le cinquième jour. A. B., II.

1010. * Probablement un des meilleurs moyens pour restreindre les désirs trop ardents, surtout chez les enfants, propriété que possèdent très-peu de remèdes. C. Hering.

..De petites doses causent souvent aussi des érections et excitent l'appétit vénérien. *Rust's Magaz. des ges. Heilkend*, 1827, vol. XXIV, cah. ii, p. 504.

Érections sans provocation; le premier jour. A. B., II. Le matin. Wedekind. L'éveillent le matin à deux heures. 1025.

Pollution pendant la sieste; le deuxième jour. Preu, c.

Pollution la nuit, à trois heures, plus violent désir du coït. 1370.

1015. Vers le matin, pollution avec rêves voluptueux, ce qui n'était pas arrivé depuis longtemps; le douzième et le dix-septième jour. A. B., III.

Après l'éjaculation il était obligé d'aller de suite à la selle, la première fois, la nuit; le treizième jour. A. B., I.

Après l'éjaculation, besoin d'uriner. 1008.

Après la pollution, sommeil agité. 1361.

Tiraillement en avant dans l'urètre, en étant assis; à midi, le quatrième jour. A. B., II.

1020. * *Gonorrhée secondaire* : Élancement, brûlure dans le canal de l'urètre jusqu'au col de la vessie, avec écoulement liquide; pendant l'érection, le pénis est courbé et le malade éprouve, derrière le gland, une douleur tensive, comme s'il y avait une ulcération. Grande amélioration. Helbig.

Le testicule droit est froid à l'attouchement, durant la nuit; le troisième jour. A. B., III.

L'épidydyme gauche est très-sensible en marchant et au toucher, toute la matinée. 1/1000, Koch.

Gonflement des veines mou, indolent, tubercules au périnée; le quatorzième jour. A. B., III.

En faisant un trajet de deux lieues, il a le périnée tout excorié, ce qui ne lui arrivait auparavant qu'après avoir fait cinq et six lieues; le quatorzième jour. A. B., I.

1025. Le scrotum étant flasque, il s'éveille avec besoin d'uriner et érection, le matin, à deux heures; le troisième jour. A. B., III.

Le membre est excessivement petit et le scrotum rétracté; le septième jour. A. B., III.

Prurit au prépuce, après la selle; le deuxième jour. A. B., III (1).

Sueur aux parties génitales, d'odeur urineuse dégoûtante, âcre; comme chez les femmes en couches, malpropres, le matin et le soir en se couchant, le cinquième jour; se répétant le quatorzième et le dix-septième jour. A. B., I.

Ampoules de mauvaise nature à la vulve. Galien.

1030. * Est très-avantageux contre les ulcères de la vulve. T.
* Plaies suintantes aux parties cachées (honteuses), 280.
* Appliqué sur les condylômes saignants, il en arrête l'écoulement. T.
* Il guérit la déchirure du prépuce chez les enfants. T.
* Ulcères au bord de l'anus et aux parties génitales. A, A.

CHEZ LA FEMME. 1035. Douleur comme des pointes au-dessus de la symphyse du pubis; le quatrième jour. Raue.

Pesanteur dans la région utérine, avec douleurs dans les aines et au sacrum. Kurz.

Pesanteur dans l'utérus et douleurs au dos. Trousseau.

Afflux de sang vers l'utérus. Arnemann. De là, afflux du sang vers la matrice (chez la femme!). Noach Trinks.

Violentes douleurs comme d'enfantement dans les hanches. N. N.

1040. Effet excitant sur l'utérus et les organes du bassin par l'afflux du sang vers les parties, engorgement des vaisseaux sanguins, surtout des veines; il résulte de là qu'il est en état d'augmenter les états d'irritation existants ou les hémorrhagies et d'agir comme un ménagogue dans l'aménorrhée et la chlorose. Pereira.

Pression et tiraillement dans l'utérus. 1052.

Une douleur aiguë qui descend à travers les aines jusque vers le milieu des cuisses; après trois et quatre heures. Raue.

* Douleurs dans l'utérus. Les médecins des Indes orientales d'après Honinberger.

Plusieurs auteurs conseillent une grande circonspection à l'âge de la puberté. Koch.

(1) Démangeaison, chatouillement et rougeur pointillée au gland, surtout vers la couronne et au frein. J. O. Muller, vingt gouttes, 5e dil.

1045. Plusieurs le jugent nuisible dans les années climatériques. Koch. Indifférent. Trousseau.

Les règles viennent trop tôt et trop copieuses. Williamson.

Il provoque souvent un trop abondant écoulement des règles. Hahnemann, *Apoth. Lex.*

Quand il y a prédisposition à une menstruation trop forte, il ne fait que l'augmenter. Wedekind.

Les règles apparaissent très-abondantes, quoiqu'elles avaient cessé depuis quelques jours seulement. Erl.

1050. Augmentation des règles, avec coliques. Koch.

Provoque très-aisément l'avortement chez les femmes enceintes. Vogt.

Avortement, suivi d'écoulement copieux de mucosités sanguinolentes, fréquemment avec pression et tiraillement dans la matrice. Erl.

* Les femmes dont la menstruation se serait arrêtée prendraient tous les jours 1/10 d'une demi-once d'aloès. T.

Pour rappeler le flux mensuel, dans la rétention et l'aménorrhée. A, A, rarement utile. Cullen.

1055. On lui reconnaît une action toute spéciale pour rappeler les règles supprimées. J. A. Schmidt, *Mat. med.*

Accélère les règles chez les chlorotiques et les femmes stériles. Schrœder.

Dans la suppression du flux menstruel dépendant de la flaccidité des vaisseaux utérins, chez les femmes, et filles phlegmatiques, cachectiques, chlorotiques. Schreger.

* Quand les règles retardent et coulent en trop petite quantité, la chlorose. Kurz.

* Dans le cas où les règles tardent à paraître, ou quand elles ne coulent pas avec assez d'abondance, chez les filles chlorotiques. Trousseau.

1060. * Chez les chlorotiques, en très-petites doses, pendant ou après les repas. Trousseau.

Une jeune fille qui souffrait d'une aménorrhée reçut chaque jour trois grains d'extrait aqueux d'aloès. Goût glaiseux, perte de l'appétit qui était bon auparavant, congestions vers la tête, céphalalgie périodique alternant avec des maux de reins et diminuée par des applications froides; coliques, trois selles molles dans la journée. Les règles, qui n'avaient pas paru depuis trois mois, reviennent la nuit au milieu de violents maux de reins. Buchner.

Pendant les règles, otalgie. 193.

Pendant les règles, ballonnement flatueux des intestins. Williamson.

Pendant les règles, pression de haut en bas dans le rectum, avec sentiment de plénitude dans le bassin. Williamson.

1065. Pendant les règles, douleurs aux reins. 1061.

Augmentation de la leucorrhée. Kurz.

* Un excellent moyen pour améliorer la stérilité. *Amal. Lusit.*, c. m., c. 50, 83.

* Plusieurs revoient régulièrement leurs règles et deviennent enceintes, ce dont elles avaient été privées pendant longtemps. (Pilules composées de G. amm. aloès, fer et baume du Pérou.) Weikard.

* Nausées chez les femmes enceintes. Schrœder.

ORGANES RESPIRATOIRES, VOIX. La nuit, dans un rêve, il est en danger et veut crier, mais il ne produit aucun son à cause d'enrouement; le matin il s'éveille avec de la raucité au fond du pharynx, qui disparaît après le déjeuner; le troisième jour. A. B., I.

1070. La voix est entreprise; renâclement, sensation de coryza dans le nez, avec frisson; le vingt-quatrième jour. A. B., III.

Voix rauque, le matin. 287.

TOUX. Grattement dans la gorge qui porte à tousser. 285.

Sensation de grattement dans la gorge qui provoque une toux sèche, la nuit. Helbig.

Sensation de grattement dans la gorge, se répétant quelquefois dans la matinée et excitant une toux qui n'est pas tout à fait sèche. Fréquemment. Helbig.

1075. Démangeaison dans la gorge qui porte à tousser, sans expectoration, mais avec goût d'encre ou de fer dans la bouche; le soir du quatorzième jour et le matin du quinzième et du seizième jour. A. B., III.

CONGESTIONS. Congestions de sang. Wedekind et 1443.

Afflux de sang vers la poitrine, qui provoque quelquefois une toux sèche; le deuxième jour. Henke, c.

Oppression et angoisse dans la poitrine. N. T.

Cinq gouttes de teinture, administrées contre une pression dans le bas-ventre, avec douleur aux reins et lassitude dans les jambes, furent suivies d'oppression; la respiration s'arrête en montant; il n'est pas en état de travailler; angoisse avec paralysie dans tous les membres; les veines sous-cutanées disparaissent, et il est obligé de s'asseoir et s'endort; au commencement il se sentait mieux en marchant qu'en restant assis. Au bout de quelques heures, il y eut un soulagement dans toutes les souffrances. (F.) Helbig.

1080. Toux sanguinolente. Erl. Buchner.
Administré à doses modérées, chez une fille de quatorze ans, dont les règles tardent à paraître, il provoqua une toux sanguinolente. Keller.
* Il nous a été d'un grand secours pour combattre chez les jeunes gens, et surtout chez les femmes, ces congestions pulmonaires qui sont si souvent l'occasion du développement des tubercules. Trousseau et Pidoux.

RESPIRATION. En faisant de profondes inspirations, douleur sur la partie antérieure de la poitrine. 1111.

Secousses dans la poitrine qui coupent la respiration. 1098.

1085. Élancement dans la poitrine. 1106.

Élancements dans la poitrine qui empêchent la respiration. 1101, 2, 4.

Oppression de la respiration à cause d'élancements dans la poitrine. 1099.

Douleurs dans le bas-ventre qui coupent la respiration en parlant. 503.

Élancements partant du foie, vers la poitrine, qui coupent la respiration. 463.

1090. Oppression de la respiration et toux sanguinolente. Buchner, Erl.

Inspiration gémissante, haletante, le soir après avoir fumé. 3, C. Hering.

* Asthme. Dioscorides.

Respiration plus facile. 478.

Faiblesse de toute la poitrine, par boutades; le deuxième et le troisième jour. A. B., III.

1095. Faiblesse sur la poitrine, pendant un effort corporel; le cinquième et le huitième jour. A. B., II.

Faiblesse de la poitrine. Neidard, b.

POITRINE. Oppression avec pression périodique et serrement dans la poitrine, surtout dans la moitié droite; le deuxième jour. Henke, c.

Tractions incisives, déchirantes, lancinantes dans la poitrine, qui coupent subitement la poitrine, surtout quand il veut se redresser après avoir eu le corps baissé ou tourné; plusieurs jours, le quinzième jour; même dans la région de l'estomac. A. B., III.

Oppression de la respiration et élancements sourds dans la partie inférieure de la poitrine, Henke, c.

1100. En penchant le corps à droite, courts élancements pinçants profondément dans l'intérieur de la poitrine gauche, derrière et au-dessous du mamelon gauche, qui empêchent la respiration et permet parfois de faire de profondes inspirations. Chaque élancement a à peine la profondeur d'un pouce et est très-violent. Ils changeaient de place au bout de quelques minutes, et paraissaient en avant et en haut. Au bout de vingt à trente minutes, élancements semblables dans la poitrine droite, à la même place, mais moins violents; après trois et quatre heures. 3, C. Hering.

Violents élancements dans la poitrine gauche, en avant, vers le milieu, dans la région de la sixième côte, de sorte qu'en voulant inspirer il est obligé de s'arrêter tout court, le soir à neuf heures; le quatrième jour. A. B., III.

Élancements tractifs à travers la poitrine, même dans le repos, en étant couché, avec quelques battements de cœur, qui empêchent la respiration; le dix-huitième jour. A. B., III.

Élancements à travers la poitrine gauche. 447.

Élancements qui remontent de la région hépatique dans la poitrine et coupent la respiration. 463.

1105. Douleurs lancinantes à travers la poitrine gauche, ayant le corps plié en deux à cause du mal de ventre. 577.

Le matin, en étirant le corps, un tiraillement lancinant dans la poitrine gauche, à la région des sixième et septième côtes, superficielles, qui coupent la respiration; le cinquième jour. A. B., III.

Douleurs fortement pressives en haut derrière le sternum alternant avec des douleurs semblables sous les côtes droites. 457.

De suite, en se levant, douleur aiguë pressive, comme de

foulure, derrière le milieu du sternum, pendant les mouvements du bras, en se baissant et en se pliant en deux, soulagée en étendant le corps et en effaçant la poitrine, toute la journée; le treizième jour. A. B., I.

Aux deux côtés de la poitrine, douleurs qui remontent de la région de l'estomac. Raue.

1110. * Douleur de poitrine et otalgies. 196.

La partie antérieure de la poitrine et les côtés, jusque dans le creux des aisselles, sont douloureux à l'attouchement, comme s'ils étaient roués de coups, comme si *la douleur était entre chair et os. En inspirant profondément, douleur dans la partie antérieure de la poitrine.* Même douleur dans le bas-ventre, surtout dans la région ombilicale, *aggravée par l'attouchement*, mais plus profondément ou dans les intestins mêmes, et surtout le matin. En se levant de la position couchée, douleur dans les parois abdominales, pendant plusieurs jours. En remuant les bras, endolorissement des muscles pectoraux. En faisant des efforts pour aller à la selle, douleur dans les muscles du ventre, à leurs attaches aux côtes, pendant huit jours. Helbig.

CŒUR. Douleur dans la région du cœur, qui traverse la poitrine jusqu'au-dessous de l'omoplate gauche. Raue.

Le cœur bat plus rapidement en étant couché dans le lit, et il y a parfois un battement très-violent qui fait tressaillir le corps, le plus souvent après minuit et deux heures. Raue.

Battement du cœur avec élancements dans la poitrine. 1102.

1115. Fort battement du cœur. A. A.

COU, NUQUE. Goître. Les médecins grecs.

A droite, au cou, pendant le mouvement, sensation comme si une partie musculaire était tiraillée et douloureusement étirée; le seizième jour. A. B., III.

Craquement des vertèbres cervicales pendant le mouvement, le matin à huit heures, le deuxième jour. A. B., II.

Dans la matinée, en étant assis, brûlure tiraillante tensive sur le côté droit de la nuque, comme dans les muscles; disparaît pendant le mouvement, le deuxième jour, l'après-dînée, en étant assis; le même tiraillement tensif, brûlant en se bais-

sant, le troisième jour, le matin, et l'après-dînée du quatrième jour. A. B., II.

1120. Douleur tiraillante au côté droit de la nuque, seulement pendant les mouvements de la tête, en se levant, après
la sieste; le premier jour. La même douleur, tensive pendant
le mouvement, presque brûlant; du onzième au dix-neuvième
jour. A. B., III.

DOS. Au-dessous de l'omoplate gauche, douleur qui sort
de la région du cœur. Raue.

Douleurs sourdes lancinantes sous l'omoplate, le deuxième
jour, et pression de dedans en dehors; le troisième jour.
Preu, d.

Douleur lancinante sourde et serrement entre les épaules,
plus à droite, la nuit et toute la journée du lendemain.
Henke, a.

Douleur de meurtrissure dans tout le dos entre les omoplates et dessus, comme après avoir été longtemps baissé; le
deuxième jour. A. B., II.

1125. Pendant plusieurs jours, très-peu d'appétit, qui se
change tout à coup, l'après-dînée, en une faim telle, qu'il
mange deux fortes portions, le soir. Dans la nuit suivante,
douleur dans la région des dernières vertèbres dorsales, comme
ayant son siége dans la moelle épinière; il ne pouvait se coucher sur le dos, mais sur le côté seulement; parfois il étendait
complétement le corps, et un instant après il était obligé d'at-
tirer les cuisses. Tout cet ensemble disparait en se levant; le
vingt et unième jour. Helbig.

* Douleurs dans le dos, en allant à la selle. 849.

Dans la région rénale droite, pression et tiraillement; le
deuxième jour. Henke, a.

Douleurs dans le dos et pesanteur dans l'utérus. Trousseau.

Maux de reins alternant avec céphalalgie. 122.

1130. Tiraillement et brûlure dans les lombes. Richter.

Douleurs lombaires. Sundelin.

Augmente les douleurs lombaires. Voigtel, Schreger.

Pendant plusieurs jours, abattu et découragé; au quatrième
jour, violentes *douleurs tiraillantes aux lombes, qui s'éten-*

daient sur tout le bassin, le décourageaient et s'aggravaient vers le soir, pendant huit jours. L. Schreter, deux grains triturés avec du sucre de lait. Helbig.

Douleurs lombaires dans le repos et pendant le mouvement; le deuxième jour. Raue.

1135. Douleurs aux lombes, le matin en se levant; pendant le jour, tiraillement dans le sacrum avec la sensation de pesanteur dedans, surtout en étant assis; le deuxième jour. Henke, a.

Une pesanteur dans les lombes qui envahit le bassin et agit d'une manière très-incommode sur le rectum; le troisième et le quatrième jour. Henke, a.

Sensation sourde de pesanteur dans les lombes; le premier jour et les suivants. Henke, b.

Pression et pesanteur dans les lombes, surtout en étant assis, améliorée par le mouvement; persiste pendant huit jours. Henke, b (1).

Après avoir été assis, forte roideur dans les lombes, qui l'empêche à peu près de se lever; puis une sorte de fardeau dans les lombes et le bassin; le troisième et le cinquième jour. Henke, c.

1140. Brûlure, cuisson et élancement au sacrum entre peau et chair, comme par un sinapisme, l'après-dînée; le troisième jour, à la cessation des nausées. Raue.

Élancements dans la région de l'os sacrum, à droite. Henke, c.

Élancement tiraillant dans la rate qui s'étend jusque dans le sacrum, la nuit. 448.

Élancement jusque dans le sacrum, 864.

Gloussement dans la région de l'os coccyx, périodique, pendant plusieurs minutes; le premier et le deuxième jour. Henke, b.

1145. Douleur dans le coccyx, comme s'il était tombé dessus. Helbig.

Douleurs lombaires en s'éveillant, avec lassitude. A. Koch.

_____

(1) En sortant du lit, douleur et élancement, comme des éclairs, dans le sacrum, non loin de l'anus, vers les hanches et le bas-ventre, qui se dissipèrent par des mouvements longtemps continués. J. O. Muller, cinq gouttes, 3ᵉ dil.

Douleurs lombaires à l'apparition des règles, 1062; avec découragement, 4, alternant avec des maux de tête, 1061, et écoulement de sang par l'anus. 930.

MEMBRES SUPÉRIEURS. Douleur pressive de dedans en dehors dans l'épaule, le premier jour; sur l'épaule gauche, le deuxième jour. Preu, d.

Douleurs lancinantes sourdes depuis l'épaule jusque dans le gras de la main; le deuxième jour. Preu, d.

1150. Craquement dans l'articulation de l'épaule gauche, pendant le mouvement, le matin; le quatrième jour. A. B., II.

Sueur dans les aisselles. 1470.

Pesanteur du bras droit; le deuxième jour. Preu, d.

Tiraillement pressif ou paralytique dans le bras droit, près de l'articulation de l'épaule, dans le repos et pendant le mouvement; le troisième jour. A. B., II.

Furoncle au bras. 1496.

1155. La nuit, dans le lit, douleur pressive de l'avant-bras droit, commençant dans le milieu de l'avant-bras et finissant dans l'articulation de la main, où elle paraissait vouloir déprimer les os du carpe; le neuvième jour. Helbig.

Douleurs au coude. 1318.

Tiraillement paralytique dans la partie antérieure de l'avant-bras; le troisième jour. A. B., II.

Tiraillement vulsif douloureux, comme dans les chairs; depuis l'avant-bras gauche jusque dans les mains, six à huit fois de suite; en étant assis et en écrivant, l'après-dînée; trois à quatre heures; le troisième jour. A. B., III.

Douleurs dans l'avant-bras qui s'arrêtent dans l'articulation de la main. 1155.

1160. Tiraillement jusque dans la main. 1158.

En ouvrant la main gauche, sensation comme si les tendons étaient trop courts et déchirés, une sorte de secousse électrique. C. Hering.

Dans l'avant-bras et la main gauches, sensation comme s'ils étaient engourdis à l'intérieur; de temps en temps, vulsion intérieure et frémissement sans douleur; le troisième jour. C. Hering.

Engourdissement de la main gauche, dans la matinée, en étant assis en voiture; le troisième jour. C. Hering.

Élancements fugaces dans l'articulation carpo-métacarpienne; le deuxième jour. Preu, c.

1165. Tiraillement douloureux sourd dans les os métacarpiens et l'articulation métacarpo-phalangienne du médius droit, l'après-dînée, à trois heures; le premier jour. A. B., III.

Dans l'articulation métacarpienne du quatrième doigt, une douleur lancinante et crampoïde revenant fréquemment; le premier jour. Preu, a.

Douleur déprimante dans les os du carpe. 1155.

Faiblesse de l'articulation de la main. 1522.

Tiraillement douloureux et roideur du médius gauche, fixé surtout sur l'articulation métacarpienne; le premier jour. Douleur tiraillante vulsive dans l'articulation carpo-métacarpienne du quatrième doigt gauche; le deuxième jour. Douleurs et roideur dans le doigt; le troisième jour. Preu, d.

Tiraillement dans l'articulation du pouce gauche, de suite après l'avoir pris, puis dans la matinée et pendant la sieste; le premier jour. A. B., III.

1170. Douleur tiraillante intérieure, comme d'entorse, dans l'articulation postérieure du pouce gauche (foulé il y a trois mois); le quatrième jour. A. B., III.

Élancement déchirant excessivement douloureux dans la deuxième articulation du quatrième doigt gauche; le quatrième jour. Preu, d.

Douleur d'entorse ou de refroidissement dans l'articulation postérieure du quatrième doigt gauche; le neuvième jour. A. B., I.

Douleur dans les nœuds articulaires inférieurs des premières phalanges des doigts de la main droite; le soir. Helbig.

Élancements aigus dans les articulations des doigts; le septième jour. Preu, d.

1175. Élancements dans les articulations des doigts. 447.

Mains froides. 1546, 1417, 1420, 1428.

Froid aux mains, chaud aux pieds; le soir. 1423.

Sensation comme s'il y avait un chevéu sur le dos de la

main, ainsi que sur le dos des doigts; à différentes reprises. 5, C. Hering.

Sensation toute particulière sur les phalanges postérieures des doigts, de la main gauche surtout, comme si les poils s'y levaient lentement; il lui semble qu'un cheveu est couché sur les doigts; le septième jour. A. B., III.

1180. Le soir, de huit à dix heures, gonflement des mains, avec chaleur et prurit démangeant, surtout au gras des pouces, qui oblige à frotter fortement, qui sont comme gelés; le treizième jour. A. B., I.

* L'alcès agissait très-avantageusement chez une femme enceinte, atteinte d'érythème (Rothon Blüte) entre les doigts, avec gonflement rouge des nœuds articulaires, une sorte d'engelure, avec brûlure, ne supportant ni le froid, ni l'humidité, pas même la chaleur, qui soulageait néanmoins dans quelques circonstances. Helbig.

MEMBRES INFÉRIEURS. Pesanteur des jambes; le deuxième jour. Henke, b.

Fatigue et pesanteur des membres inférieurs; le deuxième, le troisième et le huitième jour. Preu, d.

Toute la jambe gauche est engourdie, sans cause, après une heure. A. B., III.

1185. Après le repas, en se couchant, engourdissement des membres; le quinzième jour. A. B., III.

* Paralysies anciennes, avec pousse du ventre. A. A.

Fatigue douloureuse dans les jambes, avec douleur dans l'hypocondre. 434.

En marchant, fatigue douloureuse, surtout dans les mollets, les articulations des hanches et la région inguinale. A. Koch.

Lourdeur et douleur de meurtrissure dans la cuisse droite; le quatrième jour. Preu, d.

1190. Lourdeur dans les cuisses; le sixième jour. Preu, d.

Craquement de l'articulation de la hanche droite, en se levant le matin et en marchant; le deuxième jour. A. B., II.

Déchirements dans la cuisse droite. Buchner.

Douleur pressive de dedans en dehors dans la cuisse droite; le premier jour. Preu, d.

Douleur dépressive depuis les aines jusque dans le milieu des cuisses. Raue.

1195. Tiraillement dans la fesse gauche, passager, mais revenant fréquemment. Henke, *a*.

Douleur intérieure dans la cuisse gauche; après une heure. C. Hering.

Prurit à la face interne de la cuisse gauche. 1489.

Douleurs dans les genoux. 1318.

Prurit dans les jarrets. 1490.

1300. Fatigue douloureuse dans les mollets. 1188

Faiblesse de l'articulation du pied. 1322.

Douleurs aux pieds. Hong.

Le soir, violente douleur, comme d'entorse ou de brisure, dans les tendons d'Achille, surtout du pied gauche; au bout de neuf heures. 3, C. Hering.

Le soir, en étant couché dans le lit, et le matin, sensation d'entorse dans l'articulation d'un pied ou du gros orteil gauche, ou dans un doigt ou dans un pouce qui avait été foulé quelques mois auparavant; le troisième jour. A. B., II.

1305. Dans le milieu de la plante du pied droit, en dedans, comme dans l'os, un tiraillement douloureux, limité à un endroit; le premier jour. A. B., III.

La plante du pied est douloureuse dans le repos. Helbig.

Douleur dans la plante des pieds en marchant sur le pavé, comme s'il avait fait une longue course à pied. Helbig.

Douleur au bord interne de l'os métatarsien du gros orteil gauche, en marchant et dans le repos; il ressent d'abord une pression, à laquelle succède un léger tiraillement, comme si la pression s'étendait; après quinze heures. Helbig.

La nuit il s'éveille à différentes reprises, avec froid léger et douleur vive dans le gros orteil à chaque mouvement, comme s'il était foulé; tantôt dans le droit, tantôt dans le gauche; il ne sait au juste désigner si c'est dans l'articulation antérieure ou postérieure; le premier jour, se répétant le sixième jour. A. B., I.

1310. L'après-dînée, en marchant avec des souliers, dou-

29

leur, une sorte d'engelure au troisième orteil droit; le quatorzième jour. A. B., I.

Depuis plusieurs jours, au petit orteil droit, douleur comme d'engelures; le vingt-cinquième jour. A. B., III.

* Gonflement blanc des pieds, avec froid extraordinaire à l'attouchement. Chez un petit garçon de dix-huit mois, comme restant d'une tuméfaction plutôt érysipélateuse ou érythémateuse. Helbig.

Froid des jambes, 1432, 1434, 1436, 1463; jusqu'au-dessus des genoux, 1437; froid des pieds, 1417, 1421, 1428, 1431, 1436; en sortant de table sans envie de dormir, 1346; le soir, 1444; le soir dans le lit, 1365; empêchant de dormir, la nuit, 1421; le plus souvent aux orteils, 1429.

SYMPTOMES GÉNÉRAUX. DOULEURS. 1315. Douleurs passagères, comme de coup ou d'entorse, à diverses parties; à l'avant-bras gauche, à l'omoplate droite, au côté gauche des côtes, etc.; le quinzième jour. A. B., III.

Tiraillement paralytique dans plusieurs muscles; le dix-huitième jour. A. B., III.

Souvent un tiraillement douloureux en diverses parties du corps (on dirait qu'il attaque aussi les os), par exemple, au genou droit, comme dans l'articulation, en étant assis, dans le repos; fatigue plus prompte en se donnant du mouvement; le quatrième jour. A. B., III.

Douleur sourde lancinante, vulsive, tractive, dans les articulations des doigts, des genoux et des coudes; le cinquième jour. Preu, d.

Douleurs sourdement lancinantes dans les articulations; le huitième jour. Preu, d.

1320. Douleur de fatigue dans l'articulation de la hanche. 1188.

Douleurs dans les articulations du genou. 1318.

Douleur de faiblesse dans les plantes des pieds et les articulations des mains. C. Hering.

FAIBLESSE. Paralysie dans tous les membres avec angoisse. 1079.

Abattement général avec un besoin fréquent de prendre des aliments; après quinze grains. Giacomini.

1325. Grande lassitude, air flegmatique, le deuxième jour ; fatigue, le premier et le troisième jour. Preu, c.

Lassitude et douleur lombaire, au réveil. 1146.

Les forces et le pouls baissent, après le vomissement. 413 (1).

Lassitude et envie de vomir, après avoir mangé des choses acides. 100.

Paresseux, quand il est assis; il y regarde à deux fois avant de se lever. C. Hering.

1330. Il fit à pied une course de cinq milles, en peu de temps, sans s'ennuyer et sans en éprouver le moindre inconvénient; le troisième jour. A. B., I.

Pendant les exercices corporels il se sent plus fort que d'habitude, et est moins las et moins brisé les jours suivants qu'antérieurement, l'après-dînée; le premier jour. A. B., III.

Fatigue, lassitude et horripilation, quand, en quittant le lit, il entre dans une place chauffée. 1425.

Sursaut avec anxiété. Buchner.

* Épilepsie des chevaux : il fait une chute sur l'avant-main. Une sorte de paralysie épileptique sur l'avant-main. G. Heil. an Haust., I, 94.

1335. Administré contre les crampes, quand il existe un ictère, il est nuisible ou ne produit aucune amélioration. Wedekind.

SOMMEIL. Le soir, au grand air, sans envie de dormir, bâillements violents répétés. C. Hering.

Bâillement profond, bruyant, répété, après le sommeil de midi. 1347.

Beaucoup de bâillements, le soir, à huit heures. 1355.

Bâillement avec faim, le soir. 1352.

1340. Dans la matinée, plusieurs violents bâillements avec

(1) Le sujet est affecté à un haut degré; lassitude et abattement comme dans la faiblesse nerveuse la plus intense. J. O. Muller, cinq gouttes, 3e dil.

pandiculations, qui lui déchirent la bouche; le onzième et le douzième jour. A. B., I.

Il provoque aussi le sommeil, non-seulement parce qu'il évacue ce qui peut troubler, mais aussi parce qu'il contient des parties volatiles. Schroeder, *Arzneischatz.*

J'ai passé toute la nuit dans le plus profond sommeil; après quinze grains, le matin et le soir. Giacomini.

Après le repas, grande envie de dormir; il reste pendant deux heures dans un état d'obnubilation, presque sans conscience, au point qu'on doive le secouer violemment pour pouvoir l'éveiller. Pendant ce sommeil, il entend bien des choses, ce dont il ne sait pas bien se rappeler; le deuxième jour. A. B., I.

Après le repas, pas de sommeil; il était en état de reprendre immédiatement son sommeil sans éprouver des envies de dormir; le cinquième jour. A. B., I.

1345. Après le repas, envie de dormir, le onzième jour; sommeil à midi, le quinzième et le seizième jour. A. B., I.

Pas de somnolence en lisant après le dîner, avec froid aux mains et aux pieds; le premier jour. A. B., III.

Sommeil étourdissant, prolongé, à midi, sans pouvoir se remettre; au lever, bâillement bruyant, profond, répété; le troisième jour. A. B., III.

Sommeil étourdissant, à midi seulement, non le matin ni le soir; le troisième jour. A. B., III.

Après le dîner, demi-sommeil étourdissant, les yeux se ferment; le quatrième jour. Pas de sommeil; le cinquième jour. A. B., III.

1350. Pendant la sieste, rêves de chasse, etc.; le quatorzième jour. A. B., III.

Le soir, fatigue; le premier jour. Il s'endormit sur le sofa; le cinquième jour. A. B., I.

Le soir, à sept heures, fréquents bâillements avec faim; le sixième jour. A. B., I.

Le soir, grande envie de dormir et indifférence; le treizième jour et le trente et unième.

Le soir, il est longtemps éveillé; le premier jour. A. B., II.

1355. Le soir, il se sent fatigué de bonne heure; déjà à huit heures fréquents bâillements; le premier jour. A. B., III.

Prurit à l'anus qui empêche de s'endormir. 884.

Il ne peut s'endormir de longtemps, parce que la fatigue du soir disparaît et qu'une foule d'idées l'occupent; il reste jusqu'au matin comme étourdi, las et abattu; à différentes reprises, exaltation de l'appétit vénérien; le dix-neuvième jour A. B., III.

Le froid des jambes l'empêche de s'endormir avant une heure. 1434, 1436.

Le froid des pieds ne lui permet pas de s'endormir. 1430.

1360. Sommeil agité, avec réveil et frissons; le cinquième jour. A. B., I.

Après la pollution, sommeil agité avec réveil fréquent, le matin, à huit heures, où il va aussi à la selle; évacuation abondante, sept heures après la précédente; le cinquième jour. A. B., I.

La nuit, grand froid, émission des urines à deux heures; il croit qu'il est beaucoup plus tard; le neuvième jour. A. B., I.

Sommeil agité (le dixième et le onzième jour) avec réveil fréquent; miction à une heure et demie; peu après, exaltation de l'appétit vénérien avec érection. A. B., I.

La nuit du onzième au douzième et du douzième au treizième jour, peu de froid, sommeil meilleur; il s'éveille à deux heures trente minutes pour uriner, et se sent la bouche et la gorge remplies de mucus visqueux. A. B., I.

1365. Après l'envie de dormir du soir, mauvais sommeil la nuit, il reste toujours à moitié éveillé; dans le lit, froid des pieds, beaucoup de frissons, cerveau excité; le treizième et le quatorzième jour. A. B., I.

Plusieurs soirs de suite, il reste longtemps éveillé à cause de froid et d'exaltation dans la tête; vers le matin seulement, à quatre ou cinq heures, sommeil assoupissant; du onzième au quatorzième jour. A. B., I.

Il s'éveille la nuit ayant soif; il vide un verre d'eau froide et entre en transpiration; plusieurs nuits. C. Hering.

Il s'éveille fréquemment avec envie d'aller à la selle et d'uriner, mais s'endormait bientôt après jusqu'à quatre heures du matin; alors étreinte jusqu'à devoir se lever, puis une évacuation de peu d'importance; le quatorzième jour. A. B., I.

Sommeil mauvais, interrompu; violentes envies d'uriner; le sixième jour. A. B., II.

1570. La nuit, du premier au deuxième jour, agitation, réveil fréquent; vers trois heures, une pollution qu'il n'avait plus eue depuis longtemps, et, tout de suite après, désir irrésistible du coït; l'action de frotter l'enlève subitement. A. B., III.

La nuit, pendant le sommeil, vulsion dans le bras gauche et la tête. Chez un nourrisson qu'on sèvre. C. Hering.

Froid, le sommeil étant agité et le cerveau excité. 1365, 1366.

Froid, la nuit. 1362, 1422. A trois heures, en se levant. 1451.

Froid qui réveille la nuit. 1360, 1416.

RÊVES. 1375. La nuit, rêves lourds.

La nuit, pendant un rêve, il était en danger et voulait crier, mais il ne le pouvait à cause d'enrouement. 1069.

Est utile contre le cauchemar. *Zacuts Lusit.*, P. H., 1, 8; Comp., 1576.

Rêves de chasse pendant la sieste. 1350.

Il est déjà totalement éveillé avant sept heures, après avoir eu beaucoup de rêves qu'il ne se rappelle plus; il s'éveillait d'ordinaire à neuf heures; le deuxième jour. A. B., II.

1580. Pas de sommeil profond, froid; il s'éveille à trois heures à cause d'une foule de rêves confus; il se rappelait le dernier, mais au moment de se lever il avait tout oublié; le quatrième jour. A. B., III.

Il rêve qu'il avait mené joyeuse vie, vers le matin; le vingt-quatrième jour. A. B., III.

INDISPOSITION PENDANT LA NUIT. Toux sèche. 1075.

Douleurs à l'avant-bras, dans le lit. 1155.

Douleurs au dos. 1125.

1585. En se levant, à trois heures, il restait tout éveillé; le quatrième jour. A. B., II.

Il s'éveille à trois heures avec besoin d'uriner; le quatrième

jour. Sans selle et besoins d'uriner; le cinquième jour.
A. B., II.

Vers le matin, sommeil étourdissant, avec froid moindre
que dans la nuit; le quatorzième jour. A. B., I.

Il reste couché jusqu'à huit heures du matin; le quinzième
jour. A. B., I.

Après s'être éveillé, il reste couché comme étourdi; le
deuxième jour. A. B., III.

1390. Il restait plus longtemps dans un sommeil étourdissant, le matin; le quatrième jour. A. B., III.

Il s'éveille le matin à cinq heures, mais ne sait se remettre
à cause d'idées qui l'ont occupé durant ses rêves; il ressent
une fatigue agréable, et rester couché lui plaît beaucoup; le
quinzième jour. A. B., III.

Sommeil étourdissant, prolongé, le matin; avant de se lever, désir du coït; le vingtième jour. A. B., III.

Les envies d'aller à la selle et d'uriner le chassent de son
lit, le matin à six heures, le quinzième jour; le matin, au réveil, le vingt et unième et vingt-deuxième jour. A. B., III.

Il se lève tard avec grand besoin d'aller à la selle et d'uriner;
le onzième jour. A. B., I.

1395. Réveil avec bien-être, à cinq heures; le cinquième
jour. A. B., III.

Il s'éveille complétement le matin de très-bonne heure. 60.

En s'éveillant, il lui semble qu'il était beaucoup plus tard.
1009, 1362.

En s'éveillant, douleurs lombaires. 1146.

Le matin, en se levant, douleurs lombaires. 1135. Craque-
ments dans l'articulation de la hanche. 1191.

FROID. 1400. Rarement froid ou sensation de froid. Erl.

Il avait froid dès qu'il quittait le foyer. 434.

Horripilation à travers tout le corps, pendant les maux de
ventre. 588.

Sensation de froid en allant à la selle. 747.

Sensation de froid à l'occiput, avec battements des artères.
136.

1405. Froid, puis gonflement et secousses au-dessus de la hanche. 503.

Froid, la nuit en s'éveillant, avec douleur au gros orteil. 1309.

Froid avec sensation de coryza. 1070.

Froid. 1431, 1433, 1435.

Froid au grand air et dans la chambre. 1431.

1410. Peu de froid, la température étant assez élevée. 1426.

Horripilation avec froid (1427), à travers la peau (1431), le long du dos. 1433, 1437.

Horripilation avec fatigue et lassitude en entrant dans une chambre chauffée. 1425.

Froid à travers le corps, avec pouls mou. 1463.

Froid des mains et des pieds. 1417, 1420, 1428.

1415. Froid aux mains et aux pieds, en sortant de table, sans envie de dormir. 1346.

La nuit, il s'éveille à diverses reprises, ayant froid; le deuxième jour. A. B., I.

Froid aux mains et aux pieds; le quatrième et le cinquième jour. A. B., I.

Froid aux pieds en se couchant, à neuf heures; le cinquième jour. A. B., I.

Froid aux pieds jusqu'aux mollets, le soir dans le lit, plus violent après une pollution, et empêchant le sommeil pendant deux à trois heures; le cinquième jour. A. B., I.

1420. Froid aux mains et aux pieds, le matin; les pieds restent froids toute l'après-dînée, se réchauffent subitement vers le soir, ainsi que les mains; le sixième jour. A. B., I.

Pendant toute la nuit, froid aux pieds, peu de sommeil; le huitième jour. A. B., I.

Grand froid toute la nuit; le neuvième et le dixième jour. A. B., I.

Toute la soirée, chaleur aux pieds et froid glacial aux mains, alternant fréquemment dans la journée; tantôt froid aux mains et aux pieds, tantôt froid aux mains seulement; le dixième jour. A. B., I.

La nuit du dixième au onzième jour, froid, plus intense de une à deux heures, diminuant vers le matin. A. B., I.

1425. Quand dans la matinée il quitte une chambre froide pour entrer dans une autre fortement chauffée, fatigue, lassitude et horripilation à travers tout le corps; le onzième jour. A. B., I.

Il passe la nuit (du quatorzième au quinzième jour) sans froid, en bon sommeil, le temps s'était réchauffé. A. B., I.

En avalant lentement l'aloès, secouement de tout le corps, une sorte de froid traverse tous les os, qui devient, au bout de quinze minutes, une horripilation froide, le long du dos surtout, mais qui envahit aussi les membres, et soulève violemment le corps dès qu'il s'assoit; la marche n'y change rien du tout; pendant quarante minutes. A. B., II.

En sortant de table, froid des mains et des pieds; en marchant, les pieds se réchauffent ainsi que les mains, mais moins; le soir, pieds et mains sont chauds; le premier jour. A. B., II.

A midi, froid des jambes jusqu'aux genoux, plus marqué aux pieds autour des orteils, notamment pendant la sieste; les pieds se réchauffent à trois heures; les mains à quatre heures; le premier jour. A. B., III.

1430. Les pieds se refroidissent le soir, ce qui l'empêche de s'endormir; le troisième jour. A. B., III.

Froid, le matin, en se levant à trois heures, et toute la journée; il est très-sensible au froid; frileux au grand air et dans l'appartement; l'après-dinée l'état s'aggrave et le froid parcourt la peau de tout le corps, avec léger embarras de la tête, surtout au front; le frissonnement se dissipe le soir, mais le froid aux pieds persiste; le quatrième jour. A. B., III.

L'après-dinée et le soir, froid des jambes jusqu'aux genoux, nonobstant qu'il se couche sur le sofa, dans une chambre chauffée; le neuvième jour. A. B., III.

Froid; horripilation le long du dos; le dixième jour. A. B., III.

Il ne pouvait s'endormir avant une heure, à cause du froid

des jambes, qui ne se refroidissent qu'au moment qu'il entre au lit ; le vingtième jour. A. B., III.

1435. Frileux et sensible à l'air, le vingt-troisième jour. A. B., III.

Le soir, froid des pieds jusqu'aux mollets, qui l'empêche de s'endormir ; le vingt-troisième jour. A. B., III.

Horripilation le long du dos, avec froid glacial des jambes jusqu'au-dessus des genoux ; le vingt-quatrième jour. A. B., III.

ÉCHAUFFEMENT ET CONGESTIONS. Inopportun quand il existe une trop grande accumulation du sang. A. A.

L'ébullition du sang, l'angoisse, l'ardeur en urinant, les envies d'aller à la selle, les souffrances aggravées dans les lombes, provoquées déjà par de petites doses, contre-indiquent l'emploi de l'aloès. Voigtel, *Arzniel.*

1440. Il faut que le malade se tienne sur ses gardes quand de petites doses d'aloès provoquent des bouffées, de l'anxiété, de l'ardeur en urinant, des envies d'aller à la selle, aggravent les douleurs lombaires, etc. Schleger.

Il faut tout de suite cesser l'usage dès qu'on constate un trouble dans la circulation du sang, des douleurs lombaires, des ardeurs en urinant. Fechner.

Par les évacuations provoquées par l'aloès, le corps n'est pas rafraîchi comme par la purgation amenée par d'autres purgatifs, surtout par les sels neutres ; il est plutôt un peu échauffé, et *cela d'autant que les évacuations sont plus copieuses et plus fréquentes.* Wedekind.

Léger échauffement, congestions vers la tête et la poitrine, accélération du pouls, sécheresse de la bouche, soif; urine peu copieuse et brûlante; chaleur agréable dans le bas-ventre, même quelquefois des battements; dans l'hypocondre droit, pression et tension. Wedekind.

Excitation et oppression dans tout le corps, comme si tout allait se déchirer, gonflement des veines, pouls accéléré et grand, violents battements du cœur. Erl.

1445. Ébullition générale du sang, précédée de brûlure en urinant. Weikard et 962.

Congestions vers la tête, la poitrine, le bas-ventre et les organes génitaux. Roth.

CHALEUR. Fièvre intérieure. 1461.

Mélangé au camphre et à l'opium, l'aloès est un excellent fébrifuge. Audouard.

Il augmente la fièvre. Wedekind.

1450. L'aloès n'est nullement en état de combattre la fièvre ayant le caractère synochal. Wedekind.

Échauffements. Selle, *Méd. chir.*, 7ᵉ édit., p. 357.

Chaleur brûlante en divers endroits du corps, surtout à la face et sur le cuir chevelu. Erl.

Soif intense pendant la fièvre. Erl.

Il supporte plus facilement le froid, quoiqu'il soit couché dans une chambre chauffée. C. Hering.

1455. Sensation de chaleur au cuir chevelu, 97. Chaleur. 153, 1452.

Rougeur vive, surtout au visage. Buchner.

Des doses suffisantes accélèrent souvent le pouls. Wedekind et 1443.

Pouls grand, très-accéléré. Erl. Le pouls est plus accéléré que d'habitude. Buchner.

Le pouls perd de sa force et de sa fréquence. Wedekind.

1460. Le pouls ralentit de quatre à huit pulsations par minute ; après trois heures par huit à dix grains. Giacomini.

Pouls à cent quatre, avec sensation de fièvre intérieure et manque d'appétit. Raue.

Le pouls baisse. 413.

Pouls très-lent ; cinquante-cinq pulsations ; mou et déprimé, avec froid surtout à travers les jambes ; au bout d'une demi-heure, le pouls devient encore irrégulier en force et en fréquence. Le sentiment de la faim augmente ; une heure plus tard, pouls plus fréquent ; soixante pulsations ; mou, quelquefois intermittent ; de suite. A. B., III.

Pouls avant le repas à soixante, après la sieste à soixante-dix ; lent et mou ; l'après-dînée, à trois heures trente minutes, à soixante pulsations ; le soir, à neuf heures, irrégulier ; le premier jour. A. B., III.

1465. Le matin, après le lever, pouls à soixante pulsations, mou, déprimé ; l'après-dînée il dépasse soixante ; le deuxième jour. A. B., III.

Le matin, le pouls est à peine à soixante-dix ; l'après-dînée, à trois heures, soixante-deux ; le troisième jour ; à deux heures trente minutes de l'après-dînée, soixante-deux ; le soir, à dix heures, soixante-dix, le quatrième jour ; soixante-quinze, le matin à neuf heures, le cinquième jour. A. B., III.

SUEUR. Turgescence universelle de la peau ; elle est très-rouge, surtout au visage, et la transpiration en est augmentée. Erl.

*La peau est sèche à l'attouchement, la transpiration dimi-
nuée*. I. Wedekind.

Chaleur suivie de sueur. Erl.

1470. Sueur sous les aisselles depuis deux heures de l'après-
dînée ; le premier jour. A. B., III.

Toute sa transpiration répand une odeur forte, corrompt
l'air, dans la chambre à coucher ; le dix-neuvième jour.
A. B., III.

Sueur fétide aux parties génitales. 1028.

Sueur, après avoir bu la nuit. 1367.

JAUNISSE. Avec du lait de chèvre dans la jaunisse. J. Mesur.

1475. Dissipe la jaunisse. Tabornaem, Frankenau et A.

Jaunisse, non par inflammation ou lésions mécaniques. A. A. Asthénique.
Schreger.

La cure s'opère en moins de huit jours ; chez la plupart, la jaunisse s'était
développée peu à peu dans les bivacs, sans que les malades pussent indiquer
comment. Elle est précédée, chez quelques-uns, de coliques ou d'accès de fièvre
intermittente. Wedekind.

L'aloès agit d'une manière spécifique, en apaisant les causes, dans la jaunisse due ordinairement à une sécrétion insuffisante de la bile ; elle diminuait
dès que les évacuations devenaient bilieuses et disparut quand elles avaient
été entretenues pendant un temps assez long. Le plus petit nombre des malades
se plaignait de ballonnement du bas-ventre, de mal de ventre, de flatuosités, de
tension et de pression dans l'épigastre, dans l'hypocondre droit ; on constatait
très-rarement une dureté dans la région hépatique, à moins qu'une fièvre intermittente n'eût précédé la jaunisse, cas dans lequel il survint aussi parfois une
hémorrhagie nasale. Wedekind.

L'aloès ne produit pas d'amélioration dans la jaunisse atonique, aussi longtemps
que les selles restent blanches, grises et non teintes de bile ; mais elle se déclare dès que les selles commencent à devenir bilieuses. Wedekind.

1480. *La lassitude n'était pas grande, même quand la peau avait une teinte
d'or*. Wedekind.

AMAIGRISSEMENT. Amaigrissement. Greenhow, *Lond. Med. Gaz.*, vol. XIX,
p. 270.

Amaigrissement graduel, chez les ictériques. Wedekind.

L'enfant, gros et vigoureux, qu'on avait sevré par l'intermédiaire de l'aloès.
reste pendant toute une semaine flasque et abattu. C. Hering.

GONFLEMENT. Pendant l'angoisse de la poitrine, disparition des veines sous-
cutanées. 1079.

1485. Douleurs locales en différentes parties, avec enflure. Roth.

Les veines se distendent considérablement. Erl.

PEAU. Prurit sur la peau. Wedekind.

Tranchées cuisantes au nombril, le soir, qui obligent à frotter. Helbig.

Violent prurit sur une petite place, en dedans, à la cuisse gauche, au-dessous du genou ; le premier jour. C. Hering.

1490. Prurit dans le jarret gauche, plus tard dans le droit, et plus intense. J. C. Hering.

Prurit, chaleur et gonflement aux mains, comme des engelures. 1079.

Une sorte d'engelures à la main *. 1080.

Douleur comme d'engelures aux orteils. 1310, 1311.

Plusieurs boutons en diverses parties ; le cinquième jour. Preu, d.

1495. Au bas-ventre, petits points de la grosseur d'une tête d'épingle, élevés, rudes, limités, rouges, qui causent une douleur de gerçure, et obligent à gratter. Pas de frictions avec la teinture. Helbig.

Un furoncle au bras ; le cinquième jour. Preu, d.

Boutons douloureux, comme des tubercules dans la peau ; au-dessous du menton, derrière la mâchoire à droite ; le troisième jour. C. Hering.

L'épiderme se fend, et il en sort une matière visqueuse. A. A.

Après avoir enlevé trop profondément une partie de peau dure au pied, il se déclare une plaie, qui suppurait lentement et ne se guérissait pas ; du troisième au dix-septième jour. A. B., I.

1500. Des excoriations, faites en se grattant, sont très-douloureuses. J. C. Hering.

Appliqué à l'extérieur, dans les plaies cutanées, il détermine de la brûlure et de la suppuration. Strumpf, 2, 258.

* Plaies anciennes, de mauvais caractère. Galien.

* Dans des plaies putrides, avec chairs fongueuses. J. Mesur.

* Avec du sang-dragon et de la myrrhe, il guérit toutes les lésions putrides fétides, les ulcères et tue même les vers qui s'y développent. T.

1505. * Avec du miel, il dissipe les taches de sang. T.

Résiste à la putréfaction. Frankenau.

* Préserve de la pourriture et de la peste. Schroeder.

* Ulcères fétides, à l'extérieur. Lange.]

Appliqué à l'extérieur, il possède une vertu balsamique qui préserve de la putréfaction. Hahnemann.

1510. Dans les ulcères des parties molles et des os. Bischoff, *Med. Bot.*, 452.

* Dans les ulcères relâchés, impuis. Schreger.

* Gangrène humide. Schreger.

* Carie. Schreger.

Siccatif, dépuratif, excitant, antiputride. A. A.

1515. Dans tous les ulcères flasques de mauvais caractère. A. A.

* Je n'ai rien trouvé de plus actif contre le dragonneau que l'aloès littoralis. Anderson, *Hufeland Journal*, 1813.

* Brûlures. Feuilles d'aloès. Rauscher, dans *Rust's Mag.*, XXII, 597, 1826.

Feuilles d'aloès dans les brûlures. On n'a pas indiqué si on s'est servi du véritable genre ou sous-genre de la même espèce de plantes, qui donnent de l'aloès. Le nom d'aloès perfoliata, comme on sait, est donné à plusieurs genres. Ainsi, cet aloès pourrait bien être aussi l'agave americana, dont les feuilles contiennent un suc balsamique qui est un remède populaire. Très-utile dans toutes les plaies. C. Hering.

Les Indiens font un grand usage du suc d'aloès et lui reconnaissent une action curative dans une foule de maladies. Ils s'en servent aussi contre les blessures et les plaies, auquel cas ils le mélangent avec de l'eau ou de l'arac. Charpentier-Cossigny, *Voyage en Chine et en Bengale.*

1520. * Galien le prône dans les plaies des artères.

* La poudre, appliquée sur des plaies, les guérit bientôt. Dioscorides.

* Les plaies fraîches, saupoudrées d'aloès, se réunissent, guérissent et s'emplissent de chairs. T.

* Guérit les plaies, les fistules et autres lésions graves, les réunit et les fait bourgeonner. Koschwitz.

* Réunit les plaies et arrête le sang. Frankenau.

1525. Provoque des hémorrhagies. Locsecke, 6e édit., p. 155.

* Arrête toute sorte d'écoulement de sang, appliqué à l'extérieur. Schroeder et A. A.

Il doit être défendu à ceux qui sont prédisposés aux hémorrhagies, et aux phthisiques. Weickard.

TEMPÉRAMENTS ET RÉGIME. * Suites d'une alimentation trop succulente ou trop épicée. 385.

* Suites d'une vie trop sédentaire. 385.

1530. * Personnes, qui se donnent trop de mouvement, restent longtemps assises après les repas. 725.

* Toutes les personnes, avec prédisposition à l'apoplexie. 143.

* Utile aux vieillards qui ont l'estomac froid. 383, 386.

On n'emploiera pas trop à la légère l'aloès chez les personnes mélancoliques sèches, notamment quand elles sont avancées en âge. T.

* Il est nuisible aux vieillards secs qui ont un estomac chaud et souffrent d'étisie et d'amaigrissement. Schroeder.

1535. Contre-indiqué chez les pléthoriques (contra Giacomini et les Français), les bilieux (contra Wedekind), les femmes enceintes (contra Schroeder) chez les personnes sujettes aux hémorrhagies, aux hémorrhoïdes fluentes et douloureuses (contra Giacomini), aux règles abondantes et chez les malades atteintes d'une grande irritabilité du canal intestinal, d'engorgements invétérés ou d'affections organiques des viscères. Kurz.

La teinture est surtout nuisible aux vieillards et aux personnes sèches avec estomac échauffé, aux hectiques, aux hémoptoïques, et dans les cas de métrorrhagies et d'hémorrhoïdes fluentes. Schroeder.

˙ Dans les états morbides de l'âge viril et de la vieillesse avec atonie torpide du gros intestin et du foie. Strumpf.

Il ne provoque des effets d'échauffement et des congestions que chez les pléthoriques, les personnes ayant la fibre sèche, roide, irritable. Sundelin.

On ne doit l'administrer qu'aux constitutions phlegmatiques, molles et atoniques. Schreger.

1540. ˙ Dans l'état pituiteux et atrabilaire avec corps phlegmatique boursouflé, contre les accumulations de sérosités dans les organes de la femme, les gonflements œdémateux des extrémités, etc. Schneider, *Adversarien*.

˙ Les médecins grecs ne le trouvaient utile que chez les individus à corps phlegmatique, spongieux, atonique. Strumpf.

˙ Convient spécialement aux lymphatiques, aux personnes molles, boursouflées, sans énergie et atoniques, et dès lors aux vieillards. Kurz. Comp., Giacomini.

˙ Il rend de grands services aux constitutions hypocondriaques et phlegmatiques. Schreger.

˙ En général dans les maladies des membranes muqueuses. Hong.

LE FROID ET LE CHAUD. 1545. Un temps sombre le rend de mauvaise humeur. 13.

Très-sensible à l'air froid. 228.

Il supporte moins le froid. 1401, 1431, 1435.

Il supporte plus aisément le froid. 1454.

Le mal de tête est moindre à l'air froid. Raue.

1550. L'air froid et frais augmente la céphalalgie. 154.

La voix s'enroue au grand air et au froid. 287.

Mal de ventre comme par refroidissement. 573, 574, 575, 590, 680.

Des fomentations froides apaisent le mal de tête. 1061.

Le froid diminue par une température chaude. 1426.

1555. Froid en entrant dans une chambre chauffée. 1425.

Le mal de tête augmente par la chaleur. Raue.

A L'AIR ET DANS LA CHAMBRE. Après avoir patiné, douleur au voile du palais. 292.

Rougeur du nez, au grand air. 203.

Aversion contre la marche au vent. Preu, *a*.

1560. Le mouvement, surtout au grand air, contrarie.
Preu, *a*.

Pendant le mouvement au grand air, toutes les indispositions disparaissent ou diminuent ; le deuxième jour. Preu, *d*.

Après une promenade au grand air, humeur mieux disposée.
27.

La marche au grand air soulage les maux de ventre.
591.

Il se trouve mieux au grand air, le mal de tête et la mauvaise humeur surtout disparaissent ; le troisième jour.
C. Hering.

MOUVEMENT. 1565. Le mouvement aggrave le mal de
tête. 124.

Douleur au nez, pendant le mouvement seulement. 202.

Le mouvement augmente les nausées ; Raue. Les tranchées ;
503. Aggrave la douleur produite par les flatuosités. 515.
Augmente la douleur se dirigeant de l'estomac vers la poitrine. Raue.

Pendant le mouvement, du bras surtout, douleur dans le
sternum. 1108.

Pendant le mouvement, craquement des vertèbres cervicales.
1116. Douleur à la nuque. 1120. Comme si le gros orteil était
luxé. 1309.

1570. Amélioré pendant le mouvement, tiraillement.
1317. Brûlure dans la nuque. 1117. Douleur lombaire. 1138.

EN MARCHANT. Il se sent mieux qu'en restant assis. 1079.
Douleur au-dessus des aines diminuée. 503.

Après avoir marché, chaleur aux pieds qui étaient froids ;
moindre aux mains. 1428.

En marchant, ébranlement dans la tête. 154. Tractions dans
l'hypocondre gauche. 443. Picotement dans l'anus. 894. Craquement de l'articulation de la hanche. 1191.

Il se sent soulagé en marchant, l'horripilation continue.
1427.

1575. En montant les escaliers et en se retournant prompt-
tement, vertige. Raue.

Les élancements dans les tempes augmentent à chaque pas. 106.

Douleur dans le creux de l'estomac, en faisant un faux pas. 500.

Douleur dans la poitrine à chaque effort corporel. 1095.

MOUVEMENTS DIVERS. Les coliques augmentent en étirant le corps. 593.

1580. Un tiraillement lancinant dans la poitrine en s'étirant. 1106.

En se redressant après avoir été couché, endolorissement des parois abdominales. 1111.

En ouvrant la main, douleur comme si les tendons étaient trop courts. 1161.

En se redressant, amélioration de la douleur dans le sternum. 1108.

En redressant le corps après s'être baissé, tractions dans la poitrine. 1098.

1585. En se levant, le matin, douleur de foulure dans la poitrine. 1108.

En mâchant, douleur au palais, non en avalant. 289, 290.

En serrant les mâchoires, une sorte d'engourdissement derrière l'oreille, 190; douleur. 192.

En écrivant, tiraillement dans l'avant-bras gauche. 1158.

Les muscles fléchisseurs, à la poitrine, sont douloureux pendant les mouvements du bras. 1111.

1590. Le mal de tête augmente en se baissant. 124.

En se couchant et un instant après, battement dans la tête. 134.

La douleur dans le foie s'aggrave en se baissant. 459.

En se baissant, douleur dans le sternum, 1108; brûlure à la nuque. 1118.

Maux de ventre qui obligent à se plier en deux, 577; à rester courbé, 587; soulage les coliques. 593.

ASSIS, DEBOUT, COUCHE. 1595. En étant assis, pulsations dans l'anus. 892.

Il était obligé de s'asseoir et s'endormit, avec angoisse à la poitrine. 1079.

En étant assis, plus de serrement dans les lombes, 1158 ; lourdeur dans les lombes. 1135.

Après avoir été assis, roideur dans les lombes. 1139.

En étant debout, douleur au foie augmentée. 459.

1600. * Les enfants se couchent sur le ventre. C. Hering.

Il se couche, plié en deux, pendant le mal de ventre. 579.

Il se couche sur le ventre, pendant les tranchées autour du nombril, ce qui ne soulage pas. 595.

Il ne peut se coucher sur le dos à cause des douleurs dans le dos, qui ne lui permettent que de se coucher sur le côté. 1125.

En étant couché, dans une chambre chaude, froid aux jambes. 1452.

REPOS. 1605. Battements dans le bas-ventre et battement de cœur, 496 ; les douleurs au-dessus des cuisses s'aggravent. 503.

Pendant la sieste, froid aux pieds. 1429.

Il est obligé de rester tranquillement assis, sans quoi il devrait vomir. Raue, 406.

PRESSION. La pression soulage le brisement dans la tête. 150.

Désir de se comprimer le bas-ventre, ce qui soulage. 579.

Augmente les douleurs abdominales. 499, 500, 501, 502.

1610. Le ventre est sensible à l'attouchement. 501.

EAU. L'eau paraît aggraver les accidents. Buchner, 555, 429 ; Giacomini, 415.

Soulage. 942.

APRÈS MINUIT. Mal de ventre et diarrhée.

La nuit, à une heure, désir du coït. 1008.

1615. A une heure, deux heures, froid, qui diminue vers le matin. 1424.

A deux heures, une selle. 771. Réveil avec besoin d'uriner. 1025.

Depuis deux heures, battements de cœur, dans le lit. Raue.

A trois, gonflement dans la gorge. 289.

S'éveille à trois heures du matin, 1385, 1386, 1387 ; avec rêves, 1380 ; selle liquide, 759. Selle, 759 ; avec froid, 1431.

1620. A quatre heures, selle. 1368. Désir du coït. 1004.

LE MATIN. Avant cinq heures, excitation et agitation dans la tête. 125, 126, 127. Selle. 761.

A cinq heures, gonflement dans la gorge. 289.

A six heures, selle liquide. 1361. Circulation dans la région du nombril. 552.

A sept heures, au réveil, faim. 339.

1625. Au réveil, mal de ventre et selle en bouillie, après avoir pris l'aloès la veille, dans l'après-dînée. 579.

Après s'être levé, selle. 744, 749.

En se levant, besoin d'uriner. 997.

Huit, neuf heures, gonflement dans la gorge. 288.

DANS LA MATINÉE. Une foule d'idées l'occupent et l'empêchent de s'endormir, 1357. Selle et céphalalgie, 121. Douleurs dans le nez, 202. Sécheresse dans le nez, 205. Excitation infructueuse à éternuer, 213. Saignement de nez, 207, 208. Élancement dans la langue, 253; âpreté dans la gorge, 287. Expectoration de mucosités, 294, 297, 298. Goût amer, 305. Peu d'appétit, 515. Le matin, endolorissement du bas-ventre, surtout quand on y touche, 1111. Mal de ventre (même le soir), 574. Flatuosités, 515, 520. Émission de vents, 541, 544. Vents fétides, 557. Selle liquide, 756. Diarrhée, 578, 703, 704, * 705. Diarrhée jaune, après-midi, après avoir pris de l'aloès, 578. Prurit tout près de l'anus, 883. Enrouement, 1069. Toussement sec, 1074. Tiraillement dans la poitrine, 1106. Craquement des vertèbres cervicales, 1116. Froid des mains et des pieds, 1420. Pouls mou, 1465.

AVANT MIDI. 1630. Dès avant midi, humeur malheureuse, meilleure le soir, 17. Caractère conciliant, 38. Grande application, 66; dès onze heures, pression dans la tête, 154. Otalgie, 191. Mauvais goût sur la base de la langue, 307. Faim canine, 338. De dix heures à midi, pincements dans le ventre, 575. Brûlure dans la nuque, 1043. Sensibilité de l'épididyme, 1022. Engourdissement de la main, 1117. Froid, 1425.

APRÈS MIDI. *C'est en général l'après-midi que tous les*

symptômes s'aggravent, particulièrement ceux qui appartiennent à la membrane muqueuse. C. Hering.

Mauvaise humeur, 14; surexcitation, 57. Céphalalgie frontale, 86. Douleur comme d'exulcération sur le vertex, 149. Coryza fluent subit, 216. Le coryza s'aggrave, 217. Il mouche du sang, 208. Faim, 326, 335. Soif, 549. Coliques, 595. Émission de vents facile, 565. Vents fétides, 551. Diarrhée, 706. Quatre selles, 748. Selle, 776, 744; à trois heures, 742. Prurit aux boutons anaux, 938. A midi, tiraillement dans l'urètre, 1020. L'après-midi, fort besoin d'uriner, 994, 996. Douleur à la nuque, 1118, 1120. Brûlure au sacrum, 1140. Tiraillement dans les articulations des doigts, 1165. Douleur aux orteils, 1310. A midi, froid des jambes et des mains. A trois heures, chaleur aux pieds; à quatre heures, aux mains. Froid des pieds (qui sont chauds le soir), 1429. Froid des jambes, 1432. A midi, paresse, 48. L'après-midi sans sommeil, 62. Froid, 1431. Pouls ralenti, 1464, 1466.

LE SOIR. *Les symptômes apparaissent de préférence dans la soirée.* Helbig.

Bien disposé, 32. Impassible, 36. Excité, 40. Humeur heureuse, 42. Mauvaise humeur et douleurs lombaires, 51. Indifférence et envie de dormir, 31. Secousses dans la tête (et le lendemain matin), 112. Pression dans les yeux, 64. Froid de la pointe du nez, 204. Otalgie, 186. Étreinte dans l'oreille, 187. Craquement dans l'articulation de la mâchoire, 198. Sécheresse des lèvres moindre, 239. Sécheresse dans la bouche, avec soif, 254. Gonflement dans la gorge, 289, 292. Peu d'appétit, 316. Prurit autour du nombril, 1488. Émission abondante de vents, 523, 543, 544; puants, 549, 550, 551, 552. Besoin d'aller à la selle, 767, 768, 793. Selle, 804; à dix heures, 875; tard, 715, 740, 741, 742, 743. Diarrhée, 706, 707, 708. Chatouillement dans l'anus, 881. Prurit aux boutons de l'anus (et le matin), 933. Élancements dans les boutons hémorrhoïdaux, 939. Envie d'uriner, 997. Appétit vénérien, 1006, 1008. Chatouillement dans la gorge jusqu'à tousser (et le matin), 1075. Élancements dans la poitrine, 1101. Douleurs dans les extrémités articulaires des doigts,

1173. Mains enflées et chaudes, 1069. Accès de rage et de battement au-dessus des hanches se dirigeant vers les aines, 503. Douleur dans le tendon d'Achille, 1303. Froid des pieds, 1418, 1419, 1430, 1431 ; jusqu'aux mollets, 1436. Douleur d'entorse (et le matin), 1304. Bâillement et faim, 1352. Le froid est moindre, 1431. Les mains et les pieds se réchauffent, 1428.

LA NUIT. 1635. Mal de dents, 262. Élancements dans la rate qui réveillent, 448. En étant couché, battement dans le bas-ventre, 496. Douleurs au-dessus des hanches qui réveillent, 503. Émission de vents, toute la nuit, 567. Envie d'aller à la selle, 801 ; avec miction, 745. Secousses qui le font tressaillir dans son lit, 503. Réveil avec froid, 1410, et douleur dans le gros orteil, 1309. Transpiration puante, 1471. Sueur forte, 580.

A GAUCHE, PUIS A DROITE. Places sensibles au cuir chevelu, à gauche le matin, puis le soir à droite, 152.

Dans l'oreille, élancement, 189. Coryza, 75. Élancements dans les hypocondres, 462. Élancements dans la poitrine (points de côté), 1190. Douleur au doigt, 1168. Prurit dans le creux du jarret, 1490.

Douleur au gros orteil, tantôt à droite, tantôt à gauche, 1309.

Pression dans la tempe, à droite, puis à gauche, 100, 101, 200.

A DROITE :

1640. Dans le front, tiraillement et élancement, 91.

Élancements entre le front et le vertex, 111.

Dans la tempe, pression, 100.

Au-dessus de la tempe, élancements, 103.

A GAUCHE :

Dans la tempe, pression. 101. Élancements, 106; à travers la tempe dans le cerveau, 107. Dans la tempe, térébration, puis tiraillement à travers l'œil, 104.

A DROITE :

Dans le milieu de la moitié de la tête, pression, 113.

Coups subits au côté de la tête, 112.

Pression à l'occiput, 117.

Douleur dans l'orbite, 163.

Pression dans le globe de l'œil, 164.

Dans l'angle externe, bouton, 185.

Dans l'oreille, douleur, 186. Craquement, 200. Petillement, 199.

Excoriation de la narine et coryza, 218.

Le nez est toujours croûteux et sensible, 225.

Épistaxis, le matin, 208.

A la mâchoire inférieure, boutons, 1497.

Près de la commissure de la bouche, gerçure, 246.

Odontalgie, 261, 263, 267.

La partie postérieure de la langue est douloureuse, 252.

Douleur dans l'estomac, 419.

A GAUCHE :

En haut, dans le pariétal, pression, 110.

Près du vertex, comme contus, 150.

A l'occiput, tiraillement, 118.

Au-dessus de l'œil, tiraillement, et, à travers celui-ci, douleur tiraillante, 96.

Dans l'oreille, douleur, 192, 193.

La moitié de la face douloureuse, 226.

Boutons à la lèvre, 247.

Mal de dents, 262.

Sensation de froid à la langue, 251.

Excoriation dans la bouche, 276, 278; au voile du palais, 291.

Dans l'hypocondre, 451-465.

Dans le flanc, tiraillement, 609.

Dans la poitrine, serrement et pression, 1097.

Élancement partant de la région hépatique dans la poitrine, 465.

Gonflement au cou (goître), 1116.

Douleur à la nuque, 1117, 1118; douleur tiraillante, 1120.

Douleurs au dos, 1125.

Douleurs dans les reins, 1127.

Élancements dans les lombes, 1141.

Lourdeur dans le bras, 1152.

Tiraillement dans le bras, 1155; tiraillement dans l'avant-bras, 1157.

Dans l'hypocondre, 441-449; douleur, 426.

Dans le côté du ventre, pression, 600.

Dans le côlon, accumulation de flatuosités, 515.

Élancement dans la région de la prostate, 883.

Près de l'anus, prurit, 883.

Dans la poitrine, tiraillement lancinant, 1106.

Élancements dans la poitrine, 447, 577, 1100, 1101.

Craquement dans l'articulation de l'épaule, 1150; douleur dans l'épaule, 1148.

Dans l'avant-bras, tiraillement, 1158.

Vulsions du bras pendant le sommeil, 1571.

472   MATIÈRE MÉDICALE PURE.

A DROITE :

A GAUCHE :

Douleur dans la main, 1161. La main est comme engourdie, 1162, 1163.

Douleur dans le métacarpe, 121. Sensation comme s'il y avait un cheveu sur la main, 1187.

Dans l'articulation du pouce, tiraillement, 1169, 1170.

Dans le quatrième doigt, élancement, 1171, 1172.

Les tubérosités des doigts sont douloureuses, 1173.

Craquement dans l'articulation de la hanche, 1191.

Dans la fesse, tiraillement, 1195.

Dans la cuisse, douleur de meurtrissure, 1189. Déchirement, 1192. Pression, 1193.

Douleur dans le genou, 1317.

Dans la cuisse, douleur intérieure, 1196. Prurit, 1489.

Engourdissement de la jambe, 1184.

Douleur dans le tendon d'Achille, 1303.

Dans le troisième orteil, douleur, 1310; dans le petit, 1311.

Douleur d'entorse dans le gros orteil, 1421; douleurs, 1508.

Le vinaigre et les acides végétaux sont des antidotes. Noack-Trinks.

Les maux de ventre deviennent très-violents après avoir pris un peu de vinaigre. 592, Henke.

Les aliments acides provoquent des envies de vomir et de la lassitude. 100.

Après les acides, lassitude. 559, Helbig.

Pendant le traitement de la jaunisse par l'aloès, les acides et le froid sont défendus, le vin et la viande permis; on conseille le grand air. Wedekind.

Avec du vinaigre administré contre le mal de tête. Tabernaem.

La bière apaise les douleurs de l'anus. 355.

Après avoir fumé du tabac, asthme. 1091.

L'alun, dissous dans le petit-lait, est très-avantageux dans le vomissement de sang produit par l'aloès. 415.

Le camphre enlève toutes les indispositions pendant une heure. 59.

Pendant la deuxième expérimentation, il prit, de suite, après l'aloès, de la moutarde, ce que peut soulever la pointe d'un couteau, et il resta exempt de toute incommodité jusqu'au soir. Preu.

Après sulph. galph., la diarrhée et les maux de ventre cessèrent, la céphalalgie diminua, et puis la douleur qui s'étendait jusque dans la cuisse cessa; persistèrent néanmoins les nausées et le goût amer, l'enduit de la langue et l'inappétence. Raue.

Nux et lycop. comme antidotes des otalgies chroniques. 193.

Analogues : 1° carb. veg., puls., sabin., sulph.; 2° calc., cham., coloc., jalap., nux v., phosph., rhum. Noack-Trinks, Handbuch.

SOMMAIRE.

Inquiétudes avec congestions de sang, vertige, sursauts. Agitation, crainte; anthropophobie. Mauvaise humeur, chagrin par un temps trouble. Il est fâché contre lui-même, état qui s'aggrave pendant les douleurs et quand la selle est en retard, s'améliorant au grand air. Aversion du travail. Relâchement alternant avec activité. Conciliant, il est content de lui-même. Bavardage et rires chez les enfants.

Vertige pendant le mouvement, qui le rend inquiet, comme s'il était assis sur une hauteur. Embarras dans la partie antérieure de la tête et froid. Pression au-dessus des yeux, élancements au-dessus des sourcils, pression de dedans en dehors dans les tempes, avec scintillement devant les yeux et chaleur au visage. Élancements dans les tempes à chaque pas. Comme un fardeau sur le vertex. Mal de tête avec indisposition abdominale, après une selle insuffisante, aggravé par la chaleur, amélioré par des fomentations froides. Afflux de sang. Battements qui obligent à se tenir assis. Sensibilité du cuir chevelu, par places.

Afflux de sang vers les yeux, pression dans les orbites ; les yeux se contractent, pendant la douleur frontale.

Otalgie. Élancements vers l'oreille. Élancement tiraillant dans l'oreille gauche, puis dans la droite. Chaleur en dedans et au dehors. Craquement en lisant à haute voix. Pétillement en remuant les mâchoires.

Douleur dans le nez, le matin, pendant le mouvement. Rougeur du nez au grand air. Froid à la pointe du nez. Sécheresse le matin, dans le lit. Saignement du nez dans le lit, après le réveil. Éternument interrompu. L'après-midi, coryza fluent. L'aile droite du nez est excoriée. Pâleur du visage par un temps nuageux. Chaleur avec surexcitation et mal de tête. Rougeur des lèvres. Lèvres sèches, gercées, enflées, avec plaies spongieuses, et desquammation épidermique.

Endolorissement de la langue. Élancements en bas et devant, pendant le mouvement de la langue. Sécheresse de la langue. Petites ulcérations jaunes sur la langue. Sensibilité dans une molaire creuse, puis pustule à la gencive.

Sécheresse dans la bouche. Points enflammés. Mauvaise odeur. Âpreté, grattement et rancité dans la gorge, comme si elle était brûlée. Gonflement du palais. Douleurs en bâillant, en mâchant des aliments solides, aggravées le soir et le matin au réveil. Mucus visqueux, sous forme de masses épaisses. Goût amer, acide, d'encre, désagréable. Pas d'appétit pour la viande ; désir de fruit et de choses succulentes. Faim comme par manie. Le soir, grande faim, soif en mangeant, et après, la nuit. Après avoir bu de l'eau, souffrance à l'estomac. La bière soulage la douleur de l'anus. Les choses acides sont nuisibles. Après avoir mangé, flatuosité, pulsation dans l'anus, appétit vénérien.

Éructations insipides, amères, acides. Nausées avec douleur ombilicale. Vomissement de sang.

Dans l'estomac, pression avec chaleur; plénitude avec douleur dans l'hypocondre gauche. Dans l'épigastre, douleur en faisant un faux pas. Pression en travers jusque dans le dos. Dans les hypocondres, endolorissement avec diarrhée et froid. Ballonnement, efforts et serrement. Dans l'hypocondre gauche, douleur, pression, traction de haut en bas, serrement, élancement se dirigeant en haut ou vers les lombes. Tension désagréable, pression dans la région hépatique. Douleurs pressives violentes alternant avec douleur dans la poitrine. Douleur dans le foie en étant debout, élancement en inspirant, coupant la respiration. Dans le bas-ventre et l'estomac, chatouillement avec diarrhée. Congestion sanguine, sensation de plénitude. Chaleur, brûlure et inflammation. Battement dans la région ombilicale. Douleur autour du nombril, aggravée par la pression; térébration, élancements. *Endolorissement dans tout le bas-ventre, sensible à l'attouchement ; ballonnement et mouvement dans le ventre plus à gauche,* surtout le long du côlon, augmenté après avoir mangé; *remuement, grouillement,* borborygmes, gloussement, clapotement et bruit. *Émission de beaucoup de vents* après chaque repas, le soir et le matin, ayant une odeur repoussante, brûlante, avec soulagement. Coliques comme après un refroidissement, qui obligent à se plier en deux, à rester accroupi ou à se coucher, tout de suite après avoir mangé, avant l'évacuation alvine. Tranchées avec *mauvaise humeur, aversion d'aller au grand air, ce qui soulage.* Le ventre est douloureux quand on se redresse, en faisant des efforts pour aller à la selle, en y touchant. Douleur aux aines, partant des hanches. Évacuation alvine. D'un jaune d'or, d'une odeur toute particulière, grise, chaude, non digérée. Selles en bouillie. Diarrhée séreuse avec mal de ventre, froid, douleurs dans les hypocondres et dans le dos. Diarrhée, le matin. Selle insuffisante, solide, tout de suite en sortant de table, en étant debout. Il lui semble qu'il doit constamment aller à la selle. Pendant une selle en bouillie, sensation comme pendant une solide. Besoins pressants. Ténesme. La selle sort sans qu'on s'en aperçoive. *Selle involontaire pendant une émission de vents.* Besoin d'aller à la selle en urinant. Avant la selle, pincement, gargouillement, picotement. Pendant la selle, faim. Pendant la diarrhée, flatuosités, pincements et tranchées, douleurs dans le rectum et le dos. Après le déjeuner, mal de ventre, émission de vents, ténesme, douleur à l'anus.

Dans la région du bassin, pléthore, pesanteur, plénitude, sensation d'une cheville entre le pubis et le coccyx. *Efforts de haut en bas.*

Dans le rectum, pesanteur, chaleur, cuissons, pression (avec effort), tranchées, brûlure. Dans l'anus, chatouillement, *prurit, brûlure,* pulsation, douleur comme dans les fissures. *Boutons hémorrhoïdes en grappes,* très-douloureux, excoriés, sensibles, comme des crevasses, chauds; amélioration par l'eau froide. Mucosités et sang dans les selles.

Urines jaune safran, brunes, troubles, limpides comme de l'eau et copieuses. Besoins fréquents, pressants. Augmentation de l'excrétion des urines, surtout la nuit.

Appétit vénérien augmenté, au réveil; après avoir mangé, le soir. Érection, le matin, même après avoir uriné. Pollution pendant un somme, l'après-midi; vers le matin, suivi d'un violent désir de coït; érection, selle, sommeil agité. Sensibilité de l'épididyme. Froid du testicule; petitesse du membre. Excoriation du périnée en marchant, prurit au prépuce, sueur fétide des parties génitales.

Plénitude, pesanteur dans la région de l'utérus, douleur comme d'enfantement, pression, tiraillement jusque dans la cuisse. Règles trop hâtives, trop copieuses. Pendant les règles, céphalalgie, que l'eau froide soulage. Douleurs dans l'oreille, douleurs lombaires, efforts dans le rectum. Plénitude. Dans le bassin, leucorrhée.

Voix entreprise, toux et grattement dans la gorge. Afflux de sang vers la poitrine. Expectoration sanguinolente. *Oppression de la respiration à cause d'élancements dans le côté gauche de la poitrine.* Pression derrière le sternum. Meurtrissure de la partie antérieure de la poitrine.

Dans la région du cœur douleur, jusque sous l'omoplate.

Fort battement du cœur. A droite au cou, extension, tiraillement, tension, brûlure. Élancement sous l'omoplate, douleur
dans le dos, la nuit, aggravée dans la position horizontale sur
le dos. Douleurs lombaires tiraillantes, augmentées le soir,
s'étendant sur le bassin, avec mauvaise humeur ; pendant les
règles, avec saignement par l'anus. Pesanteur dans les lombes, qui incommodent le rectum, plus en étant assis, améliorée par le mouvement; au réveil, avec lassitude. Élancements
à travers le sacrum. Jusque dans les lombes. Douleur comme
de contusion dans le coccyx, gloussement.

Dans l'épaule, pression de dedans en dehors, élancements,
craquement dans l'articulation. Dans le bras droit, lourdeur,
tiraillement; pression dans l'avant-bras jusque dans l'articulation de la main. Engourdissement de l'avant-bras gauche et la
main. Tiraillement dans les os métacarpiens; dans le troisième
et le quatrième doigt; dans l'articulation du pouce, comme s'il
était luxé. Douleur dans la première articulation; élancements
dans les articulations des doigts. Sensation comme s'il y avait
un cheveu sur le dos de la main et les doigts. *Froid des mains*,
les pieds étant chauds. Les mains sont comme gelées.

Dans les membres inférieurs, lourdeur, fatigue, engourdissement. Dans les cuisses, pesanteur, déchirement, pression, tiraillement. Dans les mollets, fatigue. Dans le tendon d'Achille,
surtout dans le gauche, violente douleur, le soir. L'articulation
du pied est comme foulée. Au bas, aux os du pied, tiraillement
sur une petite place. La plante du pied est douloureuse dans
le repos, en marchant. Douleur dans le gros orteil, qui éveille
la nuit, avec froid. Les orteils comme gelés. Froid aux pieds;
en sortant de table, le soir et la nuit.

Douleurs de meurtrissure et de foulure. Tiraillement paralytique dans les muscles; élancements dans les articulations ;
douleurs de faiblesse dans les articulations des pieds et des
mains. Craquement des vertèbres cervicales, dans l'articulation de l'épaule, dans l'articulation de la hanche. Abattement,
lassitude, paresse.

Bâillement après la sieste; le soir, sans envie de dormir,
avec faim, sommeil étourdissant à midi. Le sommeil est em-

pêché par une foule d'idées qui se succèdent, par le froid des pieds. Sommeil agité avec froid.

La nuit il s'éveille à cause de la soif, des envies d'uriner, d'une pollution et du désir du coït, des douleurs dorsales, du front.

Rêves lourds avec danger; il ne pouvait crier ; de joyeuse vie. Au réveil, douleurs lombaires. *Après s'être éveillé il reste comme étourdi.*

Frisson pendant le coryza, au grand air, par une température froide, dans la chambre chauffée, horripilation avec fatigue, au lever, le matin. Frisson et froid pendant la selle. Froid au cuir chevelu, à travers le corps, avec mollesse du pouls. *Froid des mains et des pieds* dans le lit qui empêche de dormir, en sortant de table. *Froid la nuit,* pendant les douleurs, au lever. Bouillonnement du sang, chaleur par places, au cuir chevelu, au visage. Pouls accéléré, déprimé, lent, irrégulier. Sueur aux aisselles, aux parties génitales, de mauvaise odeur. Amaigrissement, flaccidité, dépérissement.

Prurit, surtout aux membres inférieurs. Boutons au bas-ventre. Furoncle au bras. Des plaies par grattement sont douloureuses. Sensible au froid, surtout par un temps trouble. La chaleur aggrave le mal de tête; et des fomentations froides soulagent. L'eau augmente les affections de la face. Aversion du mouvement au grand air, *après quoi amélioration des indispositions.* Pendant le mouvement, augmentation des douleurs à la tête, au tronc et aux membres, surtout dans le bas-ventre, et nausées. En marchant, élancements dans la tempe et douleur au creux de l'estomac. En s'étirant et se redressant, mal de ventre, tiraillement à la poitrine. En étant couché, aggravation des pulsations dans la tête. En étant assis, douleurs lombaires et pulsations à l'anus. Il se couche sur le ventre.

Le matin et dans la matinée il est surexcité, irrité, malheureux. Sécheresse du nez, épistaxis. Dérangements gastriques, selles, diarrhée, émission de vents, frisson, froid. L'après-midi, dérangements de la membrane muqueuse, coryza fluent, diarrhée, envie d'uriner, frisson et froid, pouls lent.

Le soir, aggravation de la plupart des incommodités, émission de vents, selle, froid aux pieds.

A gauche, puis à droite, élancements dans l'oreille, battements de cœur, pulsation dans la poitrine. Coryza.

Craquement dans l'articulation de l'épaule gauche et à droite dans l'articulation de la hanche. A droite, l'œil et le nez; à gauche, distension dans le côlon. Élancements dans la poitrine. Douleur dans les mains.

Les acides aggravent.

Antidotes. Sulp. Sinaph. (l'alun contre le vomissement de sang), nux, lycop., contre la douleur de l'oreille.

NOMS DES MALADIES.

Hypocondries. Manies. Congestions cérébrales. Céphalées. Chute des cheveux. Ophthalmies asthéniques. Larmoiement des yeux. Tache sur les cornées. Maladie de l'oreille. Surdité. Épistaxis. Ulcères aux lèvres. Névralgie sublinguale. Ulcères sur la langue. Ulcération de la gencive. Scorbut. Saignements de la bouche, ulcère et gangrène. Fistules et lésions graves. Douleurs d'estomac. Dyspepsies, chez les individus froids, avec nausées. Vomissements avec constipation. Vomissement de sang. Gonflements de la rate et induration. Douleurs hépatiques. Calculs biliaires. Induration. Gonflement des ganglions mésentériques. Induration. Constipation. Phthisie intestinale. Ascites. Coliques et diarrhées. Excréments gris-blancs. Constipation avec atonie torpide. Accumulation de fèces et de matières stercorales. Dureté du ventre. Sécrétion insuffisante de la bile. Dyssenteries. Hémorrhoïdes arrêtées. Molimen dépendant de torpeur, avec souffrances de la rate et du foie. Obstructions muqueuses. Ascarides. Ulcérations des reins. Ulcère à l'anus, aux parties génitales, au prépuce. Douleurs dans la matrice. Rétention des règles. Aménorrhée. Chlorose. Stérilité. Congestions aux poumons. Asthme. Goitre. Paralysies. Cauchemar. Fièvre. Jaunisse. Plaies putrides. Lésions et ulcères. Gangrène. Carie. Antihémorrhagique. État pituiteux, atrabilaire. Phlegmatique. Œdème.

TABLE

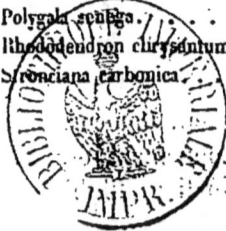

PARIS. — IMP. SIMON RAÇON ET COMP., 1, RUE D'ERFURTH.

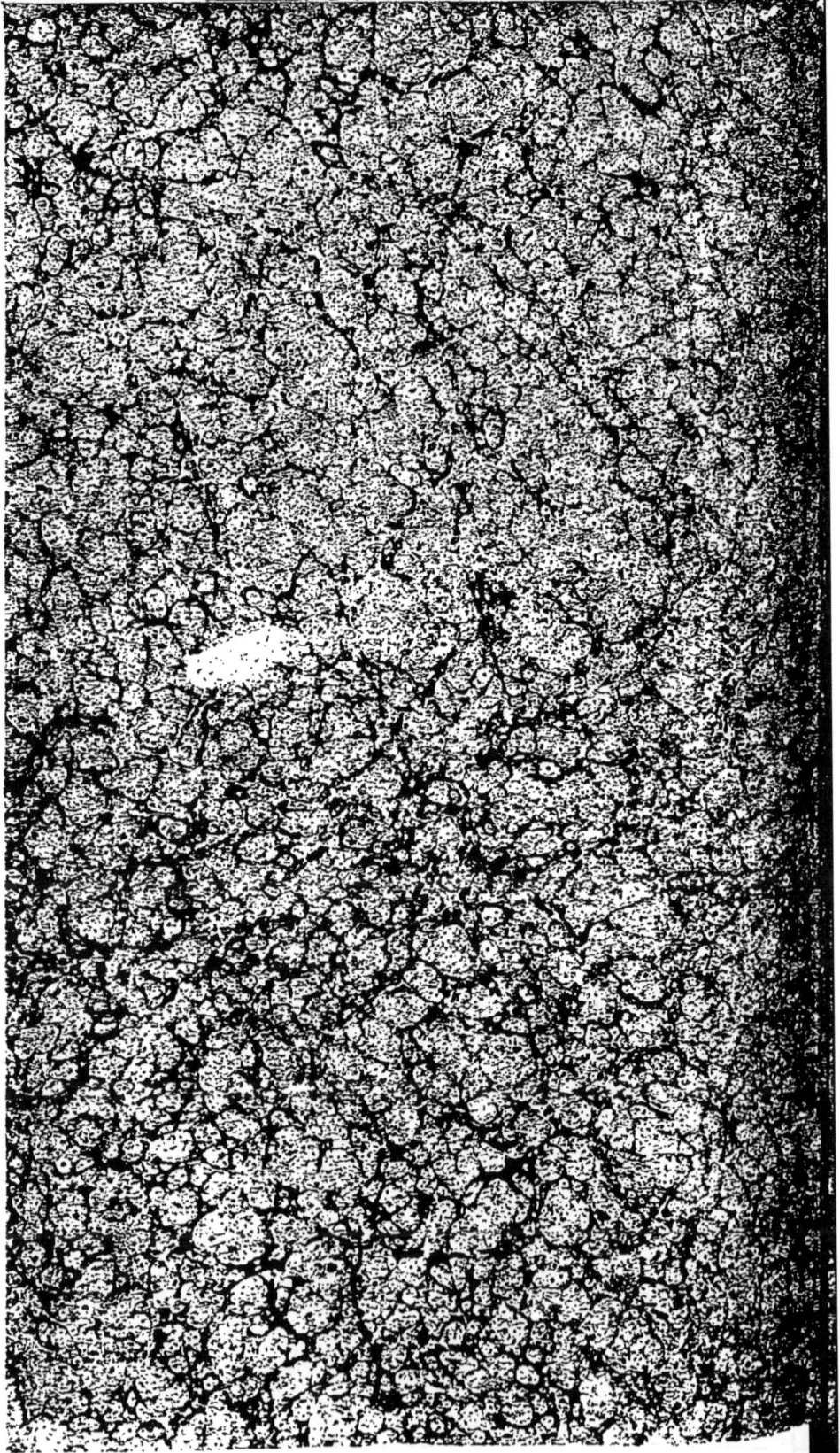

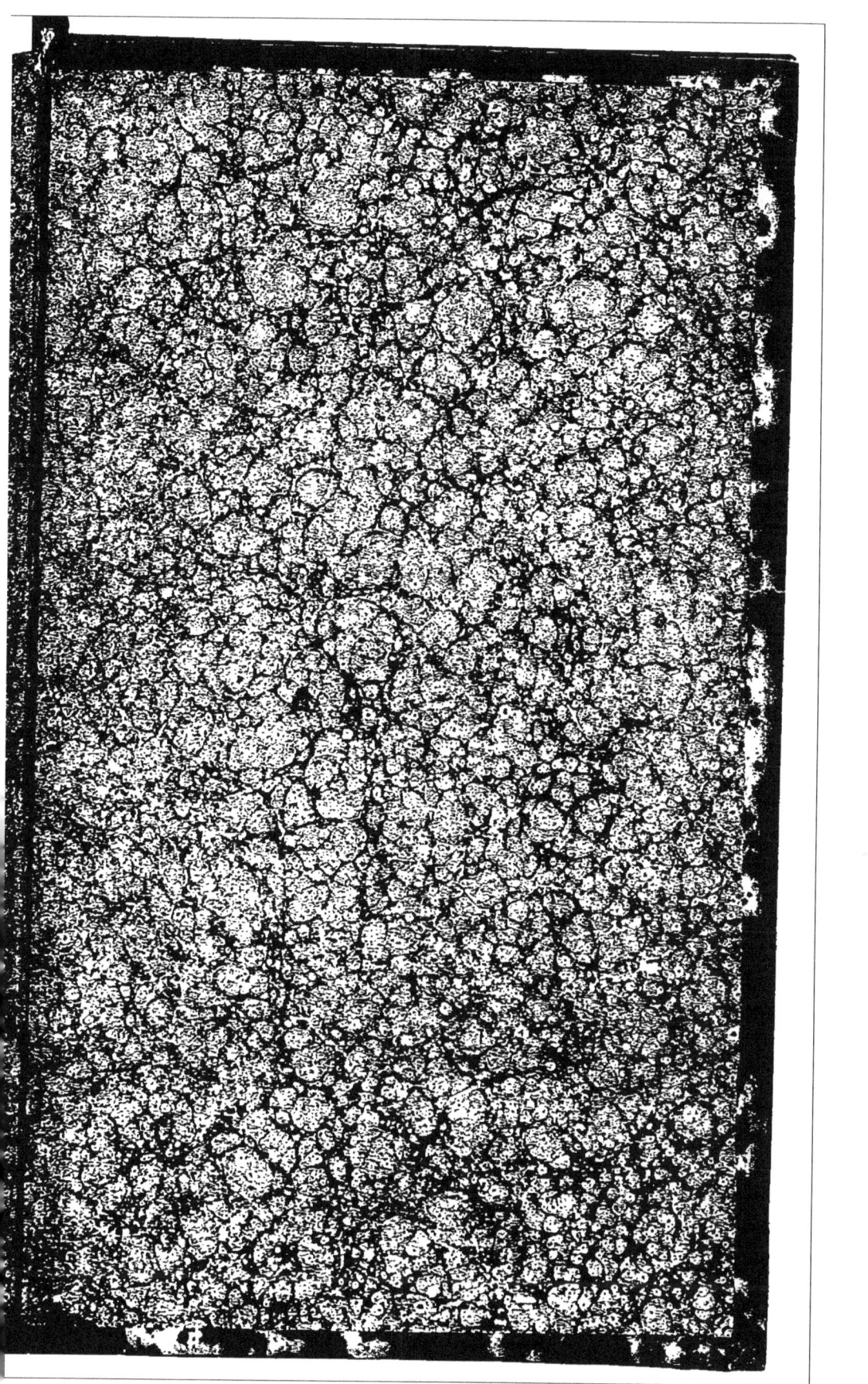

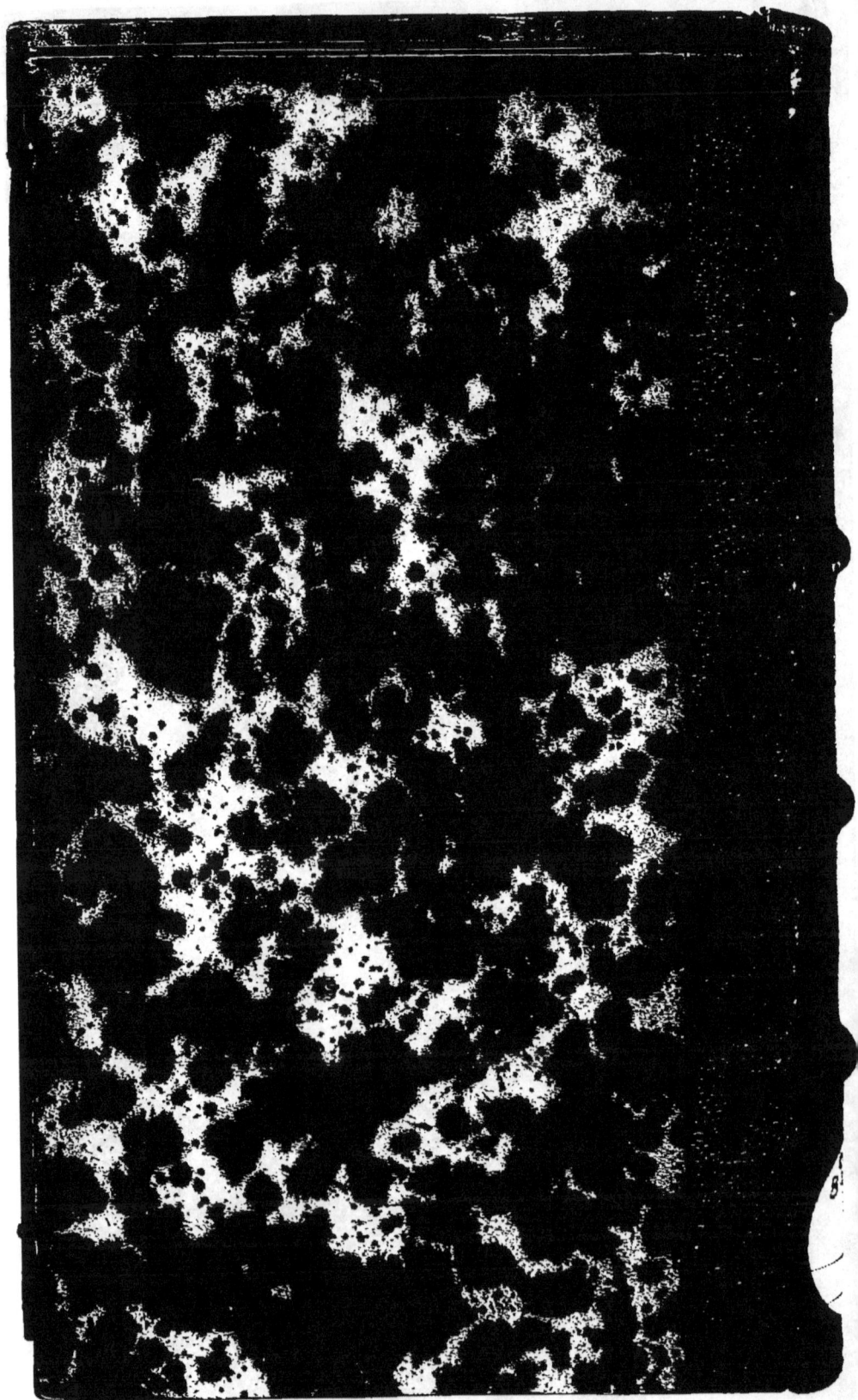